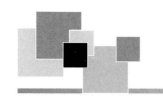

国家卫生健康委员会"十三五"规划教材

全国高等学校研究生规划教材 | 供口腔医学类专业用

可摘局部义齿修复学

U0208201

主　编　陈吉华

副　主　编　王贻宁

编　者（以姓氏笔画为序）

王贻宁	武汉大学口腔医学院	胡　建	南京医科大学口腔医院
刘晓秋	吉林大学口腔医学院	贾　骏	空军军医大学口腔医学院
杨亚东	北京大学口腔医学院	逯　宜	西安交通大学口腔医学院
沈颉飞	四川大学华西口腔医院	傅柏平	浙江大学医学院口腔医院
张少锋	空军军医大学口腔医学院	焦　婷	上海交通大学口腔医学院
陈吉华	空军军医大学口腔医学院	温　颖	首都医科大学口腔医学院
林雪峰	中山大学光华口腔医学院	谢伟丽	哈尔滨医科大学口腔医学院

编写秘书　贾　骏

人民卫生出版社

·北　京·

图书在版编目（CIP）数据

可摘局部义齿修复学/陈吉华主编. —北京：人民卫生出版社，2023.4

ISBN 978-7-117-33853-0

Ⅰ.①可…　Ⅱ.①陈…　Ⅲ.①义齿学　Ⅳ.①R783.6

中国版本图书馆 CIP 数据核字（2022）第 195012 号

人卫智网	www.ipmph.com	医学教育、学术、考试、健康，购书智慧智能综合服务平台
人卫官网	www.pmph.com	人卫官方资讯发布平台

可摘局部义齿修复学

Kezhai Jubu Yichi Xiufuxue

主　　编：陈吉华

出版发行：人民卫生出版社（中继线 010-59780011）

地　　址：北京市朝阳区潘家园南里 19 号

邮　　编：100021

E - mail：pmph @ pmph.com

购书热线：010-59787592　010-59787584　010-65264830

印　　刷：北京华联印刷有限公司

经　　销：新华书店

开　　本：787×1092　1/16　印张：22

字　　数：535 千字

版　　次：2023 年 4 月第 1 版

印　　次：2023 年 4 月第 1 次印刷

标准书号：ISBN 978-7-117-33853-0

定　　价：188.00 元

打击盗版举报电话：010-59787491　E-mail：WQ @ pmph.com

质量问题联系电话：010-59787234　E-mail：zhiliang @ pmph.com

数字融合服务电话：4001118166　E-mail：zengzhi @ pmph.com

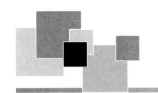

出版说明

根据国家社会事业发展对口腔医学人才的需求,以及口腔医学人才培养规律,人民卫生出版社30多年来,在教育部口腔医学专业指导委员会的指导和支持下,组织全国口腔医学专家陆续规划编辑出版了口腔医学专业的中职(第3版)、高职高专(第3版)、本科(第7版)、住院医师规范化培训教材(第1版)、研究生(第2版)共5个系列教材,广泛应用于口腔医学教育教学的各个层次和阶段。其中,研究生教材是目前口腔医学教育最高水平的临床培训教材,2010年出版了第1版,深受广大研究生培养单位、研究生导师、研究生以及高级临床医师的欢迎。

国家卫生健康委员会全国高等院校研究生口腔医学专业"十三五"规划教材即第2版口腔医学研究生教材是住院医师规范化培训教材的延续,也是口腔医学专科医师培训教材的雏形,更接近临床专著的水平。第2版研究生教材以"引导口腔研究生了解过去,熟悉现在,探索未来"为宗旨,力求对口腔研究生临床能力(临床思维、临床技能)和科研能力(科研思维、科研方法)的培养起到科学的指导作用,着重强调实用性(临床实践、临床科研中用得上)和思想性(启发学生批判性思维、创新性思维)。

本套教材有以下几大特点:

1. 关注临床型研究生需求 根据第1版教材的调研意见,目前国内临床型研究生所占比例较大,同时学习方向更为细化,因此作出以下调整:①调整品种,如针对临床型研究生的实际需求,将《口腔修复学》拆分为《口腔固定修复学》《可摘局部义齿修复学》《全口义齿修复学》;②大幅增加图片数量,使临床操作中的重点和难点更清晰、易懂。

2. 编者权威,严把内容关 本套教材主编均由目前各学科较有影响和威望的资深专家承担。教材编写经历主编人会、编写会、审稿会、定稿会,由参加编写的各位主编、编者对教材的编写进行了多次深入的研讨,使教材充分体现了目前国内口腔研究生教育的成功经验,高水平、高质量地完成了编写任务,确保了教材具有科学性、思想性、先进性、创新性的特点。

3. 教材分系列,内容划分更清晰 本版共包括2个系列17个品种,即口腔基础课系列3种、口腔临床课系列14种。

(1) 口腔基础课系列:主要围绕研究生科研过程中需要的知识,从最初的科研设计到论文发表的各个环节可能遇到的问题展开,为学生的创新提供探索、挖掘的工具与技能。特别注重学生进一步获取知识、挖掘知识、追索文献、提出问题、分析问题、解决问题能力的培养。

正确地引导研究生形成严谨的科研思维方式,培养严肃认真的科学态度。

（2）口腔临床课系列:以临床诊疗的回顾、现状、展望为线索,介绍学科重点、难点、疑点、热点内容,在临床型研究生临床专业技能、临床科研创新思维的培养过程中起到科学的指导作用:①注重学生专科知识和技能的深入掌握,临床操作中的细节与难点均以图片说明;②注重思路培养,提升临床分析问题和解决问题的能力;③注重临床科研能力的启迪,相比上版增加了更多与科研有关的知识点和有研究价值的立题参考。

全国高等院校研究生口腔医学专业规划教材（第2版）目录

	教 材 名 称	主 编	副主编
基础课系列	口腔分子生物学与口腔实验动物模型（第2版）	王松灵	叶 玲
	口腔颌面部发育生物学与再生医学（第2版）	金 岩	范志朋
	口腔生物材料学（第2版）	孙 皎	赵信义
临床课系列	龋病与牙体修复学（第2版）	樊明文	李继遥
	牙髓病学（第2版）	彭 彬	梁景平
	牙周病学（第2版）	吴亚菲	王勤涛
	口腔黏膜病学（第2版）	周曾同	程 斌
	口腔正畸学（第2版）	林久祥	王 林
	口腔颌面-头颈肿瘤学（第2版）	俞光岩	郭传瑸、张陈平
	正颌外科学（第2版）	王 兴	沈国芳
	口腔颌面创伤外科学（第2版）	李祖兵	张 益
	唇腭裂与面裂畸形（第2版）	石 冰	马 莲
	牙及牙槽外科学★	胡开进	潘 剑
	口腔种植学（第2版）	刘宝林	李德华、林 野
	口腔固定修复学★	于海洋	蒋欣泉
	可摘局部义齿修复学★	陈吉华	王贻宁
	全口义齿修复学★	冯海兰	刘洪臣

★：新增品种

全国高等学校口腔医学专业
第五届教材评审委员名单

名誉主任委员

邱蔚六　上海交通大学　　　　王　兴　北京大学

樊明文　江汉大学

主任委员

周学东　四川大学

副主任委员（以姓氏笔画为序）

王松灵　首都医科大学　　　　赵铱民　空军军医大学

张志愿　上海交通大学　　　　郭传瑸　北京大学

委　员（以姓氏笔画为序）

王　林　南京医科大学　　　　孙宏晨　吉林大学

王　洁　河北医科大学　　　　许　彪　昆明医科大学

王佐林　同济大学　　　　　　李志强　西北民族大学

王建国　南开大学　　　　　　吴补领　南方医科大学

王美青　空军军医大学　　　　何三纲　武汉大学

王晓娟　空军军医大学　　　　何家才　安徽医科大学

王晓毅　西藏大学　　　　　　余占海　兰州大学

王慧明　浙江大学　　　　　　余优成　复旦大学

牛卫东　大连医科大学　　　　谷志远　浙江中医药大学

牛玉梅　哈尔滨医科大学　　　宋宇峰　贵阳医科大学

毛　靖　华中科技大学　　　　张祖燕　北京大学

卢　利　中国医科大学　　　　陈　江　福建医科大学

冯希平　上海交通大学　　　　陈谦明　四川大学

边　专　武汉大学　　　　　　季　平　重庆医科大学

朱洪水　南昌大学　　　　　　周　洪　西安交通大学

米方林　川北医学院　　　　　周　诺　广西医科大学

刘建国　遵义医科大学　　　　周延民　吉林大学

刘洪臣　解放军总医院　　　　孟焕新　北京大学

闫福华　南京大学　　　　　　赵　今　新疆医科大学

赵志河　四川大学　　　　　唐　亮　暨南大学
赵信义　空军军医大学　　　唐瞻贵　中南大学
胡勤刚　南京大学　　　　　黄永清　宁夏医科大学
宫　苹　四川大学　　　　　麻健丰　温州医科大学
聂敏海　西南医科大学　　　葛立宏　北京大学
徐　欣　山东大学　　　　　程　斌　中山大学
高　平　天津医科大学　　　潘亚萍　中国医科大学
高　岩　北京大学

秘　书

于海洋　四川大学

前　言

为培养具有高水平临床实践能力的专科医师,国家对专业学位研究生教育越来越重视,为适应这一发展趋势,满足专业学位研究生培养需求,人民卫生出版社 2010 年启动了口腔医学研究生教材的编写工作,受到广泛欢迎。2015 年人民卫生出版社在第 1 版研究生教材的基础上再次启动了第 2 版教材的编写工作。在广泛征求专家意见的基础上,教材评审委员会和出版社决定将第 1 版口腔修复学教材拆分为《可摘局部义齿修复学》《口腔固定修复学》和《全口义齿修复学》三本教材,为将新知识、新技术纳入研究生教材提供了有利条件,也充分体现了各方对口腔修复学教材建设的重视。

将可摘局部义齿技术独立成书是符合其自身特征的举措,也给编写者提出了更高要求。如何使本教材在内容上有别于本科生教材、住院医师规范化培训教材,满足培养高水平修复专科医师用书要求,是每一位编写者必须认真对待的课题。幸运的是参与本书编写的每一位作者都高度重视、认真对待,顺利完成了编写任务。

审视全书,可以归纳几个特点:首先,在内容上充分兼顾可摘局部义齿修复技术的基本知识,全方位涵盖技术要点,较好体现了系统性和完整性;充分扩展了可摘局部义齿修复技术的相关知识,系统介绍了可摘局部义齿修复技术的发展脉络,使读者能完整理解该技术的发展轨迹,有助于正确认识该技术对修复的重要性;对评估可摘局部义齿效果、辅助义齿设计相关的生物学、生物力学等基础知识做了全面介绍,为进一步提升可摘局部义齿技术研究奠定了基础。其次,在形式上通过大量临床图片或者示意图,尽量使可摘局部义齿修复技术每一个细节的介绍都更加直观,更加可读、易懂。再次,教材特别强调了循证医学在评估可摘局部义齿修复长期疗效中的重要性,可使以专业学位研究生为主要对象的读者充分认识临床研究的重要性,及时掌握临床研究方法,为将来开展临床循证医学研究奠定基础,这也是适应读者对象需求,有别其他教材的重要特征。

本教材以专业学位研究生为主要读者对象,因此对住院医师及专科医师规范化培训和中低年资修复医师也同样非常适用。不管是哪类读者,要想真正学习到可摘局部义齿技术的精髓,必须要认识到:可摘局部义齿修复技术是修复患者牙列缺损的重要手段,在未来相当长的时期内都将是口腔修复专业不可或缺的基本技术,其重要性、科学性绝不亚于固定及种植修复技术;可摘局部义齿修复技术虽然历史悠久,但在新材料和新技术发展的带动下,呈现出许多新的发展和变化特征;临床医师委托给技师加工的是可摘局部义齿本身,而非可摘局部义齿设计的责任,无论数字化技术如何发展,人工智能如何进步,都仅仅是辅助医师的工具,最终设计的判断审核应当由临床医师来完成。读者们只有认识到可摘局部义齿修复学这三个层面的内涵,才能激发起阅读兴趣和参与的积极性,最大程度从本教材中受益。

参与本书编写的以王贻宁教授为代表的14位中青年专家,全部来自国内口腔医学教育主要院校,都有国内外学习、培训经历,在可摘局部义齿修复方面有丰富临床经验和深厚造诣,是本教材质量的重要人员保障;人民卫生出版社的编辑,本着高度的使命感和责任心,对教材的初稿进行了认真的编辑、整理和校对,是本书能够以较高质量出版的必要支持;主编助理贾骏医师,不仅主笔了多个章节的编写,对全书各章节的内容也做了认真把关,同时完成了大量的沟通、协调工作,为本教材编写付出了大量努力!

《可摘局部义齿修复学》作为独立成册的教材出版在国内尚属首次,应该有许多地方值得探索和完善,好在已经起步,相信通过读者的检验,一定会有很多好的建议会在将来再版时得到采纳,使本教材内容和形式再上台阶。

陈吉华

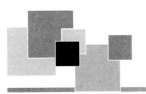

目 录

第一章　可摘局部义齿的概述、研究应用现状与展望

可摘局部义齿(removable partial dentures,RPDs)是利用天然牙、基托下黏膜和骨组织作支持,依靠义齿的固位体和基托来固位,用人工牙恢复缺失牙的形态和功能,用基托材料恢复缺损的牙槽嵴、颌骨及其周围的软组织形态,患者能够自行摘戴、清洁维护的一种修复方式(图1-1)。传统意义上的可摘局部义齿是利用余留牙和/或口腔软硬组织达到支持、稳定和固位目的,从而恢复患者丧失或受损的咀嚼、发音功能,美观以及口颌系统健康。近年来,种植体支持或辅助式可摘局部义齿的出现,进一步促进了可摘局部义齿的发展。可摘局部义齿通常用于修复上下颌的牙列内有数目不等的牙缺失仍余留天然牙的牙列缺损(dentition defect)病例。此外,依照可摘局部义齿固位、支持、稳定原理所制作的可摘式牙周夹板、咬合垫、口腔赝复体阻塞器等,即使并未修复牙列缺损,也可称为可摘式修复体或可摘假体(图1-2~图1-4)。可摘局部义齿修复学(removable partial prosthodontics)是口腔修复学的重要组成部分之一。

可摘局部义齿一般由支托(rest)、固位体(retainer)、连接体(connector)、基托(base)、人工牙(artificial tooth)等部件组成。

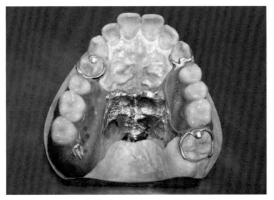

图1-1　可摘局部义齿

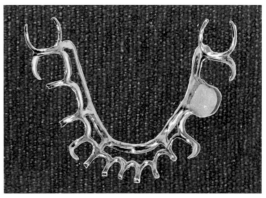

图1-2　牙周夹板

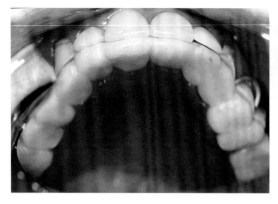

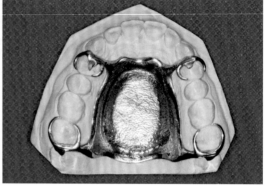

图1-3　咬合垫　　　　　　　　　　　　　图1-4　口腔赝复体阻塞器

第一节　可摘局部义齿的类型与适应证

一、可摘局部义齿的类型

可摘局部义齿较常规固定局部义齿和全口义齿组成结构复杂,支持固位方式多变,应用范围广泛,临床上可见以下几种类型:

（一）按照组织支持方式

1. 牙支持式义齿(tooth supported RPDs)　牙支持式指缺隙两端均有余留天然牙,两端基牙均设置支托,义齿所承受的力主要由天然牙承担。该方式多适用于缺牙少、基牙稳固的病例,其修复效果较好(图1-5)。

2. 黏膜支持式义齿(mucosa supported RPDs)　黏膜支持式指义齿所承受的力主要由黏膜及其下的牙槽骨负担。该方式多用于缺牙多、余留牙条件差或咬合紧的病例(图1-6)。

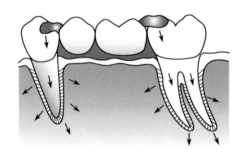

图1-5　牙支持式义齿
箭头示咬合力传导方向

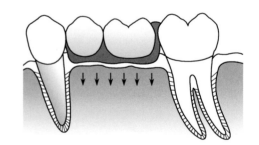

图1-6　黏膜支持式义齿
箭头示咬合力传导方向

3. 混合支持式义齿(tooth and mucosa supported RPDs)　混合支持式指义齿承受的力由天然牙和黏膜、牙槽嵴共同负担,基牙上设支托,基托适当伸展。该方式多适用于各类牙列缺损,尤其是游离端缺牙病例,此为临床上最常用的形式(图1-7)。

除上述三种传统方式的组织支持方式外,种植体也可以作为可摘局部义齿的一种辅助支持方式,增进其支持、固位、稳定和美观,被称为种植体辅助可摘局部义齿(implant-assisted

RPDs)(图1-8)。种植体辅助可摘局部义齿不只是依赖种植体提供支持作用,也同样需要天然牙和/或黏膜及黏膜下组织的支持。

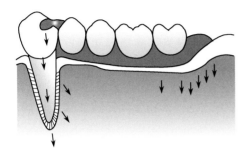

图1-7　混合支持式义齿
箭头示咬合力传导方向

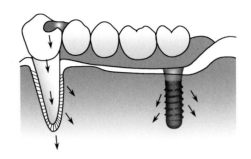

图1-8　种植体辅助可摘局部义齿
箭头示咬合力传导方向

(二) 按义齿支架制作材料

1. 塑料胶连式可摘局部义齿(acrylic resin RPDs)　义齿主要由甲基丙烯酸类树脂制作,以弯制钢丝卡环固位。该方式制作工艺相对简单,价格低廉,修改方便,但体积较大,异物感强。多用作暂时性、过渡性或诊断义齿等短期使用的可摘局部义齿(图1-9)。

2. 金属铸造支架式可摘局部义齿(cast metal framework RPDs)　一般由金属整体铸造支架和少量塑料(唇、颊侧及牙槽嵴顶处基板)构成,在后牙缺牙间隙小,殆龈距过低时也可用金属将基托、人工牙、固位体全部整体铸造而成。因支架式可摘局部义齿用金属连接体取代了部分塑料基托,不但使义齿坚固耐用,而且体积明显减小,增加了美观和舒适感。但铸造支架式可摘局部义齿需采用精密铸造工艺,费用较高,制作复杂,修改困难,其适应证也相对较严格,如余留牙健康条件差,软、硬组织倒凹较大者等不宜选用(图1-10)。

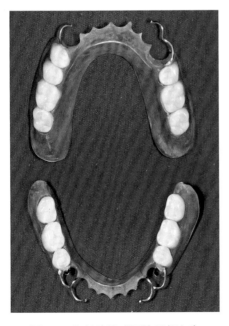

图1-9　塑料胶连式可摘局部义齿

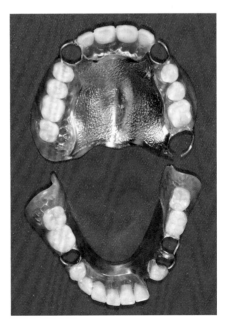

图1-10　金属铸造支架式可摘局部义齿

（三）按照使用时间和目的

1. 短期使用的可摘局部义齿（temporary RPDs） 该类义齿在概念上又可以细分为暂时性可摘局部义齿（interim RPDs）、过渡性可摘局部义齿（transitional RPDs）以及诊断性可摘局部义齿（treatment RPDs）。三者之间在概念和适应证上有着细微的差别，但其共同点均是为了满足患者的时间、最终治疗计划（种植义齿、固定义齿或最终可摘局部义齿）、口腔组织条件调整等需求而进行的临时性修复，且多采用塑料胶连式可摘局部义齿修复方式。

2. 长期使用的最终可摘局部义齿（definitive RPDs） 该类义齿作为改善患者美观、恢复咬合状态、增进咀嚼功能的修复体长期使用，其修复方式主要采用金属铸造支架式可摘局部义齿。

（四）按照直接固位体的形式

1. 卡环固位的可摘局部义齿（clasp retained RPDs） 采用各种形式卡环作为直接固位体，包括铸造卡环（casting clasp）、锻造弯制卡环（wrought clasp）以及弹性聚酰胺尼龙卡环（flexible nylon polyamide clasp）等。

2. 附着体固位的可摘局部义齿（attachment retained RPDs） 采用各种形式冠内附着体（intracoronal attachment）、冠外附着体（extracoronal attachment）等行使固位功能。

二、可摘局部义齿的适应证与优缺点

（一）可摘局部义齿的适应证

1. 缺牙间隙长度超过固定义齿修复条件的限制。

2. 被选基牙牙周条件不足以支持固定义齿。

3. 后牙游离端缺失需行修复。

4. 牙列缺损伴有重度牙槽骨丧失，造成唇颊部支撑丧失，导致美观问题。

5. 作为牙周活动夹板，提供跨牙弓支持。

6. 拔牙后有即刻义齿需求者。

7. 患者不能承担固定修复方式的昂贵费用。

8. 特殊美观效果要求，难以通过固定义齿修复达到目的。

9. 患者在生理和心理上不能承受固定义齿的修复时间或过程，不愿磨牙、不愿植入种植体等。

10. 大面积颌骨缺损，无法采用固定义齿修复者。

可摘局部义齿应用范围广，没有明显的禁忌证，但在临床上需要注意以下情况：

（1）糖尿病、口干患者的黏膜难以耐受机械创伤，会限制可摘局部义齿的应用。

（2）患者无法接受最终可摘局部义齿美观和舒适度方面的负面影响。

（3）对铸造合金中特定金属过敏者，应慎重选择。

（4）生活不能自理（偏瘫、手残疾、痴呆、癫痫以及精神疾患等），对可摘局部义齿无法自行摘戴、保管、清洁，且有误吞风险的患者。

（二）可摘局部义齿的优势和不足

1. 同固定义齿相比，可摘局部义齿具有以下优势：

（1）可以避免磨切大量基牙。

（2）可修复游离端或牙缺失数目多的病例。

（3）方便调整，修理。

（4）价格相对便宜，初始花费少。

（5）维护方法简单。

（6）容易对进行性骨吸收和缺牙进行修理。

2. 同固定义齿相比，可摘局部义齿的不足之处在于：

（1）固位和稳定作用差。

（2）菌斑和残渣容易附着。

（3）存在异物感，患者不易适应接受。

（4）显露的卡环容易影响外观。

（5）需要更多定期复诊维护。

一件设计合理的、维护得当的可摘局部义齿，较固定义齿费用低，且在治疗过程中对基牙磨切较少，因此仍然被广泛应用于临床。在选择可摘局部义齿作为患者的义齿修复方式时应考虑以下因素：

1. 口腔卫生维护差的患者长期戴用可摘局部义齿，其罹患龋病和牙周疾病的风险会增高。

2. 如有可能，固定修复体应作为牙列缺损修复的首选方法，短牙弓概念的应用也可避免可摘局部义齿的使用。

3. 当失牙过多或受解剖条件所限无法应用常规固定局部义齿和种植修复时，可摘局部义齿是有效的替代选择。

4. 经济方面的考虑是选择可摘局部义齿修复的重要因素。

5. 依据最佳的生物学设计原则设计的可摘局部义齿，能明确降低修复失败及并发症发生的概率。

第二节　可摘局部义齿修复学的发展历史

哲学（philosophy）是世界观的学说，也是人们对自然知识与社会知识的概括和总结。哲学对于医师的临床决策（clinical decision making）举足轻重。可摘局部义齿哲学（RPDs philosophies），又称为可摘局部义齿诊疗理念，则是可摘局部义齿临床诊断、治疗、预后的原则和指导。观今宜鉴古，学史可明智，对可摘局部义齿诊疗理念的认知离不开对可摘局部义齿修复学发展历史的了解。

一、可摘局部义齿的起源——基本结构的形成（1700—1900）

人类的祖先很早就懂得了牙病防治的重要性，并积累了修复缺失牙和保持咀嚼功能的经验。公元前 400~前 300 年腓尼基人的下颌骨标本上就有用金丝将去除牙根的中切牙结扎于两侧邻牙上的修复体，这可能是目前有据可查的最早的局部义齿修复体。早期的局部牙替代物为雕刻的象牙、石头或脱落的牙冠，利用金带环或金属丝绑在邻牙上，用现在的观点很难区分这些替代物是固定修复体或可摘修复体。1711 年，Heister 才在文献中首次记载了用雕刻骨头制作的可摘局部义齿。有"牙科学之父"之称的法国 Pierre Fauchard 于 1728 年在其著作《外科牙医学》中也有明确对可摘局部义齿的描述,并以图的形式展示了其设计的象牙铜制义齿(图 1-11)。

1747 年,Mouton 提出了固位卡环的概念。当时的卡环实际上是锻造带环(band),通常包绕大部分甚至整个牙体组织,深入龈沟(图 1-12)。为了解决带环垂直运动带来的龈炎、牙齿磨损和牙齿龋坏,1817 年,Delabarre 设计了一种小的、马刺样结构来限制带环的位移,这就是最早的𬌗支托。到 1820 年,牙科学领域已经完全出现了卡环、支托、连接体的概念。由于当时弹性印模材料(elastic impression)尚未出现,临床上的印模制取采用的是刚性印模(rigid impression),需分步制取印模灌注模型。可摘局部义齿支架的加工方法为组合制作(sectional construction),各部分根据需要分别制作,最终通过铆接、粘接、焊接等技术连接成整体。这一时期,材料学上重大发现当数 1851 年硬制橡胶制作技术的出现以及硫化橡胶在义齿基托制作方面的应用;而在金属材料的加工工艺方面则停留在雕刻、打磨、切割、锻造和焊接的水平。这一阶段可摘局部义齿的加工制作基本上由牙科医师在诊所自行加工制作完成。

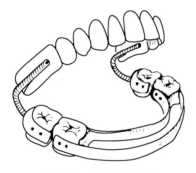

图 1-11　象牙铜制义齿

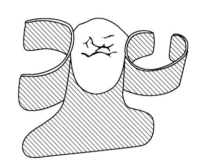

图 1-12　锻造带环

在设计理念和临床相关研究方面,Bonwill 作出了重要的贡献。1890 年,他详细描述了当时戴用 RPD 造成的普遍问题:牙齿松动、大面积龋坏、基牙磨损以及修复体的不密合。他认为带环的不精密、不贴合、不稳定造成的食物嵌塞导致了龋坏和牙周的损害,因此倡导使用𬌗支托来传力,限制卡环位移,同时降低固位臂的垂直高度,尽可能减少卡环与牙齿的接触面积。由于支托的常规使用和密合程度的增加,卡环臂的支持作用逐渐消失,而卡环体积的大幅减小也使人们开始关注卡环的弹性。Bonwill 关于厚度、长度作为卡环弹性变量,至今仍是卡环力的控制以及尺寸设计的基本理论。带环在可摘局部义齿的应用逐渐消失于 19 世纪末。

二、可摘局部义齿的流行——整体铸造支架技术的出现(1900—1950)

20 世纪上半叶,可摘局部义齿迎来了自身发展的黄金时代。有趣的是,当时可摘局部义齿需求大量增加和制作技术的兴旺发展来源于同时期固定局部义齿使用所带来的问题。受当时材料、加工工艺以及设计理念的限制,固定修复体加工工艺精度低,同牙体组织密合性差,粘接水门汀的抗溶解性差又加剧了边缘渗漏速度。由于固定局部义齿无法取下,难于及时诊断预防、清洁和治疗,最终将导致不可逆的龋坏和牙周病变。当时英国内科医师 William Hunter 就极力反对固定局部义齿修复方式,并在其 1900 年的著作中提出了口腔疾病导致系统性疾病的因果联系学说,甚至将口腔炎症所导致的败血症称之为"牙科败血症"。出于对"牙科败血症"的恐惧,这个时代的医师们开始转而青睐可摘取、可清洁、方便后期治疗维护的可摘局部义齿。

1913 年,Roach 设计出锻造圆环形卡环来替代体积庞大的带环型卡环。Henrichsen 于 1914 年最先提出了龈向杆式卡环的概念,而 Roach 在 1930 年的著作中将这一设计概念进一步完善。1915 年,Chayes 和 McCollum 最先提出了附着体(attachment)的概念,又称可摘桥。因其设计复杂,基牙预备量大,调整、修理烦琐且价格昂贵,在当时并未受到重视。紧接着 1916 年 Norman B. Nesbett 发明了铸造卡环。对于卡环固位体设计改良的热情直接催生了可摘局部义齿修复学领域的一项具有划时代意义的装置——观测仪(Surveyor)。1918 年,A. J. Fortunati 最早提出了模型观测仪的概念。1923 年,Weinstein 和 Roth 发明制作了第一个 Ney 观测仪并开始商业销售推广(图 1-13)。观测仪使牙科医师能够精确定位义齿就位道方向,分析软硬组织倒凹,制订可摘局部义齿设计方案,传递就位道方向和设计相关信息给牙科技师,直到目前仍是可摘局部义齿制作设计过程中不可或缺的重要工具。在此之前,1907年 William Taggart 发明的失蜡铸造技术(lost-wax casting technique)已经开始逐渐应用于牙科。失蜡铸造技术是现代口腔修复学的一个里程碑,它将工业铸造技术应用于口腔修复体制作,逐步发展成为现代精密铸造技术。在印膜材料方面,弹性印膜材料出现并开始应用于可摘局部义齿修复。1925 年,Aker 采用该方法制造了第一个整体铸造支架。整体铸造最大的优势是支架制作效率的极大提高,克服了分体组合加工耗时、费力、工序烦琐、很难被牙科医师所掌握的弊病,满足了当时牙科领域大力发展可摘局部义齿来替代固定局部义齿的现实需求,因而迅速得到推广普及。1931 年,聚丙烯酸甲酯(poly methyl acrylate)的出现,成为基板制作材料,进一步助推了可摘局部义齿的蓬勃发展。1937 年,可逆性水凝胶(reversible hydrocolloids)琼脂印膜材料(agar impression)出现并用于翻制耐火材料模型。10 年后的 1947 年,不可逆性水凝胶(irreversible hydrocolloids)藻酸盐印膜材料(alginate impression)也开始进入临床应用。自此,临床上可以一次制取全颌印模,工作效率再次得到提高。

可摘局部义齿的流行带动了有关可摘局部义齿设计和临床研究的发展。出于保护口腔软硬组织的初衷以及对混合支持式可摘局部义齿支持组织可让性差异的担忧,学者们开始质疑卡环施加在牙齿上的力量,由此开启了长期对于可摘局部义齿在功能状态下受力方式、生物力学行为的研究。受限于当时的研究手段和认识,这些研究多是基于经验主义的观察和简单的物理学原理推论。1922 年,Cummer 在著作中详细描述了可摘局部义齿的四个基本组成部分:支托、连接体、固位体和基托,这一基本组成描述一直沿用至今。他在当时提出的一系列力学策略,如设置间接固位体,限制固位卡环在支撑线的游离端一

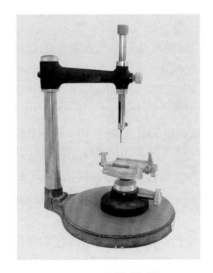

图 1-13　导线观测仪

侧，义齿游离端基板的重衬处理等，至今仍影响着可摘局部义齿的设计。之后的 20 世纪 30—40 年代，大部分学者致力于探讨力学传导、应力分布以及相应设计的变化，而较少关注铸造支架的精确程度以及可摘局部义齿对牙体、牙周影响的生物学基础。1933 年，Kennedy 提出的牙列缺损的 Kennedy 分类方法，迄今为止仍是世界上最为广泛接受、应用的分类法。此外，由于可摘局部义齿需求的增加、整体铸造技术的提高以及观测仪的出现，对大多数医师而言，学习新的铸造技术，翻制耐火材料模型，制作蜡型、包埋、铸造以及打磨抛光等操作意味着临床时间的耗费并且需要更多的材料设备投入。出于经济学效益的考量，牙科医师开始将可摘局部义齿委托给义齿加工中心制作，从而节省更多的临床操作时间来治疗更多的患者。在可摘局部义齿的制作方面，义齿加工中心逐渐变得普遍和必不可少。

三、可摘局部义齿设计原则的分歧—— 生物力学研究的繁荣（1950—1970）

可摘局部义齿在临床上的大量应用，使学者们通过临床调查来分析可摘局部义齿对牙体、牙周组织的影响成为可能。当时有代表性的研究主要集中在欧洲大陆。20 世纪 50—60 年代，Anderson 关于英国的研究表明戴用可摘局部义齿患者的牙周表现出大量的病理改变。同一时期，瑞士的相关研究也发现可摘局部义齿戴用者牙齿松动度的增加。后 KoiLumaa 和 Carlsson 在斯堪的纳维亚半岛的研究同样发现了可摘局部义齿戴用者中存在大量牙周炎和龋病的病理改变。1952 年，DeVan 提出了被后世众多牙科著作和研究广泛引用的观点：可摘局部义齿修复的主要目的是保存现有的组织，而不是小心翼翼地修复已经缺失的结构。这一时期由于牙体、牙周疾病的病因学未明，现代常规的牙周治疗、维护概念尚未提出，人们又开始抱怨可摘局部义齿对牙体、牙周组织的损害，甚至认为可摘局部义齿是通向全口义齿的垫脚石。加之固定局部义齿相关材料、加工技术、基础理论的进展以及对固定局部义齿"牙科败血症"恐惧的淡忘，牙科医师和患者又开始转而选择固定修复方式。

由于缺乏对牙体、牙周疾病生理病理机制的认识，这一时期可摘局部义齿相关的设计改良、技术变化仍然主要集中在如何采用工程设计的手段调控基牙的受力。1955 年，Applegate 完善了修正模型印模（alter cast impression）的理论和操作技术。之后 Holmes 等人的一系列研究证实了这一技术在游离端可摘局部义齿中能够发挥积极有效的作用。20 世纪 60—70 年代，另外一项有关游离端可摘局部义齿的进步是 Kratochvil 和 Krol 发展了 Roach 最早提出的杆式卡环，建立起基于近中支托、远中邻面板以及 I 卡三位一体的 RPI 卡环组理论，从生物力学角度提出了一种目前仍广为使用的游离端可摘局部义齿设计方案。此后，为了解决前庭沟深度不足、基牙严重倾斜、组织倒凹过大等无法使用 I 卡的情况，Krol 和 Eliason 用 Aker 卡环代替 I 卡，发展出了 RPA 卡环组。

这一时期，可摘局部义齿的设计理念主要基于生物力学设计的思想，但如何在实际设计中贯彻执行，不同学者则有不同的解读。其争论的焦点在：对于游离端可摘局部义齿的支持力应当主要由牙槽嵴承担还是由余留牙承担，不同的观点萌生出不同的设计原则。1950 年，

Steffel 总结出了可摘局部义齿的三种应力分散方法：应力均衡（stress equalization）、生理性支持（physiological basing）以及广泛应力分散（broad stress distribution）。他认为无论采用哪种理论，只要履行正确的设计方案，均可以收到满意的效果。但实际上当时学术界却分为了泾渭分明的两大流派：欧洲学派和北美学派。在欧洲，可摘局部义齿的设计推崇应力中断和生理性支持的方法，其设计多使用锻造卡环和无支托设计或者采用应力中断式附着体；而在北美则坚持广泛应力分散的方法，其设计采用刚性大连接体、铸造卡环和𬌗支托。这两种不同的设计理念各自发展，并影响至今。

四、对龋病、牙周病影响的争论——可摘局部义齿基本设计原则的确立（1970—1990）

20 世纪 70 年代以来，固定局部义齿应用的迅速发展以及种植体技术的出现和逐渐成熟，使得可摘局部义齿的应用范围大幅度减少，主要集中在游离端牙列缺损修复方面。由于 1965 年 Loe 关于菌斑与牙体、牙周疾病关系的经典研究结论此时已经深入人心，学者们以此为基础又开始了新一轮对可摘局部义齿同牙体、牙周病发病关系的探索。1970 年，Derry 和 Ulrik 的研究表明戴用可摘局部义齿后牙齿的松动度、牙龈指数、菌斑指数并未发生变化。其后，1971 年 Bergman 的研究也同样证明了这一点。他们研究的共同之处在于，除了正确的义齿设计之外，均对研究对象提供了牙周保健治疗、口腔卫生指导以及复诊回访保障。1977 年，Schwalm 的研究虽然只进行基本牙周治疗和菌斑控制指导，并未强调复诊回访，仍然发现患者基牙的松动度和牙周状况较戴用可摘局部义齿前并没有发生改变。1984 年，Chandler 和 Brudvik 对戴用可摘局部义齿患者为期 8 年以上的研究也没有发现受试患者中严重的牙周损害发生。1989 年，Bergman 和 Ericson 在戴用义齿并坚持复诊回访的人群中也没有发现牙周的病理改变。这些 20 世纪 70—80 年代基于牙周病学理论所开展研究的结论同 20 世纪 50—60 年代完全相反。他们认为：可摘局部义齿通过影响菌斑形成来影响龋病和牙周病的发生，在缺乏有效菌斑控制的情况下，RPD 增加了龋病和牙周病的罹患风险，但如果在口腔卫生、修复前牙周治疗、义齿设计以及周期性回访维护方面给予患者足够的重视，戴用可摘局部义齿将不会对口腔健康造成损害。

虽然将体外模拟实验同临床表现直接相关联的尝试困难且易导致偏差，这个时期还是开展了大量体外研究来验证之前基于力学设计的各种形式卡环、支托、邻面板、间接固位体以及连接体的功效和作用。1977 年，Kratochvil、Caputo AA 和 Thompson 采用光弹分析法（photoelasticity method）对不同设计的游离端可摘局部义齿进行了研究。1978 年，Craig 开始采用有限元方法（finite element method）研究游离端可摘局部义齿的应力分布。这两种生物力学分析方法风靡一时，成为之后可摘局部义齿生物力学相关研究的重要手段。1978 年，King 和 Carver 发明了旋转就位可摘局部义齿（rotational path of insertion RPDs）修复技术，用于 Kennedy Ⅳ 类可摘局部义齿的美观设计，避免在前牙区使用影响美观的金属固位卡环。同时，各种各样的附着体大量应用于可摘局部义齿的设计制作中，附着体增加了可摘局部义齿的固位、稳定与美观，受到不少医师和患者的喜爱。随着 1981 年第一台牙科铸钛机的出现，钛及钛合金也开始应用于可摘局部义齿支架制作领域。

早期可摘局部义齿的设计理念多集中于生物力学方面,通过机械工程设计以确保义齿获得足够的固位、稳定和支持。然而,这些为使义齿在功能状态下保持稳定的部件设计多单纯基于力学分析,缺乏可靠的、科学的临床研究论证基础。其后的研究也证明不少设计初衷用来保持可摘局部义齿固位、稳定的组件并无实际作用甚至可能反而会对口腔组织造成长期有害的影响。这一时期对可摘局部义齿与牙体、牙周病理、病因关系的研究,最终丰富、完善并形成了现代可摘局部义齿设计的基本原则:

1. 义齿应能够联合余留牙恢复牙弓完整性以及正常咬合状态。

2. 基牙承力宜沿牙长轴龈端方向,同时避免侧向力(水平力、扭转力)或𬌗向力。

3. 游离端可摘局部义齿设计应能预测其功能运动,避免病理性应力施加于基牙和缺牙区组织。

4. 平行预备的导平面能起到稳定牙弓和相互支持的作用。

5. 刚性大连接体有助于稳定牙弓简化受力分析。

6. 义齿基托下组织应尽可能为游离端可摘局部义齿提供有效支持。

7. 义齿设计必须考虑清洁和菌斑控制,避免不必要的牙龈覆盖。

此外,1981 年,荷兰的 Käyer 首次提出了短牙弓(shortened dental arch,SDA)的概念,认为至少拥有 4 对咬合单位的前牙和前磨牙就能够满足患者最基本的口腔功能和口腔舒适感,牙列缺损的修复应强调功能的恢复而不必追求完整牙列的重建,可只将牙列修复到前磨牙区,从而避免游离端可摘局部义齿的使用。自此,短牙弓功能性修复(function driven approach)的理念开始受到学术界的关注。

五、循证医学成果的兴盛——可摘局部义齿现代诊疗理念的形成(1990—至今)

随着人们保健意识的提高和医疗条件的改善,越来越多过去只能拔除的患牙被保存下来,人群中余留牙的数目增加,而牙列缺失的比例不断下降。然而,进入新世纪,之前牙科教育工作者所推测的无牙颌患者数量减少以及可摘局部义齿需求下降的现象却并未出现。2002 年,第三次美国国家健康及营养流行病普查(the third national health and nutrition examination survey,NHANES Ⅲ)的系列研究显示:18~74 岁的人群中每 5 人就有 1 人戴用可摘局部义齿,每 7 人就有 1 人戴用全口义齿。这表明人口老龄化,人口基数的增加,口腔健康维护意识的增强,使得牙列缺损、牙列缺失患者的戴用义齿的人数在上升,而牙列缺损、牙列缺失人群发病率降低所带来的影响被老龄化人口的增加所抵消。以无牙颌患者为例,其总人数将从 1991 年的 3 300 万增加到 2020 年的 3 700 万。相应的,牙列不完整人群的绝对数量也会增加。根据丹麦、德国、瑞典、英国和美国等发达国家的统计资料,45 岁以后人群缺牙者开始显著增多,且随年龄增长牙列缺损情况更严重。在英国,约 30% 的中、老年人使用可摘局部义齿。45 岁以上人群可摘局部义齿的使用百分比在不同的国家有所不同,但均在 20%~30% 之间。2002 年,Douglass 预测,在美国未能得到满足的固定义齿和可摘局部义齿治疗需求时间在 2005、2010 和 2020 年分别为 488.7 百万、516.7 百万和 560.2 百万小时,其中固定义齿占 66%,可摘局部义齿占 34%(表 1-1)。

表 1-1 2005、2010、2020 年 RPDs 和 FPDs 治疗所需要的椅旁时间/百万小时

	2005 年	2010 年	2020 年
RPDs 需求	172.3	185.3	207.0
FPDs 需求	363.1	378.2	402.5
总的需求	535.4	563.5	609.4
每年提供的服务量	46.7	47.8	49.2
未满足需求	488.7	516.7	560.2

在我国,随着社会经济的发展,2000 年已开始进入老龄社会。2009 年 60 岁及 65 岁以上老年人口分别达到 1.67 亿人和 1.13 亿人,中国人口老龄化迅速。据联合国预测,中国人口老龄化速度最快的时期将出现在 2016—2038 年间,其中 65 岁及以上人口比例将从 10% 快速地上升至 21%,2051 年将达到 4.37 亿人的峰值,80 岁及以上高龄老人占老年总人口的比例将保持在 25% ~ 30%。我国老年人口的绝对数量大,人群龋病、牙周病的发病率高。2017 年发布的第四次全国口腔健康流行病学的调查显示,65 ~ 74 岁老年人组中,龋病患病率为 98%,牙周病患病率为 90.7%;平均存留牙数为 22.50,牙齿缺失率为 81.7%,牙列缺损率为 77.89%,牙列缺失率为 4.5%,平均失牙 9.86 颗,平均存留牙对数为 8.02 对;牙列缺损和牙列缺失的修复率仅为 52.3%,其中不良修复体却又约占了 13.1%;其中种植义齿为 0.3%、固定义齿为 26.3%、可摘局部义齿为 20.4%,全口义齿为 5.3%,采用可摘义齿和固定义齿修复的比率基本持平(表 1-2)。

表 1-2 2017 年第 4 次全国口腔流行病调查结果 65 ~ 74 岁老年人组义齿修复情况(n = 4 431)

		受检人数	种植义齿		固定义齿		可摘局部义齿		全口义齿		非正规义齿		有缺牙未修复	
			人数	率/%	人数	率/%	人数	率/%	人数	率/%	人数	率/%	人数	率/%
城市	男	1 127	5	0.4	290	25.7	239	21.2	55	4.9	122	10.8	502	44.5
	女	1 120	4	0.4	349	31.2	277	24.7	56	5.0	124	11.1	492	43.9
	合计	2 247	9	0.4	639	28.4	516	23.0	111	4.9	246	10.9	994	44.2
农村	男	1 095	0	0.0	254	23.2	199	18.2	65	5.9	179	16.3	556	50.8
	女	1 089	5	0.5	272	25.0	188	17.3	59	5.4	154	14.1	564	51.8
	合计	2 184	5	0.2	526	24.1	387	17.7	124	5.7	333	15.2	1 120	51.3
合计	男	2 222	5	0.2	544	24.5	438	19.7	120	5.4	301	13.5	1 058	47.6
	女	2 209	9	0.4	621	28.1	465	21.1	115	5.2	278	12.6	1 056	47.8
	合计	4 431	14	0.3	1 165	26.3	903	20.4	235	5.3	579	13.1	2 114	47.7

虽然固定义齿正在被越来越多的老年患者所接受,越来越多的人也认为种植支持式义齿可为牙列缺损患者提供更有效、更持久的功能重建,但可摘局部义齿仍是一种最简单、最经济和最为常用的牙列缺损修复方法。因此,在世界以及国内,可摘局部义齿同固定局部义齿一样仍然具有广泛的社会需求。

近二十多年来,越来越多新型牙科材料如高强度钴铬合金、纯钛/钛合金、聚酰胺(polyamide)/聚酯(polyester)类弹性树脂、聚甲醛(acetal resin)硬质树脂以及软衬/赝复硅橡胶等应用于可摘局部义齿的制作,而与之相应的加工技术如精密铸造、金属焊接(metal welding)、基托树脂成形、附着体制作以及 CAD/CAM(computer aided design/computer aided manufacture,CAD/CAM)制造技术等也得到了快速发展与完善,其中最受关注的当属 CAD/CAM 技术。1991 年,日本大阪大学齿学部的奥野善颜及前田信芳最先开始了可摘局部义齿的 CAD/CAM 设计制作的研究。CAD/CAM 技术用于可摘局部义齿的优势在于:首先,计算机辅助制作通过数控切削或快速成型技术消灭了铸造工艺带来的气孔缺陷,并且实现了材料的致密化与均一化,避免了材料加工过程中热胀冷缩所产生的体积变化,最大限度地提高了支架适合精度;其次,简化了传统的基于精密铸造技术的加工制作过程,减少了加工工序,节省了人力、物力和时间,极大程度地提高了效率;第三,具有专家库的修复体设计软件系统实现了义齿设计的最优化,消除了技师经验差别带来的质量缺陷;第四,能够通过可视化的三维设计图的展示和检测,方便了牙科医师同牙科技师之间的信息交流,使医师的设计意图能够最大限度得以精确实现。CAD/CAM 技术有望解决可摘局部义齿诞生以来一直所面临的义齿设计、医师技师信息交流、支架加工精度的问题,成为可摘局部义齿修复学下一个里程碑式的技术飞跃。

21 世纪初,骨整合种植体在临床上取得了重大成功。虽然受患者自身条件和经济因素的限制,种植义齿尚无法完全取代传统修复方式,但只需植入少量种植体即可显著提高可摘局部义齿尤其是游离端缺失的修复效果。研究表明,这种基牙-种植体联合支持式的种植体辅助式可摘局部义齿不仅能增强 RPD 的固位和稳定,防止和减少牙槽嵴的吸收,减轻基牙的应力,降低基牙龋病和牙周病风险,还能避免在前牙区设计卡环,改善美观,能够将传统方法修复效果差的牙列缺损类型改变为较理想的类型。如对 Kennedy Ⅰ 类、Ⅱ 类牙列缺损,通过在游离端远中植入种植体转变为 Kennedy Ⅲ 类缺损,或在靠近末端基牙处植入种植体从而移动支撑线向远中起到降低游离端牙槽嵴受力的作用;对缺牙多跨度长的 Kennedy Ⅲ 类缺损,在中间植入种植体,能减轻基牙的负担,减小基托支持;对多牙缺失的 Kennedy Ⅳ 类缺损,植入种植体能有效辅助义齿的稳定和固位。种植体上部结构采用简单的愈合帽、球附着体、太极扣以及杆-卡等即可达到满意的固位稳定。在靠近基牙处植入种植体还能避免使用卡环固位,解决基牙显露金属固位体的问题。由于种植体的成熟发展,之前利用天然牙-附着体支持的可摘局部义齿逐步减少,附着体的应用逐渐过渡到种植体辅助的可摘局部义齿设计当中。

2002 年美国修复学医师学会(American College of Prosthodontists,ACP)颁布了一种新的分类方法,按诊断标准,将修复治疗的复杂程度分为四类,即 ACP 分类。这一分类法又被称为牙列缺损的修复诊断指标(prosthodontic diagnostic index,PDI)。该方法将临床检查结果、治疗方案复杂程度、患者筛选转诊组合在一起,标准化了结果评价体系,有助于诊断导向治疗的实施。因此,PDI 在北美迅速被广泛使用,成为继 Kennedy 分类法后广泛使用的分类法。

自可摘局部义齿见诸文献记载 300 年后,可摘局部义齿诊断、治疗、设计理念的研究终于走上了循证医学(evidence-based medicine,EBM)的道路。加拿大的 Cordm Cuyaaytt 于 1992 年正式提出循证医学的概念。1994 年,其下属建立了口腔卫生组织(Cochrane Oral

Health Group），负责口腔医学领域的 Cochrane 系统评价工作。循证医学核心思想是任何医疗决策的确定都应基于当前所能得到的最好的临床研究证据，参照医师自己的临床经验、技能和在检查患者过程中所得到的第一手临床资料以及尊重患者的意愿和选择，这三者缺一不可（图 1-14）。

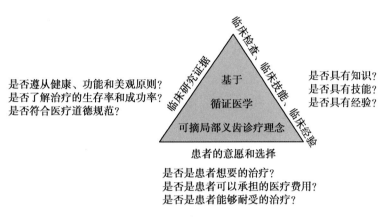

图 1-14　基于循证医学的可摘局部义齿诊疗理念

基于循证医学的可摘局部义齿诊疗理念使相关的可摘局部义齿的临床研究进入到一个新的阶段：

不同于传统模式以牙齿缺失状况和医师为中心，患者较少参与牙列缺损治疗方案的选择与设计，循证医学对可摘局部义齿的诊疗理念强调以患者为导向（patient driven），最大限度考虑患者自身的愿望以及生理、社会、心理等因素，更强调患者的认知、接受以及配合程度对可摘局部义齿长期稳定预后不可或缺，承认相当一部分患者对可摘局部义齿的必要性和优点的认识与临床医师不同，更关注于患者本身，而非缺牙。

不同于传统模式关注于治疗技术疗效，较少考虑其成本，基于循证医学的可摘局部义齿诊疗理念开始将成本-效益（cost-effectiveness）分析作为义齿修复临床决策的一个重要依据，为牙列缺损患者寻找符合其自身条件的最优解决方案，同时节约、优化有限的医疗卫生资源。如基于功能性治疗方案（functionally oriented treatment），对于游离端牙列缺损患者考虑短牙弓 SDA、前牙固定单基桥、跨牙弓固定单基桥等替代治疗方式。

不同于传统模式以中间指标（咬合力、咀嚼效率等）来评价义齿的疗效，基于循证医学的可摘局部义齿诊疗理念强调终点指标，即义齿的留存率、成功率、患者的接受度（acceptability）、满意度（satisfaction）以及口腔健康相关生活质量（oral health-related quality of life，OHRQoL）等的综合因素，因而更接近患者的实际需求。

不同于传统经验医学以生物力学分析和体外模拟实验作为主要手段，以教科书及零散的临床现象研究结论为证据来分析影响可摘局部义齿临床疗效、预后的因素，循证医学强调采用临床随机对照试验（randomized controlled trial，RCT）及 Meta 分析（Meta analysis）的结果作为最佳证据。

近 300 年来，可摘局部义齿修复学在曲折中发展前进，逐渐完善成熟，成为口腔修复学中最重要的组成部分之一。追昔抚今，继往开来，有了可摘局部义齿修复学的历史观，我们在分析、处理牙列缺损问题时才会更加全面、更加客观、更加贴近患者需求、更加智慧、更加接近最优化的临床决策和设计;掌握可摘局部义齿修复学的历史观,我们才会对众多可摘局部义齿的设计理念有更强的理解力和包容性;理解可摘局部义齿修复学的历史观,我们才能更加准确地了解患者的需求,分清利弊,从而有针对性地开展可摘局部义齿诊疗工作;坚持可摘局部义齿修复的历史观,我们才能吸取前人临床试验研究中的经验教训,发现问题,找准研究方向,进而开展严谨、科学、高水平的可摘局部义齿研究工作。

第三节 可摘局部义齿的质量现状、解决方案以及研究展望

一、可摘局部义齿的质量现状

进入 21 世纪,相对于欣欣向荣的传统固定局部义齿学以及方兴未艾的种植义齿修复学,可摘局部义齿修复学陷入了一种尴尬的境地。一方面是日益增长的可摘局部义齿客观需求,另一方面却是对可摘局部义齿的设计、制作质量的忽视。

2002 年,Hummel 采用 NHANES Ⅲ标准对全美非居住在机构内人群中所使用的 1 603 副可摘局部义齿质量进行调查。结果显示大约 65% 的义齿至少存在一个质量问题,只有 33% 患者对所戴用的可摘局部义齿表示满意(表 1-3)。2004 年,美国牙科教育协会(ADEA)的调查结果也显示:在交付加工中心的 RPD 模型中进行完整设计的少于 5%;进行正确𬌗支托预备的少于 10%,只有 1/3 的支架设计能被判定为是合理且适当的;多数的牙科全科医师在 RPD 设计方面缺乏训练。

表 1-3　1 603 件可摘局部义齿存在质量问题的分布(Hummel SK,2002)

可摘局部义齿存在质量问题数	上颌(所占比例/%)	下颌(所占比例/%)
0	194(23.9)	341(43.1)
1	333(41.1)	213(26.9)
2	150(18.5)	142(17.9)
3	99(12.2)	69(8.7)
4	33(4.1)	26(3.3)

资料来源:Hummel SK. Quality of removable partial dentures worn by the adult U. S. population. J Prosthet Dent,2002,88:37-43。

在我国也存在同样的问题。2001 年,全国复杂牙列缺损可摘局部义齿专题研讨会的调查结果显示 RPD 设计中的"经验主义""本本主义"相当盛行,存在以下问题:片面考虑美观、舒适及义齿固位等因素,在设计时较随意,忽略了生物力学和生物学的原则,所制作的义齿对组织造成了不必要的损害;在采用整体铸造技术与附着体技术时,设计思想仍囿于弯制卡环胶联式义齿的传统思路,未能充分发挥整体铸造及附着体技术的特点与优势,如各类卡环组合的应用等;机械、盲目地照搬教科书的设计图式,忽略了患者口腔的具体条件,导致义齿设计与口腔组织不相适应,造成基牙及牙槽嵴的损害。2002 年第三届贺立氏杯可摘局部义齿支架制作大赛的参赛作品中支架设计不合理率为 62.7%;支架制作不良率为 60.2%;卡环部位设计不当为 37.8%。

近年来,虽然义齿加工中心的市场化促进了可摘局部义齿的材料、工艺水平的整体提高,但随之而来的却是临床医师在可摘局部义齿规范化操作方面的缺位。调查显示85%以上的临床医师在进行可摘局部义齿基牙预备前未制取研究模型并进行模型观测分析,只是单纯依靠"目测法",更谈不上绘制精细的模型设计图以及填写详细的义齿加工设计单。

虽然可摘局部义齿的诊疗理念已发生极大变化,然而现今世界范围内义齿加工中心日常的支架加工方式仍同1920年 Aker 最初的整体铸造的描述差别不大。耐火材料、包埋材料的性能不理想,加工环节中过度填倒凹,铸造过程固有的收缩以及过度的打磨抛光等仍然是铸造支架精确实现设计意图,完美发挥设计功效的阻碍。近年来,得益于固定修复学、种植修复学领域材料、技术的日新月异,可摘局部义齿领域 CAD/CAM 数字化技术的研发应用也日益推广普及,但目前仍缺少大样本、长时间的临床研究结果。

二、增进可摘局部义齿修复质量的对策

一副设计合理、制作精良、可长期无害使用的可摘局部义齿需要医师、技师和患者三方的共同努力,缺一不可(图1-15)。除却其中材料、加工设备的客观限制,人的作用不可忽视。其中,患者是核心、是主体,临床医师是枢纽,作用功能最关键,技师则是实现前两者需求与设计意图的桥梁。可摘局部义齿修复质量的保证和提高,必然需要这三方充分的沟通交流以及知识、理念、技能的不断丰富与完善。

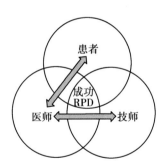

图1-15　成功可摘局部义齿与医师、技师和患者三方的关系

（一）患者方面

现代可摘局部义齿修复诊疗理念强调修复后的维护、回访及患者主观能动性对义齿质量修复效果的影响。患者接受和使用可摘局部义齿的主要驱动力来自患者对使用可摘局部义齿所获得的功能与所带来不适和可能危害风险的权衡。如果这一平衡偏向于不适及危害一方,患者就不会忍受戴用可摘局部义齿带来的不便。基于患者方面,成功可摘局部义齿的基础源于以下三个方面:

1. 对自身牙列缺损的状况、缺损后口腔组织条件的认识以及对自身需求的明确表达。

2. 认知、接受修复可能带来的功能提高与不适以及菌斑控制不佳时 RPD 修复对龋病、牙周病的不利影响。

3. 掌握基本的口腔可摘局部义齿家庭维护技能,积极配合修复后定期复诊。

这一切均不是患者自发的行为,需要临床医师在初诊检查、计划制订、临床操作以及复诊维护的医患交流过程中,耐心细致的解释、教育、指导、沟通和培养。

（二）技师方面

由于技师本身与患者间不存在直接交集,无法直接了解患者的条件和需求,必须通过临床医师在详细模型观测设计后而填写、绘制的具体加工设计指导说明书来实现。技师的责任是将临床医师绘制的义齿加工设计制作转化为义齿。纵观可摘局部义齿的发展历史,专业牙科技师和义齿加工中心是追求效率的产物。庞大的需求、专业复杂的加工设备和工序要求必须由临床医师和技师协同合作才有可能高效加工制作出满足患者需求的修复体。可

摘局部义齿的发展始终与义齿制作工艺的革新和修复材料的进步紧密相连,当前以口腔数字化加工为主体的材料、技术发展对可摘局部义齿的设计和制造影响巨大。其优势在于:数字化信息省略了模型翻制、蜡型制作和包埋铸造流程,节约了时间与经济成本;数控切削或快速成型技术消除了铸造工艺带来的各种不足,实现了材料的致密化与均一化,修复体设计专家系统的辅助消除了技师经验差别带来的设计缺陷。然而值得关注的是,越来越多临床医师出于知识、技术、效率等各种原因,忽略、甚至完全不经过模型观测就伴随一张简单、随意设计的加工设计单,将工作模型交付加工中心制作,而技师出于商业因素的考量,也接受这种委托方式,并替代医师对模型进行设计并加工完成义齿。这种错误的方式毫无疑问是造成了当前可摘局部义齿质量问题的一个重要原因,而且从本质上无法单纯依靠材料与加工技术的进步加以解决。

在构建一副成功可摘局部义齿的系统工作中,临床医师分别接收并传递信息给患者和技师。其中,通过病史采集、患者指导、治疗计划、回访维护与患者沟通、患者信息的收集,通过模型观测、模型画图、义齿加工设计单的填写以及与技师会诊讨论的方式实现临床医师与技师之间的信息传递。临床医师除了在诊疗理念上基于循证医学,强调以患者为导向,坚持可摘局部义齿基本设计原则外,还要将基牙预备、印模技术、咬合设计调整等基本的临床规范操作切实体现在可摘局部义齿修复治疗的各个阶段中。此外,临床医师还应强调在义齿修复形式的选择和设计上始终坚持道德规范,从患者成本-效益的角度开展诊疗工作,谦虚谨慎,当自身的知识、技能、经验不足以解决患者问题时,应早期会诊、转诊治疗。在这方面,采用牙列缺损的修复诊断指标 PDI 来分析判断是一种较可行的选择。当前数字化技术的飞速发展令人激动,已经逐步贯穿渗透到可摘局部义齿患者信息采集、义齿智能辅助设计、义齿快速加工甚至复诊回访管理的各个阶段,是提高可摘局部义齿整体质量的重要途径和手段。在这当中,临床医师一方面无法回避使用数字化技术带来的便捷、高效和智能化,但另一方面更不能下放医师诊断、设计的权力和责任给人工智能或者其背后的技师。无论数字化技术如何发展,人工智能如何进步,都仅仅是辅助医师的工具。无论是谁在操作专家设计系统或者数字化加工,最终设计的审核都应由临床医师来完成。临床医师委托给技师加工的是可摘局部义齿本身,而非可摘局部义齿设计的责任。如果临床医师将法律和道义上本属于自身的责任强加于辅助的技师或者所谓的人工智能,这对于患者、技师以及医师而言均是不负责任的行为。任何时候,人的因素,临床医师的规范化操作和责任才是可摘局部义齿质量的保证。

三、可摘局部义齿修复学的研究展望

可摘局部义齿修复学在曲折中发展前进,逐渐完善成熟,成为口腔修复学中最重要的组成部分之一。近年来随着相关材料学、生物力学、信息学、计算机学以及工程制造学的不断赋能,这一传统修复技术在种植修复技术、光学数据采集、计算机辅助设计、计算机辅助制造、大数据以及人工智能的加持下,找到了传承和发展的途径,焕发出新的活力。

(一) 改进现有制作工艺,研发新型材料

可摘局部义齿的发展始终与义齿制作工艺的革新和修复材料的进步紧密相连。虽然近年来以快速成型技术为代表的 CAM 技术发展迅猛,一些以聚醚醚酮为代表的高分子材料也

开始应用于临床实践，但是当前可摘局部义齿支架最主要的加工方式仍为传统精密铸造。目前在义齿加工方面仍需注重精密铸造工艺的研究，进一步提高模型、蜡型、包埋材料的精确度，改进与高强度钴铬合金、钛及其钛合金铸造和表面处理技术相关的铸造过程、焊接工艺等关键性技术。较其他义齿组成，可摘局部义齿结构复杂，理论上单一采用某一种材料无法满足其支架各组成部分对刚性、弹性、美观、舒适等不同功能的要求。组合制作虽然是可摘局部义齿诞生之初所使用的古老方法，但在精密度和适合性以及实现铸件各部分材料异性和功能化方面被证明大大优于整体铸造法，然而由于效率的原因，一直未被采用。现今材料学的长足进步，现代粘接技术、激光焊接技术的成熟以及 CAD/CAM 加工技术的逐渐成熟，使得组合制作更加精密且具各部件功能化的可摘局部义齿支架成为可能。例如，我们可以设计采用高强度的钴铬合金、钛合金制作支架的大连接体，延展性出色的金合金、钛镍合金或牙色材料的聚甲醛制作卡环，通过 CAD/CAM 加工制作后，利用激光焊接（或粘接）技术在体外甚至在口内焊接组合，实现提高精度和适合性，达到支架异性材料功能化的目的。此外，当前基于减材/增材原理加工制作的可摘局部义齿存在着美学区颜色修复以及复诊重衬较难的问题，也要从新材料开发、数字化设计方案以及设备创新上进行。

（二）优化数字化技术，打通其与传统技术操作间的路径

与传统技术操作一致，口腔数字化技术制作可摘局部义齿同样需要经过印模、模型、设计、颌位关系转移及加工制作等环节，但是二者在技术、使用的材料和设备上完全不同。当前数字化印模技术（口内扫描、仓扫以及面扫）、数字化颌位关系记录与转移（电子弓、电子殆架）、数字化设计（专家辅助设计系统）、数字化加工（减材制造、增材制造）等主要加工技术已经基本搭建成数字化可摘局部义齿的闭环。有研究表明数字化技术用于可摘局部义齿设计与制作的效果与传统工艺间无显著差异，在准确性与可靠性方面已经能基本满足临床需求。然而，抛开设备和技术精度因素，如何使可摘局部义齿数字技术切实落地，还需要逐步探索其与传统临床技术操作间的转化路径，这些问题包括：如何实现数字化研究模型在医师端方便快捷的观测分析；数字化设计如何在医师-技师间高效准确的传递交流；数字化技术如何指导临床精准、微创地进行可摘局部义齿基牙预备（导板抑或导航技术）；如何高效制作数字化个别托盘制取可摘局部义齿功能性印模；数字化加工的支架是否可以避免生理性调整；如何利用支架制取数字化修正模型印模；游离端可摘局部义齿的数字化功能咬合调整；如何实施数字化的功能美学试戴，实现以终为始的可摘局部义齿数字化功能预测；全流程数字化可摘局部义齿技术如何在临床中高效、准确实现等。诸如此类可摘局部义齿传统临床技术操作中的要点和难点，能否通过数字化技术实现或简化，需要更多深入细致的临床研究和技术路线优化。

（三）开展循证医学研究，建立相关临床路径和指南

不同于其他义齿修复方式，可摘局部义齿虽然历史悠久，但由于其在缺牙方式、设计理念、治疗方案、临床操作理论以及义齿加工环节存在多样性，至今并未形成统一的临床路径（Clinical pathway）。数字化技术的出现，大数据的支持以及规范化操作的普及有可能逐步弥补这一不足。此外，可摘局部义齿修复学领域中尚存在许多问题，需要运用循证医学的手段来寻求解答，如：牙列缺损的不同修复方式之间，生存率、接受度、满意度、口腔咀嚼功能、口颌系统、口腔健康生活质量、成本-效率有无差别？可摘局部义齿多种设计理念之间，各种形式的组成部件之间（支托、卡环、连接体），不同口腔修复材料、技术工艺、替代方法之间在功

效上孰优孰劣? 一个合格的口腔修复医师不但要作为使用者,从患者实际需求出发,全面收集有关的循证医学证据,严格评价所获得的依据,结合自己的临床经验、临床技能和所获取的患者状况,将评价结果应用于诊断、设计,并按计划随访,反馈疗效,及时解决患者戴用义齿后可能出现的问题;还要作为研究者,努力依据循证医学的原理和方法,从临床出发提出问题,查找已有证据,设计高质量的随机对照临床研究,为循证可摘局部义齿修复学提供最有价值的研究成果。目前在可摘局部义齿修复学的循证医学的实践过程中,大多数研究设计仍停留在预试验、病例系列研究的基础上,符合循证医学要求、基于大样本的临床随机对照研究却相当少,尚缺乏高质量文献。我们应在以往观察性研究(observation study)和回顾性研究(retrospective study)的基础上更多开展实验性研究(experimental study)和前瞻性研究(prospective study),遵循随机、对照、盲法的原则,从而获得高质量的证据,以期建立统一指南,帮助研究者清晰、准确、完整地展示研究结果,并有利于证据的学习、传播。

(陈吉华)

参 考 文 献

1. WOSTMANN B, E BUDTZ-JORGENSEN, JEPSON N et al. Indications for removable partial dentures:A literature review. International Journal of Prosthodontics,2005,18(2):139-145

2. BOHNENKAMP D M. Removable partial dentures:clinical concepts. Dent Clin North Am,2014,58(1):69-89

3. ALLEN P F, JEPSON N J, DOUGHTY J et al. Attitudes and practice in the provision of removable partial dentures. Br Dent J,2008,204(1):54-58

4. WALISZEWSKI M P. Turning points in removable partial denture philosophy. J Prosthodont,2010,19(7):571-579

5. CARR A B, BROWN D T. McCracken's removable partial prosthodontics. 12th ed. St. Louis, Mo, Elsevier Mosby,2010

6. TYSON K, YEMM R, SCOTT B. Understanding partial denture design. Oxford:Oxford University Press,2007

7. BRUDVIK J S. Advanced removable partial dentures. Chicago:Quintessence Pub. Co,1999

8. ABT E, CARR A B, WORTHINGTON H V . Interventions for replacing missing teeth:partially absent dentition. Cochrane Database Syst,2012,Rev 2:CD003814

9. MCKENNA G. Do removable dental prosthesis have an impact on tooth loss? Evid Based Dent,2011,12(1):14

10. LYNCH C D, ALLEN P F. Why do dentists struggle with removable partial denture design? An assessment of financial and educational issues. Br Dent J,2006,200(5):277-281

第二章 可摘局部义齿的生物学研究

口腔生物学（oral biology）是以研究口腔颌面部的形态、结构、功能及其与周围环境关系的学科。无论是宏观，还是微观形态与环境的改变，都会对口腔产生不同的影响。牙列缺损患者口内戴入了具有一定体积和形态的可摘局部义齿，必定会导致口腔的局部环境发生改变。这些改变势必对口腔的宏观、微观形态以及功能产生一定的影响，例如口腔微生态环境、咀嚼功能、颞下颌关节、发音、生理及心理方面，以及口腔健康质量等方面，众多学者对此进行了深入的研究。

第一节 可摘局部义齿对口腔微生态的影响

微生态学（microecology）是从细胞水平或分子水平研究微生物与其宿主、环境相互关系和相互作用的交叉性学科。口腔微生态学（oral microecology）是微生态学的一个重要分支，是介于基础医学与临床医学之间的新兴边缘性学科。口腔微生态系统则是口腔微生态学的主要内容，是指生理状态下，口腔正常微生物群与口腔微环境在长期进化过程中形成的能独立进行物质、能量及信息交流的统一生物系统。

由于牙列缺损、缺失、畸形及咬合异常等原因，常需借助各种类型、形状及材料的义齿进行修复和治疗。这些修复体具有一定的机械、化学、免疫等方面的刺激，使口内正常菌群动态变化，形成新的微生态系统平衡或导致失衡；在此基础上有些口腔疾病如龋病、牙周病和义齿性口炎等发生，相关的影响因素和致病机制已成为学者们研究的一个热点。

一、可摘局部义齿对口腔微生态环境的影响

口腔内组织解剖形态复杂、各有特点，如牙、黏膜、龈沟液及遍布口腔的唾液，通常称为生境，是各种微生物的栖息地。在这些生境的不同组织结构、局部环境中生存着不同的微生物群落。各生境内、生境间微生物群落间、微生物群与宿主之间保持着动态平衡，如果这种平衡被打破，就有可能诱发各种疾病。

（一）口腔微生态环境

口腔内适宜的温度、湿度、营养源、特殊的解剖结构和理化性质为口腔正常菌群的生长、繁殖、定植提供了有利的环境和条件。根据口腔内组织结构和理化性质的差异，一般将口腔微生态环境分为黏膜生态区、硬组织生态区、牙周生态区、唾液生态区、特殊生态区等五个生

态区,五者间紧密联系不可分割,与口腔修复关系密切。当修复体戴入口内后,可形成修复体的微生态环境和相应的微生态系统。

1. 黏膜生态区　口腔黏膜包括唇黏膜、舌黏膜、颊黏膜和腭黏膜。

(1)唇黏膜:主要分为唇红缘和唇黏膜的口内部分两部分。唇红缘与颌面部皮肤接触,是口腔与外界相通的门户,外界环境和皮肤表面的菌群常在此定植,主要包括皮肤表面的微球菌和表皮葡萄球菌;唇黏膜的口内部分与牙齿唇侧面和唾液接触密切,正常菌群包括唾液和牙光滑面的部分菌群成员,最常见的是口腔链球菌。

(2)舌黏膜:舌黏膜的舌背和舌腹是解剖位置和理化性质差异较大的两个不同的生境。舌背不仅含有丰富的乳头,并因其特殊的位置对微生物的滞留极为有利;另外,舌苔的存在使舌背部形成一个适合革兰氏阴性厌氧菌生存的低氧化还原电势环境,这些细菌与牙周病和口腔异味的产生相关,其优势菌主要为唾液链球菌和革兰氏阳性的丝状菌,韦荣菌也较为常见。而舌腹部是光滑的黏膜表面,与唾液接触密切,因而受唾液菌群影响,其常驻菌波动较大。

(3)颊黏膜:颊黏膜是口腔中面积最大的软组织,表面平滑,少有皱褶,为需氧环境,适于需氧菌生存,与唾液接触最密切,受食物摩擦影响也很大。口腔链球菌是颊黏膜最常见的正常菌群成分,其次是唾液链球菌和血链球菌,唾液菌群的某些成员如嗜血菌属、奈瑟球菌,可能在颊黏膜短暂停留。

(4)腭黏膜:腭黏膜包括软腭和硬腭两个生境。硬腭位于口腔前部分,与食物咀嚼摩擦的关系密切,被称为咀嚼性黏膜,优势菌群为口腔链球菌;软腭与上呼吸道的咽部相接,其菌群常常包括上呼吸道的菌群成分。

2. 硬组织生态区　口腔硬组织生态区即牙面生态区。牙齿是人体上唯一可供生物附着,没有遮盖的硬组织,结构稳定,易于附着,不易脱落。牙或义齿表面积聚着大量的微生物及细胞外产物,称为菌斑(dental plaque)。

菌斑微生物的组成随菌斑的成熟可逐渐发生变化,获得性膜上首先附着的细菌是血链球菌,在菌斑形成的各个阶段,尤其是早期,链球菌占绝对多数的比例,1~2周后丝状微生物聚集,占10%~13%,随着菌斑成熟,细菌的呼吸量增加,氧化还原电势值下降,局部变成厌氧环境,厌氧菌比例增大。

牙冠的几个面由于形态结构和所处口腔环境的差异导致不同部位菌斑内栖息的优势微生物种类不同。唇面、舌面容易受到唾液的冲刷、食物摩擦和机械的清洁作用,是牙冠的自洁区,微生物不易在此定植,菌斑以需氧和兼性厌氧的球菌为优势菌群成分,包括以血链球菌为主的口腔链球菌和奈瑟菌;牙冠的咬合面有形态各异的点隙裂沟,使牙齿表面呈凹凸状,这些窝、沟、点隙及牙冠邻面不易受到机械的清洁作用,是牙冠的非自洁区,口腔微生物易在此定植形成菌斑,血链球菌、变异链球菌、黏性放线菌和韦荣菌是此生境的正常菌群成分。

3. 牙周生态区　牙周生态区包括牙龈表面和龈沟,牙龈表面又包括边缘龈、附着龈和龈乳头等多个生境。牙周菌群可分为龈上菌斑菌群和龈下菌斑菌群两大类。龈上菌斑菌群是龈缘上部的菌斑,细菌数量较多,在10^6~10^8CFU/g菌斑左右,主要细菌是血链球菌、缓症链球菌、消化链球菌、小韦荣菌和具核梭杆菌;龈下菌斑位于龈缘根方的龈沟或牙周袋内。龈沟是健康牙周的一个重要生境,也是口腔生态区的主要滞留区之一,正常龈沟的氧化还原电势在+100mV左右,龈沟液能够影响口腔微生态环境,其流动性可除去部分非附着性微生物,同时诱导宿主产生防御物质,特别是IgG和中性粒细胞,这些防御物质对健康和病损处龈沟中的微生物调节起重要作用。龈沟液也是正常菌群的营养来源,加之其作为滞留区不易受到唾液的冲刷及食物的摩擦和口腔卫生措施的影响,所以龈沟液菌群数量多,种类复杂。除了血链球菌、消化链球菌、放线菌、梭杆菌、颊纤毛菌和二氧化碳噬纤维菌外,真杆菌、月形单胞菌和螺旋体也是龈沟常见定植菌。

4. 唾液生态区　唾液是口腔微生物的贮存库和转运媒介,在口腔生态区中唾液微生物的数量和种类均居首位。唾液在口腔内通过流动形成约 0.1mm 厚的薄膜,保持口腔潮湿与润滑,在维持口腔微生态平衡方面起主要作用。唾液中存在的钙、磷等电解质在维持牙齿结构、促进再矿化等方面发挥作用;唾液中的抗菌物质如溶菌酶、硫氰酸盐、乳铁质等对清除外源性细菌,维持口腔中菌群平衡等方面也起着重要的作用;唾液中的黏蛋白对口腔黏膜表面的润滑保护作用,使得一些有害物质难以向深层组织渗透,保护口腔黏膜组织免受机械损伤。

唾液细菌种类复杂,包括各种需氧的和兼性厌氧的、专性厌氧的球菌、杆菌和螺旋体。口腔链球菌是唾液的优势菌群,其中以唾液链球菌和缓症链球菌最多见,还包括革兰氏阳性的丝状菌、棒杆菌、若卡菌和放线菌,以及微量的韦荣菌、奈瑟球菌、乳杆菌、梭杆菌、拟杆菌、酵母菌和原虫唾液中生活的菌群属人体正常菌群,长期与人类共生,不会对人体造成伤害,还能为人类生存提供一定营养包括一些维生素。唾液通过清洁食物及中和、缓冲菌斑产生的酸性物质维护牙列的完整性。唾液的 pH 和缓冲能力随唾液的流速变化,戴入义齿以及睡眠可使唾液的流速降低,唾液的预防作用减小,因此容易产生疾病。

5. 特殊生态区　牙列发育畸形、排列不整齐或形态异常以及各种原因造成的牙列缺损、缺失,都可以形成特殊的生态区,有利于微生物的定植、生长。义齿修复和各类矫治器的使用,如义齿卡环和基托与牙面或牙龈、颊黏膜的接触区,义齿和矫治器表面等也将形成新的滞留区和生态区。各种义齿修复材料的组成成分、耐腐蚀性、耐溶解性、生物降解性等性质的不同,都可能使这些新的生态区定植的细菌种类和数量发生改变。

(二) 可摘局部义齿对口腔微生态平衡的影响

口腔微生物与宿主以及各种复杂的体内外因素构成了口腔微生态系,它们之间可以独立作用,也可协同作用,既相互联系又相互影响,处于动态的平衡状态。口腔微生态平衡受到一系列体内外因素的影响,如口腔解剖结构的改变、唾液流速、微生物间的作用、口腔卫生习惯、宿主食物及全身健康状况等。当内外环境发生重大变化时,这种平衡将遭到破坏,发生微生态失调,引起机体各种疾病。可摘局部义齿(RPD)的戴入,改变了维持口腔微生态平衡的影响因素,可以破坏原有的微生态平衡。

RPD 对口腔微生态系的影响程度,很大程度上与患者自身的口腔卫生状况及口腔卫生习惯密切相关,若患者夜间不摘义齿、饭后不及时漱口和清洗义齿,均有利于菌斑积聚,加速基牙牙体、牙周组织的破坏,造成口腔内环境的紊乱。

1. 可摘局部义齿对口腔微生物的影响　配戴 RPD 后,口腔原有的微生态平衡遭到破坏,基托与基牙和黏膜之间、卡环与基牙之间均形成新的特殊的生态环境和滞留区,其间的唾液流速、流量、pH、氧化还原电势与供氧条件均发生变化,口腔的生理性自洁作用减弱,使一些口腔微生物增加如变形链球菌数量增加,变形链球菌的菌落形成单位(CFU)占唾液可培养菌的总 CFU 的比例增加,形成新的微生态环境。

多数学者研究认为戴用 RPD 后对口腔微生物的影响主要有以下几个方面:①唾液流速减慢,冲刷作用减弱,微生物所受到的脱离力减小,有利于微生物的生长、附着、定居,导致致龋菌数量增加及基牙菌斑指数增高;②卡环、支托和基托与余留牙接触的部位形成了新的菌斑滞留区,为变形链球菌的附着、生长、繁殖提供了条件;③由于戴用义齿后,致龋菌数量的增加以及患者唾液抑制龋坏能力的下降,常造成余留牙龋坏的发生。

还有学者报道,与细菌吸附过程有关的表面自由能的改变将影响细菌对疏水表面的吸附,白色念珠菌的表面自由能比塑料基托的表面自由能高,这可能是白色念珠菌易于吸附于丙烯酸酯基托材料上而引起义齿性口炎的一个重要原因。

2. 可摘局部义齿对口腔物理化学环境的影响 口腔微生态空间的环境因子是影响生态空间中生物生长发育、繁殖和群落分布的环境因素,主要有唾液的 pH、氧化还原电势,另外还包括食物以及唾液营养物质等。

（1）唾液的 pH:唾液的 pH 对口腔微生物的调节有着重要影响,它可直接影响口腔微生物的构成。在生理 pH 范围内,唾液中钙、磷酸盐水平足以使磷酸钙过饱和,从而能有效地阻止牙体组织的脱矿和对已脱矿的早期龋损产生再矿化。

（2）氧化还原电势:口腔内不同生态环境的氧化还原电势不同,且随着局部微生态的变化而不断变化。由于各生态区的明显差异和不断改变的氧化还原电势,使口腔微生物的数量和种类复杂化。

（3）食物以及唾液营养物质:配戴 RPD 后,其间的唾液流速变慢、流量减少,食物残渣更容易沉积于牙面,为牙面微生物提供更丰富的营养物质,有利于菌斑的生长,形成更多的菌斑。

（三）可摘局部义齿材料、工艺及设计对微生态环境的影响

1. 可摘局部义齿材料、工艺对微生态环境的影响 可摘局部义齿常用的材料主要有树脂及各种金属材料等,材料的疏松程度和表面粗糙度均对口腔微生态环境有着不同的影响。有研究表明,软衬材料结构疏松,其上黏附细菌、真菌量明显高于丙烯酸树脂,滋生的真菌会对口腔黏膜产生刺激,甚至造成义齿性口炎。与金属基托相比,塑料基托更易促进白色念珠菌的生长。对于不同种类的金属,钴铬合金基托相对于纯钛基托,更容易促进白色念珠菌、链球菌、乳杆菌及放线菌的生长,戴用钴铬合金基托的患者更容易患有义齿性口炎及其他黏膜病。

卡环、基托的制作工艺对微生态环境也有着一定影响。有研究表明铸造卡环组初戴一周后,基牙菌斑中黏性放线菌与变形链球菌的百分比分别上升了 2.3% 和 3.8%;冷弯卡环组初戴 1 周后,上述细菌百分比分别上升了 5.9% 和 3.3%,两者间差异有显著性;铸造卡环组黏性放线菌上升的百分比显著低于冷弯卡环组,表明可摘局部义齿卡环会增加基牙患龋的危险性,但铸造卡环对基牙健康的影响小于冷弯卡环。卡环的戴入在 3 个月内会造成龈下微生态中革兰氏阴性菌构成比显著增加,弯制卡环与铸造卡环对龈下微生物中革兰氏阴性菌构成比的影响没有显著差异。通过扫描电镜对义齿不同区域的生物膜黏附情况观察分析发现,粗糙的树脂和金属表面,其表面生物膜较厚,且不易去净。因此,从口腔微生态的角度来说,在可摘局部义齿的临床修复治疗中应尽量提高制作工艺,减少材料表面的气泡、划痕,增加表面光洁度,以最大限度减少义齿表面和周围的生物膜形成。

2. 可摘局部义齿设计对微生态环境的影响 牙列缺损的形式不同,义齿的结构及形态、与基牙和组织接触形式就不同,对口腔微生态环境的影响也不同。有研究表明:Kennedy Ⅳ类牙列缺损可摘局部义齿修复与第Ⅱ、第Ⅲ类相比,其对口腔微生态环境影响的差别有高度显著性,而 Kennedy 第Ⅱ类与第Ⅲ类之间差异无显著性,这可能与前牙区易清洁有关,而且可摘局部义齿的固位卡环或支托多放在后牙区,这样便降低了基牙的自洁能力,为细菌和

菌斑的形成创造了条件,容易发生龋病及牙周损伤。有学者通过对 RPI(近中支托、远中邻面导板及基牙颊侧Ⅰ杆)、RPA(近中支托、远中邻面导板及基牙颊侧 Akers 卡)及 RPC(远中支托及基牙颊舌侧圆环型卡环)等 3 种卡环对基牙牙周的影响表明:3 种卡环设计对基牙舌侧菌斑附着水平的影响差异有显著性(RPA<RPI<RPC)。RPA 型卡环固位体更利于患者维护基牙及其牙周组织的健康,而 RPC 型卡环固位体则应尽量避免使用。

二、可摘局部义齿对口腔相关疾病的影响

尽管可摘局部义齿修复相对于固定义齿修复,可以为患者提供更方便的口腔清洁和义齿清洁措施,但临床上配戴可摘局部义齿的患者,其口腔微生态失衡及相关疾病问题仍无法完全消除。当可摘局部义齿戴入口腔内时,因其体积大,结构复杂,基托与基牙和黏膜之间、卡环与基牙之间均形成新的特殊的生态环境和滞留区,口腔的生理性自洁作用减弱。此外,义齿使唾液流速减慢,局部流量减少,使唾液的冲洗及缓冲作用减弱,食物残渣更容易沉积于牙面,为牙面微生物提供更丰富的营养物质,有利于菌斑的生长,形成更多的菌斑,增加了发生龋病、牙周炎、牙龈炎、义齿性口炎等疾病的危险性。因此,对于配戴可摘局部义齿的患者,应该更加注重义齿以及口腔卫生保健,预防相关疾病的发生。

（一）龋病

龋病是牙菌斑生物膜中的细菌代谢糖类产酸的结果,微生物群落存在于牙面是龋病发生的先决条件。可摘局部义齿的戴用,从以下两方面为微生物群落在牙面的滞留提供了一定的条件。

1. 菌斑形成增加　研究表明义齿戴入后的牙齿表面菌斑指数较义齿戴入前有显著增加,凡与义齿接触牙面(与卡环接触的牙面以及与基托接触的牙齿邻面及颊面),其菌斑指数增加程度尤为显著。义齿对菌斑形成所起的作用是由于可摘局部义齿与软硬组织接触之间产生的"滞留区"的原因,菌斑随着"滞留区"的增加而增加。

2. 致龋菌数量增加　口腔内的变形链球菌、乳酸杆菌和放线菌被认为是最值得注意的几种致龋菌。变形链球菌对牙面和义齿基托表面具有特殊的亲和力,当其附着在牙釉质的光滑面时,可使周围环境酸化,造成釉质中钙、磷离子的丧失,同时也为附着力差的乳酸杆菌提供了适宜的条件。目前,还未能确定每种细菌的特殊作用。有学者通过研究发现,可摘局部义齿戴入后引起致龋菌数量增加的原因可能有:①口腔微生态失调;②表面自由能的差异;③患者口腔卫生不良;④义齿不洁;⑤义齿设计欠妥;⑥义齿质量差,表面欠光滑。

龋病是多因素病变,除细菌因素外,还与宿主、食物、时间等因素密切相关。也有不少研究表明,只要 RPD 设计合理,减少滞留区,注意口腔卫生,基牙患龋率升高并不明显。Derry和 Bestrom 认为如先洁治后再修复,则戴用 RPD 后基牙龋病发生率会低得多。Chanlder 对戴用 RPD 8~9 年的患者进行临床评价发现,8~9 年复查患者口内菌斑水平与 1~2 年复查时相似,且直接基牙、间接基牙、非基牙三者患龋率无明显差异。他认为戴用 RPD 前较低的菌斑水平增加到 1~2 年时就稳定下来了,这与口腔卫生不良有关,没有直接证据能证明 RPD会引起龋病和牙周组织的破坏。Bergman 对戴用 RPD 的患者进行为期 10 年的调查,得出了相同的结果和结论。

（二）牙周病

关于戴用 RPD 是否引起牙周组织病变,不少学者通过临床观察、影像学及组织学观察

等进行研究,但报道的观点并不一致。20 世纪 50—60 年代,Anderson 关于英国的研究表明戴用可摘局部义齿患者的牙周表现出大量的病理表现。几乎同时,瑞士的相关研究也发现可摘局部义齿戴用者牙齿松动度的增加。而之后 KoiLumaa 和 Carlsson 在斯堪的纳维亚半岛的研究同样发现了可摘局部义齿戴用者中存在大量牙周炎和龋病的病理改变。而 20 世纪 70—80 年代基于牙周病学的理论所开展研究的结论同 20 世纪 50—60 年代完全相反。Derry 和 Ulrik 的研究表明戴用可摘局部义齿后牙齿的松动度、牙龈指数、菌斑指数并未发生变化。Bergman 的研究也同样证明了这一点。他们研究的共同之处在于除了正确的设计义齿之外,均对研究对象提供了牙周保健治疗、口腔卫生指导以及复诊回访保障,Schwalm 的研究虽然只进行基本牙周治疗和菌斑控制指导,并未强调复诊回访,仍然发现基牙的松动度和牙周状况较戴用可摘局部义齿前并没有发生改变。Chandler 和 Brudvik 对戴用可摘局部义齿患者为期 8 年以上的研究也没有发现受试患者中严重的牙周损害发生。Bergman 和 Ericson 在戴用义齿后并坚持复诊回访的人群中也没有发现牙周的病理改变。

戴用 RPD 是否引起牙周病变主要取决于下述 3 个因素:

1. 菌斑与口腔卫生　　菌斑是牙周病的始动因子,直接反映了患者的口腔卫生状况。RPD 的使用,在很大程度上促进了菌斑的形成。如果患者没有采取良好的口腔卫生措施,必然会增加了罹患牙周病的危险性。

2. 义齿传递到基牙及其牙周组织的力量　　RPD 传递到基牙上的力可以分解为水平力、垂直力和旋转力。有人以狗为研究对象,研究这三种力对牙周组织的影响。结果表明,在控制菌斑的条件下,只要 RPD 设计合理,这三种力对基牙牙周没有明显的破坏作用。但是,如果不控制菌斑,在口腔卫生不良的情况下,水平力和旋转力均可导致牙周组织破坏,增加基牙松动度。

3. 义齿基托与龈缘的相互关系　　Bissad 发现,基托盖过龈缘并与之紧密接触者,牙龈损伤最重;基托盖过龈缘并与之轻轻接触者,牙龈损伤较轻;基托不与龈缘接触者,牙龈几乎没有损伤。因此,基托与龈缘保持足够的清洁空间,并维持良好的口腔卫生,RPD 对牙周组织破坏即可减小,甚至不造成损害。

（三）义齿性口炎

戴用 RPD 或全口义齿后,义齿承托区黏膜发生的非特异性的炎症称为义齿性口炎。义齿上附着的真菌是义齿性口炎的主要致病菌,其中的白色念珠菌与义齿性口炎的发生密切相关。Gerson 和 Scheer 发现,白色念珠菌表面的自由能比塑料基托材料表面自由能高,易于吸附于丙烯酸酯类基托上。而丙烯酸酯类义齿材料中含有无数微小气孔,可为白色念珠菌提供更多的隐藏区域而使其大量繁殖;基托对应黏膜处白色念珠菌的检出率也相应增加。Nikawa 发现 O 型血患者较其他血型患者菌斑沉积量多,义齿性口炎也较严重。此外,紧密贴合的基托与黏膜之间形成负压,其下软组织常承受较高压力而引起黏膜增生或萎缩,黏膜的角质层变薄,易受细菌侵袭;修复体可能会造成组织创伤产生血清渗出物,这些血清渗出物又促进了义齿组织面微生物的黏附与生长,同时宿主的抵抗力降低,增加上皮组织对可溶性念珠菌抗原及毒素的渗透性,从而导致小范围红斑样病变发生。

总之,可摘局部义齿对口腔微生态的变化和组织的反应都有一定的影响,其影响程度主要取决于口腔卫生状况的好坏。RPD 通过影响菌斑形成来影响龋病和牙周病的发生,在缺乏有效菌斑控制的情况下,RPD 增加了龋病和牙周病的罹患风险。保持良好的口腔卫生,减少菌斑的形成,降低菌斑中致病菌所占的比例,是降低义齿修复后龋病、牙周病、义齿性口炎发病率的有力措施。在口腔卫生、修复前牙周治疗、义齿设计以及周期性回访维护方面给予患者足够的重视,戴用可摘局部义齿将不会对口腔健康造成损害。

第二节　可摘局部义齿咀嚼功能的相关研究

咀嚼运动是有节奏的伴有神经反射活动的复杂过程。在咀嚼运动中,咀嚼肌、牙齿、颞下颌关节和唇、颊、舌肌协同发挥作用。咀嚼可粉碎食物、促进口颌系统发育、增强味觉等。很多因素都能对可摘局部义齿的咀嚼功能产生影响,如缺牙的数目及部位、𬌗干扰、人工牙形态、牙槽骨条件甚至性别和年龄等因素。因此,在设计和制作可摘局部义齿时,应注意这些方面,从而使义齿发挥最大的效能。在可摘局部义齿相关的咀嚼效能研究中最常用的方法为以花生仁为试料的称重法、吸光度法、比色法等测定咀嚼效能。

一、缺牙数目及部位对可摘局部义齿咀嚼功能的影响

在不同类型的牙列缺损中,患者缺牙的数目与部位直接影响着咀嚼效能。研究表明,对于单颌牙列缺损,双侧游离端缺失者丧失咀嚼效能 73%,单侧游离端缺失者丧失咀嚼效能 63.5%,单个后牙缺失,前后有基牙者丧失咀嚼效能 35%,前牙缺失丧失咀嚼效能 29.5%。在对患者进行可摘局部义齿修复后,双侧游离端缺失者咀嚼效率恢复至正常值的 68.5%,单侧游离端缺失者咀嚼效率恢复至正常值的 69.5%,活动桥形式的义齿恢复至正常值的 81%,前牙缺失者咀嚼效率恢复至正常值的 80.5%。对于上下颌牙列缺损者,也有类似的结论。由此得出 Kennedy Ⅰ 类牙列缺损者丧失咀嚼效能最多,因为此类型牙列缺损者缺失牙数目多,且缺失牙为双侧后牙,后牙是牙列𬌗接触中面积最大的牙齿,在食物的捣碎、磨细过程中起主要作用。Kennedy Ⅱ 类牙列缺损者丧失咀嚼效能较 Kennedy Ⅰ 类少,是因为其缺牙数较少,另一侧有代偿作用。Kennedy Ⅲ 类为单侧后牙缺失,缺隙前后均有天然牙支持,缺牙数更少,且缺隙两侧均有天然牙支持,故修复效果更好,丧失咀嚼效率也比肯氏 Ⅰ、Ⅱ 类明显减少,约为 Kennedy Ⅰ、Ⅱ 的 1/2。Kennedy Ⅳ 类牙列缺损缺牙数较 Kennedy Ⅲ 类多,但由于前牙在咀嚼运动中主要起切割、撕裂食物的作用,而捣碎、磨细食物的作用极弱,因此在牙列缺损者丧失的咀嚼效能最小。

二、𬌗干扰对可摘局部义齿咀嚼功能的影响

在对𬌗干扰影响可摘局部义齿咀嚼效能的研究中,于义齿初戴时观察义齿𬌗干扰的部位、性质及调𬌗前后患者咀嚼效能的变化发现:所有患者义齿在各个不同颌位均存在𬌗干扰,以牙尖交错位早接触最常见。义齿上干扰点以人工牙最多,然后依次为𬌗支托、基托和卡环体,可摘局部义齿调𬌗前后患者的咀嚼效率统计学上呈现高度显著性差异。

在对可摘局部义齿修复中存在𬌗干扰的患者研究发现:无论是单颌牙列缺损还是上下颌牙列缺损,无论缺损情况属于 Kennedy Ⅰ、Ⅱ、Ⅲ、Ⅳ 类牙列缺损,在调𬌗之后其咀嚼效率相比于调𬌗前有着显著的提高。这是因为当义齿存在𬌗干扰时,咀嚼运动中𬌗接触状态往往表现为早接触的个别牙的点接触,因而大大削弱了𬌗运动循环中压碎、研磨食物的作用,因此𬌗干扰导致咀嚼运动中牙齿功能接触面积减少是咀嚼效能降低的重要因素之一。也有

研究表明,当牙列存在𬌗干扰点时,机体可通过本体感受反射产生相应的肌肉反应,以减轻关节、牙齿及支持组织的过大负荷,这也间接地降低了咀嚼效能。

三、人工牙对可摘局部义齿咀嚼功能的影响

经过义齿修复的牙列缺损患者在行使咀嚼功能时,人工牙是行使这一功能最重要的条件之一。

研究发现,对双侧游离端缺失患者进行可摘局部义齿修复,使用雕刻牙的患者的咀嚼效率大于使用成品人工牙的患者。其原因是按照传统工艺方法精确雕刻制作的活动义齿,人工牙严格按照等于或小于缺失牙的标准形成,外形与邻牙形态协调,患者舌侧异物感减少。患牙咬合恢复自然,𬌗关系易于调整,较少出现咬颊或压痛,同时使牙齿咬合面积增大,𬌗力增强,义齿就位后能与基牙紧密贴合,牙齿支持组织所承受的应力得到均匀分布,咀嚼效率明显较高。成品人工牙受规格和型号的限制,与个体缺失牙的解剖生理特点有差异,不能完全恢复缺失牙的天然形态,患者舌侧异物感增多,并容易出现咬颊咬舌现象,咬合面形态恢复不佳,易出现义齿咀嚼效率不高的情况。还有学者研究可摘局部义齿的𬌗面宽度对咀嚼效率的影响,12 例患者为单侧下颌第一、二磨牙缺失的可摘局部义齿,标准组为咬合面宽7mm,一组为舌侧磨除至𬌗面宽为 5mm,一组为颊侧磨除至𬌗面宽为 5mm,采用混合能力指数(mixing ability index,MAI)来评价咀嚼效率,结果发现,标准组与其他两组均有显著性差异,无论磨除舌侧或颊侧均会影响咀嚼效率,而且颊侧更为关键。以上研究提示,人工牙的形态及其与对𬌗牙的接触面积与咀嚼效率有着密切关系,因此在义齿设计时应注意义齿的𬌗面形态,以及初戴后注意𬌗干扰情况,从而尽可能提高义齿的咀嚼效率。

四、不同牙槽骨条件对可摘局部义齿咀嚼功能的影响

牙槽骨具有受压力吸收、受牵张力增生的特性,牙槽骨是支持天然牙列行使正常功能的生理基础,可摘局部义齿对牙槽骨的作用方式尽管与天然牙有根本区别,但牙槽骨依然是可摘局部义齿修复的生理基础。牙齿缺失后,剩余牙槽骨的吸收是口腔修复过程中所面临的一大难题,也是很多修复体失败的重要原因。

可摘局部义齿主要依靠天然牙以及缺牙区牙槽嵴构成义齿的支持部分,尤其是当缺失牙过多,余留牙牙周健康状况差,不能提供支持时,义齿的咬合力完全由义齿基托下的牙槽嵴承担。因此,当牙槽骨严重吸收后,义齿的承托力面积减小,𬌗力值下降,修复效果不佳,义齿稳定性下降,患者配戴义齿时更容易出现局部压痛和牙槽骨吸收。因此,在设计和制作可摘局部义齿时,应尽量扩大基托范围,分散𬌗力,增强义齿的固位和稳定,最大限度减缓牙槽骨的吸收。

五、性别与年龄对可摘局部义齿咀嚼功能的影响

随着患者的年龄增大,机体会出现相应的增龄性变化,如咬合力降低,对义齿适应性下降,从而导致咀嚼效能随之减弱,因此可摘局部义齿的咀嚼效能随年龄的增大而减小。另有研究表明,女性的𬌗力往往较男性稍低,咀嚼效能相应低于男性,故同等条件下男性患者行

可摘局部义齿修复的咀嚼效能大于女性患者。

咀嚼功能能够客观、有效地分析咀嚼器官的功能状态,已成为评价口腔功能最主要的客观指标之一。针对患者不同的牙列缺损情况,在设计和制作可摘局部义齿时通过提高义齿的固位和稳定性,来增强患者的咀嚼功能,使患者能够最大限度地恢复口腔功能,促进口颌系统和整个身心的健康。

第三节　可摘局部义齿与颞下颌关节的相关研究

咬合与颞下颌关节、口颌系统肌肉以及牙周组织等皆处于一个功能系统(口颌系统)之中,相互之间协同、拮抗彼此影响。牙齿缺失、偏侧咀嚼、义齿修复失当等,均可引起口颌系统结构和功能异常,因此牙列缺损后了解颞下颌关节的变化,对于正确的义齿修复是非常必要的。

一、牙列缺损后颞下颌关节的变化

牙齿缺失后如果未及时进行修复治疗以恢复牙列的完整性,患者的咀嚼方式会发生代偿性变化,形成偏侧咀嚼,因而会对颞下颌关节产生不利影响。

有学者发现一侧牙齿缺失及错𬌗等可造成偏侧咀嚼,从而对颞下颌关节及有关肌肉造成不良影响,因为偏侧咀嚼会使两侧肌肉处于不平衡状态,惯用侧髁突常处于转动状态,非惯用侧髁突以滑动为主,从而使两侧颞下颌关节发生不对称改变。

还有学者发现,一侧或两侧后牙缺失可导致髁突向后上方移位以及两侧髁突在关节窝内的位置不对称,这种位置移动改变了颞下颌关节各部分间的关系,对某部分组织产生压迫,另一部分组织造成牵张,从而压迫髁突后软组织,使翼外肌上头紧张,关节盘前移。当一侧后牙缺失,非缺失侧的变化比缺失侧更显著。当两侧后牙缺失后,关节窝的软骨会发生钙化,关节表面的软骨出现局部坏死,髁突后移会使关节后结节的前斜面出现骨吸收。

二、可摘局部义齿对颞下颌关节疾病影响的相关研究

可摘局部义齿通常与颞下颌关节有着密切的关系。一方面,不合格的可摘局部义齿长期使用可能会导致或加重颞下颌关节紊乱病,出现或加剧疼痛、弹响、杂音及下颌运动异常等临床表现;另一方面,利用可摘局部义齿对出现颞下颌关节紊乱病的患者进行咬合重建,包括𬌗面的再造,颌位的改正,恢复合适的垂直距离,重新建立正常的𬌗关系,使颞下颌关节与咀嚼肌的功能协调一致,从而消除因𬌗异常而引起的颞下颌关节紊乱病,使口颌系统恢复正常的生理功能。

国内有学者对低位咬合伴颞下颌关节结构紊乱患者进行咬合重建,在对患者进行可摘局部义齿修复后3个月与治疗前对比,患者咀嚼肌压痛及关节区压痛明显改善,咀嚼肌肌电活动减弱,髁突向前下移位至关节窝中央,缓解了颞下颌关节相关症状,咀嚼肌的作用在咬合过程中得到充分发挥。还有学者对重度磨耗的牙列缺损老年患者分别进行𬌗垫式可摘局部义齿与固定义齿进行咬合重建,并比较其治疗效果后发现,两种方法治疗后,患者均主观感觉良好,颞下颌关节临床症状改善,两种方法在对颞下颌关节症状的治疗上并无明显差

异。还有学者应用殆垫式可摘局部义齿联合软殆垫治疗颞下颌关系乱病,比较治疗前及治疗后3个月、6个月复查的 Fricton 指数,治疗后 Fricton 指数比治疗前有着明显下降,治疗后3个月和6个月相比,JP(关节压诊分)、MP(肌肉压诊分)、肌肉压痛指数(PI)无明显差异,其他指数均明显降低;颞下颌关节区及咀嚼肌疼痛均消失或好转,83.3%的病例张口受限消失,59.7%的病例无弹响发生。

可摘局部义齿治疗颞下颌关节紊乱病最常见的情况是由于牙齿重度磨耗导致垂直距离降低,使颞下颌关节髁突向后上方移位,压迫关节后区组织,关节盘结发生相对移位,关节内压增高,负荷加重,导致肌肉疲劳受损,进而引起疼痛、弹响、杂音、下颌活动异常等症状。对于这类病例可以先使用过渡性殆垫式义齿恢复适当的垂直距离,待患者适应后再进行可摘局部义齿修复往往能取得良好的治疗效果。

第四节　可摘局部义齿与口腔健康质量的相关研究

可摘局部义齿是对由于不同原因的牙齿缺失而形成牙列缺损患者的一种古老而又经典的修复治疗方法,患者从缺失一颗牙齿到仅剩一颗牙齿都可以应用可摘局部义齿适度恢复口腔功能与美观,适用范围广泛。近年来,随着固定义齿、粘接义齿与种植义齿的发展,可摘局部义齿所占的比重有所下降,但另一方面,随着老龄人口的迅速增加,对于年老体弱、重度全身疾病、免疫性疾病、不能治疗的骨缺损疾病、修复空间严重不足的患者及经济原因,它目前仍是一种不可替代的修复方式。

随着医学模式由生物医学模式向生物-心理-社会医学模式的转变,生活质量的研究越来越受到医学界的重视。世界卫生组织对生活质量(quality of life,QoL)的定义是:不同文化和价值体系中的个体对与他们的目标、愿望、标准以及所关心的事情有关的生活状况的体验。这是一个内涵广泛的概念,它包含了个体的生理健康、心理状态、独立能力、社会关系、个人信仰和与周围环境的关系。生活质量是主观的评价指标,应由被测者自己评价,具体通过各种量表来执行。健康相关生活质量(health-related quality of life,HRQoL)作为一种较全面体现新的健康观和医疗模式的主观评价体系已为发达国家所接受,它泛指整体健康对生活质量的影响。HRQoL 量表可分为通用型(EQ-5D+等)和特异型(OHIP-14 等)两种。口腔健康相关生活质量(oral health related quality of life,OHRQoL)是指口腔健康对生活质量的影响。它反映口腔疾病对患者的身体、心理和社会功能等方面影响的综合评估,因此仅通过客观的临床检查来衡量口腔疾病对患者日常生活及生活质量的影响是不全面的。

人们对 RPD 不满意的原因最常见的是义齿舒适性不佳、咀嚼困难、外观和言语问题,这些方面在 OHRQoL 的量表中都有所体现,所以,相对于单纯的临床客观指标,OHRQoL 能更好地反映口腔问题对人们生活质量的影响。Makhija SK 的研究表明,有慢性致残疾病的患者,他们的生活质量可能和健康人群的一样,健康欠佳或疾病的存在并不一定意味着生活质量差。

一、缺牙数目对口腔健康相关生活质量的影响

牙齿缺失主要从缺牙位置和缺牙数目两方面对 OHRQoL 造成影响。一些学者在对临床指标和 OHRQoL 的相关性研究中,发现前牙缺失对 OHRQoL 造成的影响大于后牙缺失,这与

前牙缺失对患者牙齿美观性造成影响有关。国内有关老年人口腔健康的研究发现，GOMI 中文版得分值与老年人余留牙齿数目呈正相关，余留牙齿数目越多，GOMI 分值越高。还有学者对 OHIP-14 中文普通话版进行研究，结果发现老年人缺牙数目多于 10 颗者 OHIP-14 中文普通话版得分值比缺牙数目小于 10 颗者高，即后者生活质量更高。

二、可摘局部义齿质量对口腔健康相关生活质量的影响

可摘局部义齿的质量与选择的材料性能、制作技术、义齿设计、修复方式及生物力学研究有关，义齿质量与 OHRQoL 成正相关，义齿质量越好，患者的 OHRQoL 越好。

1. 材料选择　在适当的情况下：以更轻、生物相容性更好、弹性较好的钛金属或钴铬钼合金代替钴铬铸造支架，减少基牙的受力；组织面增加弹性基托材料减少对软组织的压痛；增加树脂人工牙的硬度，降低磨耗率；在前牙缺隙区铸造金属支架形成金属内核并烤瓷形成人工牙，达到美观舒适的效果；选择更好的印模、包埋材料等，提高义齿的精确度。

2. 制作技术　采用新型的制作技术，以激光作为加工能源，将快速成型技术（RP）和激光熔覆技术（laser cladding）相结合，或采用 CAD/CAM 技术制作义齿金属支架；采用注塑技术完成基托塑料区的制作，尽量提高义齿的精确度及其与组织的适合性，从而提高患者戴用义齿的舒适性。

3. 义齿设计　采用栓道分段式可摘义齿、双重大连接体设计等，可改善支持组织的受力状态；运用隐形卡环、牙色卡环、舌侧卡环的设计，改善美学效果；设计利用各种附着体增加可摘义齿的固位、支持和稳定，改善咀嚼功能、语言功能、舒适性和美观性。

（逯　宜）

参 考 文 献

1. BERGMAN B，HUGOSON A. Caries，periodontal and prosthetic findings inpatients with removable partial dentures：A ten year longitudinal study. J Prosthet dent，1982，48（5）：506

2. MIHALOW DM，TINANOFF N. The influence of removable partial dentures on the level of streptococcus mutans in saliva. J Prosthet dent，1988，59（1）：49

3. LU C，ZHANG S. Study on the etiology of denture stomatitis. International Journal of Stomatology，2008，35（6）：697-699

4. GEORGE S，SCHUSTER G. Oral Microbiology and Infection Disease. 3rd ed. Philadelphia：BC Decker Inc，2012：441

5. MISHELLANY D A，RENAUD J，PEYRON M A，et al. Is the goal of mastication reached in young dentates，aged dentates and aged denture wearers? Br J Nutr，2008，99（1）：121-128

6. ARMELLINI D B，HEYDECKE G，WITTER D J，et al. Effects of removable partial dentures on the quality of life in people with shortened dental arches. Ned Tijdschr Tandheelkd，2009，11 6（12）：687-693

7. MAKHIJA S K，GILBERT G H，BOYKIN M J，et al. The relationship between sociodemographic factors and oral health related quality of life in dentate and edentulous community dwelling older adults. J Am Geriatr Soc，2006，54（11）：1701-1712

8. 周学东，施文元. 口腔微生态学. 北京：人民卫生出版社，2013

9. 张富强. 可摘局部义齿修复学. 西安：世界图书出版公司，2009

10. 巢永烈. 口腔修复学. 北京：人民卫生出版社，2010

11. 徐君武. 口腔修复理论与临床. 北京：人民卫生出版社，1999

第三章 可摘局部义齿的生物力学研究

生物力学(biomechanics)是研究生物与力学有关的问题,试图从力学的角度了解和解释生命科学。换言之,生物力学就是应用力学原理去研究医学、生理学和其他生物系统的问题。生物力学与口腔医学交叉、融合,探究口腔医学领域内面临的共性或特殊性的力学问题和对策,就形成了口腔生物力学(dental biomechanics)。它用生物力学概念、方法和手段研究口腔医学中的有关基础性科学问题、解决口腔医学中的临床实际问题、发展口腔临床技术手段,是口腔医学的重要基础和应用基础学科之一。

对于可摘局部义齿,由于其组成和结构复杂,设计类型多样,口腔状况迥异,要实现良好的修复效果,就必须考虑义齿及其支持组织的生物力学问题。通过生物力学研究可以更好地了解力学现象如何与每个患者各不相同的生物学环境相互作用。由于可摘局部义齿并不是固定在基牙上,义齿在功能负荷下易发生位移和变形,从而导致在义齿结构及与之接触的天然牙和口腔组织中产生应力,这些应力不应超过生理承受范围,即应力大小不能导致机体组织发生破坏性和创伤性后果,也不应造成断裂等义齿结构的损坏。通过可摘局部义齿的生物力学研究,可以优化义齿设计,改善应力分布,以达到保护天然牙和口腔软硬组织的目的,使义齿能够长期良好地行使功能。此外,适宜的生物力学原理有利于修复体的长期使用,例如在临床上常见修复体容易折断,是何原因所致,应如何去克服和改进,也需要研究相关的生物力学问题。

口腔组织以及义齿的外部形态与内部结构均不规则,在功能状态下各部分受力状态又不均匀,要完全按照各部分的实际状况进行力学分析是非常困难的,通常在力学分析之前要对研究对象进行适当简化,用能够表述各部分基本特征的简化模型来代替现实状况。此外,人体组织具有个体化差异,与生物力学性能的统计学数据不完全一致,力学分析无法获取完全精确的结果。因此,对于可摘局部义齿相关生物力学研究结果,还需要临床效果和循证医学等其他手段来验证。

第一节 口腔生物力学研究方法

口腔生物力学研究方法主要分为理论力学分析法和实验应力分析法。理论应力分析法是运用数学、结构力学、材料力学和弹性理论求得应力分析的理论结果,常用的方法有理论力学分析、有限元力学分析和无限元力学分析等。实验应力分析法是利用物理模型和实物对构件进行应力分析的方法,可以对构件进行应力、应变和位移的分析,包括光测力学分析、电测力学分析、脆性涂层法、电场比拟法等。本节将针对目前可摘局部义齿生物力学研究常用的理论力学计算、有限元分析、光测力学分析、电测力学分析等方法进行介绍。

一、口腔生物力学基本假说

口颌系统构造十分复杂,其组织结构各不相同,而修复体的结构亦是多种多样,所用的材料也不是单一的。在相关力学研究中,为便于对它们的强度、刚度、稳定性、应力状态等进行分析研究,需要依据力学常规对材料性能、结构形式等做某些基本假设,适当理想化和简化模型,以简化力学分析。

1. 连续性假设　在固体材料内部分子结构间均存在不同程度的空隙,是不完全连续的。在力学研究中,当空隙大小和结构尺寸相比极为微小时,通常将它忽略不计,假设材料的整体体积内均无空隙地充满物质,这样构件中的一些物理量即可用坐标的连续函数表示,也可采用无限小的分析方法。

2. 均匀性假设　固体材料其基本组成部分如金属各晶粒的性能都存在着不同程度的差异,但由于构件中任何微小部分的尺寸远远大于晶粒的尺寸,按统计学观点,仍可把材料看成是均匀的,即认为构件内部任何部位所取得的微小单元的性能与构件体的性能都是完全相同的。在此假设下所测得的局部材料力学特性,可用于整体内的任何部位。

3. 各向同性假设　凡沿各个方向均具有相同性能的材料称为各向同性材料。现实中,材料沿各个方向的性能往往不完全相同。牙釉质、牙本质、牙槽骨、牙周膜等,实际上均为各向异性材料,但是在大部分研究中,这些差异较为微小可以忽略,一般视为各向同性材料。

4. 线弹性假设　认为材料受载荷时的应力与应变关系为线性关系,当载荷卸除以后,结构变形完全恢复。

5. 小变形假设　构件在外力作用下产生变形的变形量远小于构件的尺寸。在研究结构的平衡时,可以不计结构变形的影响,仍按变形前结构物的几何尺寸进行分析计算。

6. 简化结构图　口腔生物力学研究对象的结构形态大多很复杂,进行力学分析计算之前,需对研究对象的实际结构形态加以合理的简化,略去不重要的细节,显示其基本特点。

二、理论力学分析

理论力学分析是一种古典力学理论,用于分析计算构件的应力、应变问题,曾在工程设计中普遍采用。随着各种计算方法的不断革新,对外部形态与内容结构复杂、受力条件复杂的分析计算大多采用有限元法和实验应力分析方法。但是,理论力学分析具有简便易行的优点,因此在目前可摘局部义齿生物力学研究中,常借助简单机械力学原理描述可摘局部义齿设计中需注意的问题,以保护口腔组织结构。机械分为简单的和复杂的两大类。六种简单机械分别是:杠杆、楔子、螺旋、轮轴、滑轮和斜面。复杂机械是由一些简单机械组合而成的。

（一）杠杆原理在可摘局部义齿设计中的应用

杠杆是最简单机械,在力的作用下能绕着固定点转动的硬棒就是杠杆,杠杆绕着转动的固定点叫做支点。杠杆原理即"二重物平衡时,它们离支点的距离与重量成反比"。基于阻力点、动力点与支点的关系,杠杆分为三种类型(图3-1)。

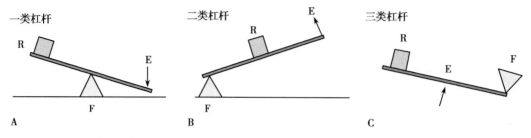

图3-1　三类杠杆示意图
F:支点;R:阻力;E:动力。

　　游离端可摘局部义齿,对于近缺隙基牙,有一类杠杆作用,应该避免这种设计。最有效地解决这种杠杆作用的方法则是在义齿游离端处设置刚性的抵抗因素以消除杠杆运动,这正是种植体用于可摘局部义齿中的最大优点(图3-2)。如无法消除杠杆作用,则应通过改变支点的位置,增加阻力臂长度,减小对基牙的扭力作用(图3-3)。

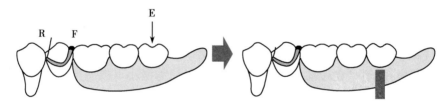

图3-2　增加种植体,消除游离端义齿的杠杆作用
F:支点;R:阻力;E:动力。

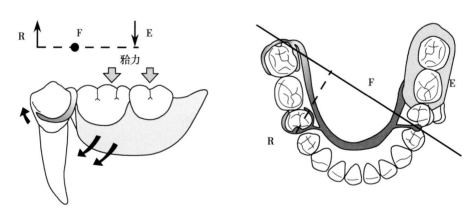

图3-3　改变支点位置,降低杠杆作用对于基牙的扭力
F:支点;R:阻力;E:动力。

（二）轮轴原理在可摘局部义齿设计中的应用

　　轮轴由轮和轴组成,能绕共同轴线旋转,相当于以轴心为支点、半径为杆的杠杆系统。轮轴能够通过改变扭力的力矩,从而达到改变扭力的大小。分析义齿在口内可能发生的绕不同轴的旋转,有助于理解如何设计可摘局部义齿各组成部分来控制义齿的运动及其对周围组织产生的应力。

1. 义齿的旋转 义齿在受力时,由于力分布的不均匀及其支持组织的弹性不同,义齿会绕支点或旋转轴发生旋转,而且义齿的旋转是多方向综合发生的,而不是单一方向的。

（1）义齿绕末端基牙旋转:当义齿游离端受垂直咬合力或食物粘脱力作用,有以末端支托连线为旋转轴,向或背离支持组织方向转动的趋势。

（2）义齿绕剩余牙槽嵴旋转:当义齿受到侧向力作用时,义齿基托有绕剩余牙槽嵴旋转的趋势。

（3）义齿绕假想牙弓中心旋转:当义齿受到单侧斜向或水平向咬合力的时候,有以绕接近牙弓中心的假想的轴发生旋转的趋势。

2. 基牙的旋转 在远中游离端可摘局部义齿的游离端受力时,由于支托、固位体、连接体等固位和稳定部件的传导作用,义齿的旋转会使基牙有旋转的趋势。这种旋转的旋转轴位于基牙牙根的某个位置(见本章第二节牙瞬时转动中心内容)。在同样大小力的作用下,如果力臂越小,牙周膜纤维需要对抗旋转力矩越小。因此,义齿的固位和稳定部件的位置、形态及其与基牙旋转轴的位置关系相当重要。

三、有限元分析法

有限元分析法(finite element method)的原理是将连续体简化为由有限个单元组成的离散化模型,以各单元的结合体来代替原连续体,通过对每个单元的力学分析,以获得整个连续体的力学性状。简言之,就是化整为零分析,积零为整研究。

（一）有限元分析基本步骤

有限元分析的思路可简述为:从物体的位移出发,通过寻找位移和应变、应变与应力、应力与内力、内力与外力的关系,建立相应的方程组,从而由已知的外力求出物体的内应力和位移。基本步骤如下:

1. 模型构建 将物理实体转换为具有良好几何相似性和力学相似性数字模型,是力学模拟和分析的基础。模型构建的方法有切片法、磨片法、非接触式三维测量法、CT 扫描法等。

2. 模型离散化 也叫网格划分,即将模型进行分割,离散成为彼此相连的有限个单元的集合。单元的形状原则上是任意的,二维问题一般采用三角形单元或矩形单元,三维空间可采用四面体或多面体等(图 3-4)。每个单元的顶点称为节点。由单元、节点、节点连线构成的集合称为网格。单元越小(网格越细)则近似程度越好,计算结果越精确,但是计算量及误差都将增大,因此模型的离散化是有限元法的核心步骤和关键技术之一。

3. 选择单元的位移模式 网格划分后,要

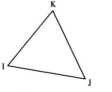

三角形三节点单元

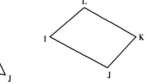

四边形四节点单元

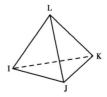

四面体四节点单元

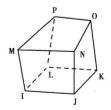

六面体八节点单元

图 3-4 单元划分示意图

用单元节点的位移通过插值来获取单元中任意点的位移,即建立一个插值函数,将单元中任意点的未知函数用该单元中形状函数及其节点上的函数值表示。

4. 单元力学特性分析　建立单元节点力阵与节点位移列阵之间的关系,即形成单元的刚度方程式;建立整体结构的刚度方程,求解修改后的整体结构刚度方程。考虑整体结构的约束情况,修改整体刚度方程后,就变成以节点位移为未知数的代数方程组,解此方程可求出节点位移。由单元的节点位移列阵计算单元应力,求出各单元的应力分量值。对于弹性力学问题,单元分析即建立各个单元的节点位移和节点力之间的关系式。由于将单元的节点位移作为基本变量,进行单元分析首先要为单元内部的位移确定一个近似表达式,然后计算单元的应变、应力,再建立单元节点中节点力与节点位移的关系式。

5. 整体分析、计算结果输出　即对由各个单元组成的整体进行分析,建立节点外载荷与节点位移的关系,以解出所有节点位移分量,获取整体结构的位移和应力。之后,可以有选择地整理输出某些关键点的位移值和应力值以及结构变形图、应力图、应变图等。

简言之,有限元分析可分成三个阶段:前置处理、计算求解和后置处理。前置处理是建立有限元模型,完成单元网格划分;后置处理则是采集处理分析结果,使用户能简便提取信息,了解计算结果。其计算求解过程复杂,运算工作量大,要应用专业的有限元计算处理软件,借助于高性能计算机才能完成。

（二）有限元分析法的优越性和局限性

在口腔生物力学研究中,有限元分析法较其他传统的实验应力分析方法有明显的优越性,目前已成为口腔生物力学领域中一种重要的工具。

1. 研究范围广　对于各种几何形状、材料性质、支持条件和加载方式复杂的研究对象,都能进行各种力学状态分析。

2. 重复性好、易于比较　一旦生物医学模型被转化为数学虚拟模型,就可反复使用同一模型进行各种加载状况的计算,保证了模型的完全相似和比较的一致性。

3. 分析能力灵活　基于研究对象特点,可以方便快速地改变模型条件和加载方式,增强分析的适用范围。

4. 计算效率高　借助于高性能的计算机软硬件,能够快速处理庞大的研究数据,计算效率高,计算结果准确。

5. 结果直观性强　计算机进行后置处理,不仅能得出应力和应变的数据分析结果,还能给出直观的立体图像。

有限元法虽有诸多优点,但受到模型的几何相似性、力学相似性以及载荷加载方式等诸多因素的影响,并且其研究结果不能完全反映真实情况,是否准确,需要进行实验应力分析进行验证。其研究结果的临床意义,也需要进一步的临床实验和循证医学结果来证实。

四、光测力学分析

指利用光学仪器设备对物体或对其模型进行测试,测定其应力、应变、位移状态或测试其生物力学基本特性的数值,主要包括两大类:光测力学应力法,如光弹性法;光测力学位移法,如云纹法、全息干涉法、散斑干涉法等。

（一）光弹性法

光弹性法（photoelastic experimental stress analysis）是一种用光学原理研究力学问题的实验应力分析方法。一些光学介质在自然状态下是各向同性的，当受到载荷作用后，将转换为光学各向异性体，受到偏振光照射后，产生双折射现象（double refraction or birefringence phenomenon）。而这种双折射是暂时的，在应力解除后即消失，这种现象称为光弹性效应。偏振光垂直透射受载荷的介质时，沿着任意一点的两个主应力的方向分解成两束速度不同的平面偏振光，它们通过介质后，产生一个相对光程差。利用应力-光学定律，可由光程差来确定主应力。口腔修复领域常用的有光弹性模型法、光弹性贴片法、全息光弹性法等。

$$\Delta = Ch(\sigma_1 - \sigma_2)$$

应力-光学定律（Δ：光程差；C：模型材料的光学应力常数；h：模型厚度；σ_1 和 σ_2：两个主应力）

1. 光弹性模型法（photoelastic model method） 该方法是光弹性研究最常用的经典方法，大多数研究报道中所指的光弹法即指光弹性模型法。利用光弹性材料制作成模型，将模型置于偏振光场中，应力加载后，模型上即可呈现出其受力后所产生的应力相关的干涉条纹。将承受载荷的光弹性模型置于白光光源的正交圆偏振光场中，可以观察到彩色的干涉条纹。当条纹上各点的光程差相等时，就显示出相同的颜色，故称为等色线（isochromatic fringe）。当光程差相等时，其主应力差相等，故等色线又称等差线。等色线与应力强度有关，等色线越多、越密集，应力越大。在白光光源的正交平面偏振光场中，光弹性模型呈现的应力-光图，既包含彩色的等差线条纹，又包含黑色条纹。当偏振光的光轴保持正交而又相对于模型旋转时，那些随转角而改变位置的黑色条纹称为等倾线（isoclinic）。等倾线与主应力的方向有关，在其任意一点上，主应力的方向都相同。借助于此，便可以得到模型中的应力分布与状态。

光弹性研究的理想材料，需无色透明，材质均匀，具有较灵敏的应力双折射效应，有较高的光学、力学比例极限，较小的初应力和时间边缘效应，较小的光学和力学蠕变。此外，还应具有良好的加工性能等。目前相关研究大多使用环氧树脂，也有人采用明胶、聚亚胺酯橡胶等。

光弹性研究模型要求与原型的几何外形、尺寸比例相似，弹性模量比值相似，边界条件相似。模型制作过程中要避免出现初应力。在这些条件下，模型得出的内部应力分布状态才能代表原型实际的应力分布状态。

研究所用的仪器为光弹性仪，一般由光源（包括白色光源和单色光源）、一对偏振镜、一对 1/4 玻片、透镜和屏幕等组成（图 3-5）。

光弹性模型法直观性强，是研究接触应力最有效的模拟实验手段之一。可以观测模型表面和模型内部任意一点的应力分布情况，因此特别适合于几何形状和结构复杂的物体。口颌系统是一个复杂的三维几何体，应力分布在空间各点的状态不同，基于其上述优势，光弹性模型法在口腔医学领域是一种实用性强而且有很大发展前途的实验方法。其不足在于，研究周期长，成本高，高仿真模型制作复杂，影响测量信度和效度的因素较多。

2. 光弹性贴片法（photoelastic coating method） 又称光敏涂层法。该方法将光弹性材料制作为 1~3mm 的薄片粘贴或涂覆在待测物体表面，力学加载后，通过测定该薄片随物

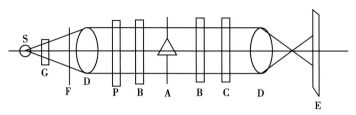

S:光源;G:隔热玻璃;F:滤色片;D:透镜;P:起偏镜;B:1/4波片;
A:模型;C:检偏镜;E:光屏。

图3-5 光弹性仪光路示意图

体表面变形而产生的等差线和等倾线,从而求得待测物体表面的应变大小和方向等分布状况。

该方法所用的贴片材料,首先要有较高的应变光学灵敏度;其次,在室温条件下能按待测物体表面的曲率成形,并在粘贴后不出现初始条纹。目前通常采用黏度较低的环氧树脂和室温固化剂,并加入适量的稀释剂,制成贴片材料。所用的胶粘剂,一般也要采用室温固化的环氧胶。聚碳酸酯也是一种有效的贴片材料,它的性能稳定,并具有更高的应变光学灵敏度;但由于按曲率成形较难,一般仅用于平整的待测物体表面。

该方法的突出优点是可以应用于实际待测物体表面,将光弹性法从模型研究转换到现实物体的应力分析中,例如在牙齿上贴片能直接测试牙齿的某些生物力学特性。该方法的不足在于针对应变很小的物体,灵敏度不够。

3. 全息光弹性法(holo-photoelasticity) 该方法将激光器发射的具有高单色性、高方向性、高亮度、高相干性的优质光源用于照射光弹性材料,以获得模型的全部应力分布情况。采用该方法,不仅可测得等差线和等倾线,还能测得反映主应力和的等和线及反映绝对光程差的等程线,获得的信息更为全面,而且更为精确。该方法设备要求高,目前在口腔修复领域应用较少,但是为复杂加载条件下的力学分析提供了有效途径。

(二) 云纹法

云纹法(moire method)是最经典的光测力学位移法。基本原理是将一块参考光栅投射到三维物体表面,其影像随物体表面形态而变形,形成变形光栅,而参考光栅不随物体变形。当透过参考光栅观察变形光栅时,可以看到明暗相间的条纹。这些条纹是有变形光栅与参考光栅叠加、遮挡所发生,称为云纹条纹。选择合适的光线,可以使云纹条纹成为物体表面的等高线。用照相方法记录并比较分析物体加载前后的等高线云纹图,即可以测得物体的应变与位移。

云纹法是根据栅线重叠时的纯几何关系计算确定应变与位移,设备简单、成本低、应用范围广。其不足在于测量微小应变时,灵敏度和准确度还不够。

(三) 全息干涉法

全息干涉法(holographic interferometry method)是利用全息照相获得物体变形前后的光波波阵面相互干涉所产生的干涉条纹图,以分析物体变形的一种光测力学位移法。全息照相是一种记录和再现物体的三维图像的照相方法,可以记录被摄物体反射或透射光波中全部信息,而物体反射或者透射的光线可以通过记录胶片完全重建,通过不同的方位和角度观察照片,可以看到被拍摄物体的全部角度。

采用全息照相术,能将沿同一光路而时间不同的两个光波波阵面间的相互干涉显示出来。物体变形前,记录第一个波阵面;物体变形后,再记录第二个波阵面。之后它们重叠在全息图上。这样,物体变形前后散射的物光信息都贮存在全息图中。用激光再现全息图时,能同时将物体变形前后的两个波阵面再现出来。由于这两个波阵面都是用相干光记录的,它们几乎在同一空间位置出现,具有完全确定的振幅和相位分布,所以能够相干而形成明暗相间的干涉条纹图。对于具有漫反射表面的不透明物体,条纹图即表示物体沿观察方向的等位移线。

全息干涉法的基本装置包括激光器、光学元件、记录介质及防震系统等。激光器用来产生相干管,光强要足够,常采用氦氖激光器;光学元件包括分光镜、反光镜、扩束镜等;记录介质要求具有高的分辨率;防震系统用于固定整个全息照相装置和被测物体,避免其他运动影响。

全息干涉法具有多项优点:非接触式测量;高灵敏度和高精度;三维性,可以用于测量任意形状的三维漫反射表面的物体;粗面干涉,对物体表面的光洁度也没有要求;共同光路干涉,对于光学元件的要求较低。随着计算机技术、光电技术等的高速发展,该方法已成为光测力学位移的主流方法,在口腔医学领域的应用也逐渐广泛。

(四) 散斑干涉法

散斑干涉法(speckle interferometry method)能精确检测物体表面各点的位移。漫反射表面被激光照明时,在空间出现随机分布的亮斑和暗斑,称为散斑。散斑随物体的变形或运动而变化。采用适当的方法,对比变形前后的散斑图的变化,就可以高度精确地检测出物体表面各点的位移。

散斑干涉法从方法上分为双光束散斑干涉法和单光束散斑干涉法。双光束散斑干涉法的测量灵敏度和全息干涉法相当,单光束散斑干涉法的测量灵敏度则较低一些。

散斑干涉法具有光学测量方法的共同优点,包括非接触式测量、无损检验等。此外,相对于全息干涉法,其设备简单,实验条件要求低,数据处理简单。目前已成为力学分析的一个重要手段,也为口腔医学领域相关研究提供了一种有效途径。

五、电测力学分析

电测力学分析主要指电阻应变测试法(electronic resistance strain gauge techniques),是实验应力分析中最基本、最有效的方法之一。该方法的实验装置为电阻应变片与电阻应变仪。

电阻应变片是电测法的传感元件。常用的电子应变片主要由金属丝敏感栅、基底、粘接剂和引线四部分组成(图 3-6)。金属丝敏感栅是用具有一定电阻值的金属丝做成栅栏状,由粘接剂将其牢固地粘在两张绝缘性能良好的基底之间,并有引线连接至外部的电阻应变仪。

测量时,电阻应变片粘贴固定于被测物体表面,被测物体加载受力后产生应变,金属丝敏感栅随之发生相应的应变。由物理公式:

$$R = \rho L / A$$

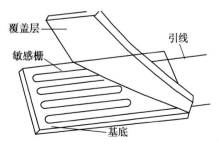

图 3-6　电阻应变片构造示意图

（R 表示金属导线的电阻值；ρ 表示金属导线的电阻率；L 表示导线的长度；A 表示导线的截面积）

可知，金属丝的电阻值与其长度成正比，与其横截面积成反比。当金属丝沿其轴线方向受力变形时，电阻值会随之发生变化。由此，电阻应变片将被测物体的形变转化为电阻值的变化，并由导线将相应变化传递至电阻应变仪。

电阻应变仪是测量应变片电阻变化率并转换为测点应变值的仪器。一般用直流电桥（惠斯登电桥）将应变片的电阻变化转化为电压或电流的变化。在应变测量中，应变片的电阻变化十分微小，导致电桥输出电量很小，因此电阻应变仪中需用放大器将电信号进行增益放大。之后经过内部测量数据修正与分析运算，将其换算成应变值，从而可得到待测物体表面的应力或应变。

电测法可用来测量应力及口腔材料的弹性模量和泊松比，具有以下优点：电阻应变片构造简单，测量方便；适于静态或动态测量，不仅可用于模型实验，也可用于口内实验；测量灵敏度高，频率响应好，可测量从静态到数十万赫的动态应变；测量输出电信号，可连接各种传感器，并易于实现测量的自动化处理。该方法作为力学研究的基础方法，目前已有许多采用该方法获取口颌系统各组织以及各类口腔材料基本力学性质的研究。但是，该方法的不足也很明确：只能测定表面应变，不能测内部应变；一个应变计只能测定一个点在某个方向的线性应变，若想了解整个物体的应力变化时，需测很多点，研究工作量大大增加。

第二节　口腔组织的固有力学特性

口腔修复相关生物力学研究目的是为了明确咬合力作用下修复体及其支持组织的应力状况，以指导修复方案及义齿制作的优化设计，使义齿结构合理，坚固耐用，能良好地行使功能，并可维护口腔组织健康。要研究上述问题，首先必须了解修复体相关口颌系统组织的固有力学特性。

一、天然牙的力学特性

早在 1895 年，Black 就对牙本质与牙釉质的力学性质进行过研究，近年来这方面研究逐渐增多，因牙体组织的特殊性、不同差异以及研究方法的不同，所得结果也有一定差异，同时也获得一些共识，例如：牙体组织的力学性能与牙齿的生理状态、时间大小、加载速度等有关；牙本质、牙釉质是各项异性的等。

目前关于牙体组织的生物力学研究比较有前景的方向有：微米、纳米尺度下的牙体组织微观生物力学性能；牙体组织生物力学行为的增龄性变化规律；牙体组织仿生生物材料研究；临床处理对正常或异常牙体组织生物力学性能的影响等。与可摘局部义齿修复相关的牙体组织力学性能研究主要集中在以下方面：

（一）牙体组织的基本力学性能

1. 牙体组织的弹性模量、泊松比　牙釉质和牙本质的弹性模量、泊松比是口腔修复相关力学研究实验模型建立的基础。大多数研究是将牙釉质和牙本质分布看做均匀的、连续性的材料，通过拉伸和压缩实验测得。也有研究利用电测法、散斑干涉法、显微硬度仪等直接对牙体组织测试,取得了相似结果。国内外文献报道,牙本质的弹性模量在 10~20GPa 之间,牙釉质的弹性模量在 40~90GPa 之间。牙釉质和牙本质的泊松比均在 0.3 左右(表3-1)。不同研究报道的数据之间有一些差异,但是基于生物组织的个体性差异以及不同的研究方法,这些结果比较接近。

表 3-1　文献报道牙本质、牙釉质弹性模量和泊松比

作者	弹性模量/GPa		泊松比	
	牙本质	牙釉质	牙本质	牙釉质
Black(1895)	6			
Stanford(1958)	10.35	47.59		
Tyldsley(1959)	12.35	131.04		
Stanford(1975)	11.76	45	0.3	0.3
Grenoble(1972)	20.58	83	0.31	0.33
Farah(1975)	18.6	82.5	0.31	0.33
Wright(1979)	11.72	46.98	0.31	0.3
Farah(1988)	18	84	0.31	0.33
叶德临(1985,1992)	19.16	23.72		

资料来源:于海洋. 口腔生物力学. 北京:人民卫生出版社,2012。

近年来,对牙体组织进行力学分析时,牙骨质的力学性能越来越得到重视。有学者采用位移传感器对牙骨质的弹性模量进行测量,结果发现牙骨质的弹性模量平均为 2.398GPa,仅为牙本质的 1/10 左右。这是由于牙体为了适应冲击作用和根尖应力集中等不利因素,根尖生长了较多的弹性模量相对较低的牙骨质组织,用以降低冲击作用和应力集中的不良影响。

2. 牙体组织的断裂性质　防止牙体组织折断是每个口腔医师必须考虑的关键问题,直接关系到牙体组织的保存及修复的成败。了解牙体组织的结构、折断机制和断裂过程,将有助义齿抗力结构的设计。目前,牙体的断裂力学研究主要在断裂功、断裂韧性等方面。

断裂功是指在一定实验条件下,试件断裂形成一个新的单位所需要的功。相关研究认为,牙釉质的各向异性较为明显,平行于釉柱方向加载易于断裂;牙本质的各向异性较弱,垂直于牙本质小管方向加载易于断裂;釉牙本质界处,断裂多发生在邻近的牙本质内,断裂面平行于釉牙本质界,与牙本质小管垂直。

断裂韧性代表了材料阻止裂纹扩展的能力,是度量材料的韧性好坏的一个定量指标。牙本质具有各向异性的断裂韧性,裂纹垂直于牙本质小管扩展的断裂韧度比裂纹平行于牙本质小管扩展时小;牙本质的断裂韧度随裂纹扩展而增大,呈现上升的阻力曲线;年轻牙齿牙本质的断裂韧度比年老的大。内层牙釉质(近牙本质的牙釉质)与外层牙釉质(近咬合面的牙釉质)的断裂韧度不同,内层牙釉质显著高于外层牙釉质,而且前者呈阻力上升趋势,后者的断裂韧度基本不随裂纹扩展而变化。可摘局部义齿设计需要参考以上结果,避免牙体组织断裂。

(二) 牙瞬时转动中心

牙齿在受垂直向力作用时起效的牙周膜纤维多于受非垂直向力作用时,在非垂直向力

作用下易发生牙周组织创伤。由于可摘局部义齿容易对基牙产生侧向力、水平力和扭力等非垂直向力,因此研究牙齿受力后的转动情况非常重要。

由于牙体组织和牙槽骨的弹性模量和刚度系数远大于牙周膜的弹性模量和刚度系数,所以可视牙体和牙槽骨为刚体,牙周膜为弹性体。牙体受力后的运动可看做是在牙周膜厚度变化的许可范围内的运动,是围绕牙根某一点的转动,该点即为牙受力的瞬时转动中心。

基于牙体解剖形态的测量数据,建立相应数学模型后,可分别计算牙齿受外力时的瞬时转动中心位置及牙周膜内应力。许多学者在该领域进行了系列研究,其中我国周书敏应用弹性力学理论和应力分析方案分析和探讨了牙瞬时转动的中心,对义齿优化设计具有指导意义。

1. 牙瞬时转动中心位置

(1) 单根牙(以上中切牙为例):在受到与牙长轴呈 90° 外力时,其瞬时转动中心位置约在距根尖 0.428~0.551 倍根长之间。受到与牙长轴有一定夹角的侧向外力时,其位置上升至 0.556~0.692 倍根长之间。瞬时转动中心是一个范围,不是一个点。

(2) 双根牙(以下第一磨牙为例):约在距根尖 0.136~0.421 倍根长之间,较单根牙的转动中心接近根尖部。

(3) 三根牙(以上第一磨牙为例):约在距根尖 0.346~0.413 倍根长之间,更接近根尖部,并略偏向颊侧。

通过比较,单根牙的瞬时转动中心位置距离根尖最远,双根牙次之,而三根牙的瞬时转动中心距离根尖最近,这是符合牙解剖生理特点的,因为单根牙根尖部抵抗外力的能力最弱,三根牙根尖部抗力最强,双根牙次之。

2. 牙瞬时转动中心位置与牙周膜应力分布的关系　牙受水平或侧向外力时,产生的内应力即为牙周膜对牙体的反力,也称为牙周膜应力。应力的分布与外力大小成正比,与到瞬时转动中心的距离成正比。在瞬时转动中心附近,力值比较小,而远离瞬时转动中心的牙根颈部和根尖部,则应力值比较大。

3. 临床意义

(1) 单根牙和多根牙瞬时转动中心位置距根尖距离不等,抵抗外力能力不同,利用此规律,可进行多基牙联合固定,改变单根牙或支持力薄弱牙的抗力能力。

(2) 降低侧向力围绕瞬时转动中心的转矩,可以采用如下方案:截冠以改变冠-根比,减少临床冠长度,或行覆盖义齿修复;修整牙体外形,并设计相应固位稳定装置把侧向力施加于近牙颈部,远离切缘或牙尖。

二、牙周膜的力学特性

牙周膜的力学特性直接影响到牙周组织的改建和稳定,与口腔临床治疗操作密切相关,因此关于牙周膜力学特性的研究一直是一个热点。但是,由于牙周膜的结构复杂,存在年龄、个体、种群等差异,而且相关研究对实验设备、材料和技术手段的要求都很高,导致牙周膜力学性质的研究一直是一个难点,并且现有实验结果具有较大差异。

(一) 牙周膜的各向异性和非均质性

在不同种群之间,同一个体不同牙位之间,同一牙位牙周膜不同点之间,甚至是同一点的不同方向上,牙周膜的力学性质都各不相同。研究发现,正常秴力情况下牙周膜其最小载荷出现在根尖部,最大载荷出现在根颈部。当牙槽骨高度变化时,牙周膜各部位应力值变化趋势也不同,颈部应力值变化要大于根尖部。除此之外,牙周膜作为生物性软组织,会发生生长改建,不同发育阶段的生物力学性质亦不相同。有动物实验发现,发育早期的大鼠,其牙周膜的最大负荷会随时间的增加而显著增加,而发育后期的大鼠未表现出类似规律。此外,还有研究发现牙周膜的生物力学性能会随病变的进展而降低,牙周炎患牙与正常牙相比,其牙周膜的生物力学明显不同。

(二) 牙周膜的黏弹性

目前研究认为牙周膜具有黏弹性物质的特性,蠕变与松弛是黏弹性体的两个典型特征。蠕变是指在应力保持一定的状态下,应变发生变化;松弛正好相反,是应变保持一定的状态下,应力发生变化。有研究对人离体牙周膜进行受力测试,发现人离体牙周膜的载荷-形变曲线在起始阶段载荷与形变呈指数关系,之后第二阶段由于大部分牙周膜纤维被拉伸,载荷和形变呈现出线性关系,最后随着力值的加大,牙周膜纤维逐渐断裂,载荷与形变的关系又呈现出不规则曲线关系。随着机械力载荷的逐渐加大,载荷-形变曲线呈 S 形,牙周膜表现出非线性材料的特性。有学者对人牙周膜的研究发现,当施加 5N 的压入载荷,牙周膜形变为 66μm,当压入载荷持续 6 秒之后形变增加到 68μm。

(三) 牙周膜的弹性模量和泊松比

目前关于牙周膜弹性模量相关报道的数据差异较大,结果从几兆帕到数百兆帕均有,差别不是一个数量级,而且其中无显著统计学规律可循。除牙周膜自身的组织学特性外,与各研究者的实验方法、计算方法、材料来源、试件制作方法以及人为的误差等因素也有关。牙周膜的力学性能见表 3-2。

表 3-2　牙周膜的力学性能

研究者	弹性模量/MPa	强度/MPa	泊松比
Bowen(1962)	9.8		0.45
Craig(1978)	3.45		0.45
Atmaram(1981)	34.3		0.45
Reinhrelt(1984)	68.9		0.45
Farah(1984)	6.9		0.45
陈新民(1991)	3.62(T)	3.44	0.45
	0.45(T)		
Yoshida(2001)	随加载力增大而增大,加载力为 0.5N、1.0N、1.5N、2.0N 时 分别为 0.12、0.25、0.44、0.69		
Poppe(2002)	二线性弹性模量分别为 0.05 和 0.28		
Dorow(2003)	二线性弹性模量分别为 0.15 和 5.24		

资料来源:于海洋.口腔生物力学.北京:人民卫生出版社,2012。

可以明确的是,牙周膜的弹性模量远远小于牙硬组织和牙槽骨的弹性模量。牙周膜的泊松比,目前各研究均认为 0.45 是合理的。

针对牙周膜的三维有限元建模,前期研究多使用线弹性本构模型,随着以上研究结果的发现,在近年的研究中,对牙周膜的三维有限元建模多采用非线性本构模型,主要包括超弹性模型、双线性模型和黏弹性模型三类。

三、牙槽骨的力学特性

牙槽骨是重要的牙周组织,在牙齿缺失后会发生较大的变化,与义齿修复的效果密切相关,因此研究牙槽骨的力学特性相当重要。

(一) 牙槽骨的基本力学性质

牙槽骨的结构和其他骨骼一样,由骨密质和骨松质组成。大量研究证实,与牙周膜一样,牙槽骨的力学性能表现出较为明显的各向异性。

有学者采用应变电测技术对人离体下颌骨牙槽骨皮质骨沿牙长轴方向拉伸弹性模量和泊松比进行了测试,结果发现健康年轻新鲜牙槽骨骨皮质沿牙长轴方向拉伸弹性模量平均值为 12.58GPa,泊松比平均为 0.20;防腐骨弹性模量平均值为 12.99GPa,泊松比为 0.21;干燥骨弹性模量为 13.9GPa,泊松比为 0.23。干燥骨的拉伸弹性模量和泊松比明显高于新鲜骨和防腐骨。与大多数工程材料规律类似,下颌牙槽骨皮质骨的弯曲弹性模量略低于拉伸弹性模量,下颌骨松质骨弯曲弹性模量约为皮质骨的 1/10,泊松比与皮质骨近似。

(二) 𬌗力在牙槽骨内的传导

牙齿在行使咀嚼功能的时候,𬌗力通过牙齿传递到牙周组织,这一生理性刺激对牙周组织的健康有着十分重要的作用。有学者对新鲜下颌骨标本的牙齿施加垂直加载,应用应变电测技术研究𬌗力在牙槽骨的传递规律。在垂直加载的作用下,机械力通过牙体、牙周膜传导至牙槽骨。在牙槽骨内,力量同时向邻近区域传递,可以表达为三次多项式回归曲线。传递的𬌗力随着与受力牙的距离增加逐渐减小,最远可以传递到邻近第三个牙的牙槽骨。下颌左右两侧的同名牙的𬌗力传导方式相同。

(三) 牙齿缺失后牙槽骨的改建

牙齿、牙列缺失后的牙槽骨逐渐吸收和改建,形成连续的骨嵴,称为牙槽嵴。牙槽嵴包括牙槽嵴顶与唇颊和舌侧斜面,表面为致密的骨皮质,内部为骨松质。牙槽骨的改建在不同个体不同,在同一个体的不同部位牙槽骨吸收的程度也不同。牙槽骨吸收的速度与缺失牙的原因、持续时间及骨质密度有关。由牙周病引起的牙列缺失往往在初期牙槽骨就明显吸收,单纯拔牙引起的骨吸收少于拔牙后又进行牙槽骨修整术者。牙槽骨的吸收速率在牙缺失后前 3 个月(即骨愈合期)最快,大约 6 个月后吸收速率显著下降,拔牙后 2 年吸收速率趋于稳定。牙槽嵴的吸收与骨密度有密切的关系。上颌骨外侧骨板较内侧骨板疏松,而下颌内侧骨板较外侧骨板疏松。因此,上颌牙槽骨吸收的方向呈向上向内,外侧骨板较内侧骨板吸收较多,结果上颌骨的外侧逐渐缩小。下颌牙槽骨的吸收方向是向下前和向外,与上颌骨相反,结果使下牙弓相对变大,上下颌骨间的关系失去协调。从总的趋势看,上下颌前牙区吸收速率快,而后牙区、腭穹隆、上颌结节、下颌磨牙后垫的改变最少。全身健康所致骨质代谢情况的改变与牙槽嵴吸收的速度也有关系,全身健康状况差、营养不良、骨质疏松的患者牙槽骨吸收快。

（四）应力与牙槽骨吸收

当牙齿存在时,牙槽骨通过合理排列的骨小梁而感受应力,牙齿缺失后,剩余牙槽骨承受应力的方式发生了改变。一般认为,这种应力环境的改变对于剩余牙槽骨改建的影响表现为两个方面:首先,牙齿缺失后由于咀嚼功能的降低或丧失表现为失用性萎缩,这是一种低转换型的骨改建过程;其次,戴牙后义齿传递过大的应力作用于牙槽嵴而形成创伤性骨吸收,这则是一种高转换型的骨改建过程。Frost 提出的机械稳定器假说可说明骨的这种病理生理机制,并可较好地解释剩余牙槽骨的吸收原理。他提出了最小有效应变(minimal effective strain)概念,最小有效应变是维持正常骨改建平衡所必需的最小应变值或应变阈,任何小于或大于最小有效应变的应变引起骨的适应性改建。如果正常牙列作用于牙槽嵴的正常载荷丧失或牙列修复后仍不能恢复正常的咀嚼的功能,即机械作用减弱,应力低于最小有效应变牙槽骨将会出现失用性萎缩或骨松质骨量的减低;相反,当义齿施加于牙槽骨的应力超过最小有效应变,也会导致骨量丢失。

基于以上分析,可以认为牙槽骨持续吸收的情况与是否进行了义齿修复及修复的效果有密切关系。义齿修复得当使牙槽骨获得生理限度内的应力刺激,可延缓其吸收;反之,若义齿作用力大小、方向、分布和传导方式不当,则将加速牙槽骨的吸收。但是,义齿所施加的机械应力对剩余牙槽骨的影响远比想象中的复杂。即使是合理修复的义齿,它的作用力施与牙槽骨所产生的效应也不能肯定。最近有实验研究显示骨吸收是一个压力调节现象,连续的压力比间断的压力有更低的阈值,意味着刚开始施加合理的压力,在连续作用一段时间后由于阈值的降低,压力会超过阈值而导致骨吸收。另有研究报道,义齿作用下剩余牙槽骨吸收比失用性萎缩的牙槽骨吸收存在更多的机械力作为细胞外信号,通过信号转导可引起成骨细胞生物活性的一系列变化,成骨细胞对不同性质的力的感受和反应的差别以及体内激素及各因子对它的调节还需进一步深入研究。

应力因素如何影响牙槽骨的吸收和改建是一个很早提出的科学问题,但是受研究手段、动物模型、应力加载条件不易控制等各种客观条件的限制,彼此间的关系尚未明确,需进一步的研究来解决。

四、口腔黏膜的生物力学特性

口腔黏膜分成三大类:咀嚼黏膜、被覆黏膜和特殊黏膜。咀嚼黏膜包括牙龈和硬腭黏膜以及覆盖于牙槽嵴顶的黏膜,其特点如下:表面为高度角化的复层鳞状上皮;固有层较薄,胶原纤维粗大,与骨膜结合紧密,活动度小;黏膜下层薄或无黏膜下层;黏膜损伤后不易生长;固定在骨或牙齿上,不能伸展;能承受咀嚼压力。基于以上特点,咀嚼黏膜可为可摘局部义齿提供一定支持作用。被覆黏膜是包括唇、颊、软腭、口底、舌腹及口腔前庭黏膜,发挥覆盖保护性作用,其特点如下:上皮无角化;固有层胶原纤维不是很粗大;黏膜下层覆盖在肌肉或骨表面,伸展度较大,与颊、舌、唇的收缩和舒张运动相适应,与咀嚼时肌肉收缩引起的下颌运动相适应;黏膜下层为疏松结缔组织,含有小唾液腺。可摘局部义齿修复时,需避让被覆黏膜,以免产生压痛,并避免黏膜活动对于义齿固位和稳定的影响。特殊黏膜是指舌背黏膜,因其位置关系,与可摘局部义齿修复无明显关联。

基于口腔黏膜分布及特点,目前仅有关于咀嚼黏膜的少量生物力学研究。咀嚼黏膜在$2kg/cm^2$的压力下会产生$0.1\sim1.6mm$的压缩变形,这种弹性特性,可以有效地缓冲掉间隙性的殆力作用。同时,间隙性殆力作用能刺激上皮细胞层的增殖,上皮突起呈指状渗入深层组织,更能耐受咬合压力。

五、颞下颌关节的力学特性

颞下颌关节(temporomandibular joint,TMJ)是人体最为精细、最为复杂的关节,左右各一,双侧联动构成统一功能单位,共同完成咀嚼、吞咽、言语、表情等功能。颞下颌关节的生物力学研究对于探讨正常生理功能对关节负荷的作用及疾病的形成特点等具有重要的生理意义和临床应用价值,近年来相关研究取得了很大的进展。

(一) 颞下颌关节负荷的生物力学研究方法

TMJ负荷的生物力学研究中,方法主要包括直接研究法和间接研究法。

1. 直接研究法　通过建立动物模型,利用各类传感器直接测量颞下颌关节负荷的大小和方向。其优点在于数据直观,但由于暴露关节的手术过程复杂,并且手术引起的疼痛可能导致咀嚼功能的异常,影响最终数据结果。此外,颞下颌关节内部应力是一个复杂的、多方位、多角度的受力,在实际操作过程中很难做到将关节内各部的位移、受力的大小和方向真实地反映出来。因此,目前颞下颌关节负荷的相关研究中已较少采用直接法。

2. 间接研究法

(1) 生物力学杠杆分析:咀嚼系统可视为一个生物杠杆体系,在下颌运动和咀嚼运动中,咀嚼肌为力点,下颌骨髁突为支点,食物和下颌骨为重点。此方法简化地模拟了颞下颌关节负荷分析。功能运动和咬合点不同,则杠杆的重点不同,杠杆类型也不同。闭口运动中,颞肌后束牵引喙突作为力点向后牵拉,下颌体为重点形成Ⅰ类杠杆。咀嚼运动中,以右侧为例,磨牙区咀嚼食物,右侧磨牙区为重点,右侧闭合肌群为力点,左侧关节为支点,在水平方向上形成Ⅱ类杠杆。另一方面,如以右侧关节为支点,则形成Ⅲ类杠杆,在咀嚼运动的末期,常有Ⅱ、Ⅲ类杠杆的相互转换。前牙咬切食物,切牙区为重点,双侧闭颌肌群为力点,关节为支点,在前后方向上形成Ⅲ类杠杆,这种杠杆类型更加省力,更有利于发挥前牙的切割功能。

(2) 平面(二维)、空间(三维)静力模型力系分析:在颞下颌关节静力分析中,下颌骨为刚体,根据静态平衡原则,在二维或三维坐标系中,对关节进行力的向量分析。肌力、负荷和关节载荷作为点载荷,颞肌、咬肌等咀嚼肌简化为力向量,方向由肌纤维起止点的质心确定,并通过限定一些条件和假设,以力、力矩、平衡方程式计算关节承载的大小和方向。在此模型中,咬合力的大小和方向可以通过力测量方法直接测量,力矩臂长度可以在头影测量片上估测,但肌力大小的估测较为复杂。现有研究大多从肌的生物力学属性出发,通过测量肌重、肌长、羽状角、肌纤维长、肌节数、生理横切面积等肌的构筑学指数,可估算骨骼肌的力量、速度和动幅等生物力学特性。

(3) 关节内压研究:关节内的压力可以间接反映出颞下颌关节的稳定程度。过度或缺乏压力的变化将造成关节结构及功能的紊乱,导致关节疾病的发生。关节内压可作为临床上判断颞下颌关节疾病病情及治疗效果的一个客观指标。

（4）有限元分析：有限元分析的优点在于它能够方便地模拟关节各部分在功能过程中的几何形状、力的类型和大小、应力及其机械特性。颞下颌关节因其结构复杂，其建模难度较大、模型生物相似性差、建模效率低，因而利用有限元法进行颞下颌关节生物力学的研究起步较晚。随着计算机技术的发展，应用有限元分析来研究颞下颌关节的生物力学逐渐显示出优势。从近十年的研究来看，有限元分析模型经历了从静态到动态、从线性到非线性、从二维到三维模拟分析的过程，对颞下颌关节的功能分析也越来越精细。但由于测量内部结构的材料学参数和本构关系的建立比较困难，目前还有许多问题有待于进一步研究解决。

（二）牙齿缺失及其修复对颞下颌关节应力分布的影响

颞下颌关节在咬合时要承受一定的压力，这个压力主要来自于下颌牙所承受咬合力的分力，随着牙根根尖牙槽骨所组成的牙力轨迹向双侧颞下颌关节的传播。因此咬合接触的质与量对于保持颞下颌关节应力环境的稳定有着十分重要的作用。各牙自身的解剖形态、牙周膜面积以及其在牙弓上的位置，对其承受咬合力的大小都会有影响。牙齿缺失后，余留牙所受咬合力及其传递至颌骨的应力发生变化，经应力轨迹传导至髁突后，势必会影响颞下颌关节的应力分布。

1. 下颌前方牙齿缺失　在前牙缺失的情况下，切牙和前磨牙的承力的大小和方向明显发生改变。前牙缺失后，余留牙所承受的应力水平升高，而且所承受的力的方向比正常更偏远中颊侧，当缺牙范围扩大至前磨牙时，这种余留牙上应力水平及应力方向的变化更加明显，提示随着缺牙范围由前向后的逐渐扩大，余留牙及其颞下颌关节的负担也会越来越大。在修复后，下颌余留牙的根尖应力水平回落至正常。因此下颌前牙缺失的及时修复不仅可以改善患者的美观和发音，而且对于保持患者口颌系统的健康是非常必要的。

2. 下颌磨牙缺失　单侧磨牙缺失会同时对双侧牙的根尖主应力大小及方向产生影响，导致缺牙侧余留牙和对侧牙根尖主应力水平升高，缺牙侧余留牙负担明显增大，而将咬合力向远中传导的能力降低，缺牙侧颞下颌关节承力大小发生变化。同时双侧颞下颌关节内应力分布发生改变：缺失对侧髁突受到前向转矩力，关节盘受到前内向转矩力，盘内份受力较大；缺失侧则是关节盘受到由内外向的转矩力，盘外份受力较大。缺失对侧易发生盘前内旋转移位，而缺失侧则易发生关节盘的前外向旋转移位。在可摘局部义齿修复后，缺牙对侧牙和缺牙侧余留牙根尖主应力水平回落至正常，但在义齿修复区域牙槽嵴所承受的远中颊侧的力明显增大；此外，缺牙对侧与义齿修复侧牙槽嵴观测点的应力水平明显存在不平衡，这些都会影响颞下颌关节的承力的大小与关节内应力分布。

当双侧下颌磨牙同时缺失时，余留牙的根尖主应力水平功能异常增高，使余留牙咬合承力负担增大，而咬合力分散与向远端传导能力削弱，双侧颞下颌关节承力大小发生变化，但是关节内应力分布未发生明显变化。可摘局部义齿修复后，余留牙根尖主应力水平回落至正常水平，义齿修复区的应力水平更低，而余留牙及义齿修复区的牙槽嵴承力向远中颊侧的分量更大，因此双侧磨牙缺失可摘局部义齿修复后会改变颞下颌关节的承力特征。

因此，不论单侧或双侧磨牙缺失，义齿修复区的承力水平都要低于正常，而且义齿修复区牙槽嵴所承受的向远中颊侧的分力都明显增大，提示磨牙缺失区域牙槽嵴上的负担降低而颞下颌关节的负担反而会增高。这是导致后牙缺失患者即使是长期佩戴可摘局部义齿，其牙槽嵴及髁突仍会发生明显骨质改建的原因之一。

3. 下颌牙列缺失　下颌牙列缺失后，颞下颌关节失去咬合力刺激，同时，由于咬合关系丧失,咀嚼肌力异常,多种因素共同作用会导致颞下颌关节系统紊乱。

传统的全口义齿因受到各种因素的限制,往往导致固位不良。但传统的全口义齿在咬合时,咬合力的分布与正常𬌗相似,下颌牙槽骨均匀受力,咬合力分布平衡。这样的咬合力传导到颞下颌关节后,关节应力的分布特征与大小与正常𬌗相似,不会造成关节的过度改建而导致颞下颌关节系统疾病。

种植技术的发展为解决无牙颌修复的固位、稳定等问题带来了良好的解决方案。但是,研究发现,由于下颌种植体承担了部分或全部咬合力,而种植体主要分布于下颌前部,会导致下颌前方承力过大,进而引起颞下颌关节应力的显著增大。这种不良负荷如果长期存在,势必引起关节的过度改建,导致颞下颌关节疾病。因此,基于保护颞下颌关节方面考虑,在设计种植覆盖全口义齿时,应选用具有缓冲能力的附着体,以减少前部下颌骨承力。在设计种植固定全口义齿时,应将种植体合理分布,使义齿的咬合力在颌骨上均匀、平衡分布。

第三节　可摘局部义齿的设计与生物力学

可摘局部义齿的设计类似于传统工程学中经典、多层面的设计问题,其特征是可扩展性和弱构性。可扩展性指问题通常不止一个答案,弱构性指问题的解决方案不是标准数学公式条理化运算的结果。对同一个病例可能有多个可选择的设计方案,而这些设计方案又有各自的优点。应通过分析不同患者的具体情况来合理地制订设计方案。

可摘局部义齿要求可以自由摘戴,各组成部分与牙齿不能固定连接,因此其各组成部分易在咀嚼等活动引起的功能性负荷作用下发生移位。牙科医师应认识到可摘局部义齿在功能负荷下可能发生的移位,从而通过合理的设计,有效地控制这些移位,在保护口腔软硬组织的基础上,充分发挥义齿功能。

一、可摘局部义齿的支持方式

(一) 牙支持式可摘局部义齿

牙支持式可摘局部义齿适用于缺牙间隙前后均有牙齿的牙列缺损患者,完全由天然牙提供支持,承受𬌗力,修复体在行使功能时不会发生移位。在修复这类牙列缺损时,可摘局部义齿可以有多种不同的设计方式,在某些方面与固定义齿相似。在这种情况下,可摘局部义齿与基牙之间的关系应设计成类似于固定义齿中固位体与预备基牙之间的关系。一方面,义齿要为基牙提供足够的支持;另一方面,义齿要利用基牙获得良好的固位与稳定效果。

(二) 牙-黏膜混合支持式可摘局部义齿

牙-黏膜混合支持式可摘局部义齿指不能完全利用缺牙间隙双侧天然牙提供支持、必须利用剩余牙槽嵴来辅助支持的修复体。牙-黏膜混合支持式可摘局部义齿的设计要允许基托在行使功能时有一定程度的移位,其移位的程度取决于剩余牙槽嵴黏膜情况。不同患者黏膜可移动的程度不同,健康的剩余牙槽嵴黏膜可移动范围为 $1 \sim 3$ mm。因此,与牙支持式义齿不同,牙-黏膜混合支持式义齿与天然牙的关系需要满足双重目标,既要保持义齿与天然牙有良好的接触关系以确保义齿的功能稳定性,又要允许义齿的游离基托有预期的垂直向和水平向移位。

（三）黏膜支持式可摘局部义齿

黏膜支持式可摘局部义齿指完全利用剩余牙槽嵴来辅助支持的修复体。此类设计仅用于缺牙较多且余留牙条件差的病例，基牙只提供抵抗拾向脱位力的作用。由于修复体在行使功能时基托有一定程度的移位，义齿设计时需避免这种移位对基牙产生任何的扭力作用。

二、可摘局部义齿的移位趋势与控制措施

可摘局部义齿在咀嚼等活动引起的功能性负荷作用下发生移位，其中包括脱位、下沉、平移等，也包括沿某些运动轴发生旋转。这些可能的移动一般不是单独出现或孤立存在的，而是动态的、三维的、同时发生的。牙-黏膜混合支持式义齿因为由远中游离端支持组织与基牙共同分担功能负荷，义齿的移位最明显。在这些移位中，利用固位体和支托，脱位和下沉是比较容易控制的，但是旋转的情况则较为复杂。分析义齿在口内可能发生移位，对于如何合理设计可摘局部义齿各组成部分来控制义齿的移位具有重要指导意义。

（一）脱位和下沉

脱位和下沉是义齿最简单的两种移位形式。当义齿受到脱位力影响时，有向拾方脱位的趋势。义齿的脱位力包括咀嚼食物时的黏着力，基托边缘组织的移动和上颌义齿的重力等。防止拾向脱位要靠位于缺牙间隙两端基牙上的直接固位体和刚性的小连接体等固位部件。

当义齿垂直咬合力作用时，有向牙槽嵴下沉的趋势。对于牙支持式义齿，这种移动主要由缺牙间隙两端基牙上的拾支托，以及义齿支架位于牙外形高点拾方的坚硬部分抵抗；对于牙-黏膜混合支持式义齿，除上述以外，还需要剩余牙槽嵴辅助抵抗这种移动。

（二）旋转

1. 义齿以末端基牙为旋转轴发生的旋转　　其旋转轴，又叫支点线，一般通过牙弓双侧末端拾支托，或者通过位于主要基牙外形高点拾方或切方的直接固位体的坚硬部分。当义齿游离端受到垂直向脱位力作用时，除有脱位趋势外，还有向拾方旋转的趋势，其转动轴可能转移到更靠近前段的基牙的外形高点的拾方或切端的义齿部件上。假如直接固位体功能良好，前部支持部件不脱位，义齿就会出现旋转而不会整体脱位。末端基牙上的卡环固位臂，以及位于末端基牙（支点线）前方、具有稳定作用的小连接体和与其相连的支托所起的间接固位作用，可以抵抗基托的拾向运动。当义齿游离端在垂直咬合力作用时，除有下沉趋势外，还有向支持组织方向转动的趋势。这种旋转受剩余牙槽嵴抵抗，其效果与支持组织的质量、基托的密合程度成正相关。间接固位体的设置，应尽量远离支点线，以提供最强的抵抗游离端基托翘起的杠杆作用。

2. 义齿沿纵轴的旋转　　即游离端基托绕剩余牙槽嵴的旋转。这种移位主要受到刚性的、具有抗扭转作用的大或小连接体的抵抗。如果连接体是非刚性的，或者在游离端基托和大连接体之间存在应力中断装置，这种沿纵轴的旋转会向牙槽嵴的侧面施加过度的压力，或者造成基托的水平移位。

3. 义齿沿假想接近牙弓中心的垂直轴发生的旋转　　这种移位发生在功能状态下义齿

受到斜向或水平向𬌗力的时候。一方面,义齿的稳定部件,比如卡环对抗臂和与牙齿轴面接触的小连接体,可以抵抗这种旋转;另一方面,牙弓一侧的稳定部件可以抵抗来自对侧的扭力,其前提是采用刚性大连接体。

(三) 侧向移动

水平向力在一定程度上总是存在的,无论是在正常咀嚼活动,还是在夜磨牙、紧咬牙等不良习惯中,都有侧向力的发生。牙列协调的咬合关系、非正中咬合时无侧方干扰可以减小侧向力,而𬌗平面异常、牙齿排列位置异常和颌位关系异常会增大水平向力。在水平力作用下,无论是牙支持式义齿还是牙-黏膜混合支持式义齿,都会有侧向移动的趋势。

可摘局部义齿的水平向动度取决于侧向力的大小和义齿稳定部件的效果。这些稳定部件包括基牙上固位体的坚硬部分和小连接体。关于𬌗支托在这方面的作用,牙支持式义齿和牙-黏膜混合支持式义齿应区别对待。

对于牙-黏膜混合支持式义齿,有观点认为𬌗支托应该只提供𬌗向的支持,抵抗义齿组织向移位。义齿向其他方向的移位,应该由义齿其他部件来抵抗而非𬌗支托。如果𬌗支托具有稳定作用,会直接对基牙产生扭力。因此,要求𬌗支托与基牙接触面应为弧面,以利于在义齿移位时能够自由移动;不能设计有垂直轴面形态或固位鸠尾,因为这些设计会导致𬌗支托不能自由移动,从而会有水平力和扭力通过𬌗支托作用于基牙。

对于牙支持式义齿,移位趋势较为简单,因此允许使用冠内支托,利用其不仅可以提供咬合支持,而且还有显著的水平稳定作用。

三、可摘局部义齿的结构力学

可摘局部义齿包括支托、连接体、固位体、基托、人工牙五部分结构,其设计与制作需要注意相关力学问题。

(一) 支托

支托的作用是利用天然牙为义齿提供垂直向的支持,抵抗义齿组织方向的下沉移位。支托必须位于正确预备过的牙体表面,基牙上容纳支托的预备面被称为支托凹,支托的外形应恢复支托凹预备之前牙冠外形。支托有不同的形式,主要目标都是更好地利用天然牙提供支持。基于以上作用,要求支托必须坚固,而且在承受𬌗力的时候支托和牙体要保持稳定的接触,不能发生运动或者滑动。同时,本节前面内容讲过,为避免对基牙产生扭力,要求义齿在发生除组织方向下沉外的其他移位时,支托能够自由移动。此外,因为牙齿对轴向力具有最好的抵抗能力,所以支托设计应使牙齿的受力尽量接近牙齿轴向。基于以上力学要求,支托在结构上应达到以下要求:

1. 支托与基牙接触面应为弧面,𬌗支托凹的外形应是一个圆三角形,顶点朝向𬌗面中央,避免形成垂直的轴壁和平的髓壁。

2. 金属支托必须有足够的厚度和宽度,以获得足够的刚性和强度。𬌗支托在边缘嵴处厚度在 1.5mm 左右,宽度至少 2.5mm 以上。

3. 𬌗支托与相连的垂直小接体之间形成的角度应小于 90°,这样𬌗力才能沿基牙长轴传递。当角度大于 90°时,𬌗力不能沿基牙长轴传递,还会使支托滑动离开基牙,对基牙产生侧向力。

（二）固位体

1. 直接固位体　通常指卡环，是抵抗修复体脱离牙齿和口腔组织、为修复体提供固位的部件。尽管使可摘局部义齿脱位的力通常并没有对组织产生压力的𬌗力大，但可摘局部义齿必须具有适当的固位力以抵抗脱位力。直接固位体的抗脱位能力由基牙因素和修复体因素决定。基牙因素包括基牙倒凹深度及卡环臂末端进入倒凹的深度；修复体因素主要指卡环臂的弹性，由卡环臂粗细、横截面形态及其材料决定。此外，直接固位体的抗脱位能力在很大程度上受修复体大、小连接体，支托和基托提供的稳定和支持作用影响。基于力学方面考虑，直接固位体的设计应注意以下原则：

（1）直接固位体在完全就位后，应是静止的，对基牙不产生任何作用力，只有当脱位力作用在义齿上时才对基牙产生作用力起固位作用，并且固位力应在能够抵抗适度脱位力的前提下尽量小。

（2）每个固位卡环臂都必须有对抗臂，以抵消摘戴义齿过程中卡环臂通过基牙最大周径时对基牙所施加的力。

（3）具有卡抱作用，即卡环固位系统应环绕基牙超过180°，包绕基牙至少3个面，或基牙至少有3点以上接触，以保证固位系统的稳定性。

（4）紧邻远中游离端基托的基牙上的卡环设计应尽量避免将倾斜和旋转作用力直接传导到基牙。可以通过调整固位卡环臂尖相对支托的位置来实现，或者根据义齿可能出现的旋转，选择弹性更好的卡环臂。

（5）在无法完全避免基牙旋转趋势的情况下，卡环臂应尽量靠近基牙牙冠的龈方，以更靠近牙的瞬时转动中心，通过缩短杠杆力臂而使基牙更好地抵抗扭力。

2. 间接固位体　本节前述义齿有以末端基牙为旋转轴发生的旋转的趋势，抵抗这种旋转趋势的义齿部件称为间接固位体。间接固位体包括位于支点线前方的一个或多个支托和支持性的小连接体，与缺牙间隙相邻的邻面板也可提供间接固位力。基于力学考虑，间接固位体的设计应注意以下原则：

（1）支持间接固位体的连接体必须有足够的刚性和强度，以保证间接固位体与游离端基托形成杠杆作用。

（2）间接固位体必须位于明确的支托凹内，以保证不发生滑动或移位。倾斜和支持力差的牙齿不应该被用于支持间接固位体。

（3）间接固位体应该位于尽可能远离支点线与远中游离基托，以增大平衡矩。间接固位体设置在切牙的位置最能发挥效用，但是从切牙自身形态及美观角度考虑，不利于放置间接固位体。一般认为尖牙或第一前磨牙的近中𬌗面是设计间接固位体的理想位置，通过采用多个间接固位体来弥补其与支点线距离较小的问题。

（三）连接体

1. 大连接体　是连接修复体各主要部件的结构，其功能还包括传递外力至选定区域的牙和组织以及减小牙齿所受扭力。它能够提供跨牙弓稳定性，即抵抗游离端基托绕剩余牙槽嵴的旋转和义齿沿假想的接近牙弓中心的垂直轴发生的旋转的作用。

从力学方面考虑，大连接体最重要的要求是必须具备足够的刚性。这是其通过杠杆作用限制修复体的移位，发挥跨牙弓稳定性的基础。如大连接体刚性不足，则义齿各部分的作用不能有效发挥，损伤口腔支持组织并影响患者的舒适感。基于此，大连接体要选择弹性模量较高的材料,并且形态设计具有一定要求。例如下颌大连接体如采用金属舌杆形式,必须具备 6mm 以上的宽度和 2.5mm 以上的厚度。上颌多采用前后宽腭杠(杆)联合或腭板的形式,后腭杠(杆)一般适用于双侧后牙区短缺隙的牙支持式义齿。U 形连接体,由于其刚性不足,只有当存在过大的上腭隆突等无法采用其他方式时才不得不使用。

2. 小连接体　指在大连接体或基托与卡环组、间接固位体、支托等其他部件之间起连接作用的部件。义齿支架上连接基托的部分也属于小连接体。小连接体除连接义齿各部分外,还有传递功能性负荷和稳定作用的功能。小连接体可以将功能性负荷传递到基牙:功能负荷下人工牙受到的𬌗力传递至基托,借助小连接体的作用,𬌗力才能传递至支托并作用于基牙;此外,与刚性的大连接体相连的小连接体可以使功能性负荷传递到整个牙弓。小连接体可将固位体、支托和其他稳定部件的作用传递到整个修复体:义齿某处所受外力可由位于牙弓其他位置的义齿部件来对抗,位于牙弓一侧的稳定部件可以抵抗作用于对侧的水平向力,这些作用的发挥都依赖于与刚性大连接体相连的小连接体的传递作用。

基于以上力学传递作用,小连接体必须也有一定的刚性和强度。同时,为避免应力集中,小连接体与其他各部分融合处应圆滑,以避免应力集中。

(四) 基托

基托是义齿中承载人工牙的部分,其力学作用包括:支持人工牙,将𬌗力传递至其下方牙槽嵴,并利用小连接体和支托传递至基牙;为义齿提供稳定作用,例如借助剩余牙槽嵴抵抗义齿以末端基牙为旋转轴发生的旋转;对下方组织施加功能性刺激。对于牙齿缺失较多的牙列缺损,基托还能借助于制锁作用、大气压力、吸附力等为义齿提供一定的固位力。从力学角度考虑,基托设计与制作应考虑以下方面:

1. 覆盖面积大、与黏膜适合性好的基托可以获得剩余牙槽嵴的最大支持,并能将𬌗力均匀分散到能提供支持作用的所有区域。

2. 基托必须具有一定的刚性和强度,才能够传递咬合力,并不易损坏。

3. 基托组织面不能有支点,否则咬合力易集中于支点,引起局部组织损伤或基托损坏。

4. 基托与人工牙的连接必须可靠,保证义齿长期良好的发挥功能。

(五) 人工牙

是义齿替代缺失牙行使各项功能的部分。可摘局部义齿修复中需注意的力学问题主要是牙齿的咬合形态与接触关系对于义齿和支持组织产生的作用。人工牙以𬌗面的形态分为解剖式牙、半解剖式牙和非解剖式牙,之间区别在于牙尖斜度的大小不同。解剖式牙牙尖斜度为 30°~33°,其咀嚼效率高,但对基牙的侧向力也大,支持组织应力值就大。半解剖式牙,牙尖斜度为 15°~20°,上、下牙有一定的尖凹扣锁关系,咀嚼效能较好,而对基牙产生的侧向力低于解剖式牙。非解剖式牙,牙尖斜度零度,又称无尖牙,对基牙产生的侧向力较小,有助于义齿的稳定,但咀嚼效能较低。不同牙的选择要基于患者的实际口腔状况。

四、应力中断装置的力学问题

前面讲述可摘局部义齿的结构力学,强调了支托、连接体、基托需要具有足够的刚性,才能承担和分散𬌗力,发挥支持和稳定作用。远中游离端缺失者,可摘局部义齿的远中游离基托由于有预期的垂直向和水平向移位,必须考虑到义齿的运动不应导致基牙或者组织创伤。对于这种情况,通过采用功能性印模、增大基托覆盖面积、建立协调的咬合、正确选择直接固位体等,以减少基牙扭力和剩余牙槽嵴的受力。同时,有学者建议在义齿基托和基牙之间选择应力中断装置,包括以下形式:

1. 锻丝固位卡环臂　锻丝固位卡环臂比铸造卡环臂具有更好的弹性作用,更易于向各个方向弯曲,因此能够将基托可能的运动对基牙的作用力缓冲掉,从而在两者之间起到应力中断器的作用。

2. 具有应力中断作用的附着体　ERA 等具有应力缓冲设计的附着体能够将固位体的作用与义齿基托分离,允许两者具有相对独立的运动。

3. 分裂式基托　有学者曾提出在基托上设计裂隙的理念。由于裂隙的存在,人工牙所受咀嚼力不直接传到基牙,而是通过大连接体分散到其余牙齿和牙槽骨组织。

无论何种设计,大多数应力中断装置都能有效地减小咬合时由基托传导至基牙的作用力。但是,这种设计也有不利的影响:如基托承受较大的力量导致组织损伤、牙槽嵴的过度吸收,牙槽嵴抵抗咬合力作用较差导致咀嚼效率低等。有学者认为这些代价远远超过了应力中断装置带来的优点,常规可摘局部义齿的坚固特性可以同时满足支持、稳定和固位的要求,不要过分强调某个单一原则而导致口腔组织的损害。因此,应力中断装置应在充分分析患者的基牙状况、牙槽嵴条件等实际情况的基础上应用。

第四节　游离端可摘局部义齿设计相关力学研究

游离端缺损是临床的一种常见牙列缺损。游离端可摘局部义齿无远中基牙支持,必须依靠剩余牙槽嵴来提供部分支持、稳定和固位。由于基牙及其牙周组织与牙槽嵴黏膜的支持作用显著不同,在承受殆力时,黏膜的可让性远远大于牙齿,压力去除后复原速度也大于牙齿。黏膜组织可让性也存在差异,缺牙区与非缺牙区的黏膜可让性不同。因此,义齿在承受殆力时会发生移位,应力分布复杂。如义齿设计制作不良,会导致基牙损伤或剩余牙槽嵴吸收等情况发生。如何合理地设计义齿,以减小对基牙和对牙槽骨等组织的不利影响,更好地发挥义齿功能,始终是学者们研究的热点。本节介绍游离端可摘局部义齿设计对其支持组织应力分布影响的相关研究。

一、固位体设计相关力学研究

（一）卡环相关力学研究

卡环是可摘局部义齿的主要固位形式,是可摘局部义齿达到理想修复效果,行使良好咀嚼功能的重要条件。

卡环进入基牙倒凹的深度是决定卡环固位力大小的重要因素。葛起敏等使用 Chatillion 测力仪测定了钴铬合金铸造卡环在不同倒凹深度的固位力发现:卡环进入基牙倒凹的深度对卡环固位力影响显著,深度越大,卡环获得固位力越大。

合理的卡环设计,除考虑卡环固位力大小外,也应尽量减小基牙所受扭力,保护牙体牙周组织健康。卡环的弹性越大,对基牙产生的扭力越小。卡环臂正确的形态是卡环获得良好弹性的重要因素。Sato 等通过有限元分析,提出卡环臂锥度的变化与卡环弹性的变化成正相关关系。研究发现,当卡环臂锥度 0.8 时,卡环弹性形变所产生的应力最小,对基牙产生的扭力最小。

卡环的设计类型对基牙及其牙周支持组织的应力分布也有影响。Ⅰ型卡环是游离端可摘局部义齿关注的重点。Ⅰ型卡环基于力学方面考虑的优点在于,它与基牙接触面积小,而且整体位于基牙导线下方,在游离端发生下沉移位时,会与基牙脱离接触,从而避免对基牙产生扭力作用,减少基牙损伤。Sato 等对钴铬合金Ⅰ型杆卡进行了尺寸测量,并应用三维有限元分析法对其产生的应力分布情况进行研究,结果表明:卡环尖端的锥度、宽度和厚度是影响钴铬合金Ⅰ型杆卡应力分布的关键参数,尖端锥度在 0.02~0.023mm 之间,宽度在 1.4~1.5mm 之间,厚度在 0.7~0.75mm 之间时,卡环获得固位力最高,应力分布最合理。

（二）间接固位体相关力学研究

间接固位体能够抵抗义齿的旋转趋势,发挥稳定作用并保护基牙。1982 年,McDowell 等采用光弹性法分析游离端义齿的间接固位体的作用,结果指出间接固位体可将垂直向𬌗力传递到两个设有间接固位体的基牙上,将水平向𬌗力传递到间接固位体及载荷对侧的主要基牙上,因而减小了主基牙上的应力,将应力传布至更多的支持牙上。

二、支托相关力学研究

（一）支托位置设计相关力学研究

支托的设计一直以来是学者们研究的热点。1963 年,Kratachvil 提出在游离端义齿的基牙上设计近中支托,认为近中支托能够减小基牙所受扭力,使基牙能够得到近中余留牙的支持,使牙周支持组织受力均匀。远中支托可以引起临床牙冠的远中移动趋势以及根尖的近中移动趋势,基牙牙根上部 1/2 的位移在近远中向大于垂直向,使其牙根在上 1/2 明显向一侧移位。牙齿向受力方向发生倾斜移位,并对牙槽骨产生水平的力,使周围骨组织产生组织学变化的影响甚至破坏。而相同条件下,采用近中支托,可以使支点位置前移,远离加载点。支点线前移增加了游离端基托在垂直作用力下绕支点线旋转移位的旋转半径,使基牙和基托下牙槽嵴受力方向更接近垂直方向,避免基牙因扭力导致的牙周膜损伤,并能够使牙槽嵴发挥更好的支持作用。之后有学者研究了游离端可摘局部义齿支托设计的理论基础,在有限元模型上制作近、远中支托设计,垂直加载,测试基牙及其基托下支持组织的位移和应力,结果表明,在相同的加载条件下,近中支托设计,基牙及其基托下支持组织的位移值和应力值减小;近中支托设计使基牙轴向受力,减轻基牙负荷,利于基牙健康。有研究通过施加不同加载方式发现,对于单侧游离端可摘局部义齿,随着加载点向远中的移动,离支托越来越远,支托位移值和应力值逐渐减小,基牙位移和所受应力也越小,因而,采用近中支托,基牙受力点前移,基牙所受位移和应力较小,对基牙损伤较小。

基于近中支托的上述优点,结合Ⅰ型杆卡在义齿游离端下沉时可以与基牙牙面脱离接触的特点,1973 年 Krol 定义了 RPI 卡环,即近中支托、远中邻面板与Ⅰ型杆卡组合。经研究指出其在义齿行使功能时,Ⅰ杆与基牙颊面脱离接触,基托下沉而不扭转基牙,利于基牙健康;𬌗力主要由牙槽嵴承担,且组织应力分布均匀;脱位时则产生类似二类杠杆的作用,具有良好的固位力。有研究应用典型 Aker 卡环和 RPI 卡环组在相同的垂直加载情况下对基牙施加应力的研究发现，两种卡环形式在不同方向上均使基牙产生不相同的应力分布。Aker卡环应力主要集中在基牙远中牙颈部，且应力较大；RPI 卡环组应力集中在基牙牙根 1/3，近中颈部区，应力较少。RPI 卡环组比起 Aker 卡环在减少基牙损伤方面具有明显优势。

但是，也有学者观点与多数人主张的采用近中支托修复远中游离端缺失的观点不尽相同。Murake 应用有限元分析比较了近、远中支托对基牙位移和基牙牙周的应力分布，结果显示，设计远中支托的基牙位移值和牙周应力值均大于近中支托，但其值相对不高，在牙周组织能够承受的范围之内。汪文骏等用电测法对游离端义齿在垂直载荷的作用下，不同设计的应力分布进行实验研究，结果表明近远中支托对基牙及牙槽骨的应力影响并不大，更重要的是作用力的方向，认为侧向𬌗力是影响基牙受力大小的主要因素。游离端义齿由剩余牙槽嵴和基牙共同支持，在此基础上应分出主次：如基牙好而数量多，牙槽嵴条件差，则可以牙支持为主，采用分散的多基牙多固位体；若基牙少且其牙周组织条件差，而牙槽嵴丰满，则可以黏膜支持为主；若口内余留牙多时，选多用基牙分散𬌗力，并有效地抵抗侧向力，但固位体进入基牙倒凹区要少，以减小对基牙的应力。

（二）支托形态设计相关力学研究

与基牙受力大小相关的并不仅有支托的位置，其形态设计也值得注意。有研究认为，不论采用近中支托或是远中支托，支托的水平移动比轴向力对支持组织的影响更大，需要限制支托的水平移动对基牙水平位移的影响，从而减小基牙所受的应力。因此要求支托窝为圆凹形，以避免支托在发生水平移位趋势时对基牙产生较大的侧向力。

关于支托与基牙长轴的关系，由于各国学者采用的研究方法与描述不同，也存在一定的差异。传统观点认为，支托传递至基牙的作用力应与基牙长轴的方向接近或一致。汪文骏等运用有限元法和光弹分析法，按照上述要求观点制作支托，经研究分析得出结果，在支托长度为基牙 1/3 的基础上，支托凹底应与基牙（磨牙）长轴垂线呈 20°或（前磨牙）呈 10°左右的夹角，这样支托所承受的作用力正好通过基牙的旋转中心而不使基牙倾斜移位。Kratochvil 研究认为，支托长度应至少到达基牙𬌗面的中心，支托凹底面应与基牙长轴的垂直线平行，从而使得基牙承受𬌗力沿长轴方向传递。该提示支托具有一定长度，可以使𬌗力均匀地传递到基牙上。但是有限元分析研究结果证实，支托长度越长，屈服强度越小；支托厚度越大，屈服强度越大，𬌗支托越不易折断。因此，在增加支托的长度时，为了补偿降低的屈服强度，需要适当地增加支托的厚度，使支托正常行使功能。

三、连接体设计相关力学研究

连接体设计的相关生物力学研究集中在其不同设计形式对于基牙及牙槽嵴的影响。Lawrence 分析了游离端可摘局部义齿 U 形大连接体的扭转和压缩刚度，结果表明：无论是压缩实验还是转矩实验，增加后腭杆能够明显增加支架的刚度；牙弓长度增加，U 形大连接体会变得更加弯曲，增加后腭杆和支架厚度能够有效对抗这种影响。任宏伟应用三维有限元方法研究了前腭板、前腭板加后腭杆、后腭杆和全腭板四种大连接体设计形式的双侧游离端可摘局部义齿对基牙及牙槽嵴的力学影响，结果显示，在义齿承受𬌗力时，采用后腭杆形式，基牙受力最大；采用前腭板加后腭杆形式，缺牙区牙槽嵴受力最大。Miho 通过三维有限元分析法分析了可摘局部义齿修复单侧游离端缺失时,后腭杆宽度对应力分布的影响,结果显示,后腭杆随宽度增加,义齿基托最大的垂直位移以及基托和远中𬌗支托的颊向位移均明显下降,后腭杆宽度超过18mm,显示出足够的刚度。

相关研究一直认为,大连接体必须具备足够的刚性才能将𬌗力传递和分散至其他基牙及邻近的支持组织,并减少基托的垂直位移。

四、人工牙设计相关力学研究

游离端可摘局部义齿人工牙的设计关注于尽量减小侧向𬌗力,防止基牙和组织损伤。一般采取以下方式:缩短人工牙的近远中径,或减数少排人工牙,以缩短力臂;减小人工牙的牙尖斜度;减少人工牙颊舌径,缩小人工牙受力面积。有学者提出人工牙𬌗面面积与其鞍基应有一定比例,一般为1:3,牙槽嵴差者可为1:4。

此外,人工牙应与对𬌗牙咬合接触良好,使𬌗力均匀分散。Craig等用有限单元法研究远中游离端义齿的应力分布,模型为磨牙缺失,第二前磨牙为基牙,设远中支托,颊侧Ⅰ型杆卡臂,结果发现:在第一、二磨牙上共同施加载荷,与载荷集中作用于第二磨牙的中央凹相比,第二前磨牙周支持组织的应力分布规律相似,但应力值明显降低。这一结果说明义齿人工牙承受分散的𬌗力时,作用于基牙牙周组织的应力小,相反的,集中载荷,作用于基牙牙周支持组织上的应力大,易使基牙受损伤。

五、基托设计相关力学研究

基托相关生物力学研究较少,集中在基托面积对于义齿支持组织的影响方面。Kaires通过系列实验研究指出,用宽大的义齿基托最大限度地覆盖承托区是牙槽嵴能承受水平和垂直向应力大小的关键因素。因此,基托覆盖牙槽嵴顶的范围越大,对分散载荷越有利,使得单位面积承担的载荷减少,义齿基托应在边缘组织结构的生理允许限度内尽量伸展。

基于目前研究结果,针对游离端缺损的可摘局部义齿修复,尚不能完全定论采用何种设计是最理想的,需结合患者的具体情况全面考虑。无论何种设计,都应该以实现义齿良好的固位、支持和稳定效果为出发点,在避免组织损伤的基础上,最大限度地发挥功能。

第五节　种植体支持可摘局部义齿的力学研究

种植技术的发展为牙列缺损修复提供了良好的解决方案。对于存在缺牙数目较多、颌骨条件不良等问题的患者,通过在特定部位植入个别种植体,将种植体和可摘局部义齿结合进行种植体支持的可摘局部义齿修复,可有效地降低修复成本和减少手术创伤等。

针对游离端牙列缺损,由于种植体具有垂直刚度特性这一优点,种植体可以作支托使用,能有效地改善游离端可摘局部义齿末端基托围绕支点线的旋转。通过远端种植体的植入,游离端牙列缺损由Kennedy Ⅰ类或Ⅱ类转变成了类似Kennedy Ⅲ类,可摘局部义齿由牙-黏膜混合支持式转变为牙-种植体混合支持式或种植体支持式。

一、种植体支持游离端可摘局部义齿对于口腔组织的影响

针对种植体支持游离端可摘局部义齿修复对于口腔支持组织的影响,许多研究者从力学角度进行了分析。

贾洪宇等应用三维有限元法在不同加载条件下比较分析有无种植体支持对于双侧后牙游离端缺失可摘局部义齿修复应力分布的影响,结果表明增加种植体支持可以显著降低可摘局部义齿基托的位移,减小基牙牙周膜和基托下支持组织的应力。

Rocha 等采用有限元法分析比较了可摘局部义齿和种植体支持的可摘局部义齿相同载荷条件下支持组织的应力分布情况,得出结论采用种植体支持的可摘局部义齿基托下牙槽嵴的应力更小,分布更为均匀。

黄庆丰等对小种植体支持可摘局部义齿和常规 RPI 卡环组可摘局部义齿修复下颌游离端缺损进行了不同加载条件下的有限元分析。垂直负荷时,小种植体支持可摘局部义齿修复组的基牙及缺牙区牙槽骨和黏膜的应力均低于 RPI 卡环组可摘局部义齿修复组;斜向负荷时,RPI 卡环组可摘局部义齿修复组各部位应力明显增大;小种植体支持可摘局部义齿修复组仅种植体颈部牙槽骨出现应力增大,基牙及其牙周膜的应力反而下降;作者认为采用小种植体支持的可摘局部义齿修复游离牙列缺损,有利于基牙和缺牙区软硬组织健康。

Ohkubo 等应用压力感受器进行相关研究结果表明,针对游离端牙列缺损,种植体支持可摘局部义齿较常规可摘局部义齿在下颌双侧第一磨牙和中线舌侧区压力明显小;增加种植体支持,使可摘局部义齿在减少位移、降低组织压力方面有明显改善。

Cunha 等针对游离端牙列缺损,对不同部位植入种植体支持可摘局部义齿进行了有限元研究,将种植体分别植于相当于第二前磨牙、第一磨牙、第二磨牙位置,进行垂直向加载,结果表明当种植体位于第二磨牙位置时,将会产生较大的应力和位移值,因此建议将种植体植入相对近中的位置。但是,Grossmann 以及 Ohkubo 等的研究获得的不同的结果,认为种植体在第二磨牙位置植入能够明显减小义齿末端的位移,获得更好的稳定。

Verri 等对不同种植体的直径和长度的影响进行了有限元分析,发现种植体长度增加能够明显降低义齿基托的应力和位移,而种植体直径增加可以明显减小应力但对位移值无显著影响,建议应尽量使用较大直径和较长的种植体支持可摘局部义齿修复游离端牙列缺损。

陈少武等对不同种植体类型的影响进行了有限元分析,通过建立了下颌双侧前磨牙与磨牙缺失模型,分别植入 Straumann 和 NOBEL Replace Tapered 两种系统的种植体支持可摘局部义齿修复,进行垂直加载,比较种植体周围骨组织、基牙牙周膜、基托下黏膜的应力与位移,结果发现:种植体外形、直径和长度的改变不会影响基牙牙周膜及基托下黏膜组织的应力分布;种植体的外形的改变比直径的变化对种植体周围皮质骨应力值的影响大;种植体直径的增加比长度的增加对于基牙牙周膜及基托下黏膜的应力减小作用更明显。

综合以上研究认为,对于游离端牙列缺损,采用种植支持的可摘局部义齿修复可有效地减少基托的位移,减小基牙及其牙周膜和基托下支持组织应力,利于口腔组织健康。

二、种植体上部结构设计及其相关力学研究

种植体与牙槽骨间为骨结合,是刚性连接没有缓冲作用,而天然牙与牙槽骨之间有牙周膜,在垂直向和侧向力作用下有一定缓冲作用。因此,对于牙-种植体混合支持式可摘局部义齿,由于义齿部件将天然牙与种植体连接起来,如何使两者有效地共同发挥作用,而且不造成组织损伤,种植体与义齿的连接方式是值得关注的问题。

种植体支持可摘局部义齿可选用的上部结构包括杆卡式附着体、球帽附着体、弹性附着体、磁性附着体等。基于减少种植体数目考虑,一般尽量采用游离端种植一颗种植体的形式。杆卡式附着体需要种植两颗以上的种植体,在这种情况下,可考虑行种植固定义齿修复方式。

(一) 种植体辅助游离端可摘局部义齿上部结构

1. 球帽附着体　球帽附着体是按扣式附着体中的一种,阳极为固定在种植体上的球形,阴极为固定在基托组织面内的圆筒状按扣结构。该附着体在义齿上就位时,两部分结构嵌合在一起,可发挥支持、固位和稳定作用。阴性和阳性结构之间在不承受力时应保留一定的间隙,在受力时基托下沉,基托下支持组织分散部分秴力,此时种植体才受力,从而减少种植体负荷。由于阳极结构呈球形,圆筒状按扣可从各方向围绕球旋转,允许在受侧方力时义齿有轻微的摆动,避免了种植体承受过大的扭力,应力分布更均匀。

2. 弹性附着体　典型代表是 ERA 附着体和 Locator 附着体。弹性附着体阴阳极为弹性扣套结构固定在基托组织面内,阳性部件是具有一定垂直高度的金属圈结构固定于种植体基台上。阴极结构内设有气囊缓冲,不受秴力时,阳极结构与阴极结构顶端留有一定间隙,当受到秴力作用时允许义齿有一定距离的垂直下沉,模拟牙周膜的作用,但是没有侧向缓冲作用。其固位力可调节,可根据具体情况选择不同的阴极结构提供不同大小的固位力。

3. 磁性附着体　磁性附着体由相互吸引的磁体和衔铁两部分组成。磁体嵌入义齿组织面,衔铁由软磁合金制成,固定于种植体基台内。磁体和衔铁之间的磁性吸引力发挥固位作用。在义齿就位时,软磁合金被磁化,产生磁场,增加义齿固位,摘除义齿后,软铁本身几乎全无剩磁,安全性良好。磁性固位体在磁轴方向有相当强的固位力,但对水平力的抗力较小。这种设计虽然对义齿的固位稳定有一些影响,但对创伤性水平力具有应力中断作用,利于种植体骨界面的健康。

(二) 相关力学研究

Itoh 等利用光弹应力分析法比较不同加载条件下利用愈合基台和球帽附着体固位的种植体支持可摘局部义齿的应力分布特征。在垂直加载时,两者均在种植体根尖处产生了相似大小的应力,基牙根尖处应力较种植体处小;斜向加载时,球帽附着体修复者在加载部位产生了较大的应力;作者认为两者均对义齿提供了支持,能够显著减小牙槽嵴上分布的应力,但在应力分布方面没有观察到明显区别。

Cho 等利用光弹应力分析法比较利用愈合基台和弹性附着体固位的种植体支持的可摘局部义齿的应力分布特征,结果表明利用弹性附着体较愈合基台能够更好地分散应力,显著减小种植体和基牙周围的应力分布。

Pellizze 等建立下颌半侧前磨牙和磨牙缺失模型,采用以下修复方式:可摘局部义齿;远

中种植体愈合基台支持的可摘局部义齿;远中种植体弹性附着体可摘局部义齿;远中种植体单冠修复后设置近中𬌗支托、可摘局部义齿修复。通过有限元分析发现:垂直加载条件下,采用远中种植体弹性附着体可摘局部义齿修复的种植体和基牙周围应力最小;在斜向加载时所有模型的应力值均增大,但远中种植体弹性附着体可摘局部义齿修复的模型应力分布最小、最均匀。

本章作者建立了含种植体的下颌双侧游离端磨牙缺失光弹模型,依照临床操作步骤分别制作了应用球帽附着体、弹性附着体和磁性附着体的种植体支持可摘局部义齿,经垂直向和颊侧斜向 45°加载分析,得出以下结论:无论垂直向还是斜向加载,基牙及种植体周围组织应力集中部位主要位于其根尖处;附着体相同的条件下,基牙及种植体周围组织应力的大小和加载力量的大小成正相关;单侧后牙垂直向加载,采用磁性附着体、球帽附着体、弹性附着体的上部结构,基牙及种植体周围支持组织应力值依次减小;单侧后牙斜向加载,采用弹性附着体、球帽附着体、磁性附着体的上部结构,基牙及种植体周围支持组织应力值依次减小。

上述研究均为实验力学分析或理论力学分析结果,其临床实际效果尚有待验证。各种上部结构各有其优缺点,其选择要基于患者的基牙及牙槽嵴状况。

(张少锋)

参 考 文 献

1. ALAN B C. McCracken 可摘局部义齿修复学. 北京:人民军医出版社,2013

2. 徐君伍. 口腔修复理论与临床. 北京:人民卫生出版社,1999

3. 姚月玲,周敬行,汪文骏.游离端义齿近、远中支托的光弹应力分析. 第四军医大学学报,1983,01:19-23

4. 于海洋. 口腔生物力学. 北京:人民卫生出版社,2012

5. PELLIZZER E P,VERRI F R,FALCÓN-ANTENUCCI R M. Evaluation of different retention systems on a distal extension removable partial denture associated with an osseointegrated implant. J Craniofac Surg,2010,21(3):727-734

6. ROBINSON C. Clasp design and rest placement for the distal extension removable partial denture. Dent Clin North Am,1970,14(3):583-594

7. SATO Y,YUASA Y,AKAGAWA Y,et al. An investigation of preferable taper and thickness ratios for cast circumferential clasp arms using finiteelement analysis. Int J Prosthodont,1995,8(4):392-397

8. SATO Y,HOSOKAWA R,TSUGA K,et al. The effects of buccolingual width and position of occlusal rest seats on load transmission to the abutments for tooth-supported removable partial dentures. Int J Prosthodont,2001,14(4):340-343

9. SATO Y,SHINDOI N,KORETAKE K,et al. The effect of occlusal rest size and shape on yield strength. J Prosthet Dent,2003,89(5):503-507

10. SHAHMIRI R,AARTS J M,BENNANI V. Finite element analysis of an implant-assisted removable partial denture. J Prosthodont,2013,22(7):550-555

11. VERRI F R,PELLIZZER E P,PEREIRA J A. Evaluation of bone insertion level of support teeth in class I mandibular removable partial denture associated with an osseointegrated implant:a study using finite element analysis. Implant Dent,2011,20(3):192-201

第四章 诊疗计划与修复前准备

可摘局部义齿(removable partial dentures,RPD)是口腔修复学的组成部分之一,牙列缺损可以采用多种方式进行修复,医师应依据患者提出的治疗愿望,结合患者的身体状况商定治疗方案,确定修复方式。可摘局部义齿需要利用口腔余留的软硬组织进行修复,采用 RPD进行修复应达到以下目标:①尽可能消除口腔疾病;②保护余留牙、牙周组织及口周组织的健康;③恢复咀嚼、美观的口腔功能,不影响发音及舒适性。

为了获得令患者满意的治疗效果,医师首先应与患者进行充分的医患交流,明确其主诉、期望及相关的病史;然后展开充分的口腔临床检查;在依据上述信息对患者的病情及口腔状况作出正确的诊断后,医师首先进行诊疗计划的详细拟定,然后与患者商定采用哪种治疗方案,修复方式是否涉及 RPD 的设计使用,明确患者是否接受相关的口腔治疗。

治疗方案确定后即开始序列口腔治疗,为了保证口腔组织的健康及修复体的长期应用,依据患者的检查诊断结果,在进行修复之前可能需要一系列的口腔准备,在完成准备工作之后即开始 RPD 的临床治疗过程。本章从医患交流、可摘局部义齿修复治疗的六个阶段、口腔临床检查、明确诊断及治疗计划拟定及口腔准备几个方面讲解 RPD 的工作流程及临床操作开始之前的工作内容。

第一节 医 患 交 流

一、医患交流的目的

牙科治疗的目的是满足患者的需求。通过医患交流(doctor-patient communication)和临床检查可以获得不同患者的个性化的治疗需求,医患交流贯穿口腔治疗过程始终。

医患交流的目的主要包含三个方面:

1. 了解患者的主诉及相关的病史。

2. 针对患者现有的身体情况,结合患者的期望,共同商定治疗方案。

3. 告知患者需要配合医师治疗完成的事项,如定期复查、义齿及口腔健康的维护等。

患者寻求专业治疗的目的主要包括:希望维护良好的口腔健康和/或需要治疗口腔的异常情况,医师的诊治需主要针对患者的主诉进行,才能取得令患者满意的治疗效果。医患交流中问诊的内容主要包括主诉、系统治疗史、牙科治疗史以及患者的期望。了解患者对治疗的期望值有利于明确可摘局部义齿的预期结果。

医患交流的首要任务是获得主诉,即明确患者就诊的目标及顾虑等。患者陈述愿望时,医师需要不带偏见地倾听,并确保正确理解患者的意图。这些内容对后续的治疗计划和步骤有很大影响。医师在聆听患者陈述愿望及病情的过程中不应急于提出建议,而应在掌握了足够的信息后为患者拟定合理的治疗方案。医患交流中医师可以围绕主诉提出一些问题,如:前后缺牙区分散存在的患者,就诊要求修复前部缺失牙齿,医师可以询问患者后牙缺失对咀嚼是否有影响,是否担心义齿体积大不舒服,是否可以考虑前后缺失牙齿同时修复;这不仅有助于医师理解患者的想法,也可以帮助患者理清自己的思路。必要时可以引导患者把关注的问题按重要性进行排序,虽然要花费较多交流时间,但这对后续整个治疗中的医患关系和治疗效果大有益处,所以医师有必要就主诉问题与患者进行深入交流。

医患交流的另一项重要内容是患者参与的口腔检查,并在明确需要解决的问题后,与患者共同商榷治疗计划。与医师主导的单向的椅旁检查相比较,医患双向交流的检查提高了检查的针对性及准确性,共同参与的检查令患者更清楚地了解到自身状况。医患交流与临床检查为医师提供了充分的诊断信息,在明确诊断的基础上,医师初步拟定治疗计划,并与患者共同讨论病情、确定治疗计划。医师与患者探讨治疗计划的过程中,首先应让患者了解自身的修复条件,可能的修复方法,所需的时间、费用等。医师有责任告知患者每种治疗方法的利弊,鼓励患者充分参与治疗方案的选择,并在患者自主权衡不同治疗计划的风险及收益的基础上,帮助其确定最终的治疗方案。共同参与治疗方案的讨论有利于患者记住大部分的讨论内容,这使得他们更乐于接受和参与治疗。

可摘局部义齿体积较大,部件多,初戴时有不同程度的异物感、恶心,对发音也有一定影响,戴用一段时间这些不适感觉即可消失。在选择修复体时,对于没有可摘局部义齿修复史的患者,医师应充分告知可摘局部义齿需要一定时间的适应过程;使患者对义齿有一个较为客观的预期,这种心理干预有利于取得良好的治疗满意度。

医患交流过程中医师需要注意交流技巧及语言的运用,使患者能够充分表达其感受、愿望及需求;医师选择适当时机引导询问,获得口腔专业检查和治疗所需信息;在与患者商讨治疗方案时,医师应通过语言交流、图片及模型演示等手段告知病情及各种治疗方法的区别,以方便患者选择对其最有利并能接受的治疗方案,同时知晓维护口腔健康的重要意义。

二、患者的社会心理需求与修复治疗

(一)可摘局部义齿的社会心理需求

2000 年中国进入老龄社会,人口老龄化增加了可摘局部义齿的社会需求。2009 年 60 岁及 65 岁以上老年人口分别达到 1.67 亿人和 1.13 亿人,中国人口老龄化迅速,据联合国预测,中国人口老龄化速度最快的时期将出现在 2016~2038 年,期间 65 岁及以上人口比例将从 10% 快速地上升为 21%,2051 年将达到峰值 4.37 亿,这一阶段,老年人口规模将稳定在 3 亿~4 亿,80 岁及以上高龄老人占老年总人口的比例将保持在 25%~30%。

我国老年人口的绝对数量大,目前该人群龋病、牙周病的发病率最高。2017 年第四次全国口腔流行病调查结果显示:65~74 岁的龋病患病率为 98%,牙周病患病率为 90.7%;平均存留牙数为 22.50,牙齿缺失率为 81.7%。有学者调查结果显示,随着年龄的增长,受检者的牙齿患病率、缺牙率以及缺牙均数都呈逐渐增长趋势,但老年患者的义齿修复率仅为

42.6%;75 岁以上患者不良义齿修复率达到 26.66%。

从缺失牙齿的部位来看,上颌缺失牙数目多于下颌缺失牙数目;上下颌牙齿缺失最多的分别为第一磨牙和第二磨牙,上下颌牙齿缺失最少的均是尖牙;左右两侧牙齿缺失数目无显著差异。

患者发生牙列缺损对口颌系统的颞下颌关节、肌肉黏膜、口腔咀嚼功能、进食习惯、美观等均产生一定影响。牙齿缺失后,缺牙区牙槽嵴得不到正常的功能刺激,牙槽骨骨密质变薄、骨小梁损失,牙槽嵴骨量逐渐减少;口腔黏膜表面上皮变薄、弹性降低,因此口腔黏膜更容易受到创伤;口腔咀嚼功能出现不同程度降低;长期复杂的缺损将导致颞下颌关节紊乱的发生。及时的修复治疗可以修复部分口腔功能、阻断或延缓疾病的进展。当牙列缺损没有给患者带来不适等症状时,患者通常不会主动就医,如 1~2 颗后牙缺失带来的咀嚼障碍,短时间内将被余留牙齿弥补,不适感消失;当牙列缺损对功能影响的程度达到或超过患者的心理承受能力时,患者才会主动寻求专业医疗治疗。

牙齿缺失发生后,患者心理有可能产生一系列的变化,主要表现为孤独、不幸感、自卑感、不能集中注意力、体重减轻、绝望、交往受限、多疑等。缺牙患者较同龄人更缺乏自信,生理功能和生活能力均有降低。患者存在不同程度的焦虑情绪甚至轻微的抑郁情绪。缺牙患者修复前的心理压力主要源自两个方面:一方面是自身压力,包括容貌改变、发音异常;另一方面是来自环境的压力,主要是别人的偏见和歧视。对于这些压力,如果患者没有用适当的方式进行应对,即有可能产生焦虑、抑郁等心理状态。

患者寻求专业修复治疗的愿望与牙列缺损的部位、数目、就医经历、对口腔健康的重视程度等因素密切相关。面部作为人类独特的信息承载体,承担着重要的社交功能,而牙齿是面部传达信息的重要组成部分,因此前牙缺失的患者对修复治疗具有更迫切的心理需求。除了恢复美观的需求,牙列缺损患者就诊的原因还包含:进食种类或数量受限、咀嚼食物困难、颞下颌关节不适等。此外,仍有一些未就诊的牙列缺失患者需要专业的医疗帮助,造成患者未及时修复的原因多种多样,主要原因是患者口腔保健知识匮乏及担忧口腔操作和义齿带来疼痛等不适。

发生牙列缺损的社会群体日渐增加,其中的老年患者对可摘局部义齿的社会心理需求更加强烈,医师有责任尽力为这些患者提供切实有效的口腔治疗,从而改善牙列缺损患者的口颌系统及全身的健康状况,缓解消除患者的心理不适。

(二) 以患者为中心的修复治疗

牙齿的缺失是一种不可逆的进程,随着牙齿的缺失,患者口腔的软硬组织在解剖学与生理学方面都会发生渐进性改变。无论从维护机体健康还是从满足患者心理需求的角度出发,医师都应积极及时地给予救治。修复治疗应在去除疾病、修复及维持余留牙和口腔组织健康的基础上修复缺失牙齿,以恢复最适宜的功能、舒适及美观。设计良好的修复体应尽可能长期持久地在口腔内发挥功能,同时修复体需要精心维护以确保适当的治疗效果。

牙列缺损的治疗特点是修复方式多样化,同样的口腔情况可以采用不同种修复方法进行治疗。通常医师会按照这样的顺序与患者讲解缺失牙的修复方式:种植体支持式修复体、固定义齿、可摘局部义齿。虽然进行修复体选择时,通常会在不能采用固定修复的情况下才考虑可摘局部义齿,但有些情况更适合进行可摘局部义齿修复,如:远中游离端缺失、长跨度缺隙者、牙槽骨丧失较多或颌骨缺损者、基牙预后不佳、费用问题等情况;对于前牙需要拔除影响美观、牙周状况不稳定、牙列缺损但患者正处于生长发育期、咬合重建初期可以采用过渡性可摘局部义齿进行修复治疗。

医患讨论过程中,医师有责任为患者提供足够的专业信息,方便患者在不同的治疗方式中进行选择,医师需全面描述修复治疗对患者的影响,包含技术方面、生理方面、美学方面、费用、不同阶段的维护要求以及未来可能出现的治疗需求。

医患交流过程中,医师应鼓励患者参与讨论及决策,一方面,医师可以针对患者的心理需求展开牙科治疗,另一方面,决策分享可以让患者在充分了解各种修复治疗方式利与弊的基础上参与治疗计划的决定,尤其在选择费用高、义齿及口腔卫生维护复杂的修复方式时,更需要得到患者的认同;同时参与确定治疗计划将提高患者的治疗依从性和满意度。

可摘局部义齿对美观及舒适度的影响是患者进行修复时首要关心的问题。一方面与固定义齿、种植义齿相比,可摘局部义齿的卡环、支托等金属部件的暴露影响了修复体的美观;另一方面,对于牙槽骨吸收较多的患者,可摘局部义齿可以更好地解决美观问题,因为可摘局部义齿的人工牙得到基托的承托,更易于排列在适当的唇、颊舌面位置上,基托同样可以支撑面部的软组织、恢复丰满度。例如,当上颌前部牙槽嵴唇侧吸收较多时,切牙乳突可能位于牙槽嵴顶,如果采用固定桥修复缺失牙齿,为了使桥体与下颌前牙有正常的𬌗接触,只能将其切端过度唇向倾斜,导致唇部丰满度恢复不足,修复体唇舌向倾斜角度不自然;如果采用可摘局部义齿修复,可以将与唇侧基托连接的人工牙齿以自然的角度安放在接近天然牙齿的位置,美观效果优于固定义齿。

可摘局部义齿修复后能够恢复大部分的咀嚼效率。咀嚼效率可以代表切割研磨食物的能力,即在给定时间内将食物磨切到一定大小的能力。研究显示咀嚼效率与咬合接触的牙齿数目密切相关,并与咬合接触面积显著相关。磨牙缺失患者吞咽食物前需咀嚼次数更多,平均食物块更大。因此,磨牙的缺失对咀嚼效率影响更大,有必要修复。牙列缺损部位不同,能够恢复的咀嚼效率也有差异,其中后牙双侧游离端缺失的患者咀嚼效率恢复得最少。尽管研究显示磨牙的咬合接触有益于改善咀嚼功能,临床中仍有一些患者仅有前磨牙的咬合接触却并未感到明显的咀嚼能力降低,对于这一"短牙弓"(shortened dental arch)患者的修复原则,如患者并没有明确的咀嚼功能障碍诉求,在判断是否需要修复磨牙时,要考虑邻近缺隙的余留牙的位置的稳定性、对𬌗牙齿是否会伸长及患者有无颞下颌关节紊乱等口腔情况来拟定治疗计划。

患者对可摘局部义齿修复的期望包含:咀嚼功能良好、结实耐用、稳固舒适、价格便宜、使用方便、易清洁、美观、发音正常等。随着医学模式向生物-心理-社会模式的转变,人们更加关心自身的心理健康和需求。口腔修复体不仅是恢复病人生理功能的义齿,而且是可以同时满足患者生理和心理需要的人工器官,以患者为中心的修复治疗要求医疗机构及医师以患者的心理期望为基础开展治疗,努力提高患者对修复体的满意程度。可摘局部义齿的满意度与患者的年龄性别、文化程度、口腔就诊经历、个性特点等因素密切相关。为了提高患者的满意度,医师首先要与患者做好个性化的沟通交流工作。

针对上述可摘局部义齿对牙列缺损的功能性修复情况,医师应在以下方面与患者进行个性化的深入交流:

1. 可摘局部义齿修复体对美观、舒适、咀嚼功能各方面的改善程度及影响。

2. 通过患者对口腔健康情况信息的共享及不同修复体异同的理解,帮助患者制订有利于改善口腔健康、符合患者就诊需求的治疗方案。

3. 为了保障相对长久的口腔健康及修复体的正确使用,医患双方需明确双方的责任与承诺,并对口腔组织及修复体的临床转归有清晰的认识及了解。

可摘局部义齿使用一定时间之后可能需要更换,原因如下:

1. 牙齿缺失后,缺牙区牙槽嵴发生进行性不可逆性吸收,几年后与修复体组织面将产生间隙。

2. 修复体材料老化。

3. 口腔组织再次治疗需要。

4. 意外创伤。

5. 患者对义齿及口腔健康的维护不当。

第二节　可摘局部义齿修复治疗的六个阶段

一、病史采集与口腔检查

病史采集(history taking)主要通过医患交流获得,目的是获得患者的主诉、现病史、既往史、家族史等,既往史包含全身系统病史及口腔专科病史两个方面。口腔检查(oral examination)与病史采集交替进行,使患者病情逐渐明晰,检查内容包括口腔外部检查、口腔内部检查、影像学检查、研究模型、咀嚼功能检查等。

二、明确诊断、确定治疗计划、患者指导及修复前的序列治疗

医师通过病史采集与口腔临床检查,专科医师会诊收集到患者的健康信息资料,根据专业知识进行综合分析,并对患者的病情作出完整的判断,为制订完善的治疗计划及预后评估奠定基础。在完整诊断的基础上,医师拟定出全面的治疗计划,与患者商议后,确定采用可摘局部义齿进行修复。

在与患者交流病情、确定治疗计划的过程中,医师有义务对患者进行指导,即向患者讲解与其个体健康相关的问题,以获得患者的知情同意并配合治疗。一副可摘局部义齿的成功既要求医师根据良好的专业知识进行诊断设计,也需要患者正确地使用和维护义齿、维护口腔卫生才能实现,此外需患者配合医师定期复查,这对改善疾病的预后及临床转归具有积极的意义。

医师对患者的指导贯穿修复治疗过程始终,当与患者讨论治疗计划及预后时,患者在知晓病情的情况下,积极参与最终的决策,可以提高其完成治疗计划的依从性。必要时,医患交流之后应采用书面建议的形式确定最终的治疗方案,并明确双方的责任与义务。

修复治疗计划应按一定的逻辑顺序及严重程度明确序列诊疗步骤,包含修复治疗前的口腔准备,修复治疗所需条件的确认检查、修复体的类型选择,修复治疗后的预后评估等。拟定详细治疗程序后,在患者知情同意的情况下即开始修复治疗前的序列治疗。

三、口腔预备、取印模及工作模型

修复治疗前的口腔准备全部完成后,再次进行口腔检查,并重新评价最初拟定的治疗方案是否合理完善,确认与目前口腔情况相符后,即开始口腔预备(oral preparation)工作。口腔预备工作应按照正确的临床操作要求及步骤进行,以确保可摘局部义齿具有充足的支持、固位及稳定性,否则可能对最终的修复效果产生影响,甚至需要修改治疗计划。研究模型与模型观测仪方便医师提前标记出口腔预备的内容,并辅助指导口腔预备工作的顺利进行。口腔预备工作结束后,即可选择适当方法制取印模、灌注模型。具体内容参见第九章。

四、确定颌位关系、上𬌗架、排牙及义齿完成

颌位记录要求准确反映上下颌牙的𬌗关系,无论是在模型还是上𬌗架之后,上下颌牙的𬌗关系应与口腔内情况一致。

由于缺牙数目和位置不同,可以采用以下三种方法确定可摘局部义齿的正中咬合关系:

1. 在模型上利用较多的余留牙确定上下颌牙的𬌗关系。

2. 口内仍有可以保持上下颌垂直向位置关系的后牙,但模型上难以确定𬌗关系者,可以利用蜡𬌗记录确定上下颌关系。

3. 游离端缺失或缺失牙齿较多时,可以利用𬌗堤记录上下颌关系。对于远中游离端缺失的患者,如牙槽骨吸收较多或牙槽黏膜松软动度较大,最好在义齿支架制作完成并检查调整支架的适合性后,再次制取游离端缺牙区的功能性印模,并在黏膜处于压力状态下取得最终的𬌗关系。

五、义 齿 初 戴

可摘局部义齿完成后,即可邀约患者进行义齿初戴。要求义齿能在口内顺利就位和取出,且固位良好,基托伸展适度,咬合接触正常。有些复杂的义齿需要适当的调改才能就位。就位后应检查咬合关系是否接触均匀;对早接触、𬌗干扰或低𬌗需做必要的修改。就义齿戴入后可能出现的问题及处理方法进行医患沟通,如恶心、发音不清甚至疼痛等,并指导患者维护义齿及口腔卫生健康,告知患者定期复查。

六、定期复查及修改

义齿初戴完成并不意味着治疗过程的结束。可摘局部义齿结构较复杂,需患者对义齿及口腔有效地维护,否则将增加患者罹患龋病和牙周病及黏膜疾病的风险;此外,修复体的支持组织会发生不同程度的吸收萎缩,尤其对于游离端牙齿缺失者;因此,患者需要定期或不定期返回医院进行专业检查,信息反馈、接受健康指导甚至临床治疗。复查的目的是了解患者口腔健康状况及修复体使用情况,指导患者正确使用修复体、维护口腔卫生健康;及时发现和处理修复体使用过程中出现的问题和口腔疾病,提高修复体的远期成功率。复查间

隔时间一般为 6 个月,这一时间也取决于患者的口腔健康和身体状况;对于龋易感者,易患牙周病者和牙槽嵴萎缩速度较快者,应该经常复查,以对即将或已经出现的问题进行相应的处理,对于基托与牙槽嵴顶黏膜出现间隙的义齿可以进行重衬等修改。

第三节　口腔临床检查

修复治疗的基本目标既包括对缺失牙齿的修复,也需兼顾余留牙及其周围软硬组织的健康,从而维持口腔整体健康状态。可摘局部义齿的基牙相对分散,义齿基托需要覆盖一定面积的黏膜,因此,在拟定修复治疗计划之前,应进行全面的口腔检查。口腔检查应结合问诊、视诊、探诊、触诊、叩诊、听诊展开,同时进行关键牙齿的牙髓活力测试、影像学检查,研究模型在𬌗架上的咬合关系分析及模型观测、咀嚼功能的测试等均有利于完善临床发现。检查的目的是综合评估患者咀嚼系统的状况。

一、口腔外部检查

通过视诊、触诊、听诊、扪诊对颌面外部进行检查,内容如下:

(一) 颌面部外形检查

1. 颌面部形态是否左右对称,各部分之间比例是否协调。

2. 口唇外形及其与上下前牙的位置关系。

3. 患者的面型是直面型、凸面型还是凹面型。

4. 面部皮肤颜色、光泽和弹性。

(二) 颞下颌关节系统的检查

1. 关节和头颈部肌肉有无压痛。

2. 关节是否有弹响或杂音。

3. 关节活动是否受限,开口度及开口型有无异常。

二、口腔内部检查

(一) 口腔一般情况

检查牙列的完整性,牙体牙列缺损的类型与范围,口内有无修复体、修复体状况如何,舌、口底、前庭沟、颊、唇、系带、软硬腭等有无异常。牙齿表面是否覆盖牙石、菌斑,必要时,需在牙齿彻底清洁之后再次进行口腔检查。

(二) 缺牙区情况

了解缺牙区的部位及数目,缺牙间隙的大小;缺牙区的伤口愈合情况,余留牙槽嵴高度、宽度及形态,牙槽嵴有无骨尖、骨突、倒凹等,还应检查软组织的色泽、弹性、厚度等。

(三) 余留牙检查

了解余留牙的数目与位置,检查牙体、牙髓、牙周、根尖周、牙齿形态及位置等情况。包括天然牙体有无缺损、龋坏、折裂及磨耗情况,牙髓活力状态,口内充填体大小、完整性,有无悬突,有无叩痛,邻面接触情况等。牙周检查对于选择基牙及推断修复体的预后有重要意义。牙周检查包括牙龈的颜色、质地、大小及形态,观察其有无肿胀、充血、脓肿或瘘管。扪诊检查龈袋内是否有渗出物及其性质。应采用牙周探针对牙周袋深度进行测量和记录,同时检查根分叉受累情况及牙齿的松动度等。还要检查余留牙是否有倾斜、移位和伸长,有无拥挤、扭转等错𬌗畸形,覆𬌗覆盖关系是否正常,余留牙能否维持稳定的正中𬌗关系,是否存在早接触或𬌗干扰。

(四)口腔黏膜及口腔软组织情况

1. 口腔黏膜的色泽、质地、移动性、有无充血、肿胀、溃疡、瘢痕增生等异常表观。

2. 唇、颊、舌系带的位置,附着高低,对修复可能产生的影响。

3. 舌的大小、形态及功能活动情况。

(五)唾液分泌

唾液分泌的黏稠度和量是否正常。

(六)旧修复体

如患者口内有旧义齿,还应检查旧修复体设计是否合理,与口腔软硬组织是否密合,外形是否适当,有无磨耗或破损、咬合关系是否正常,固位及稳定是否良好等。

三、影像学检查

影像学检查是诊断口腔颌面部疾病常规的检查手段,通过它可以了解以下内容:

1. 确定感染及其他病变部位。

2. 缺牙区是否有残根、异物存在。

3. 余留牙有无根折、龋坏、龋坏部位与牙髓的关系。

4. 检查已充填或是冠修复的牙齿有无继发龋和龈边缘悬突。

5. 显示根管内充填情况以评估预后。

6. 余留牙牙槽骨高度,牙槽骨吸收方式及牙周膜宽度,以便作出是否需要牙周治疗的诊断。

7. 检查基牙数目、长度、形态和牙槽骨支持情况。

四、研 究 模 型

研究模型有辅助诊断和制订治疗计划的作用,必要情况下需复制一副研究模型。研究模型需要上合适的𬌗架才能发挥作用。具体如下:

1. 作为口腔检查的补充,有利于从颊侧和舌侧观察咬合关系;通过对𬌗架上的研究模型进行分析和调整,能够明确调𬌗或𬌗重建是否能够改善𬌗关系。

2. 通过研究模型,医师可以有效地进行患者指导(patient instruction),解释修复治疗的必要性;便于患者参与治疗计划的拟定,讨论治疗费用,知晓疗程。

3. 研究模型可用来制作个别托盘,为防止损坏研究模型,应采用不可逆性水胶体印模材(藻酸盐)复制研究模型,或用油泥在研究模型填倒凹后制作个别托盘。

4. 在整个诊疗过程中,研究模型可以作为修复治疗计划拟定、修复体设计以及口腔预备的初始参照依据,将研究模型置于模型观测仪上进行观测,可确定可摘局部义齿共同就位道以及牙齿需调磨部位及程度。可摘局部义齿的设计、义齿的就位道、牙齿表面需要调改和预备的部位及程度均可用铅笔记录在研究模型上,以供参考。在复制的研究模型上进行基牙的调改,可以用来指导临床的基牙预备。

五、咀嚼功能检查

发生牙列缺损后,口腔咀嚼功能会受到不同程度的影响,功能检查可以帮助了解牙齿缺失与口颌系统功能紊乱的关系,有助于制订正确的治疗计划与修复设计方案。常用的功能检查方法有:

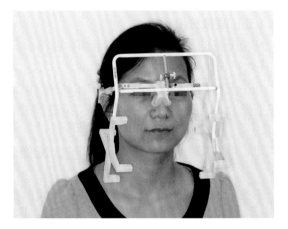

图 4-1　下颌运动轨迹描记

1. 采用 T-scan 咬合接触/记录分析系统、光咬合分析仪、咬合音图仪、计算机咬合印记图像分析仪等设备检测𬌗力,判断牙齿的咬合接触情况。

2. 口腔修复前后进行咀嚼效能的检测,可以了解牙齿缺失对咀嚼功能的影响程度,对修复后治疗效果进行评价。

3. 口腔修复前进行下颌运动轨迹(mandibular movement track)的检查有助于修复设计(图 4-1)。

4. 咀嚼肌肌电图(electromyography)可分析下颌运动时各个肌的功能状态及协调作用情况(图 4-2),可用于颞下颌关节紊乱病的诊断。

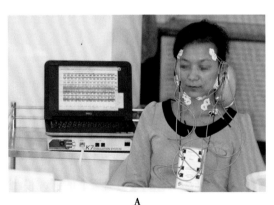

A

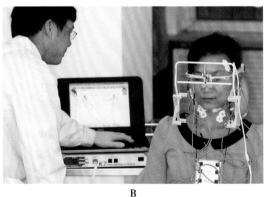

B

图 4-2　肌电图

A. 采用表面电极测试颌面部肌肉的肌电图　B. 采用肌电图仪和下颌运动轨迹描计议同时检测颌面部肌肉收缩及下颌运动情况

上述口腔检查结果应留存记录,方便对病情进行跟踪判断分析,并拟定阶段性的治疗计划。

可摘局部义齿（RPD）修复口腔检查记录表

患者姓名＿＿＿＿＿＿ 性别＿＿＿＿＿＿ 年龄＿＿＿＿＿＿

门诊编号＿＿＿＿＿＿ 初诊日期＿＿＿＿＿＿＿＿＿＿

牙齿缺失部位＿＿＿＿＿＿＿＿＿＿＿＿＿＿＿＿＿＿＿＿＿＿＿＿＿＿＿＿＿

是否戴过 RPD，是＿＿＿＿ 否＿＿＿＿

如果对旧 RPD 不满意，认为问题是＿＿＿＿＿＿＿＿＿＿＿＿＿＿＿＿＿＿＿＿

如果有全身系统疾病，曾确诊为＿＿＿＿＿＿＿＿＿＿＿＿＿＿＿＿＿＿＿＿＿＿

口外检查：

面部外形是否异常，是＿＿＿＿ 否＿＿＿＿

颞下颌关节是否有疼痛，是＿＿＿＿ 否＿＿＿＿；弹响，是＿＿＿＿ 否＿＿＿＿；运动受限，是＿＿＿＿ 否＿＿＿＿；

X 线所见颞下颌关节是否有异常改变，是＿＿＿＿ 否＿＿＿＿

口内检查：

口腔卫生状况：良好＿＿＿＿ 一般＿＿＿＿ 较差＿＿＿＿

缺牙区情况：拔牙创口愈合情况，已愈合＿＿＿＿ 未愈合＿＿＿＿

　　　　　　是否有需要外科处理的骨尖骨突，是＿＿＿＿ 否＿＿＿＿

　　　　　　X 线所见支持骨的质量是否良好，良好＿＿＿＿ 较差＿＿＿＿

余留牙情况：龋齿及牙折、楔状缺损等牙体缺损的部位＿＿＿＿＿＿＿＿＿＿＿＿

　　　　　　根管充填的牙齿部位＿＿＿＿＿；充填情况，完善＿＿＿＿不完善＿＿＿＿

　　　　　　牙周组织异常部位＿＿＿＿＿＿＿＿＿＿＿＿＿＿＿＿＿＿

　　　　　　牙齿排列接触异常部位＿＿＿＿＿＿＿＿＿＿＿＿＿＿＿＿

　　　　　　𬌗曲线异常部位＿＿＿＿＿＿＿＿＿＿＿＿＿＿＿＿＿＿＿

　　　　　　𬌗接触异常部位＿＿＿＿＿＿＿＿＿＿＿＿＿＿＿＿＿＿＿

　　　　　　是否需要重新建立咬合关系＿＿＿＿＿＿＿＿＿＿＿＿＿＿＿＿

　　　　　　有无 X 线可见的阻生牙、多生牙、龈下或骨内残根、牙根折裂，有＿＿＿＿ 无＿＿＿＿

唾液的黏稠度和量是否正常，正常＿＿＿＿ 异常＿＿＿＿

口腔黏膜有无异常，正常＿＿＿＿ 异常＿＿＿＿

系带或肌肉附着是否影响基托的密合及舒适性，是＿＿＿＿ 否＿＿＿＿

研究模型分析：

缺牙区是否有足够的颌间距离容纳修复体，是＿＿＿＿ 否＿＿＿＿

需要放置支托及间隙卡的位置是否有适当的𬌗间隙，是＿＿＿＿ 否＿＿＿＿

最适合作为基牙的牙齿是＿＿＿＿＿＿＿＿＿＿＿＿＿＿＿＿＿＿＿＿

是否需要调改牙齿的外形，是＿＿＿＿ 否＿＿＿＿

第四节　明确诊断及治疗计划拟定

通过医患交流和临床检查收集到患者的临床信息资料,医师整合分析后,对患者病情作出诊断。依据诊断,结合患者的经济状况、主观期望及修复体的长期效果,制订出最佳的治疗方案。

一、检查结果分析判定

患者的全身健康状况影响口腔治疗计划的拟定及修复体的选择,诊断过程中首先要确认全身健康状况,医患交流时即可获得患者的系统性疾病的信息。对于影响可摘局部义齿设计、制作及戴用的全身疾病,应建议患者先进行全身体格检查,在疾病得到有效治疗或控制的情况下,再开展口腔治疗。部分患者由于生理性、病理性等因素造成口干,对义齿的长期使用影响较大,易造成余留牙的龋病、牙周病及黏膜的病损。

如经临床检查确认口腔软硬组织为疾病状态,需经过完善的治疗后再行可摘局部义齿的修复。如需处理拔除的牙齿,患有牙体牙髓、牙周病的牙齿,异常的口腔黏膜及牙槽骨的病变等。X线检查为口腔硬组织的重要辅助检查手段,可以辅助判断病变的部位及破坏的程度。𬌗架上的研究模型可以提供上下颌牙齿𬌗关系的信息,医师需要判断是接受维持现有咬合关系,还是应通过调𬌗、𬌗面修复、正畸、牙周手术等方法来改善𬌗关系。

二、修复基础评价

可摘局部义齿的支持、固定及稳定均来自于基牙和牙槽骨,因此有必要依据检查结果对基牙的健康状况、位置、形态及牙槽骨的健康状况进行详细的分析,这对于可摘局部义齿设计方案的确定及预后判断至关重要。

牙支持式和牙-黏膜混合支持式义齿均要求基牙能够承受更大的负荷,尤其是水平向的外力。邻近远中游离基托的基牙在承担垂直向和水平向力的同时,还需负担游离基托移位所带来的扭力。因此,必须仔细评估基牙牙槽骨的支持能力以及对过去所承受的异常载荷的反应。X线检查结果可以提供骨密度、骨小梁间隙大小排列方向、骨硬板的连续性及厚度等信息(图4-3)。通过对比基牙牙槽骨承受额外负荷前后骨组织的改变,可以判断支持区域的骨组织对异常𬌗

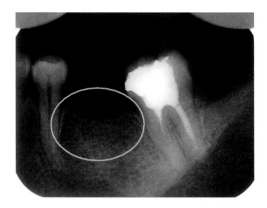

图4-3　X线检查
X线检查结果可以提供牙槽骨的骨密度、骨小梁间隙大小排列方向、骨硬板的连续性及厚度等信息

力的反应是积极的还是消极的,积极的骨反应是义齿设计过程中该牙齿或牙槽骨可以增加额外载荷的指征。

三、治疗计划拟定

在完成病史采集和口腔临床检查,对患者全身和局部情况进行综合评价的基础上作出诊断后,医师即可提出一种或几种可能的治疗方案,在与患者进行充分的交流与商讨后,确定一种兼顾最理想的功能修复与患者的要求期望的修复治疗计划(treatment planning)。修复治疗的目的包括治疗及维持余留牙及口腔软硬组织的健康;在口腔健康状况达到适宜修复的理想状况后,选择适当的修复体修复缺失牙齿以恢复功能、舒适及美观。可摘局部义齿修复可以为将来选择其他治疗方法提供可能,这一点在其他修复方法中是不太可能实现的。

治疗计划内容主要包括修复前的准备工作,修复治疗所需口腔条件的检查确认、修复体的类型选择、修复治疗后的预后评估等。有时初次就诊并不能确定最终的治疗计划,由于口腔疾病的治疗效果或结果不能完全确定,或者与可摘局部义齿修复体设计制作相关的口腔条件需要一段时间的调整或观察时,治疗计划可能因口腔情况的变化而改变,这时医师应该针对可能发生的变化提出暂时性的治疗计划,并随着治疗的进展,在患者口腔健康情况稳定时提出完整的治疗计划。

无论是暂时性的还是最终完整的治疗计划,都应对治疗所涉及的临床操作顺序有合理的安排,尽管操作的实际顺序将伴随患者的实际需要有所变化,但其顺序应基本确定。

对于牙列缺损患者,依据不同的口腔状况拟定的口腔治疗计划具有不同的复杂程度。因此,临床医师在制订治疗计划之前对牙列缺损修复治疗的复杂性作出评估,有助于在自身的知识、技能、经验不足以解决患者问题时,早期会诊、转诊治疗,最大程度地维护患者利益。在这方面,通常采用牙列缺损的修复诊断指标 ACP 分类法来分析判断患者牙列缺损的复杂程度。2002 年,McGarry 提出了一种牙列缺损的分类方法,用来进行牙列缺损分类,指导临床综合治疗计划的拟定,即 ACP 分类。按照诊断所确定的病变程度和范围,ACP 分类将修复治疗的复杂程度分为四类(Class Ⅰ～Class Ⅳ),该法首先对口腔情况的四个方面分别进行分类,包括缺牙区的位置范围、基牙条件、殆关系和剩余牙槽嵴条件;按照治疗的复杂程度,每一个方面分为 4~5 个评判标准,如四个方面都符合 ACP 分类标准,则为 Class Ⅰ 类,当各个方面标准不同时,按最复杂的那项确定类别。另外,只要患者存在全身其他系统疾病并引发口腔表现或存在颞下颌关节紊乱等情况,则为Ⅳ类。医师需随时更新患者的诊断信息以方便治疗计划的进一步调整确定。

牙列缺损 ACP 分类临床工作记录表

	Class Ⅰ	Class Ⅱ	Class Ⅲ	Class Ⅳ
缺牙区的位置和范围				
Class Ⅰ:单颌牙弓缺牙,并符合下列特征之一				
a. 上颌前牙区牙齿缺失不超过 2 颗切牙				
b. 下颌前牙区牙齿缺失不超过 4 颗切牙				
c. 上颌或下颌后牙区牙齿缺失不超过 2 颗 前磨牙或不超过 1 颗前磨牙和 1 颗磨牙				

续表

	Class I	Class II	Class III	Class IV
Class Ⅱ：双颌牙弓缺牙，并符合下列特征之一				
a. 上颌前牙区牙齿缺失不超过 2 颗切牙				
b. 下颌前牙区牙齿缺失不超过 4 颗切牙				
c. 上颌或下颌后牙区牙齿缺失不超过 2 颗前磨牙或不超过 1 颗前磨牙和 1 颗磨牙				
d. 上颌或下颌缺失 1 颗尖牙				
Class Ⅲ：单颌或双颌牙弓缺牙，并符合下列特征之一				
a. 上颌或下颌后牙区牙齿缺失超过 3 颗或 2 磨牙				
b. 上颌或下颌前后牙区缺失 3 颗或超过 3 颗牙齿				
Class Ⅳ：先天或后天颌面部缺损				
基牙状况				
Class Ⅰ：无修复前需要治疗的基牙				
Class Ⅱ：1 或 2 个六分象限*内的基牙需要局部辅助治疗（即牙周、牙髓、正畸治疗或冠内冠外修复）				
Class Ⅲ：3 个六分象限内的基牙需要局部辅助治疗（即牙周、牙髓、正畸治疗或冠内冠外修复）				
Class Ⅳ：4 个六分象限内的基牙需要局部辅助治疗（即牙周、牙髓、正畸治疗或冠内冠外修复）或需要谨慎使用的基牙				
𬌗关系				
Class Ⅰ：无需修复前治疗，Ⅰ 类磨牙及颌骨关系				
Class Ⅱ：需要局部𬌗关系调整，Ⅰ 类磨牙及颌骨关系				
Class Ⅲ：需要𬌗重建，改变𬌗曲线，但垂直距离不变，Ⅱ 类磨牙关系				
Class Ⅳ：需要𬌗重建，改变垂直距离，Ⅱ 类或 Ⅲ 类磨牙关系				
剩余牙槽嵴				
一类牙槽嵴				
二类牙槽嵴				
三类牙槽嵴				
四类牙槽嵴				
预后需谨慎判断的状况				
全身系统性疾病并发口腔症状				
颞下颌关节紊乱				
不能配合治疗的其他身体状况				

注：六分象限为将上下颌牙弓分为六个象限，按照 FDI 临床牙位记录法，上颌三个象限的牙齿分别为 18—14、13—23、24—28，下颌为三个象限的牙齿分别为 48—34、43—33、34—38。

第五节　口　腔　准　备

口腔准备是可摘局部义齿修复成功的基础,为了获得长期良好的治疗效果,在进行可摘局部义齿最终设计制作之前,需要依次进行一些必要的临床处理。这些处理的目的是改善口腔健康状况,为可摘局部义齿的修复治疗提供一个理想的、稳定的口腔环境,从而在维护口腔余留软硬组织健康的基础上,提高可摘局部义齿的功能。

在明确初步诊断及临时性的治疗计划后,即可以开始口腔准备。随着口腔准备中余留组织逐渐恢复健康,治疗效果逐渐明晰,最终的治疗计划才能完全确定。口腔准备可能涉及的内容包括:外科准备、牙周准备、𬌗调整、牙体牙髓治疗、正畸治疗、固定修复治疗、过渡性及诊断性可摘局部义齿的使用。

口腔准备的顺序要遵循一定的原则,一般可按照口腔疾病的轻重缓急及组织愈合的时间安排临床处理的顺序。首先应处理急性症状,如牙折、急性牙髓炎、牙槽脓肿、急性冠周炎或龈炎等;口腔卫生状况不但与牙周健康及印模的准确性密切相关,而且牙齿表面大量附着的牙结石会影响医师对牙体疾病的观察与发现,因此在进行全面口腔检查之前应彻底洁治刮治,完成牙周的基础治疗后再次进行检查。口内的不良修复体可能因颈部牙体暴露造成基牙龋坏,也可能因咬合创伤造成基牙松动等问题,应拆除不良修复体,对其所涉及的软硬组织进行充分检查后,全面考虑其可能需要的口腔处理,口腔外科及牙周科手术需要较长时间的组织愈合修复,应尽早完成。需要较长治疗时间的修复前正畸治疗、过渡性𬌗夹板的应用等均应根据所需时间尽早开始相应治疗。

一、外　科　准　备

可摘局部义齿患者所需要的修复前外科处理应尽早完成,手术与取印模间隔时间越充分,承托区组织越稳定,对义齿的支持、固位和稳定作用越有利。

(一)拔牙

对于可摘局部义齿来说,因疾病不能保留或不利于义齿设计修复的牙齿应尽早拔除。

对松动牙齿的处理应视其具体情况而定,一般来说,牙松动度达Ⅲ度,牙槽骨吸收达根长 2/3 以上者予以拔除;否则松动牙齿经有效治疗后尽量保留,以减缓牙槽骨的吸收。对于创伤或不良修复体导致的牙齿松动,如病因去除可逐渐稳定,应予保留。

确定残根的拔除或保留应根据牙根的缺损病变范围、根尖周组织的健康状况,并结合治疗效果及与修复的关系综合考虑。如果残根破坏较大(图 4-4),缺损达龈下无法经牙冠延长术或正畸牵引获得生物学宽度,根尖周组织病变范围较广泛,治疗效

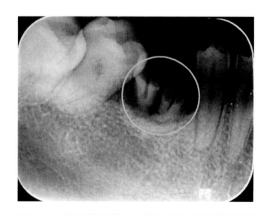

图 4-4　残根破坏较大,根尖周组织病变范围较广泛(吉林大学口腔医院魏玉雪提供)

不佳者,可考虑拔除;如果残根较稳固,根尖周组织无明显病变或病变范围较小,同时对可摘局部义齿的支持和固位有利者,则应进行根管治疗后保留。

对于根分叉病变的多根牙,当病变较轻时应予保留,通过龈上洁治、龈下刮治、牙龈切除术或牙龈成形术以及保持良好的口腔卫生等措施,能够有效地控制其病变,且预后良好;如根分叉病变较严重,可考虑采用牙-骨成形术、牙根切断术或分根术对患牙进行治疗,治疗后余留的牙体组织对义齿的支持、固位及稳定有利者予以保留,否则应拔除。

阻生牙的拔除或保留应考虑其对可摘局部义齿的设计是否具有积极的意义。对于牙体牙髓牙周病变广泛,或可能造成毗邻基牙牙体、牙周出现病变的阻生牙应予拔除。如阻生牙近中牙齿缺失,且经调磨或正畸治疗位置正常后可以为可摘局部义齿提供支持或固位作用者可予保留。

对于错位、倾斜、伸长的牙齿,首先考虑正畸、调磨等治疗纠正牙齿的位置异常;对于错位明显、与对𬌗牙无咬合接触或锁𬌗的错位牙齿应予拔除;牙体倾斜角度较大,伸长牙齿已咬合在对𬌗牙槽嵴顶黏膜上,且牙齿Ⅲ度松动者应予拔除。

埋伏牙在无症状且经X线片检查分析无病理改变的情况下可以保留;保留的埋伏牙须记录在病历中,并告知患者定期行X线检查,以观察其位置变化及有无含牙囊肿等病理改变。如需拔除,原义齿经过重衬处理后多数可继续使用。

(二) 牙槽骨修整术

可摘局部义齿要求其所覆盖的缺牙区骨质无尖锐的骨突或骨嵴(图4-5),无明显妨碍义齿就位的倒凹或悬突。由于拔牙时牙槽嵴未能及时复位或拔牙后骨质吸收不均造成的骨尖或骨突,如一段时间后仍不消退,且有疼痛,或有明显倒凹妨碍义齿摘戴时,应行牙槽骨修整术去除过突的骨尖或骨突。

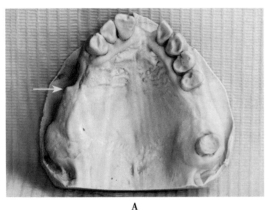
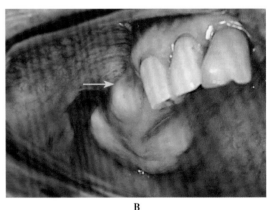

图4-5 缺牙区骨尖(箭头示)
A.𬌗面观 B.颊面观

骨隆突是正常骨骼上的骨性隆起,覆盖在其表面的黏膜通常较薄,过大的骨隆突在义齿摘戴时可能引起激惹症状,甚至组织破溃疼痛,对于影响可摘局部义齿修复的骨隆突应及时施行牙槽骨修整术。骨隆突常发生于:①下颌磨牙和前磨牙舌侧,一般为双侧对称分布,也可为单侧出现,亦称为下颌隆突(torus mandibularis);②腭中缝处,称为腭隆突(palatal torus);③上颌结节,结节过度增生形成较大的骨性倒凹,若双侧上颌结节均有较大骨性倒凹

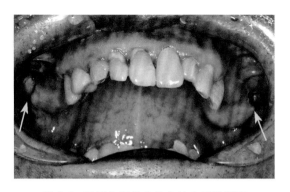

图 4-6 双侧上颌结节均有较大骨性倒凹

（图 4-6），可只修整一侧上颌结节，不妨碍义齿就位即可。

对于异常的软组织，如瘢痕组织、乳头状瘤、缝龈瘤、龈瘤、增殖性红斑，应采用外科手术切除，并根据病变情况送交病理检查。去除这些组织有利于其对义齿的支持，同时也可避免修复体对病变组织产生新的刺激，减少患者的不适感，降低该部位发生炎症或恶变的可能性。

伴随着牙槽嵴的过度吸收，可摘局部义齿的固位力降低，此时可施行牙槽嵴重建术（alveolar ridge reconstruction）。牙槽嵴重建术是治疗牙槽嵴严重吸收、萎缩的一种方法。20 世纪 60～70 年代主要的重建法是游离自体骨移植加高术，自体骨移植无免疫排斥反应，含成骨细胞及大量生长因子，促进成骨效果显著；但由于游离自体骨移植移植骨不断地吸收及重建，牙槽嵴形态不理想而逐渐被弃用。近年来，随着生物医用材料学的快速发展及口腔临床治疗手术方法的不断创新和改进，牙槽嵴重建术的可预期性日益增强，可供选择的骨增量治疗方式越来越多，引导骨再生术（guided bone regeneration，GBR）、块状自体骨外置法移植术（autogenous bone block onlay grafting）、牙槽嵴劈开术（alveolar ridge split technique）、帐篷技术（tenting technique）、上颌窦底提升术（lateral sinus floor elevation）、夹层骨移植术、牵张成骨术（distraction osteogenesis）、Le Fort Ⅰ型夹层骨移植术（Le Fort Ⅰ osteotomy and interpositional bone grafting）将成为引导骨组织再生修复领域的几个热点方向。

二、牙 周 准 备

无论是牙支持式还是混合支持式义齿，可摘局部义齿的最终完成直接依赖于余留牙支持组织的健康和完整。余留牙的牙周健康，尤其是被用做基牙的余留牙的牙周状况必须进行仔细的评估，并在明确可摘局部义齿修复设计前进行合理的治疗；可摘局部义齿的牙周准备不仅需要消除活动的牙周疾病，还应为修复治疗提供良好协调的牙周组织条件，如通过软组织和/或硬组织的冠延长术充分暴露残留的健康牙体组织，使修复体边缘的位置有利于牙周组织的自洁作用。

牙周准备通常在口腔外科处理之后即可开始。若患者牙结石较多时，应先行洁治后拔牙，避免牙结石落入拔牙创，引发炎症。

可摘局部义齿修复之前的牙周治疗应做到：

1. 消除或控制引发牙周疾病的病原学因素，如炎症、创伤。

2. 去除或减小牙周袋。

3. 建立具有适当生物学宽度，且有利于修复体边缘牙周组织自洁作用的龈边缘的位置、形态。

4. 制订个人菌斑控制计划，维护牙周健康。

根据牙周组织的病变范围和程度不同,牙周治疗可分为三个阶段:第一阶段为基础治疗,包括口腔卫生指导,刮治、根面平整、抛光,以及必要的咬合调整,此外合理的暂时性牙周夹板固定有利于松动牙齿的预后。第二阶段是牙周手术阶段,基础治疗结束之后,要评估患者是否需要进行牙周手术,如果患者口腔卫生良好,但仍有牙周袋以及骨缺损,则应考虑通过牙周外科手术来恢复牙周健康。牙周手术包括冠延长术、翻瓣手术、牙根切断术、牙半切术、引导组织再生术、游离龈移植、牙龈成形术。牙周手术的目标是消除炎性疾病的进展及建立有利于牙周自洁的修复体的边缘位置。在治疗初期即与患者说明牙周手术的可能性及必要性,以便取得患者配合。第三阶段为牙周健康维护期,菌斑控制对于牙周健康至关重要,这既包括患者个人的口腔卫生维护,也需要通过医疗手段定期对所有牙根表面的、龈上的、龈下的结石和菌斑进行彻底地清除。医师需制定患者的复诊时间表,对于有中、重度牙周炎病史的患者每3~4个月复诊1次,以巩固前期牙周治疗的效果。

三、殆 调 整

殆调整(occlusal adjustment)是可摘局部义齿修复前必不可少的准备工作。部分牙齿缺失后,口腔内上下颌牙之间的殆关系可能出现异常,尤其对于缺牙时间较长又未及时修复者,殆关系异常较为多见。

常见的殆异常包括:毗邻缺牙间隙的牙齿倾斜移位(图4-7),余留牙之间出现间隙(图4-8);缺失牙齿对殆牙伸长(图4-9),妨碍下颌的前伸和侧方运动,重度伸长牙可造成上下颌牙之间的咬合锁结,移位明显的伸长牙可与对殆缺隙的牙槽黏膜接触;由于紧咬牙、夜磨牙等习惯造成余留牙殆面磨耗严重(图4-10),上下颌牙齿咬合接触不良;余留牙原有的错殆畸形,如牙齿排列不齐、错位、反殆、锁殆等导致咬合关系不理想。

对于这些殆异常情况,临床上通过可逆的或不可逆的方法进行修改,调整殆接触状态,使咀嚼系统的整体功能趋于协调;常用的临床手段按照其对殆关系改变范围由小到大的顺序排列如下:殆垫,调殆选磨,固定修复,正畸治疗,正颌外科治疗。尽管口腔内的殆关系很难作出一些根本性的改变,但在确认上下颌殆状态可能对义齿修复产生不利影响的前提下,对殆关系进行适当的调整,对于可摘局部义齿充分发挥作用、维持口颌系统健康是十分重要的。

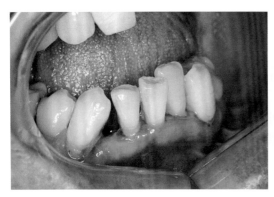

图4-7 缺牙间隙的牙齿向缺隙倾斜移位

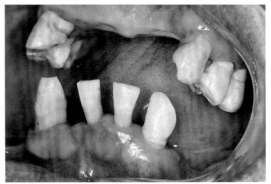

图4-8 牙列缺损后余留牙之间出现间隙

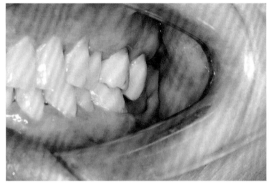

图4-9　缺失牙齿对殆牙伸长

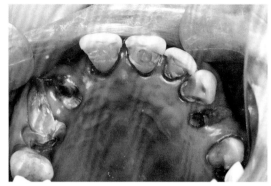

图4-10　上颌余留牙殆面与舌面磨耗严重

四、牙体牙髓治疗

可摘局部义齿修复之前所需的牙体牙髓治疗一般应在外科处理和牙周治疗后进行,对于因主诉出现自发痛、咬合痛等急性症状而就诊的患者需首先行相应的牙体牙髓治疗。当进行牙体牙髓治疗的牙齿需要进一步采用全冠、嵌体或高嵌体等进行修复时,所采用的固定修复设计应作为可摘局部义齿治疗计划整体的一部分加以考虑。

需要进行牙体充填治疗的主要是牙体的龋病、楔状缺损、无症状的隐裂、未涉及牙髓的少量牙折等情况。

需要行牙髓治疗的情况包括:

1. 出现牙髓或根尖病变的牙齿。

2. 髓腔已暴露的残根、残冠,即使无症状也应进行完善的牙髓治疗。

3. 预防性牙髓治疗,如过度伸长牙齿造成殆曲线明显异常或扭转、错位牙齿位置异常严重影响义齿修复就位,上述问题患者不同意或无法通过正畸治疗解决者;隐裂出现牙髓炎症状的牙齿,为防止牙髓治疗过程中出现牙折,可先采用牙圈或暴露殆面的临时冠予以保护,待牙髓治疗完成后,再采用永久冠修复。如隐裂牙尚未出现牙髓炎症状,可先制作牙冠保护牙齿,并密切观察。

4. 纵折牙与牙长轴接近,多数情况难以保留;斜折的牙齿如断面位于牙根的颈1/3,可以通过冠延长术或牙根牵引术暴露断根边缘,在保证生物学宽度及适当桩/冠比例的基础上进行桩核冠修复,前牙应注意冠延长术后牙龈边缘的位置是否影响美学效果;如多根牙斜折的一侧牙根无法保留,可以保留稳固的半侧牙,经过完善的牙髓治疗后再以冠修复牙体外形。

5. 对于可摘局部义齿的基牙,牙髓治疗时应注意:

（1）选作基牙的牙齿发生感染,要尽量进行彻底的牙髓治疗,如因根管不通畅采用其他方法治疗,如干髓术、塑化治疗等,尽量不要作为基牙使用。一般情况下可先以冠修复保护完成根管治疗的基牙。

（2）如原有修复体基牙发生了牙髓炎,治疗前要对该牙齿的健康状况重新评估,再决定是否继续作为基牙使用,包括冠根比例是否合适,前期作为基牙服役过程中牙周组织是否保存良好。

五、正 畸 治 疗

患者缺牙同时存在牙列不齐或倾斜、移位等情况,需要首先通过正畸治疗获得较好的修复条件。随着成人正畸、片段弓矫治技术等正畸理论和方法的不断发展,可摘局部义齿修复前可采用正畸方法直立缺隙两侧牙轴,打开咬合、排齐牙齿、合理分配牙列间隙,压低伸长牙留出咬合间隙,为支架或人工牙的合理安放创造理想条件,从而最大限度地恢复美观效果及咬合功能。可摘局部义齿修复之前的正畸治疗主要涉及以下情况:

1. 直立倾斜基牙　缺牙时间过长久易导致基牙向缺隙倾斜,为了获得共同就位道及良好的导平面,常需磨除较多基牙倾斜部分的牙体组织,必要时甚至需要进行牙髓治疗。修复前通过正畸治疗使倾斜基牙直立,可以保留牙髓,并获得良好稳定的咬合关系。

2. 压低伸长牙　缺失牙齿对殆的牙齿由于失去咬合接触而逐渐向缺隙伸长,异常的殆曲线使下颌运动受限,伸长过多者甚至与缺牙区黏膜接触,使得可摘局部义齿无法放置人工牙和基托。正畸治疗可以压低伸长牙,为修复体创造空间,使殆曲线趋于正常。

3. 残根残冠的正畸牵引　外伤牙折或残根龋坏至龈下 3mm 者,直接进行桩冠修复易引发牙周问题,远期成功率较低;而正畸牵引术能够将位于龈下 3mm 以内的残根牵出龈缘。

4. 打开前牙深覆殆　深覆殆时上下前牙咬合过紧,前牙缺失修复时间隙不足。正畸治疗可以通过压低上下前牙、升高后牙等建立较为正常的前牙咬合关系。

六、固定修复治疗

如果口腔内有需要固定义齿修复的牙齿,应在可摘局部义齿取印模之前完成固定义齿的制作及戴入;固定义齿的设计应充分考虑可摘局部义齿的美观及功能。

可摘局部义齿制作之前可能需要固定修复的情况包括:

1. 缺损严重、颜色、形态异常的牙齿。

2. 低殆牙需要增加牙冠高度恢复咬合。

3. 隐裂、伸长牙齿进行完善的牙髓治疗后,需要冠修复保护牙体组织。

4. 倾斜、扭转和错位的牙需要重新排齐。

5. 需要安置附着体的牙齿。

6. 松动、冠根比例不合适或者锥形根的牙齿选作基牙时,为了改善基牙条件,可将该牙与邻牙采用联冠连接起来。

7. 前牙区散在孤立的牙齿可以采用固定桥连接起来;如牙冠缺损较多,也可以设计龈杆为可摘局部义齿提供固位力。

8. 获得合适的殆支托形态。

9. 牙周情况较差需要联合修复,获得更大支持力。

此时,固定义齿部分应预先考虑后续可摘局部义齿的支架设计,确定固位、支持稳定的基牙,在这些基牙的冠上设计附着体、栓道(图 4-11);预留并以金属制作殆支托、小连体位置;预留基牙颊侧倒凹 0.25mm,并且位置应尽量靠近龈缘 1/3 的位置;金属导平面的制作;隙卡间隙(图 4-12)。这些预留与设计必须借助观测台才能实现。

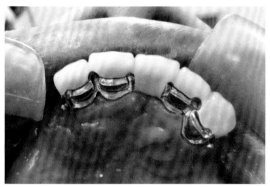

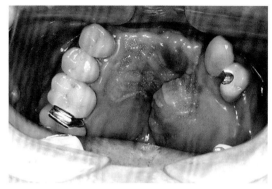

图 4-11　固定义齿预留可摘局部义齿的栓道　　　图 4-12　固定义齿预留可摘局部义齿的𬌗支托间隙、隙卡间隙

七、过渡性可摘局部义齿的使用

过渡性可摘局部义齿是永久修复之前应用的暂时性可摘局部义齿,这类义齿除具有修复牙列缺损这个最主要的作用之外,还兼有其他重要的作用和功能,如牙周病的暂时性可摘式夹板治疗、颞下颌关节紊乱的诊断性可摘式𬌗夹板治疗,当余留牙将全部丧失而不可避免使用全口义齿时,过渡性可摘局部义齿也用于辅助患者逐步过渡到无牙颌的状态。过渡性可摘局部义齿主要是为了短期的美观和功能需要,让患者暂时性使用的可摘局部义齿,长期的戴用反而可能会损害患者的口腔健康状况,需要适时开始永久义齿的设计制作。

(一) 过渡性可摘局部义齿的作用

1. 恢复美观　过渡性可摘局部义齿可以修复缺失的前牙或后牙,以保持美观。

2. 间隙保持　近期内拔牙或外伤性缺牙所导致的缺隙,通常在组织愈合期间应该予以保持。对于年轻患者,应该保持间隙至邻牙发育完成,以便作为固定修复的基牙或者可以植入种植体。对于成年患者,保持间隙可以防止邻牙和对𬌗牙在正式修复完成前发生移位和伸长。

3. 辅助诊断　对于颞下颌关节紊乱的患者,过渡性可摘局部义齿可以作为一种诊断-治疗装置,通过𬌗夹板治疗是否使症状减轻来判断𬌗干扰是否为致病因素,发挥其辅助诊断的作用。

4. 重建咬合关系　可以使用过渡性可摘局部义齿建立新的咬合关系或咬合垂直距离。对于需要咬合重建的患者,可以戴用𬌗垫,直到患者适应并依赖其所建立的咬合关系为止。

5. 调整基牙与剩余牙槽嵴　一些可摘局部义齿的基牙在最终修复前有一段时间没有咬合接触,突然承受义齿所施加的𬌗力后会发生一定程度的下沉。如果正式的修复体初戴后基牙下沉,将会改变修复体的咬合关系,并可能导致修复体压迫牙龈。如果事先戴用过渡性可摘局部义齿,𬌗力通过𬌗支托作用于基牙,基牙在制取正式修复体的印模之前已经下沉,于是在义齿𬌗力的作用下可以变得比较稳定。

对于游离端缺失牙的患者,在正式修复以前可以戴用一段时间的过渡性可摘局部义齿,通过基托来刺激牙槽嵴,这种支持组织的功能性调整有助于最终的游离端可摘局部义齿获得更加稳定的支持作用,并且能够增加患者的适应性和满意度。

6. 辅助患者过渡到无牙颌并适应全口义齿 当余留牙将全部丧失而不可避免使用全口义齿时,过渡性可摘局部义齿也用于辅助患者逐步过渡到无牙颌的状态,并尽快适应新的全口义齿。

(二) 过渡性可摘局部义齿的设计要点

最终的可摘局部义齿设计原则也同样适用于过渡性可摘局部义齿。但是,考虑到过渡性可摘局部义齿只是临时使用的特点,我们通常使用树脂基托来制作义齿,应用锻丝卡环和锻丝𬌗支托混合支持,牙周条件较差时,可采用锻丝卡环固位的黏膜支持。

基托的广泛伸展是一个重要的设计要点,既可以减轻黏膜的负荷,又可以保证相对较弱的树脂基托有足够的强度。固位力的获得来自于基托的伸展区与组织面的吸附力以及人工牙和基牙之间的紧密接触。对于复杂的病例,患者自身的面部肌肉的控制也是获得固位力的重要因素。这种简单的黏膜支持的树脂基托可摘局部义齿对牙周组织和牙槽嵴有潜在的严重危害,因此不能长期使用。但是这种危害的趋势可以通过三个方面来减少:

1. 基托的边缘距离牙龈至少3mm 这对于上颌义齿较容易达到,但对于下颌义齿比较困难,因为树脂基托的强度和刚度有限,树脂基托连接体要求设计为板状。

2. 通过包埋在树脂基托里的锻造或铸造的支托来提供牙支持 这适用于龈缘被覆盖或者由于治疗计划需要较长时期使用过渡性可摘局部义齿的患者。

3. 使用锻造或铸造的固位体来获得额外的固位力 锻造固位体制作容易但常缺乏精密度。铸造卡环与牙𬌗支托结合可以提供牙支持和更好的密合性,但制作较复杂。

(三) 过渡性可摘局部义齿的类型

1. 即刻可摘局部义齿 当前牙拔除后,在骨吸收稳定之前的这段时间内(通常为3个月左右),患者需要一个过渡性的义齿来维持美观和保持间隙。这常常在拔牙前就完成义齿的制作,拔牙止血后立即戴用,因此称为即刻可摘局部义齿。这种义齿通常在牙槽嵴形状稳定后被最终的可摘局部义齿所替代。

2. 延期的修复治疗 在患者进行牙周治疗期间,特别是兼有外科治疗时,由于余留牙的牙周支持组织的状态不稳定,可以用过渡性可摘局部义齿进行修复,以解决最终修复前的美观和功能问题。

3. 儿童或年轻患者在生长发育完全前的修复 对于儿童或年轻的局部缺牙患者,在生长发育期间不适宜使用固定义齿或种植义齿等永久修复体,这就需要一系列的过渡性可摘局部义齿来简单而有效地改善美观和功能。这些患者的永久修复常在恒牙萌出和必要的正畸治疗完成以后才能进行。在进一步发育和牙萌出期间,仅仅采用简单的黏膜支持和覆盖可摘局部义齿来恢复缺失牙和颌面高度,并且树脂基托方便调改和替换,从而可以避免不必要的组织损伤。这样的义齿还能作为正畸治疗完成后的间隙保持器。

4. 过渡性及诊断性𬌗夹板 过渡性𬌗夹板适合于𬌗面重度磨损、垂直距离降低的患者;咬合创伤、𬌗干扰、前牙区重度深覆𬌗;后牙区咬合关系异常或丧失者;或由于上述因素造成颌面部肌肉疲劳不适、颞下颌关节紊乱者等,戴用过渡性𬌗夹板可以使后牙脱离原有的咬合接触,颌间距离增加,肌张力减小,髁突回复到生理位置,颞下颌关节紊乱的症状逐渐消除,过渡性𬌗夹板戴用舒适后,其高度及所确定的颌位可以作为恒久咬合重建的依据。除治疗外,过渡性𬌗夹板还可以作为辅助诊断的目的,如戴用𬌗夹板后,颞下颌关节紊乱的症状有所缓解或消失,提示疾病与咬合因素相关,需要进行咬合调整的治疗。

5. 向无牙颌过渡的训练　可摘局部义齿当牙列缺失不可避免时,患者从单个牙逐渐拔除,过渡到无牙颌,这个过程通常需要使用过渡性可摘局部义齿。这种简单的树脂基托制成的黏膜支持式义齿是专门为从过渡性义齿转化为全口义齿而设计的。这样在全部牙齿缺失前,让患者有学习使用义齿的机会,训练患者早日适应全口义齿。这种义齿戴用的时间较长,在此期间可以进行修改,必要时可以加补缺失牙和重衬。

（刘晓秋）

参 考 文 献

1. MCCRACKEN W L. Contemporary partial denture designs. J Prosthet Dent,2004,92:409-417

2. 王兴. 第四次全国口腔健康流行病学调查报告. 北京:人民卫生出版社,2018

3. ALAN B C,DAVID T B. McCracken's Removable Partial Prosthodontics,13ed. St. Louis:Elsevier,Inc. ,2016

4. THOMAS J M,JAMES F S. Classification System for Partial Edentulism. Journal of Prosthodontics,2002,11（3）:181-193

5. ANAND S,SAUMYENDRA V S S,et al. Alveolar ridge augmentation using distraction osteogenesis:a clinical trial. Journal of Oral Biology and Craniofacial Research,2021,2(1):25-29

6. GAGGL A,BURGER H,VIRNIK F M,et al. An intraoral anastomosing technique for microvascular bone flaps in alveolar ridge reconstruction. First clinical results. Int J oral Maxillofac surg,2009,38:921-927

7. 张富贵,宿玉成,邱立新,等. 牙槽骨缺损骨增量手术方案的专家共识. 口腔疾病防治,2022,30(4):229-236

8. APARNA S, ANIKA D, VISHAL A, et al. Two dimensional alveolar ridge augmentation using particulate hydroxyapatite and collagen membrane:A case report. Journal of Oral Biology and Craniofacial Research,2014,4(2):151-154

9. 姜婷,张海. 全口咬合重建. 北京:人民卫生出版社,2015

第五章 可摘局部义齿的设计

第一节 牙列缺损的分类

由于缺牙的部位、数目各不相同,设计出的可摘局部义齿也多种多样。简单、规律、条理、规范的分类对学习交流、病历记录、方案设计等非常有帮助。许多学者从不同的角度提出了多种分类方法,目前在国际上被广泛认可和应用的为 Edward Kennedy 于 1925 年提出的 Kennedy 分类。在本书中提到的牙列缺损的分类均指 Kennedy 分类。

一、牙列缺损的 Kennedy 分类

牙列缺损的分类实际上描述的是牙列缺损的情况,但也经常会称为某类局部义齿,如 I 类局部义齿。Kennedy 分类是根据缺牙区所在的部位将牙列缺损分为四种基本类型,根据决定基本类型的缺牙区以外的缺牙间隙数又分出不同的亚类。

Kennedy I 类:牙弓双侧游离缺失,即缺牙区位于牙弓双侧且远中无天然牙存在(图 5-1)。

Kennedy II 类:牙弓单侧游离缺失,即缺牙区位于牙弓单侧且远中无天然牙存在(图 5-2)。

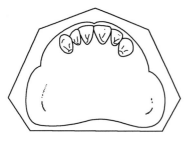

图 5-1 Kennedy I 类牙列缺损

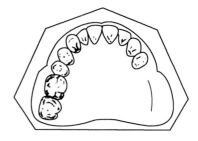

图 5-2 Kennedy II 类牙列缺损

Kennedy III 类:牙弓单侧牙齿缺失,即缺牙区近远中均有天然牙存在(图 5-3)。

Kennedy IV 类:牙弓前部跨牙弓中线单一缺牙区的连续缺失,即缺牙区位于余留牙的前部(图 5-4)。

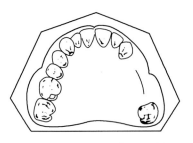

图 5-3　Kennedy Ⅲ类牙列缺损

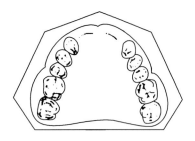

图 5-4　Kennedy Ⅳ类牙列缺损

修复 Kennedy Ⅱ类牙列缺损特别是有亚类牙支持缺隙时,可摘局部义齿的设计既有Ⅰ类双侧游离缺失黏膜组织支持的特点,又有Ⅲ类缺失牙支持的特点,因此将单侧游离缺失 Kennedy Ⅱ类位于 Kennedy Ⅰ类双侧游离缺失与 Kennedy Ⅲ类牙支持牙列缺损之间。

二、应用 Kennedy 分类法的 Applegate 法则

Applegate 等学者提出了应用 Kennedy 分类法的 Applegate 法则(图 5-5~图 5-11),该法则包括以下八条:

法则 1:对于可能影响分类又无保留价值的牙齿,应先拔牙后分类。

法则 2:如果第三磨牙缺失但不修复,分类时不考虑在内。

法则 3:如果第三磨牙存在并且将用做基牙,分类时需考虑在内。

法则 4:如果第二磨牙缺失但不修复,分类时不考虑在内。

法则 5:靠最后部的缺牙区决定分类。

法则 6:决定基本类型的缺牙区以外的缺牙间隙为亚类间隙。

法则 7:亚类由亚类间隙的数目决定,而与亚类间隙的范围无关。

法则 8:Ⅳ类牙列缺损没有亚类。

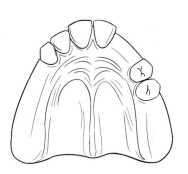

图 5-5　Kennedy Ⅰ类,第 1 亚类

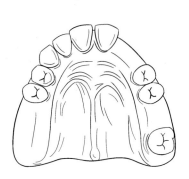

图 5-6　Kennedy Ⅱ类,第 2 亚类

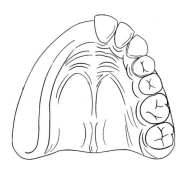

图 5-7　Kennedy Ⅱ类

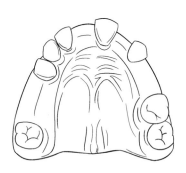

图 5-8 Kennedy Ⅲ类,第 3 亚类

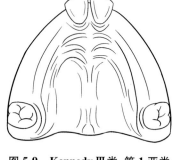

图 5-9 Kennedy Ⅲ类,第 1 亚类

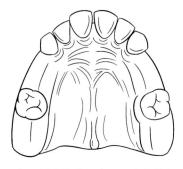

图 5-10 如果缺失的第二磨牙不考虑修复,则该分类为 Kennedy Ⅲ类,第 1 亚类;如果缺失的第二磨牙考虑修复,则该分类为 Kennedy Ⅰ类,第 2 亚类

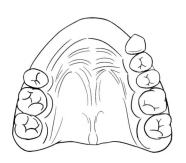

图 5-11 Kennedy Ⅳ类,无亚类

除了 Kennedy 提出来的 Kennedy 分类法,另外还有不少学者提出了其他分类方法,如:Cummer 和 Bailyn 提出的 Cummer 分类法;国内学者如王征寿提出的王征寿六分类法等。

第二节 支托和支托凹

一、定 义

(一) 支托

支托(rests)为可摘局部义齿的刚硬组成部分,位于预备过的牙体的𬌗面、舌面或切缘,进而为义齿提供垂直向支持并传递𬌗力。尽管支托是义齿直接固位体的组成部分,基于其本质作用仍归为支持组件。

1. 𬌗支托(occlusal rest) 𬌗支托为位于经预备后的前磨牙或磨牙𬌗面的支托。

2. 舌(舌隆突)支托(lingual rest) 舌(舌隆突)支托为位于经预备后的前牙(通常指尖牙)舌面隆突上的支托。有时也可通过在后牙的舌侧形成突出部分放置支托。

3. 切支托(incisal rest) 切支托为位于经预备后的前牙切缘的支托。

4. 冠内支托(intracoronal rest) 冠内支托为位于人工牙冠或固位体𬌗面边缘内由精密加工附件组成的支托。

(二) 支托凹

支托凹(rest seat)为基牙经预备后容纳支托的部分。

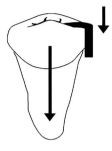

图 5-12　支托直接传递殆力于基牙上

二、支托的作用

1. 传递殆力　直接传递殆力于基牙上(图 5-12)。

2. 保护作用　通过支托为义齿提供支持,防止义齿龈向移位,压迫软组织。

3. 稳定义齿　维持义齿各组成部分在其预定位置,防止义齿下沉、旋转来维持殆关系。对于 Kennedy Ⅰ类或 Kennedy Ⅱ类牙列缺损来说,位于支点线以外的支托还有间接固位的作用。

三、各类支托凹设计要点

(一)殆支托凹

1. 殆支托凹(occlusal rest seats)外形为顶点朝向殆面中央的圆三角形或匙形。

2. 三角形的底边(位于边缘嵴部分)宽度应至少 2.5mm,前磨牙接近基牙殆面颊舌向度的 1/2,磨牙接近基牙殆面颊舌向宽度的 1/3,支托的长度与宽度接近一致(图 5-13)。

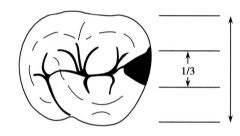

图 5-13　支托凹外形
支托凹外形为顶点朝向殆面中央的圆三角形或匙形,三角形的底边(位于边缘嵴部分)宽度为接近磨牙殆面颊舌向宽度的 1/3,支托凹的长度与宽度接近一致。

3. 基牙在支托凹处的边缘通常会磨低 1~1.5mm,使金属支托和小连接体有足够的厚度以防止折裂(图 5-14)。

4. 支托凹的底部应为从边缘嵴和殆面向下的凹面或匙形,使支托与支托凹呈球凹接触关系,防止对基牙形成水平应力和扭矩。

5. 支托凹的底部应斜向基牙殆面中央,使支托与相连的小连接体之间角度应小于 90°,这有助于殆力沿基牙长轴传递(图 5-15);当支托与相连的小连接体之间角度大于 90°时,殆

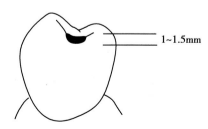

图 5-14　支托凹处的边缘通常会磨低 1~1.5mm,边缘嵴光滑圆钝

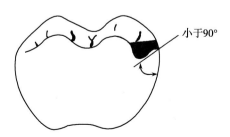

图 5-15　支托凹的底部应斜向基牙殆面中央,使支托与相连的小连接体之间角度应小于 90°

力不能沿支持基牙长轴传递,还会使义齿卡环组产生滑动,对基牙形成侧向矫治力(图5-16,图5-17)。

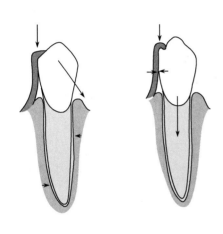

图5-16 当支托与相连的小连接体之间角度大于90°时,义齿卡环组产生滑动,对基牙形成侧向矫治力

图5-17 当支托与相连的小连接体之间角度大于90°时,义齿卡环组产生滑动,对基牙形成侧向矫治力

医师可利用探针的尖端在预备完成的支托凹底部滑动来判断支托凹底在边缘嵴处,轴面与𬌗面所形成的夹角。当该角度小于90°时,探针向基牙邻面滑动时,不易滑脱(图5-18);当该角度大于90°时,探针向基牙邻面滑动时,容易滑脱(图5-19)。

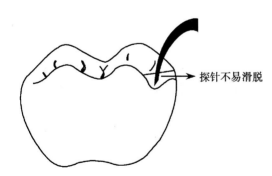

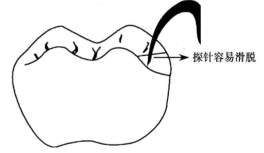

图5-18 支托凹底在边缘嵴处,轴面与𬌗面所形成的夹角小于90°

图5-19 支托凹底在边缘嵴处,轴面与𬌗面所形成的夹角大于90°

(二)舌支托凹

1. 舌支托凹(lingual rest seats)位置的选择 当没有可利用的后牙提供支持或需使用间接固位体时,通常采用舌(舌隆突)支托提供𬌗支持。尖牙由于发育良好的舌面隆突是放置

舌隆突支托的最佳选择,当尖牙缺失时,也可采用切牙上的舌面突起。有时采用多个支托可更好地分散殆力。当考虑采用此种设计方案时,需注意基牙的外形、根长、基牙倾斜度以及冠根比例。

2. 舌支托凹的三面观

（1）舌面观:支托凹呈宽阔的倒 V 形,维持了尖牙舌隆突的自然形态,倒 V 形切迹更利于沿根尖方向传递殆力。

（2）切端观:支托凹最宽处位于尖牙近远中向中央偏舌侧。

（3）邻面观:支托凹底的正确倾斜角度应<90°。

支托凹底需圆钝无线角。支托凹的近远中长度至少有 2.5～3mm,唇舌向宽度约为 2mm,切龈向深度至少 1.5mm(此种牙体预备有一定风险,不应在下前牙上进行)。

舌支托凹应位于舌隆突的最大体积处以便减少磨除的牙体量。支托凹底的正确倾斜角度(<90°)可避免基牙矫治性移动。舌支托凹通常位于基牙的龈 1/3 和中 1/3 结合处,圆钝倒 V 形沟的顶点指向切端。预备过高:如果支托凹开始预备的点位于舌隆突上过高,为了获得足够的支持宽度将导致舌隆突以上的基牙舌面组织被大量磨除(图 5-20)。上颌前牙处的支托会造成对殆牙的干扰。预备过低:如果支托凹开始预备的点位于舌隆突上过低,为了获得足够的支持宽度将导致过多的舌隆突被磨除(图 5-21)。该区域牙釉质较薄,过量的牙体预备会导致牙本质的暴露进而造成牙齿敏感。如果还需要对支托凹的外形和深度进行调整,剩余的牙体组织将更少。

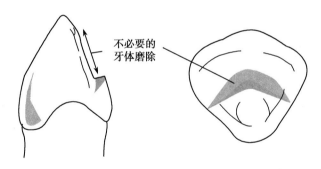

图 5-20　支托凹开始预备的点位于舌隆突上过高

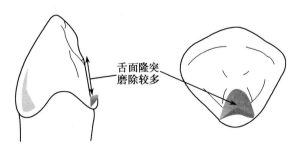

图 5-21　支托凹开始预备的点位于舌隆突上过低

另外,尖牙近中的球形支托凹(round rest seats)也偶应用于尖牙的舌面不宜预备经典的舌支托凹时(如较大修复体、与对殆牙之间缺乏间隙、发育不良的舌隆突)。该类支托凹通常预备成匙形,类似于𬌗支托凹(图 5-22),同时伴有近中边缘嵴的降低。由于尖牙舌面的倾斜,该类支托凹因需磨除较多的牙体组织,预备比较困难。预备时应尽量避免倒凹的产生影响球形支托的就位。球形支托凹更容易在冠修复体中获得。

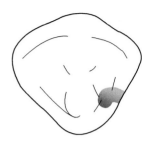

图 5-22 尖牙近中的球形支托凹成匙形,类似于𬌗支托凹

3. 舌支托凹预备前注意事项

(1)需考虑天然舌隆突的外形与突度:如果天然舌隆突的突度不足或支托凹预备有可能侵犯牙髓时,需要考虑其他方法,如选择其他牙齿,采用嵌体、复合树脂修复体或全冠。复合树脂支托凹成形时基牙釉质需干燥、隔湿、树脂形成、抛光;确保形成合适的颈缘形态;有证据表明,利用复合树脂粘接到前牙的舌面形成的支托凹,强度和寿命均较理想。

(2)需考虑上下颌前牙的咬合关系:如果存在深覆𬌗,避免下前牙的切缘与上前牙舌支托产生早接触(图 5-23)。通过诊断模型可评估上下颌关系,当上下颌接触,对下颌前牙切缘在上颌舌侧的位置进行画线,进而确定舌支托凹预备的位置。支托凹预备的位置应位于画线近龈方 1.5~2.0mm(图 5-24)。

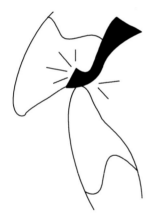

图 5-23 下前牙的切缘与上前牙舌支托产生早接触

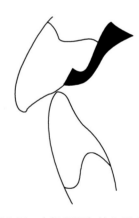

图 5-24 支托凹预备的位置应位于画线近龈方 1.5~2.0mm

(三)切支托凹

1. 切支托凹(incisal rests)无论是机械强度还是美观上都不及舌支托,但在某些特殊情况下(无法预备舌支托凹者、无法形成复合树脂支托凹者)也可使用。切支托可作为辅助支托或间接固位体。

2. 切支托凹通常位于尖牙的切角或切牙的近中或远中切缘呈圆滑的切迹形状,支托凹最深的部分指向基牙中央。切迹要预备出唇舌两个斜面,舌侧釉质还要预备出一定形状以容纳相邻小连接体。切支托凹宽约 2.5mm,深约 1.5mm,既能保证强度又不影响切缘自然形态。

3. 如果没有合适的单个基牙放置切支托,可以考虑在多个下前牙上放置切支托;如果切缘存在可以利用的天然磨耗面,可设计支托并修复;切支托还可提供稳定作用,全切缘支托可提供切导功能。

四、其他类型𬌗支托及相应支托凹

(一) 辅助𬌗支托

辅助𬌗支托(second occlusal rest)应该越过降低了的边缘嵴,位于基牙上与主𬌗支托相对的另一侧。当原有的支托凹向边缘嵴处倾斜,且又因怕磨穿釉质或预备体,支托凹不能修改也不能加深时,需采用辅助𬌗支托,防止支托的滑动和基牙的矫治性移动。辅助𬌗支托还见于游离缺失时,位于第一前磨牙起间接固位作用的支托。

(二) 延伸𬌗支托

延伸𬌗支托(extended occlusal rest)长度应超过基牙近远中径的1/2,宽度接近基牙𬌗面颊舌向宽度的1/3,厚度不小于1mm。主要用于 Kennedy Ⅱ 类第 1 亚类缺损,当末端基牙向近中倾斜时。延伸𬌗支托可减少基牙的进一步倾斜并保证𬌗力沿基牙长轴方向传导。

(三) 邻接𬌗支托

邻接𬌗支托(interproximal occlusal rest)通常由两个相邻支托组成,可用于直接固位体的设计当中。邻接𬌗支托可避免支架对邻接面的楔力作用,同时也可以使食物避开邻接点。邻接𬌗支托凹偏向舌侧以便为相邻的小连接体提供更多空间又不会过多地占据外展隙。每个基牙的边缘嵴均应降低足够的厚度(1.5mm),避免损伤或破坏基牙的邻接点。邻接𬌗支托凹预备不充足会导致𬌗干扰或支托厚度、强度降低(图5-25,图5-26)。

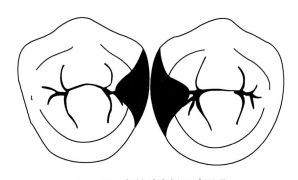

图 5-25 邻接𬌗支托凹𬌗面观

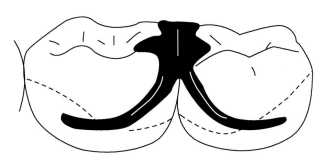

图 5-26 邻接𬌗支托颊侧观

第三节 连 接 体

一、大 连 接 体

（一）定义

1. 连接体（connectors） 连接体是可摘局部义齿中连接义齿其他组成部分的结构，同时有传递和分散𬌗力的作用，分大连接体（major connectors）和小连接体。

2. 大连接体 大连接体是可摘局部义齿中连接牙弓两侧的义齿其他组成部分的结构，其主要功能是增强义齿的有效统一和强度。

（二）大连接体的作用

1. 连接作用 大连接体可将牙弓两侧的义齿其他组成部分连成一个有效的整体。

2. 传递𬌗力 大连接体通过将义齿的各个组成部分连接成一个有效的整体，从而将𬌗力传递、分散至基牙及相邻的支持组织，减少个别基牙过度载荷。

3. 跨牙弓稳定性（cross-arch stabilization） 大连接体为刚性结构，通过将牙弓两侧的义齿其他组成部分连接成一个整体，利用对抗性的杠杆作用，可有效限制修复体的移位。

（三）大连接体的设计要求

1. 刚性 刚度是材料力学中的名词，定义为施力与所产生变形量的比值，表示材料或结构抵抗变形的能力。设计大连接体的材料应有一定刚性（除非故意采取弹性或应力中断式设计），刚性保证了大连接体的整体性，有利于𬌗力分布及跨牙弓稳定的维持。刚性与大连接体的长度、宽度（高度）、厚度有关，以下设计可增加大连接体的强度：

（1）使用刚性较好的合金（钴铬合金>金合金；铸造金属>锻造金属）。

（2）使用半圆形或半梨状杆（强于扁平杆）。

（3）随着长度的增加而增加体积。

（4）增加腭皱形态设计。

2. 对软组织无干扰 可摘局部义齿设计完成前，临床医师需对患者的口腔状况仔细检查，以确保大连接体对口内的解剖结构无干扰。

（1）避让倒凹：大连接体不应进入倒凹区，所有与大连接体相关的倒凹在大连接体制作前需填平，以免影响义齿就位（通过改变义齿就位方向进入倒凹者除外，如旋转就位可摘局部义齿）。

（2）避让游离龈组织：大连接体尽量避免终止于游离龈及腭皱。终止于游离龈及腭皱的大连接体在运动时有可能冲击下方的软组织进而影响组织内血液循环。根据实际设计情况，大连接体应尽量远离游离龈缘，将其覆盖降到最低。建议下颌舌杆上缘位于龈缘下至少4mm；上颌大连接体的边缘离开龈缘至少6mm。当遇到以下情况时可以考虑覆盖舌腭：

1）可容纳大连接体的空间不足，致使大连接体与龈缘之间的距离不足。

2）预期后期有天然牙继续缺失，覆盖舌腭面的大连接体方便进一步增加人工义齿。

3）剩余天然牙较少，需通过增大连接体与组织的接触面积进而增加支持、固位。

4）连接多个缺牙区基托，需减少食物滞留、简化外形、增加舒适感。

5）越过牙龈的小连接体，应与大连接体成直角。

（3）避免组织压迫：硬区（腭隆突、下颌舌隆突，其他不能手术去除的骨性突起）相对的大连接体组织面、牙龈相对的大连接体组织面、下颌舌系带、上颌可动组织等处所对应的大连接体处均需缓冲，避免压迫组织、妨碍组织正常移动。缓冲的量取决于支持组织的质量和其他部件对抗旋转的能力。

3. 防止食物嵌塞　大连接体的边缘止于距游离龈缘合适的位置可减少食物嵌塞，同时注意小连接体、卡环、支托等的设计，避免形成易堆积食物的较大间隙。

4. 避免过突　大连接体边缘需平滑、圆钝、逐渐向组织移行，在保证强度的前提下尽量减小体积，以免影响发音、语言及舒适度。

（四）上颌大连接体

影响上颌大连接体（maxillary major connectors）设计的因素包括缺失牙齿的数目、分布，可获得支持的组织质量，腭部解剖形态以及患者可接受程度等。以下为常见的上颌大链接体：

1. 前后宽腭带联合

（1）前后宽腭带联合（anterior-posterior palatal strap）：通过义齿双侧的纵向连接体将前后腭带连接，形成方形或长方形的上颌大连接体。本书中宽度大于8mm者称为带，宽度小于8mm者称为杆。

（2）前后宽腭带联合设计要点：

1）前后宽腭带联合可用于多数上颌可摘义齿的设计中，最常用于Kennedy Ⅱ类或Kennedy Ⅳ牙列缺损中。存在腭隆突时同样可使用，但当腭隆突较大向软腭延伸时应改为U形大连接体。

2）前后宽腭带联合，前部宽腭带扁平，位置尽量靠后，避免覆盖腭皱襞及干扰舌活动，前部宽腭带的前缘应位于腭皱襞之后或两皱襞之间的谷底；后部宽腭带扁平，宽度至少8mm，位置尽量靠后，后部宽腭带后缘应在软硬腭交界线之前，与中线成直角。

3）前后宽腭带通过纵向连接体连接成一个整体，各部分相互支撑可抵抗扭转和弯曲。

2. 腭板

（1）腭板（palatal plate）：覆盖硬腭1/2以上，薄而宽的上颌大连接体，形态与上颌解剖形态一致，厚度均匀。它可以是覆盖两个或多个缺牙区、宽度不同的腭板，也可以是向后延伸到软硬腭交界区的部分或全腭板。

（2）腭板的设计要点：

1）腭板多用于以下情况：①远中游离缺失或仅有少于六颗前牙剩余的牙列缺损中，以便获得最大组织支持；②关键基牙牙周状况较差，需获得最大的殆力分布；③无牙殆区域组织松软或腭穹隆较浅需通过腭板增强殆力分布与稳定。

2）腭板厚度均匀；宽度应接近基托的最大宽度；其后缘位于上腭后部封闭区的前方，与基托的后缘较一致；其前部通常贴合腭皱襞复制出上腭解剖形态，有时也根据双侧基托伸展范围而延伸至余留前牙的腭侧，以增强稳定、固位。

3）全腭板（full palatal plate）：多用于Kennedy Ⅰ类牙列缺损末端基牙为第一前磨牙或尖牙，尤其是剩余牙槽嵴有广泛垂直吸收时。全腭板需厚度均匀、精确复制上腭解剖形态，可以全部由金属铸造，也可以前部使用铸造金属支架，后部与塑料基托相连。铸造全腭板有很多优越性，应用较多，但费用较高；如果是过渡性修复或考虑后期重衬、价格等因素时可以采用塑料腭板。

4）复制上腭解剖形态的大连接体的优点及存在的争议：①薄而均匀的大连接体复制出的腭解剖形态，更容易被舌或其下组织接受。②复制出的解剖形态增加了大连接体的强度。③复制出的腭皱襞对辅助发音有重要作用；但近来也有研究表明复制出的解剖形态对发音或舌的活动方面无辅助作用，因此雕刻腭皱襞已无必要。

3. 宽腭带

（1）宽腭带（palatal strap）：宽度大于 8mm 的上颌大连接体。

（2）宽腭带设计要点：

1）宽腭带适用于 Kennedy Ⅲ 类牙列缺损的短缺隙牙支持式义齿设计中，但不适用于连接前牙区或远中游离端缺失的基托。

2）宽腭带较腭杆宽，增大与组织接触面积，表现出更好的跨牙弓稳定性与应力分布。在腭中线存在骨性突起的情况下需做适当缓冲，以免形成杠杆。

4. U 形连接体

（1）U 形连接体（palatal plate，U-shaped or“horse-shoe”palatal connector）：又称前腭板或马蹄形腭连接体。

（2）U 形连接体设计要点：

1）从生物力学的角度来说，U 形连接体在上颌大连接体中属于较差的一种。一般不建议使用，除非存在无法手术去除的腭隆突或修复数个上颌前牙时才使用。

2）U 形连接体从𬌗支托向前伸展的部分需由间接固位体支持，且前缘需离开龈缘至少6mm。如连接体前部必须与余留牙接触时，连接体需由正确预备过的支托凹内的支托提供支持。

3）U 形连接体由于缺乏刚度，容易发生侧向弯曲，从而对基牙产生扭力或者侧向的力；对于 Kennedy Ⅰ 或 Kennedy Ⅱ 牙列缺损的 U 形连接体，由于缺少远中基牙支持，容易发生向后移位从而损害剩余牙槽嵴。为了增大 U 形连接体的强度，需在舌活动度较大的腭皱襞区增加其厚度。

5. 其他上颌大连接体

（1）腭杆（palatal bar）：类似于宽腭带，宽度小于 8mm 的上颌大连接体，用于牙支持式义齿设计中。腭杆通常过薄、过软而强度不足。由于缺乏足够的强度需增大厚度，这会引起患者的不适。鉴于临床上存在广泛不合理使用的情况，不建议轻易使用腭杆。

（2）前后腭杆联合（anterior-posterior palatal strap）：前后宽腭带联合大连接体设计的变异，组成部分较宽腭带窄。由于连接体的组成部分窄，为增加刚度以提供更好的支持和稳定需增大厚度，从而引起患者不适。

（五）下颌大连接体

影响下颌大连接体（mandibular major connectors）设计的主要因素有舌侧龈缘、前牙口底功能性深度之间可以利用的间隙等。

1. 舌杆

（1）舌杆（lingual bar）：应用最多的下颌大连接体。

（2）舌杆的设计要点：

1）舌杆多用于当下颌牙槽骨舌侧口底与舌侧龈缘之间有足够间隙，既可缓冲舌侧游离龈缘，又不干扰舌体运动的下颌大连接体设计中；而对于牙龈退缩、舌系带过高者则为设计的禁忌证。

2）舌杆特点：

①外形：组织面平坦,舌侧凸起,横截面观成泪滴状或半梨形,近龈侧薄,近口底侧最厚,边缘圆钝无锐边。

②大小：舌杆垂直高度至少为 4mm,厚度 1.5~2mm。

③位置：当选择舌杆设计时,龈缘与口底活动组织之间的距离应不小于 8mm;舌杆上缘应位于龈缘下至少 4mm,下缘应尽可能低,但需保证在正常活动中对口底可动组织无压迫、干扰、食物积存。

但也有研究表明舌杆上缘应位于游离龈缘下 1.5~2mm 或更低,出于口腔卫生的考虑,舌杆上缘应尽可能远离游离牙龈。探测口底相对高度的两种方法：方法一,嘱患者抬舌尖添上唇唇红缘,用牙周探针探测选定牙齿舌侧龈缘到口底的高度,然后在表格中记录测量值,并将测量高度转移到诊断模型或工作模型上;方法二,制作个别托盘,选取合适的印模材料,取模时嘱患者舌体功能运动,通过准确的印模,反映口底抬高的情况,从而确定高度。

下前牙舌侧牙槽骨的形态与舌杆的关系：下颌舌侧牙槽骨为垂直形,舌杆与黏膜平行接触;下颌舌侧牙槽骨存在倒凹,舌杆需在倒凹之上或在到凹区留出空间;下颌舌侧牙槽骨为斜坡形,舌杆与黏膜轻轻接触。

④在远中游离缺失的情况下,下颌舌杆会随基托在功能运动下出现组织向移位,当剩余牙槽骨吸收较多时这种移位更显著,造成舌杆对组织产生压迫,此种舌杆设计需留出缓冲间隙（图 5-27,图 5-28）。

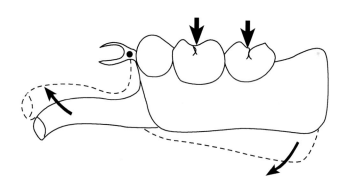

图 5-27　在远中游离缺失的情况下,大连接体的后部在𬌗力作用下绕支托旋转,大连接体的前部会向上前移动,对相应组织产生压迫,因此该区域需留出缓冲间隙

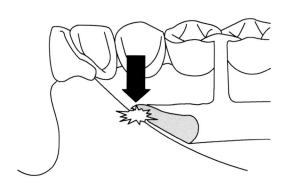

图 5-28　在远中游离缺失的情况下,大连接体的后部在食物黏着力作用下绕支托旋转,大连接体前部向下移动,对相应组织产生压迫,因此该区域需留出缓冲间隙

2. 舌板

（1）舌板（lingual plate）：将舌杆延伸至下前牙的舌隆突区之上，再结合邻接的小连接体便形成舌板。

（2）舌板的设计要点：

1）舌板主要用于以下情况：

①下颌牙槽骨舌侧口底与舌侧龈缘之间没有足够间隙或舌系带附着过高不能容纳舌杆。

②下颌远中游离缺失伴有牙槽骨垂直吸收，义齿水平旋转抗力减小，需提供间接固位和稳定。

③下前牙牙周较差，需夹板固定或未来可能有牙缺失需修复缺失牙。

④舌侧隆突过大，不宜使用舌杆。

2）舌板上缘与舌隆突上方牙表面的自然曲度一致；下缘类似于舌杆；矢状面观成泪滴状或半梨形，近龈侧薄，近口底侧最厚，边缘圆钝无锐边；组织面上缘与牙齿紧密贴合向邻接隙伸展到接触点的高度，遮蔽邻接隙，呈扇贝形，任何覆盖牙龈或凸起的组织面需缓冲（图5-29）；两端相邻的健康基牙上应有支托支持。

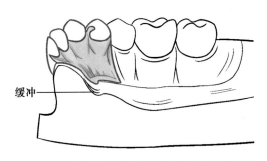

缓冲

图5-29　舌板矢状面观成泪滴状或半梨形，近龈侧薄，近口底侧最厚，边缘圆钝无锐边，大连接体跨过龈缘处以及覆盖软组织处需缓冲

3）对于牙周病患者在完成牙周治疗以后，不能很好控制菌斑者不建议使用舌板。

4）对于下前牙牙间隙较大又反对金属暴露者，可以通过在舌板上缘做出V形切迹的间断舌板来改善，但该设计容易积存食物。

3. 其他下颌大连接体

（1）舌隆突杆（cingulum bar，continuous bar）：又称为连续杆，舌隆突杆位于下前牙舌隆突上或稍高位置上。主要用于下前牙轴向排列不齐，需要大量填补倒凹时。当下前牙严重舌倾担心暴露金属时不建议使用该设计。垂直高度较窄，上下缘向牙面移行，两端相邻的健康基牙上应有支托支持。该设计可以减少食物积存，但存在强度不足的缺点。

（2）带舌隆突杆的舌杆（lingual bar with cingulum bar）：双舌杆，Kennedy杆，由舌杆和位于其上的舌隆突杆共同组成。适用范围类似舌隆突杆，但强度较舌隆突杆好，同时具备舌杆与舌隆突杆的特征。但不足之处为设计复杂，易造成食物堆积，不利于口腔卫生维持。舌隆突杆起到间接固位、对抗牙周不佳的下前牙水平移位的作用，但该观点仍存在争议。带舌隆突杆的舌杆在临床并未被广泛推荐。

（3）唇杆（labial bar）：主要用于下颌前牙严重舌倾或无法手术去除的下颌骨隆突的患者，临床较少使用。悬索设计为下颌唇杆设计的变形。

（六）应力中断式可摘局部义齿

传统的可摘局部义齿支架是通过整体铸造形成的刚性结构，与此观点不同的另一种设计理念是可摘局部义齿的应力中断设计。"应力中断设计"的概念由 Drew AJ 于 1949 年正式提出,受限于作用机制及材料机械性能的影响,该设计并未在临床广泛应用。

Kennedy Ⅰ 类与 Kennedy Ⅱ 类牙列缺损,由于基牙与剩余牙槽嵴黏膜动度不同,不合理的设计会对关键基牙造成扭力,从而加速基牙丧失。可摘局部义齿应力中断设计从生物力学的角度出发,采用分裂式支架设计,通过分裂大连接体,在其上形成"裂隙",近而改变基牙与黏膜的受力方式,使人工牙上的𬌗力不会直接作用于相邻基牙,从而减少作用于基牙的扭力。

1979 年,美国医师 John G. Knapp 提出黏膜承力式设计的可摘局部义齿,通过在大连接体与卡环上形成间隙,利用弹性的大连接体达到应力中断与应力释放的目的。该类设计中的大连接体分为不可移动部分与可移动部分,可移动部分在功能状态下,通过裂隙以及大连接体的弹性发生组织向移位,同时减少作用于基牙的扭力,使得𬌗力得到合理分散。该类设计随着材料的发展以及公司推动,临床上有所应用。但是关于应力中断式可摘局部义齿的科学性、安全性、有效性、适用性相关知识的文献报道相对较少。大连接体中的裂隙虽然有应力中断的作用,但与此同时是否也会造成患者在行使功能时大量的食物积存,并引起相关基牙的牙龈炎甚至牙周炎、根面龋的发生? 有证据显示,在可摘局部义齿设计中,开放的、易于卫生控制的设计与强调生物力学设计相比,前者对保持患者的长期口腔健康更重要。另外,当黏膜上力的分布增加时,是否会增加黏膜疼痛甚至加速剩余牙槽嵴吸收? 因此,足够的临床研究、长期随访、后效评估被需要。

二、小 连 接 体

(一) 定义

小连接体(minor connectors)是指可摘局部义齿中将义齿的其他组成部分(支托、直接固位体、间接固位体等)连接到大连接体的结构。

(二) 小连接体的作用

1. 小连接体可将义齿其他组成部分有效连接,同时也具有类似于大连接体的强度。

2. 传递𬌗力 小连接体可将功能性负荷传递于基牙,这种"修复体作用于基牙"的功能可使𬌗力更好地分布于剩余牙槽嵴或基牙;同时也可将义齿其他组成部分的作用传递于整个修复体,这种"基牙作用于修复体"的功能不仅有效分布𬌗力,也为义齿提供稳定。

3. 卡环组中,接触导平面的小连接体可有效对抗固位臂,同时也可引导义齿就位。

(三) 小连接体的种类

1. 位于相邻基牙的外展隙内的小连接体

(1) 小连接体的横截面应为三角形,靠舌侧最厚,向接触点区缩窄,通过适中的体积增加强度又不会导致舌侧过凸(图 5-30)。

(2) 小连接体呈直角跨过龈缘逐渐向牙面移行,尽可能少地覆盖牙龈组织;与大连接体衔接处应圆滑无角度,避免铸造支架内出现应力集中(图 5-31)。

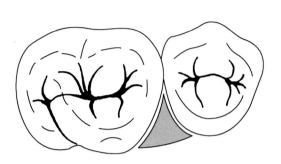

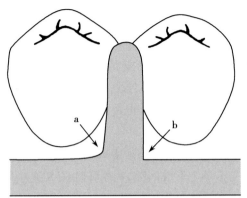

图 5-30　水平面观,小连接体的横截面应为三角形,但缩窄区不可伸入外展隙较深,以免影响义齿摘戴

图 5-31　小连接体呈直角跨过龈缘逐渐向牙面移行,与大连接体衔接处应圆滑无角度(a),转角过锐可导致支架内出现应力集中(b)

　　(3) 小连接体与牙龈相对的组织面需缓冲(图 5-32),以避免直接压迫牙龈或与外形高点下基牙组织面接触过紧;小连接体伸入外展隙较深或与外形高点下基牙组织面接触过紧可能导致义齿摘戴困难,同时在功能运动时对基牙产生楔力。

　　(4) 小连接体形态应与外展隙一致,光滑的舌侧面既可避免舌体的不适,同时也减少食物积存。

　　2. 连接基托或人工牙于大连接体的网格状小连接体

　　(1) 连接基托或人工牙于大连接体的小连接体有渔网状(mesh gridwork)或栅栏状(lattice gridwork)(图5-33,图 5-34)。网格状小连接体通常位于远中缺失剩余牙槽嵴

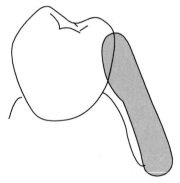

图 5-32　小连接体与牙龈相对的组织面需缓冲

(下颌:末端基牙与磨牙后垫距离的 2/3 之间的距离;上颌:至少达翼上颌切迹前剩余牙槽嵴的 2/3)上,而大连接体的终止线应延伸至翼上颌切迹,与树脂基托形成对接(图 5-35,图 5-36)。小连接体的设计应对人工牙的排列无干扰。

　　(2) 通过对网格状小连接体的下方缓冲约 1mm(图 5-37),从而使更多的丙烯酸树脂流入小连接体的下方,进一步加强了树脂基托的机械固位(图 5-38)。

　　(3) 靠近基牙的网格状小连接体下方缓冲时,不宜从靠近基牙处开始,而应远离基牙1.5~2mm。金属与丙烯酸树脂相比,在与基牙接触时磨耗较少,少吸水性,更利于口腔卫生的维护(图 5-39,图 5-40)。

　　(4) 小连接体与大连接体相连处形成终止线(finishing line),此处应为结实的对接接合,连接体结合处的角度不应大于 90°,以保证塑料基托与大连接体强有力的机械接合(图5-41,图 5-42)。

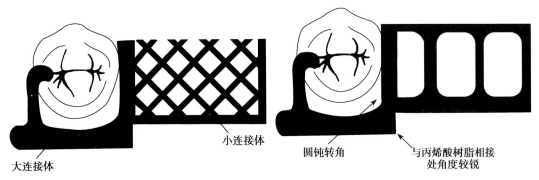

图 5-33　渔网状小连接体强度较高,但当网格较小时对丙烯酸树脂固位力较差

图 5-34　栅栏状小连接体较渔网状小连接体对丙烯酸树脂固位力好,但如果小连接体过厚或位置不当时,可能会干扰人工牙的排列

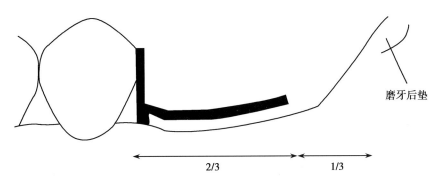

图 5-35　下颌网格状小连接体位于远中缺失剩余牙槽嵴的伸展范围

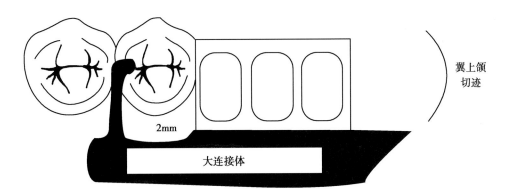

图 5-36　上颌小连接体位于远中缺失剩余牙槽嵴的伸展范围

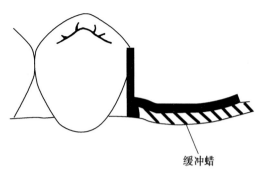

图 5-37 铸造前网格状小连接体的下方缓冲蜡片

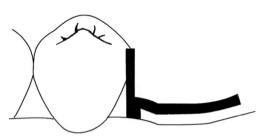

图 5-38 铸造后网格状小连接体的下方形成缓冲区,丙烯酸树脂流入该区

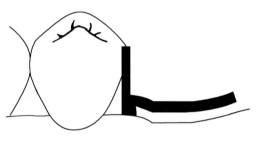

图 5-39 金属与基牙相邻

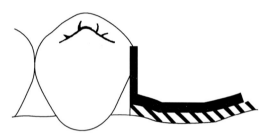

图 5-40 丙烯酸树脂与基牙相邻

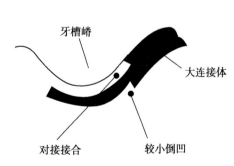

图 5-41 小连接体与大连接体之间对接接合

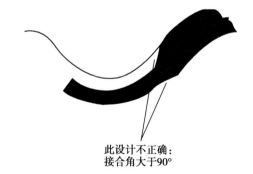

图 5-42 当接合角大于 90°时,形成的刃状、薄弱塑料基托结构易折裂

（5）下颌远中缺失靠近基牙邻面的小连接体最厚的部分靠近基牙的舌侧,既保证了强度,又不影响美观。

（6）组织止点(tissue stop):是小连接体不可或缺的部分,主要是针对塑料基托在义齿支架上固位的设计。组织止点在义齿支架蜡型制作、支架铸造、塑料热处理过程中有重要的稳定作用,既防止了义齿支架自身形变,又可避免因其形变产生的不利影响(图 5-43 ~ 图 5-47)。

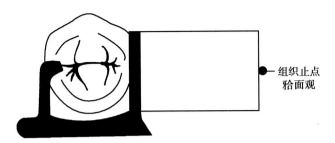

图 5-43　小连接体𬌗面观

组织止点为金属小连接体延伸的一部分,与剩余牙槽嵴直接接触

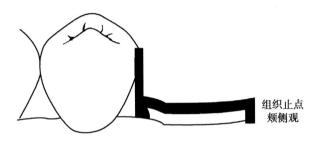

图 5-44　小连接体颊面观

组织止点为金属小连接体延伸的一部分,与剩余牙槽嵴直接
接触

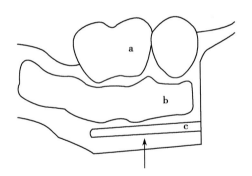

图 5-45　箭头所指为小连接体下的缓冲间隙
a.人工牙;b.丙烯酸树脂;c.网格状小连接体,
小连接体远中没有组织止点。

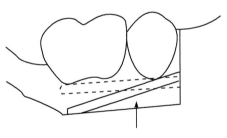

图 5-46　在塑料热处理过程中压力的作用下,
由于没有组织止点支撑,网格状小连接体变
形,发生组织向移位,导致缓冲间隙变小,进
入该间隙的丙烯酸树脂减少

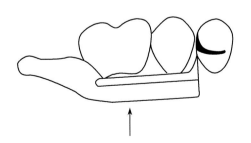

图 5-47　制作完成后的义齿戴入患者口内,
义齿基托与组织之间不密合,箭头示微小
间隙

第四节 固 位 体

一、固 位

(一) 定义

1. 固位(retention) 固位是可摘局部义齿在功能运动状态下抵抗脱位力的能力。

2. 固位体(retainers) 固位体是可摘局部义齿中抵抗脱位力的作用,获得固位、支持与稳定的重要组成部分。

3. 直接固位体(direct retainers) 直接固位体是义齿作用于基牙或种植体,抵抗修复体脱离牙齿和/或组织移位的重要组成部分。

4. 间接固位体(indirect retainers) 间接固位体是指可摘局部义齿中用于抵抗义齿旋转移位的结构,通常包括位于远离支点线基牙上的各类支托以及支持性的小连接体。

(二) 影响固位的因素

1. 粘接力、内聚力、界面张力与大气压力。

2. 重力。

3. 摩擦固位(导平面、支持结构)。

4. 与就位道相关的直接脱位力。

5. 机械固位(mechanical retention)。

机械固位是通过将可摘局部义齿的部分结构置于基牙或软组织的倒凹内获得。设计中可通过增大其他固位力进而减少对机械固位的需求。大多数机械固位是通过直接固位体利用基牙的倒凹获得。

(三) 固位体种类

固位体可分为直接固位体与间接固位体。直接固位体又分为冠内固位体与冠外固位体,均可通过机械作用获得固位。

1. 冠内固位体(intracoronal retainers) 位于基牙上铸造冠内的机械固位装置。典型的冠内固位体包括预成机械加工的阳型和阴型,表现为栓体栓道的形式。通过垂直平行臂限制义齿的移位并利用摩擦力防止义齿的脱位。冠内固位体又称冠内附着体(intracoronal attachments)或精密附着体(precision attachments),在可摘局部义齿的设计中可获得可观的美学效果,但也有较多的缺点与禁忌证。Herman E. S. Chayes 于 1906 年最早提出了冠内附着体的原理(图 5-48)。

2. 冠外固位体(extracoronal retainers) 通常包括套筒冠固位体(telescope retainers)(图 5-49)、冠外附着体(extracoronal attachments)(图 5-50)、卡环形固位体,其中卡环形固位体应用最多。

二、卡环固位体

(一) 定义

典型的卡环固位组由固位臂、对抗臂、𬌗支托、小连接体组成,起支持、固位、稳定的作用,在可摘局部义齿中广泛应用(图 5-51)。

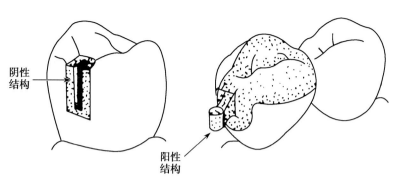

阴性
结构

阳性
结构

图 5-48　左图代表基牙,右图代表义齿:冠内附着体安置在基牙部分的附着体阴性结构镶嵌在基牙牙冠内,附着体的阳性结构设置在义齿上

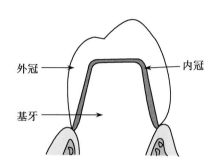

外冠　　　　　内冠

基牙

图 5-49　圆锥型套筒冠固位体由预备后的基牙、内冠、外冠组成

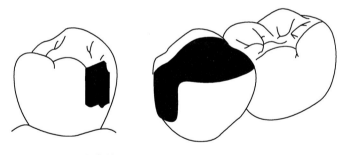

图 5-50　左图代表基牙,右图代表义齿:冠外附着体放置于基牙远中面上的附着体结构部分或全部突出于牙冠外,另一部分附着体结构位于义齿上

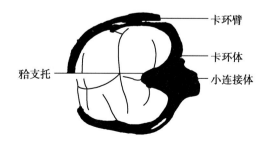

卡环臂

卡环体

殆支托　　　　　小连接体

图 5-51　典型卡环固位组的组成结构

（二）卡环固位体的构成特点

1. 卡环体　又称卡环肩（clasp shoulder），连接𬌗支托、小连接体、卡环臂的刚性结构，环抱基牙的非倒凹区，从邻面包过基牙的颊舌轴面角，可阻止义齿龈向、侧向移位，起稳定和支持的作用。

2. 卡环臂（clasp arm）　从卡环体向基牙的颊舌面游离的部分，分为固位臂与对抗臂。固位臂末端具有弹性，而对抗臂为刚性结构，为增大强度，对抗臂的平均直径应大于固位臂。义齿就位后，弹性的固位臂末端位于基牙的倒凹之内，而对抗臂则位于倒凹之上，对抗臂在固位臂越过基牙外形高点发生形变的全过程都与基牙牙面有接触。

3. 小连接体（minor connector）　连接𬌗支托、卡环于基托或大连接体的结构（详细参间接固位体章节）。

4. 𬌗支托（cclusal rest）　通常与卡环铸造为一个整体，所谓三臂卡环是将𬌗支托也视为其中一臂，起支持、稳定作用（详细参支托章节）。

（三）卡环固位体的设计原则

1. 固位（retention）　卡环固位臂的弹性末端应位于基牙倒凹表面，不能与义齿的脱位道平行，固位力在能够对抗义齿𬌗向脱位作用下尽可能小。

2. 稳定（stability）　卡环对抗臂是与固位臂相对的刚性结构，通常位于基牙牙冠中 1/3 与𬌗 1/3 交界处，主要用于对抗固位臂在义齿摘戴通过基牙外形高点时对基牙产生的瞬时作用力；同时刚性的卡环对抗臂还有稳定义齿、抵抗水平移位的作用；当卡环对抗臂位于支点线前方基牙上的非倒凹区时，也有间接固位体的作用。

3. 支持（support）　卡环固位体必须设计𬌗支托，防止义齿龈向移位。

4. 环抱（encirclement of greater than 180°）　卡环需要包绕牙体最大周径的 1/2 以上（大于 180°）以防止义齿脱离基牙。

如果卡环的设计为圆环形卡环臂，则卡环臂与基牙为连续性接触，卡环的颊侧固位臂与舌侧对抗臂的末端需包绕从𬌗支托开始基牙最大周径 1/2 以上才能达到理想的固位效果（图 5-52），反之将导致基牙与卡环固位体移位或脱离；而对于杆形卡环臂，卡环臂与基牙为非连续性接触，杆形卡环颊侧杆、邻面板、𬌗支托相连的小连接体需包绕基牙最大周径 1/2 以上才能达到理想的固位效果（图 5-53）。

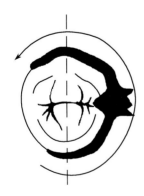

图 5-52　图中的虚线以及弯曲实线共同表示圆环形卡环组包绕基牙最大周径的 1/2 以上（大于 180°），如果卡环的两个臂均没有超过此虚线，将导致基牙在卡环的扭力作用下离开卡环移位，或者义齿与基牙分离

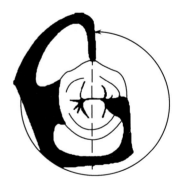

图 5-53　图中的虚线以及弯曲实线共同表示杆形卡环组包绕基牙最大周径的 1/2 以上（大于 180°）

5. 被动性(passivity) 除义齿摘戴和功能性活动状态下,卡环固位臂不应对基牙产生作用力。

6. 对抗(reciprocity) 对抗臂、小连接体需要对抗固位臂的作用力。义齿就位时其对抗臂、邻面板应与基牙最先接触,并在义齿的整个就位过程与基牙均有接触,从而抵抗卡环固位臂在越过基牙外形高点时对基牙产生的侧方矫治力,使义齿、基牙获得稳定(图5-88)。

7. 对称 卡环的固位臂应左右对称放置,即牙弓一侧的卡环固位臂位于颊侧(舌侧),则牙弓另一侧的卡环固位臂也应当位于对应的颊侧(舌侧)。

8. 应力释放 对于游离缺失情况,当末端基牙牙周条件较差时,基牙上相应的卡环设计应通过调整卡环臂相对于支托的位置,将铸造卡环臂改为锻丝卡环臂等方式起到应力释放的作用,以避免将倾斜和旋转力直接作用于基牙。

(四) 影响卡环固位的因素

1. 基牙因素 基牙颈部收缩角(angle of cervical convergence)的大小与卡环固位臂末端进入倒凹的深度有关。当模型观测仪上的蜡刀刃与诊断模型上的牙面最突点接触时,会形成一个三角形,三角形的顶点是蜡刀刃与牙面的接触点,底边是牙龈组织,此三角形的顶角称为颈部收缩角(图5-54)。倒凹深度(depth of undercut)是指观测仪上垂直杆至基牙倒凹内牙面间的垂直距离(图5-55)。对于卡环固位装置来说,颈部收缩角越大,卡环固位臂末端进行倒凹的深度越大,则固位力越大。

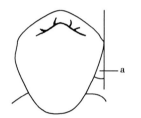
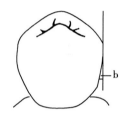

图5-54 不同外形的两个牙冠的颈部收缩角
a代表的颈部收缩角大于b代表的颈部收缩角

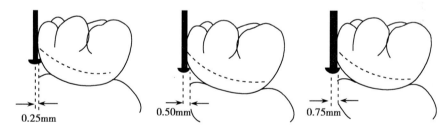

图5-55 基牙不同倒凹深度标定,倒凹测量尺的长柄与基牙外形高点接触,具有特定宽度的倒凹测量尺的唇部同时与外形高点下区域接触,即可确定倒凹的位置和深度

观测线(surverying line)又称导线(guide line),通过将诊断模型固定于模型观测仪上,按共同就位道描画的用以区分硬软组织倒凹区与非倒凹区的分界线。通过调整观测台方向将诊断模型固定,在该观测方向下基牙轴面最突点的连线称为基牙导线,导线位置随着基牙牙冠方向的改变而改变。该方法测得的基牙导线并非基牙的解剖外形高点线。导线以下龈向部分称为基牙的倒凹区(undercut area),导线以上𬌗向部分称为基牙的非倒凹区(non-undercut area)(图5-56)。模型观测仪的垂直臂代表义齿的就位或脱位方向。通过在诊断模型上描绘导线,可以指导卡环的设计以及基托边缘的伸展范围,从而指导义齿在就位道上顺利摘戴。

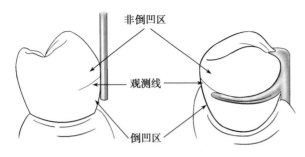

图 5-56　基牙的倒凹区与非倒凹区

由于基牙倾斜的方向和程度不同,所画出的导线也不同,进而义齿的就位道也不同。通常导线可分以下三类:Ⅰ类导线,为基牙向缺隙相反的方向倾斜时所画出的导线,基牙上的主要倒凹区在远离缺隙侧;Ⅱ类导线,为基牙向缺隙方向倾斜时所画出的导线,基牙上的主要倒凹区在近缺隙侧;Ⅲ类导线,基牙近、远侧均有明显倒凹,或基牙向颊舌向倾斜时所画出的导线,导线位置靠近𬌗面,倒凹普遍且显著。

2. 修复体因素　卡环固位臂的弹性是指是否容易跨过牙体的外形高点,明显影响固位力。弹性越大,受脱位力作用时,对牙面正压力越小,所能获得的摩擦力也就越小。卡环固位臂的弹性与以下因素有关:

(1) 卡环固位臂的长度:卡环固位臂越长,弹性越大,则固位力下降。有研究表明对于合金,卡环固位臂长度加倍会使弹性增加到原来的 8 倍。圆环形的卡环固位臂应从其开始均匀变细的起点开始测量,全长应从起点到末端均匀地变细。杆形卡环的长度也是从其均匀变细的起点开始测量,但杆形卡环臂应从与金属基托或塑料基托相连处开始逐渐变细。

(2) 卡环固位臂的直径:卡环固位臂的平均直径与弹性呈负相关。平均直径越小,弹性越大,固位力越弱。同样也有研究表明对于特定的合金卡环固位臂的厚度减小 1/2 弹性将增加到原来的 8 倍。如果卡环固位臂为绝对均匀的锥形,平均直径将位于从起点到末端之间的中点;如果锥形不均一,会存在一个薄弱弯曲点,影响卡环固位臂的弹性,而该薄弱点也是容易折裂的区域。

(3) 卡环固位臂的横截面形态:横截面为圆形卡环固位臂在各个方向均有弹性,而横截面为半圆形卡环固位臂弹性主要集中在两个方向。卡环固位臂的横截面为圆形者比半圆形者弹性大,固位力也较半圆形者弱。

(4) 卡环固位臂的材料:卡环固位臂所用合金的机械性能对弹性有重要的影响,常见的机械性能包括弹性模量、比例极限和延展性。理想的卡环合金应该具有低弹性模量、高比例极限和高延展性。铸造合金的弹性与厚度呈负相关,当弹性增加时,厚度下降,从而导致刚性不足。虽然金合金较钴铬合金有较好的弹性,但基于铸造卡环的特点使其无法达到锻造卡环的弹性和可调节性。相反,钴铬合金在减小体积的同时又有较好的刚性,在临床铸造卡环中应用较多。钴铬合金刚性最大,用于 0.25mm 深的倒凹,金合金用于 0.5mm 深的倒凹,钢丝弯制卡环弹性最大,用于 0.75mm 深的倒凹。

(5) 卡环固位臂的位置:卡环固位臂应左右对称放置,通过调磨基牙的形态,使各基牙上卡环固位力尽量均衡。

3. 卡环对抗臂　为起到稳定与固位作用,卡环对抗臂应具有刚性,在卡环固位臂变形的全过程中与牙面都有接触。

(五) 影响卡环设计因素

1. 邻近缺牙间隙侧基牙倒凹的位置　通常由邻近缺隙侧基牙的倾斜方向以及倾斜程度决定。

2. 基牙的牙周健康状况　卡环的放置通常会使基牙承受额外的力量,力的大小以及作用的方式通常会影响到基牙的健康。

3. 前庭沟的形态　前庭沟的深浅通常会影响到杆形卡环的设计。

4. 卡环的长度、患者对美观的要求、患者自身的咬𬌗状况等同样影响到卡环设计的选择。

（六）各类卡环固位体

卡环种类繁多,通常根据其制作方法、卡环臂数目、卡环形态、卡环与导线的关系可分为不同的类型。根据制作方法不同,可分为铸造卡环与弯制卡环;根据卡环臂的数目不同可分为单臂卡环、双臂卡环、三臂卡环;根据卡环的形态可分为杆形卡环、圆环形卡环。当临床上牙列缺损基牙与其他余留牙的情况较复杂时,还可将各种卡环灵活组合应用,即常见的组合卡环,如:RPI卡环、RPA卡环组、锻造固位臂结合铸造对抗臂的组合卡环。

1. 圆环形卡环

（1）简单圆环形卡环:

1）简单圆环形卡环(circumferential clasp):又称 Aker 卡环(circle or Akers clasp)。这种卡环中的三臂卡环由 Aker(1936)首先应用,故将命名。

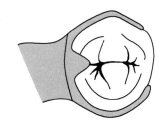

2）圆环形卡环主要适用于牙支持式可摘局部义齿,偶尔用于游离端缺失的改良可摘局部义齿设计中。这种卡环设计简单,应用普遍。

图 5-57　简单圆环形卡环𬌗面观

3）简单圆环形卡环的设计要点:①从𬌗支托起延伸出一条固位臂和另一条与之相对的对抗臂,卡环包绕基牙的 3 个面 4 个轴角,即包绕基牙的 3/4 以上,形似圈环(图 5-57）。②卡环固位臂起于基牙的牙形高点,逐渐弯曲变细,止于基牙的龈 1/3 倒凹内;卡环对抗臂为刚性结构,位于基牙轴面中 1/3 的非倒凹区内(图 5-58）。

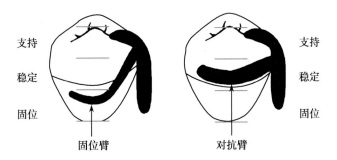

图 5-58　圆环形卡环固位体,固位臂的臂尖具有弹性,位于基牙牙面龈 1/3 的倒凹内,对抗臂为刚性结构,位于基牙牙面中 1/3 的非倒凹区,𬌗面由𬌗支托提供支持

4）简单圆环形卡环的优缺点:

①优点:设计加工简单;良好的支持稳定作用;不易造成食物积存。

②缺点:当其位于下颌牙的颊面或上颌牙的舌面时,可能会增大基牙的𬌗面宽度;圆形卡环较杆形卡环暴露金属更多,影响美观,但有时可通过调整基牙的形态得到改善;半圆形的铸造卡环不易调整其固位力。

（2）环形卡环：

1）环形卡环（ring clasp）：又称环圈形卡环，从起点开始几乎环绕整个基牙一周。

2）环形卡环多用于缺隙远中磨牙近中舌侧（下颌）或颊侧（上颌）倾斜，临床医师无法适量调整基牙时的情况，偶尔也用于缺隙近中基牙无法利用杆形卡环设计时。

3）环形卡环的设计要点：

①当环形卡环应用于缺隙远中基牙时，卡环起始于近中颊侧环绕基牙远中，进入近中舌侧倒凹，或卡环起始于基牙近中舌侧环绕基牙远中，进入近中颊侧倒凹。

②进入基牙倒凹区一面的卡环臂为固位臂，起始于基牙外形高点，逐渐弯曲变细，终止于基牙龈 1/3；与之相对位于基牙另一侧的刚性卡环臂为对抗臂，位于基牙中 1/3 非倒凹区，通过增加殆龈距可提高强度（图 5-59）。

③环形卡环可在近远中同时设计殆支托（主殆支托与辅助殆支托），对于放置在缺隙远中基牙的远中殆支托，可防止基牙近一步向近中倾斜。

4）环形卡环的优点和缺点：

①优点：良好的支持作用，特别是有辅助殆支托时；靠近缺牙间隙的倒凹也可以得到很好的利用，环形卡环多用于后方基牙，不用过多担心美观问题。

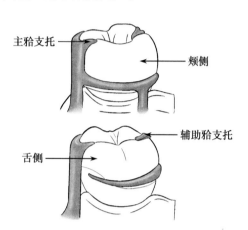

图 5-59 环形卡环颊舌面观，固位臂尖与主殆支托位于基牙同侧

②缺点：金属覆盖较多，不易于口腔卫生的控制；由于对抗臂比较刚硬，不易于调整。

（3）联合卡环：

1）联合卡环（combined clasp）：又称双 Aker 卡环（double akers）或间隙卡环（embrasure clasp）。由位于基牙上的两个简单圆环形卡环共用一个卡环体相连而成。

2）联合卡环主要用于无亚类缺隙的 Kennedy Ⅱ 或 Kennedy Ⅲ 类牙列缺损，基牙牙冠短而稳固，相邻牙之间有间隙或食物嵌塞的情况。

3）联合卡环的设计要点：①联合卡环需要铸造而成。②预放置间隙卡环的两基牙的殆 1/3 需有足够的间隙，以容纳卡环体与殆支托。③基牙邻接区不能完全磨除；但如果预备不足将可能导致未来联合卡环的折裂；若基牙存在龋坏等易感部位，需要对基牙进行嵌体或全冠保护。④联合卡环由双殆支托、双固位臂、双对抗臂组成，类似于两个简单圆形卡环共用一个卡环体；两条固位臂（或对抗臂）可以相对或相斜，但需与牙弓对侧的固位臂（或对抗臂）保持对称。

4）联合卡环的优缺点：

①优点：双殆支托提供良好的支持作用；双殆支托可以防止楔力产生，造成基牙分离；双殆支托与卡环体共同作用避免食物嵌塞。

②缺点：基牙邻间隙需要磨除的牙体组织较多，而且预备困难；金属覆盖较多，影响美观。

（4）其他类型的圆环形卡环：其他类型的圆环形卡环包括：对半卡环、并联卡环、长臂卡环、倒钩卡环、回力卡环等在临床上较少应用，在此简述。

1）对半卡环（half-and-half clasp）：由颊舌两个相对的卡环臂和近远中两个相对的支托组成，每一侧的卡环臂分别起始于不同的小连接体。主要用于牙弓一侧前后都有缺隙的磨牙或前磨牙（图 5-60，图 5-61）。

2）并联卡环（multiple clasp）：两个简单的圆环形卡环相对，两卡环的对抗臂的末端相连而成，有较好的稳定与固位作用，通常用于牙支持式可摘局部义齿（图 5-62）。当义齿需要修复整个前牙区或后牙区时，并联卡环可以包绕更多的基牙。卡环颊侧固位臂独立不相连，舌侧对抗臂末端则在末端相连并与基牙舌侧导线平齐，又称连续卡环。连续卡环可以提供更强的固位，有牙周夹板的作用。

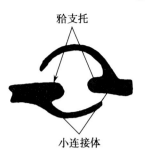

图 5-60　对半卡环殆面观
两条圆环形卡环相对，起始于不同的小连接体

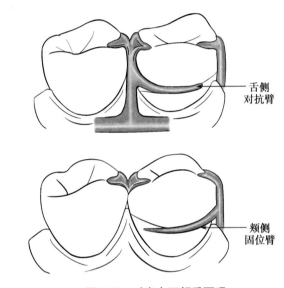

图 5-61　对半卡环颊舌面观

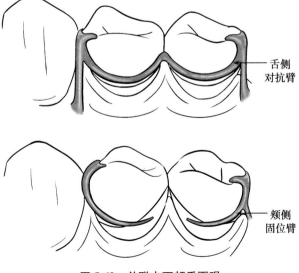

图 5-62　并联卡环颊舌面观

3）长臂卡环（long arm clasp or extension clasp）：类似于将简单的圆环形卡环的固位臂与对抗臂分别延长到相邻基牙，卡环固位臂末端进入相邻基牙倒凹而获得固位，卡环的任何一个臂不可进入近缺隙基牙的倒凹内。长臂卡环主要用于近缺隙基牙存在松动的情况，有夹板固定的作用（图 5-63）。

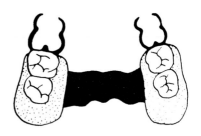

图 5-63　长臂卡环𬌗面观

4）倒钩卡环（reverse-action clasp）：又称发卡形卡环（hair-pin clasp）、C 形卡环（C clasp）。类似于简单圆环形卡环，卡环的固位臂末端有一个弯曲进入其支托同侧基牙下方的倒凹内。卡环弯曲部分应圆钝，以防止应力集中。倒钩卡环主要用于倒凹在支托同侧下方（图 5-64）。

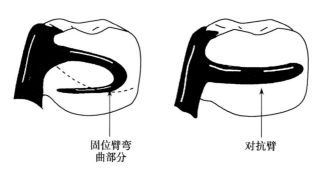

固位臂弯
曲部分　　　　　对抗臂

图 5-64　卡环的固位臂末端有一个弯曲进入其支托同侧基牙下方的倒凹内，对抗臂位于基牙非倒凹区

5）回力卡环（back-action clasp）：类似于圈形卡环，卡环固位臂末端起始于基牙唇（颊）侧倒凹区，绕过基牙的远中，与𬌗支托相连，再转向基牙舌侧近中的非倒凹区，通过小连接体与基托或大连接体相连。回力卡环主要用于后牙游离缺失，基牙为前磨牙或尖牙且牙冠短小的情况。该设计没有明显的优点，在临床上应用很少（图 5-65，图 5-66）。

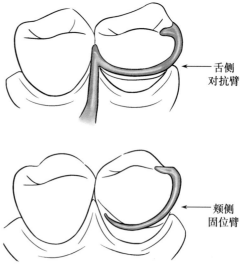

舌侧
对抗臂

颊侧
固位臂

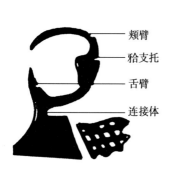

颊臂
𬌗支托
舌臂
连接体

图 5-65　回力卡环𬌗面观

图 5-66　回力卡环颊舌面观

2. 杆形卡环(bar clasps)

(1) 杆形卡环:又称 Roach 卡环,由 Roach(1934)提出。其主要优点为金属外露少,美观,基牙外形磨改量少,可降低游离端义齿对末端基牙的扭力。

1) 杆形卡环的适应证:适用于游离端缺失的末端基牙,牙支持式或牙支持式亚类缺隙可摘局部义齿。

2) 禁忌证:

①基牙颈部倒凹过大,易造成食物积存。

②软组织或骨组织倒凹过大,易造成食物积存。

③前庭沟深度不足(杆形卡环距游离龈缘至少要有 3~4mm 的垂直高度)。

④系带附着过高,易对组织造成侵犯。

⑤基牙过度颊倾或舌倾。

(2) RPI 卡环(R-P-I clasp):杆形卡环臂根据固位臂末端的形态不同进而分为不同的类型。如:T 型、L 型、U 型、I 型、Y 型等。只要杆形卡环的力学性能和行使功能效果良好,应尽量少覆盖牙面、少暴露金属,其末端形态意义并不重要,对于卡环固位臂来说,只有进入倒凹部分的结构才有固位作用。以下主要以 RPI 卡环为例介绍杆形卡环:

1) 定义:PRI 卡环是常用的杆形卡环设计。根据其组成部分近中𬌗支托(rest)、远中邻面板(proximal plate)、唇(颊)侧 I 杆而得名(I-bar),常用于远中游离缺失的可摘局部义齿设计中(图 5-67)。

2) RPI 杆形卡环组成:近中𬌗支托、远中邻面板、唇(颊)侧 I 杆。

①RPI 杆形卡环近中𬌗支托:近中𬌗支托通常位于前磨牙的近𬌗面或尖牙的近舌面。与支托相连的小连接体位于该基牙的近中舌侧外展隙处,不与邻牙接触,防止楔力的产生。近中𬌗支托的主要作用是通过改变支点的位置,从而改变卡环的移位方向,减小义齿龈向旋转时的悬梁或一类杠杆作用,进而减小对基牙的损害(图 5-68)。

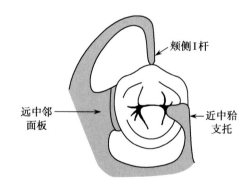

图 5-67 RPI 卡环构成𬌗面观

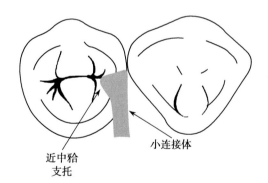

图 5-68 RPI 卡环构成𬌗面观,近中𬌗支托与相连的小连接体位于该基牙的近中舌侧外展隙处,不与邻牙接触

②RPI 杆形卡环的远中邻面板:其本质为小连接体的一种,与经过预备的基牙导平面(guide plane)(详参后续章节)紧密贴合(图 5-69,图 5-70)。邻面板为刚性结构,类似于卡环的对抗臂,与从近中𬌗支托延伸的小连接体共同对抗卡环固位臂,起到对抗与稳定作用。邻面板近龈处需缓冲,防止对组织造成损伤(图 5-71)。

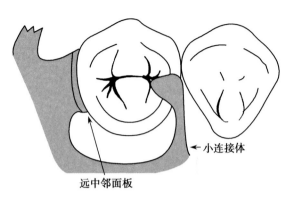

←小连接体

远中邻面板

图 5-69　RPI 杆形卡环的远中邻面板与基牙导平面
紧密贴合

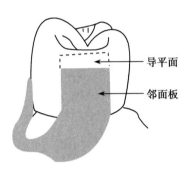

导平面

邻面板

图 5-70　RPI 杆形卡环的远中邻面板
尽量向基牙舌侧伸展,与近中小连接
体防止基牙舌侧移位

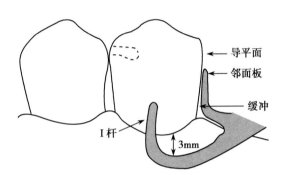

←导平面

邻面板

缓冲

I 杆

3mm

图 5-71　杆形卡环的远中邻面板近龈处需缓冲。I 杆
起始部分距游离龈缘下方为 3mm 的距离,I 杆垂直越
过牙龈后,位于基牙唇(颊)侧龈 1/3 倒凹区

③RPI 杆形卡环的 I 杆:起始于可摘局部义齿的唇(颊)侧支架,从基托伸出,距游离龈
缘下方 3~4mm 的位置平行向前延伸达基牙根部合适位置,然后以直角转向𬌗方,越过基牙
牙龈,达基牙牙面;I 杆垂直越过牙龈后,应位于基牙唇(颊)侧龈 1/3 倒凹区,进入倒凹深度
约为 0.25mm,整个卡环臂向尖端变窄,臂尖应不宽于 2mm;当缺隙侧基牙为尖牙时,I 杆应
位于尖牙的近唇(颊)侧(图 5-71)。

3) RPI 杆形卡环的优缺点:

①优点:在𬌗力的作用下,游离端缺隙基牙受力减小,且接近基牙长轴;I 杆与基牙接触
面积小,金属外露少,美观且患龋率小;邻面板不仅有对抗作用,还可减少食物积存;近中𬌗
支托可防止游离端基托向远中移位;游离端基托下组织受力虽然增加,但较垂直于牙槽嵴且
均匀。

②缺点:RPI 杆形卡环基牙受力减小,但有可能会增加缺牙区剩余牙槽嵴的负担。在具
体应用时,可以通过对人工牙减径、减数、增大基托面积等措施来改善。

RPA 卡环由 Eliason(1983)提出,是 RPI 卡环的变形,其中的 A 代表 Aker。它与 RPI 卡
环的不同之外为以圆环形的卡环固位臂代替了杆形的卡环固位臂,主要用于弥补 RPI 卡环
的不足。

3. 组合卡环(combination clasp)

(1) 定义:圆环形组合卡环的固位臂由金属锻丝制成,其他部分铸造而成,坚固铸造卡环臂能获得抵抗侧方运动的交互稳定作用,因为这是一个由锻制和铸造材料组合而成的直接固位体,所以称为组合卡环(图5-72)。

(2) 适应证:组合卡环适用于远中游离缺失的可摘局部义齿末端基牙的设计中,基牙只有近中倒凹或基牙颊侧倒凹较大,不适合用杆形卡环者。

(3) 圆环形组合卡环的构成:通常由远中𬌗支托、锻造固位臂、铸造对抗臂组成。

1) 锻造固位臂可铸造或者焊接到义齿支架上,有良好的弹性,与基牙为线接触。通常情况下,如果固位臂尖位于基牙近颊侧倒凹内,固位臂尖在𬌗力作用下向𬌗方运动或产生运动趋势,对基牙形成扭力。为了减小固位臂在𬌗力作用下的固位力,锻丝固位臂(弹性大,固位力小)可代替铸造固位臂取得较好效果。如果条件允许,基牙颊侧倒凹应位于基牙颊面中1/3,近中的卡环臂尖位于基牙外形高点以上。当𬌗力作用时,近中卡环臂尖可脱离与牙面的接触,进而减少扭力产生(图5-73)。

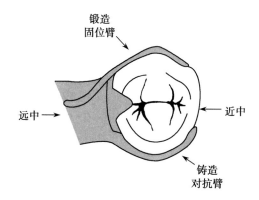

图 5-72　组合卡环,锻造固位臂可铸造或者焊接到义齿支架上

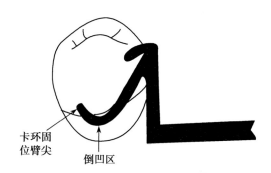

图 5-73　锻造固位臂近中的卡环臂尖位于基牙外形高点以上,当𬌗力作用时,近中卡环臂尖可脱离与牙面的接触,进而减少扭力产生

2) 远中𬌗支托:以往观点认为远中𬌗支托会对基牙产生扭力,导致基牙牙冠向远中倾斜,甚至松动脱落。但是正确设计制作的远中𬌗支托也可以成为代替近中𬌗支托的修复选择,同样安全、有效。如果位于基牙远中的导平面与基牙轴长高度相当,则在游离端义齿基托受到𬌗力作用时,与导平面接触的小连接体会起到"扳手"作用,进而对基牙形成扭力(图5-74)。但如果预备的导平面高度较短,且在颈部收缩角、小连接体处做适当缓冲时,就可以减小或预防基牙向远中移位。当游离端义齿基托受到𬌗力作用时,与基牙相接触的小连接体进入缓冲区,允许支托远离支托凹,因此力的作用"支点"也从位置 a 移动到位置 b,减少对基牙扭力的形成(图5-75)。

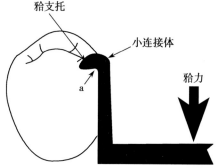

图 5-74　角 a 为与𬌗支托相连的小连接体形成的角,该角度小于 90°,小连接体在𬌗力作用时会起到"扳手"作用,进而对基牙形成扭力

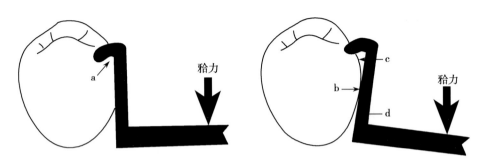

图 5-75　a、b 为不同导平面高度时殆作用支点，c、d 为适当缓冲区

（4）组合卡环的优缺点：

1）优点：①因其有良好的弹性，故易于调节。②组合卡环的锻丝卡环臂直径较小，圆形的金属丝比扁宽的铸造卡环臂反光小，较隐蔽，美观性好；不易出现疲劳性折断。

2）缺点：①制作步骤烦琐，特别是采用高熔点的钴铬合金铸造支架时；②因为是手工弯制，可能与基牙不贴合，导致固位作用差；③使用不当时，也可能弯曲变形。

三、直接固位体

（一）直接固位体的选择标准

1. 牙列缺损分类、基牙倒凹位置、修复体的种类、咬殆情况、基牙条件。

2. 支持骨组织与软组织特点　骨性倒凹、系带附着、前庭沟深度。

3. 美观要求。

（二）直接固位体的选择

1. Kennedy Ⅲ类、Kennedy Ⅳ牙列缺损

（1）首选圆环形铸造卡环；如果邻近缺隙基牙不适合用圆环形铸造卡环时，可选联合卡环。

（2）如果基牙重度倾斜，根据倒凹的位置选择：舌侧固位的圆环形铸造卡环；带有辅助殆支托的环形卡环。

2. Kennedy Ⅰ类、Kennedy Ⅱ牙列缺损

（1）RPI 卡环为首选，当存在系带附着过高、前庭沟较浅、软组织倒凹时，可用 RPA 代替。

（2）当基牙近中存在较大修复体、基牙近中咬合紧、基牙扭转不适合用近中支托时，可选择圆环形组合卡环。

四、间接固位体

（一）间接固位体的类型

常见的间接固位体（indirect retainer）包括：辅助尖牙支托、辅助殆支托、舌隆突杆和舌板末端的辅助支托、腭皱支持等。

（二）间接固位体作用

牙支持式可摘局部义齿可以有效地利用牙齿控制义齿的移位，而牙-黏膜混合支持式可

摘局部义齿有可能在重力或食物黏着力的作用下发生接近或脱离剩余牙槽嵴组织的旋转、移位。间接固位体同义齿的其他固位结构在共同对抗、限制义齿移位中起到非常重要的作用(图5-76)。间接固位体还有其他辅助作用,在此不再详述。

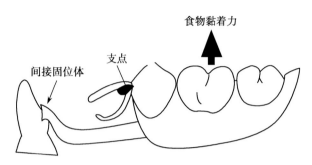

图5-76　下颌基托在食物黏着力作用下绕支点线转动,位于支点近中的间接固位体可有效防止义齿移位

（三）各类牙列缺损中的支点线

间接固位体通常位于远离支点线重要基牙上。尖牙、第一前磨牙为放置间接固位体的理想位置。

1. 支点线(fulcrum line)　支点线是指牙列缺损中通过主要基牙外形高点𬌗方或切方的直接固位体的坚硬部分(通常指支托)形成的假想连线,可摘局部义齿的基托在𬌗力作用下以该假想线为中心发生旋转动。

2. 各类牙列缺损的支点线

（1）Kennedy Ⅰ类牙列缺损的支点线:为位于双侧末端基牙𬌗(切、舌)支托上的假想连线(图5-77,图5-78)。

（2）Kennedy Ⅱ类牙列缺损的支点线:在游离缺失对侧末端基牙健康状况较好的条件下,支点线通常为位于近游离缺失末端基牙𬌗(切、舌)支托与对侧末端基牙𬌗支托上的斜形假想连线(图5-79,图5-80)。

（3）Kennedy Ⅲ类牙列缺损的支点线:该类牙列缺损相对较为复杂,支点线的位置也因设计而有所不同。在没有薄弱基牙存在的情况下,支点线多为一条或两条倾斜的假想连线(图5-81,图5-82)。

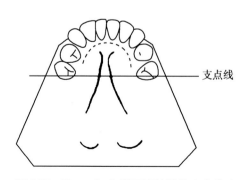

图5-77　Kennedy Ⅰ类牙列缺损的支点线1

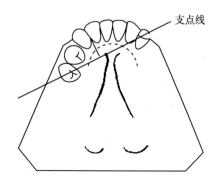

图5-78　Kennedy Ⅰ类牙列缺损的支点线2

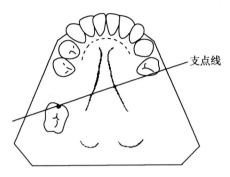

图 5-79　Kennedy Ⅱ类牙列缺损的支点线 1

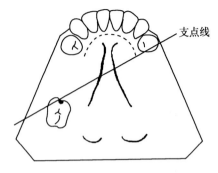

图 5-80　Kennedy Ⅱ类牙列缺损的支点线 2

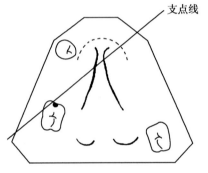

图 5-81　Kennedy Ⅲ类牙列缺损的支点线 1

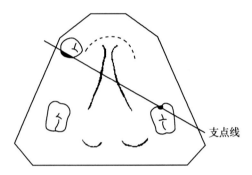

图 5-82　Kennedy Ⅲ类牙列缺损的支点线 2

（4）Kennedy Ⅳ类牙列缺损的支点线：支点线通常为位于单个缺隙两相邻基牙𬌗（切、舌）支托上的假想连线（图 5-83，图 5-84）。

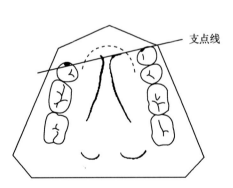

图 5-83　Kennedy Ⅳ类牙列缺损的支点线 1

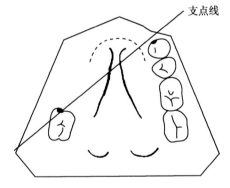

图 5-84　Kennedy Ⅳ类牙列缺损的支点线 2

（四）影响间接固体固位的因素

1. 主𬌗（舌）支托在功能状态下的位置　正确设计、就位的可摘局部义齿，主𬌗（舌）支托应位于预备好的支托凹内，在正常功能活动下，不会发生脱离支托凹或移位。此时当义齿基托沿支托连线发生旋转、移位时，间接固位体才能发挥作用。

2. 间接固位体距支点线的垂直距离　间接固位体发挥支持作用的效果与其距支点线的垂直距离成正相关。

3. 支持间接固位体的连接体的强度　支持间接固位体的连接体必须有一定刚性。

4. 支持间接固位体基牙牙面形态　间接固位体应有有效的牙面支持,间接固位体应位于预备过的支托凹内,在功能动力下不会发生移动;基牙倾斜或牙周条件差的情况下不宜放置间接固位体。切牙常因舌斜面较陡不能很好地提供支持力,相反,健康状况较好的尖牙或前磨牙为较合适的选择。

第五节　导　平　面

一、导平面的定义及作用

1. 定义　导平面(guiding planes)是指基牙轴面经牙体预备后行成的平行于就位道的平坦牙面,主要包括义齿刚性结构中的邻面板、对抗臂、固位臂中的刚性部分所对应的牙面,导平面保证可摘局部义齿沿单一方向就位。

2. 作用

(1) 引导义齿正确就位:与导平面紧密贴合的是可摘局部义齿中的刚硬邻面板,导平面可以引导可摘局义齿正确就位。

(2) 固位、限定脱位道:导平面间彼此平行,限定了义齿的就位道与脱位道,从而可抵抗除就位道方向以外的其他脱位力的作用(图5-85~图5-87)。

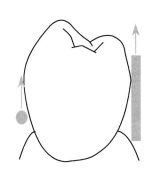
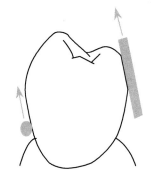
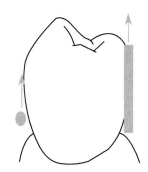

图 5-85　邻面板与基牙为点接触
箭头示脱位力方向,圆点代表卡环固位臂,长方形代表邻面板。

图 5-86　在脱位力的作用下,邻面板发生旋转,原来位于基牙倒凹区内的卡环固位臂将不再有固位作用
箭头示脱位力方向,圆点代表卡环固位臂,长方形代表邻面板。

图 5-87　邻面板与基牙的导平面为面接触,从而避免上述缺陷,增加义齿固位
箭头示脱位力方向,圆点代表卡环固位臂,长方形代表邻面板。

(3) 对抗、稳定:当卡环固位臂发生变形,导平面与邻面板相接触产生摩擦力,邻面板同卡环对抗臂等刚性结构类似,也对卡环固位臂有对抗作用(图5-88,图5-89)。

(4) 消除倒凹:导平面减小或消除了基牙邻面倒凹,可减少食物积存。

二、导平面的设计要点

1. 导平面预备的位置　可摘局部义齿平坦、刚性部分与基牙接触面;邻面板相对的基牙轴面;对抗臂与基牙接触面;固位臂刚性部分与基牙接触面。

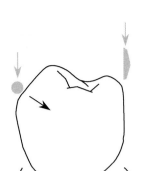

图 5-88　圆点代表卡环固位臂,与之相对侧为卡环对抗臂。当义齿就位时,如果卡环固位臂与基牙最先接触,则会对基牙产生侧扭力

箭头示义齿就位方向。

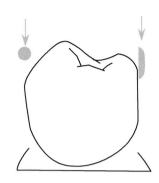

图 5-89　圆点代表卡环固位臂,与之相对侧为卡环对抗臂。如果是对抗臂最先与基牙接触,则可抵抗固位臂越过基牙外形高点整个过程中对基牙产生的侧向矫治力

2. 影响导平面有效行使功能的因素

(1) 预备后的导平面应彼此平行并且共同平行于就位道(图 5-90),因此在正式的牙体预备前需使用模型观测仪在诊断模型上进行观测。

(2) 同一基牙预备多个导平面(如基牙舌侧、邻面预备导平面)。

(3) 不同基牙同时预备多个导平面。

(4) 预备出的每一个导平面有与之相对的另一导平面。

(5) 增加导平面的宽度和高度。

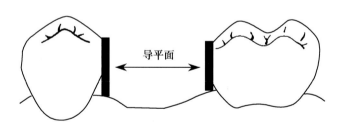

图 5-90　预备出的导平面位于多个基牙且相互平行,每一个导平面有与之相对的另一导平面

3. 导平面宽度与高度　基牙邻面的导平面的𬌗龈向高度至少应为基牙轴向高度 1/3～1/2(不小于 2mm)(图 5-91),颊舌向宽度由基牙的邻面外形决定。颊-邻、邻-舌应形成圆滑曲面,避免颊-舌向直线磨除(图 5-92)。远中游离缺失关键基牙的导平面高度应相对较小,以减少对基牙的扭力作用。舌侧对抗臂相对的基牙导平面高度应为 2～4mm,理想位置在基牙牙冠舌侧𬌗龈向中 1/3 区域。

当基牙因牙周丧失产生动度时,导平面在稳定基牙方面有重要作用。导平面的作用在Ⅲ类牙列缺损中是非常显著的。但对于Ⅰ类与Ⅱ类牙列缺损,如果位于基牙远中的导平面与基牙轴长高度相当,则在游离端义齿基托受到𬌗力作用时,与导平面接触的小连接体会起到“扳手”作用,进而对基牙形成扭力。但如果预备的导平面高度较短,且在颈部收缩角、小连接体处做适当缓冲时,就可以减小或预防基牙向远中移位。当游离端义齿基托受到𬌗力

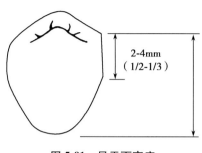

图 5-91　导平面高度

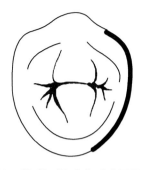

图 5-92　颊-邻、邻-舌应形成圆滑曲面，避免颊-舌向直线磨除

作用时,与基牙相接触的小连接体进入缓冲区,允许支托远离支托凹,减少对基牙扭力的形成(图5-93,图5-94)。

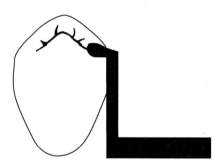

图 5-93　预备的导平面高度较短

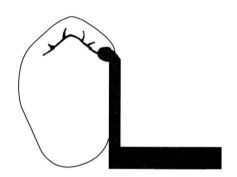

图 5-94　预备的导平面高度较长

4. 如果将要预备导平面的基牙表面与义齿就位道平行,则对基牙只做少量预备。有时也需要在铸造冠或复合树脂修复体上进行预备导平面。预备后的导平面需抛光杯或抛光轮进行抛光。

5. 导平面预备口内最早进行的操作步骤,其预备应在𬌗支托凹预备之前进行(图5-95)。

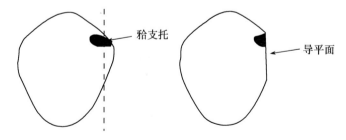

图 5-95　如果𬌗支托的预备在导平面之前进行,则导平面预备时会磨除部分预备后的支托凹,最终导致铸造后的支托长度较短且邻𬌗角过锐

6. 如果用模型观测仪分析杆上的铅芯作标记,预备完成的导平面应呈现较宽的标记带(图5-96)。

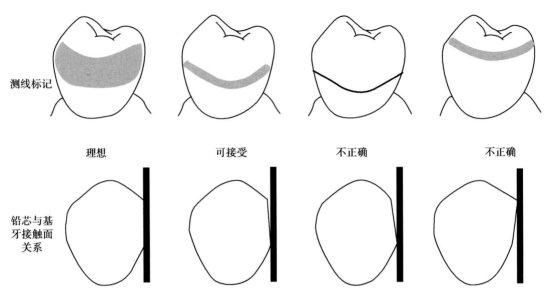

图 5-96　预备完成后的导平面,当用铅芯标记时,理想状态应呈现宽的标记带

第六节　基托与人工牙

一、基　托

（一）基托定义及作用

1. 定义　义齿基托(denture base)是指可摘局部义齿中覆盖在缺牙区牙槽嵴及与牙槽嵴相邻的唇颊侧、舌腭侧、硬腭等区域的部分,它承载人工牙与人工牙龈,传导并分散𬌗力,同时也可将义齿的各部分连接成一个整体。

2. 作用　可摘局部义齿的基托主要有以下作用:

（1）支持作用:人工牙排列于义齿基托上,基托为人工牙提供支持与固位。

（2）承担、传递𬌗力:基托精确复制支持组织的解剖结构,与其下的支持组织紧密贴合,通过最大覆盖面积承担𬌗力,并将𬌗传递、分散至支持组织上。

（3）固位稳定:正确设计制作的牙-黏膜混合支持式基托与其下的支持组织通过吸附力可增加义齿的固位与稳定,也具有防止义齿旋转和翘动的间接固位作用。

（4）改善美观:基托在一定程度可以染色、恢复自然形态,进而恢复缺损的牙槽骨、颌骨、软组织。

（5）功能性刺激:基托在功能运动下有生理性动度,对其下方的剩余牙槽嵴有生理性刺激。承受生理性压力的口腔组织与失用的组织相比,可以保持较好的形态和色泽。“失用性萎缩”既可以指牙周组织,又可指剩余牙槽嵴。

（二）基托分类

义齿基托按其使用材料不同可以分为以下三类:塑料基托、金属基托、金属网加强塑料基托。

1. 塑料基托　塑料基托因其相对物美价廉、简单易制、便于修补重衬在临床上应用较多。但也存在强度低、厚度大、易老化等缺点。以下以丙烯酸树脂基托（acrylic resin bases）为例作简单介绍：

丙烯酸类树脂基托在临床应用最多，尤其过渡义齿修复缺损牙列或是远中游离缺失，后期需要重衬以获得黏膜支持的情况最多用。丙烯酸类树脂基托的优缺点如下：

（1）优点：

1）当基托下的支持组织发生改变时，基托的组织面可以重衬，从而获得较好的黏膜支持。

2）与金属基托相比较美观。

3）易重衬修补。

4）价格相对便宜。

（2）缺点：

1）与金属基托相比强度较低，为增加强度，制作出的树脂类基托通常有一定的厚度，对患者造成不适。

2）加工后的义齿基托存在预应力释放导致外形改变。

3）材料在不同的储存条件下易吸水或脱水，容易导致弯曲变形和食物残渣、菌斑堆积。

4）材料为有机高分子聚合物，易老化。

5）材料为非良导体，温度传导作用较差。

6）义齿基托在维护时，可能由于清洁不当，易造成磨损，从而影响固位。

2. 金属基托　金属基托（metal bases）通常铸造而成，材料可以为钴铬合金、金合金、钛合金。用于牙支持式可摘局部义齿，牙-黏膜混合支持式义齿因后期可能需要重衬，需要慎重使用，但在以下情况也可以考虑使用金属基托：曾经戴用旧义齿，剩余牙槽嵴无变窄、变低，无大量的活动的软组织。金属基托的优缺点：

（1）优点：

1）外形精确、不易变形：正确制作的铸造金属基托可以准确复制口内支持组织的解剖形态以达到精确外形，且金属基托也不存在预应力释放导致外形改变。

2）温度传导作用好：基托通过良好的温度传导性将不同温度传导至其下的组织，有利于健康的控制。

3）体积小、强度大：铸造合金因其强度大，通常可以做的较轻薄、小巧。

4）易清洁：金属基托因其吸水性差，不易堆积食物、菌斑，易清洁。

5）组织反应小：可能是因为铸造金属基托与组织密合，金属基托的离子化、氧化可以产生抑菌作用。

（2）缺点：

1）制作工艺复杂。

2）修理、加补困难，无法重衬。

3. 金属网加强塑料基托　兼备塑料基托与金属基托的优点。但网状设计应合理，既要提供足够的强度以抵抗基托的折裂和变形，又不能体积太厚，影响人工牙的排列和义齿其他部件的连接以及患者配戴的舒适度。

（三）义齿基托设计

1. 义齿基托边缘的伸展范围　义齿基托边缘伸展的范围与缺牙的部位、数目、基牙的健康状况、牙槽嵴的健康状况、𬌗力的大小有关。在能满足最大的支持、固位、稳定，又不影响唇颊舌等软组织活动的情况下，应当尽量减小基托的伸展范围。

（1）Kennedy Ⅰ、Kennedy Ⅱ类牙列缺损：可摘局部义齿为牙-黏膜混合支持，义齿基托应尽量伸展，通过增加有效的支持面积进而增大义齿的支持、固位与稳定。但基托边缘不应过度伸展以防止损伤边缘接触的软组织，理想的边缘伸展应表现在以下方面：

1）上颌义齿基托边缘部位：①颊侧后缘：应盖过上颌结节，伸展到翼上颌切迹的中部。②后缘：应止于软硬腭交界处稍后的软腭处。③唇颊侧边缘：应位于黏膜转折处，圆钝无刺激，无干扰（个别前牙缺失，牙槽嵴丰满者可不放唇侧基托）。

2）下颌义齿基托边缘部位：①后缘：应覆盖磨牙后垫的前 1/3~1/2；②唇颊侧边缘：应位于黏膜转折处，圆钝无刺激，无干扰（个别前牙缺失，牙槽嵴丰满者可不放唇侧基托）。

（2）Kennedy Ⅲ类牙列缺损：可摘局部义齿为牙支持，支持力多由基牙提供，基托不必过度伸展，而且位于后腭部基托尽量前移，以免引起不适。

（3）Kennedy Ⅳ类牙列缺损：可摘局部义齿为牙-黏膜混合支持，在前部牙槽嵴没有明显缺损的情况下，基托不必过度伸展，而且位于后腭部基托尽量前移，以免引起不适。

（4）基托边缘不宜进入组织倒凹内，以免在义齿就位与脱位时对组织造成损伤。当有组织倒凹存在时，缩短基托边缘比缓冲边缘内侧组织可能更理想，因过度缓冲有可能造成基托与组织不密合或食物嵌塞（图 5-97）。

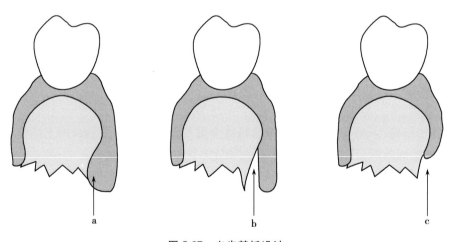

图 5-97　义齿基托设计

a. 义齿基托舌侧边缘进入较深的组织倒凹，义齿佩戴过程中不易就位且伴有痛疼；b. 对义齿基托舌侧边缘组织面进行缓冲，形成较大间隙，导致食物嵌塞；c. 磨短基托边缘，通过一定倒凹获得固位。

2. 义齿基托的厚度

（1）塑料基托通常不少于 2mm，金属基托厚度应为 0.5mm，边缘可厚至 1mm 左右。

（2）上颌基托前 1/3 应尽量薄，以免影响发音；也可以仿腭皱形态，不过此观点还存在争议。

3. 基托形态

（1）组织面：精确复制支持组织形态，与黏膜紧密贴合无压痛，硬区（上颌结节、腭中缝、下颌隆突等）需缓冲，通常不打磨、抛光。

（2）磨光面：表面光滑匀称、边缘圆钝，尽量恢复缺损的牙龈、龈乳头等形态。

（3）对于严重的前牙区牙槽骨缺损、唇裂术后至上唇塌陷者可通上颌唇侧基托恢复其相对外形和美观。

（4）与基牙相邻面：由于基牙邻面外形突度较大或倾斜，义齿基托与基牙相邻面容易存在间隙，造成食物积存，该间隙也被称为死区（dead space）。死区可通过以下两种方法减小或消除：

1）通过改变义齿的就位道或基牙的外形来减小或消除死区。

2）有意扩大基托与基牙间的间隙，减小与基牙相邻面的颊舌径，形成开放间隙。第二种方法更易于维护牙龈健康。

4. 塑料基托在终止线处接合方式 丙烯酸类树脂与大连接体和小连接体之间以对接接合（butt-joint）的方式或以轻度进入大连接体与小连接体的倒凹内的方式相连，保证塑料基托与大、小连接体的机械接合强度；相反，如果丙烯酸类树脂以羽状形式出现，很容易产生变形、折裂或与大连接体分离，从而对其下的组织造成损伤（图5-98）。

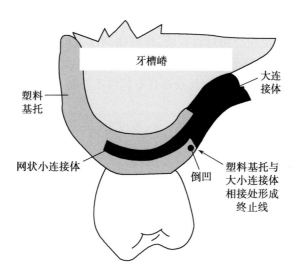

图5-98 大小连接体形成的终止线位于距离人工义齿偏腭侧约2mm处，塑料材料在此处进入大小连接体形成的微小倒凹内，增加塑料边缘厚度的同时也增强了塑料与金属材料的机械结合

（四）义齿基托的重衬

随着时间的推移，剩余牙槽嵴会发生形态的改变导致可摘局部义齿与其下组织不能紧密贴合，此时需要对义齿基托重衬。义齿基托重衬的指征：

1. 游离端的人工牙与对𬌗牙接触丧失，可通过咬𬌗纸检查。

2. 当远中游离端基托压向牙槽嵴时，义齿沿支点线旋转，辅助𬌗（舌）支托等间接固位体发生滑动或脱离支托凹。

3. 将一薄层流动性好的不可逆性水胶体印模材料涂布于基托组织面，重新戴入口内并完全就位，材料硬固后取出，若基托上的材料明显增厚，则表明基托与组织不贴合。

二、人 工 牙

（一）定义及作用

1. 定义　人工牙（artificial tooth）是指位于义齿基托咬殆面代替缺失的天然牙，以恢复牙齿的形态与功能的结构。

2. 作用

（1）代替缺失的天然牙恢复牙列的外形从而恢复牙弓的完整性。

（2）通过建立正常的咬殆、排列、邻接关系恢复咀嚼功能。

（3）通过对缺失牙的修复，防止余留牙的倾斜、伸长、移位以及殆关系紊乱。

（4）辅助发音。

（二）人工牙的种类

按制作材料不同，人工牙可以分为塑料牙、瓷牙、金属牙；按人工牙的殆形态不同，又可分为解剖式牙、半解剖式牙、非解剖式牙。

1. 按材料不同分类

（1）塑料牙：塑料牙由聚合物材料制成，在可摘局部义齿修复中也是应用最多的牙齿，有成品牙或个别制作牙。塑料牙比较软，不会对牙槽嵴产生太大的压力，从而减少牙槽嵴的吸收，对对殆牙的磨耗较少；易于调改其咬合且有韧性不易折裂。其主要缺点为自身殆面磨耗较多，易老化，咀嚼效率低。

（2）瓷牙：瓷牙由陶瓷材料构成的人工牙，硬度大，自身不易发生磨损，咀嚼效率高且美观。不足之处为对牙槽嵴产生太大的压力，从而促进牙槽嵴的吸收且易造成对殆的牙齿磨耗。脆性大易折裂不易调改，说话时相对瓷牙易发出"喀喀"干扰声音。

（3）金属牙：金属牙人工牙的殆（舌）面或全部由金属制作而成。除不易折裂、磨损外，有瓷牙类似的缺点。

2. 按人工牙的殆形态不同　人工牙的选择应与对殆牙形态协调。

（1）解剖式牙：牙尖斜面与底面的交角即牙尖斜度为30°～33°。正中殆时，与对殆牙有较好的尖窝扣锁关系，形态自然，咀嚼功能较好，但在侧向运动中，侧向作用力也较大。多用于对殆牙自然形态较好，无明显磨耗或义齿固位力较好者（图5-99）。

（2）半解剖式牙：牙尖斜面与底面的交角即牙尖斜度为20°左右。正中殆时，与对殆牙有尖窝扣锁关系，形态自然，咀嚼功能较好，侧向作用力较小。多用于对殆牙自然形态较好，存在磨耗但磨耗较少者，临床应用最多（图5-100）。

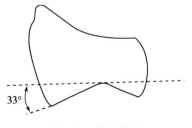

图5-99　解剖式牙

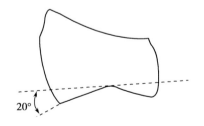

图5-100　半解剖式牙

（3）非解剖式牙:牙尖斜面与底面的交角即牙尖斜度为零。颊面形态与解剖式牙类似,殆面有溢出沟。正中殆时,与对殆牙无尖窝扣锁关系,侧向作用力最小。适用于对殆牙明显磨耗或义齿固位较差者(图5-101)。

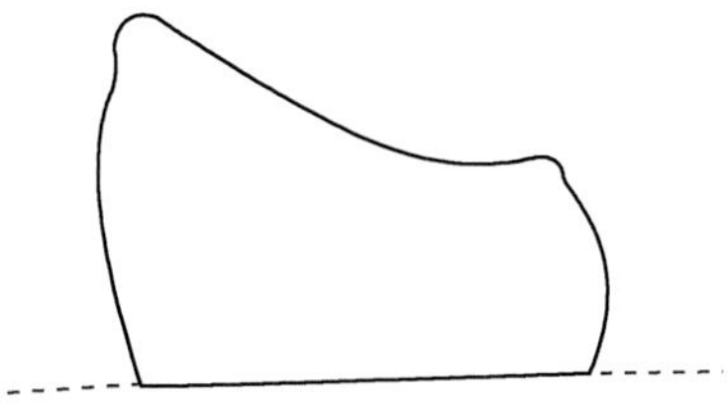

0°

图 5-101　非解剖式牙

（三）人工牙的设计要点

1. 人工牙应与余留牙的外形、大小、色泽以及整个牙列保持协调。

2. 前牙应综合患者的外貌特征与口内特点兼顾美观与功能;后牙在恢复功能情况下也尽量兼顾美观。

3. 如果人工牙为游离端支持,应限制殆面的面积,在不明显影响咀嚼效率的前提下,可适当减径、减数。

4. 人工牙除机械性能好以外,还应具备良好的生物学性能,应对组织无刺激、无毒、不致癌。

（四）人工牙与基托的连接方式

人工牙与基托有以下几种连接方式:树脂结合、水门汀粘固、直接固化在金属基托上、与支架一起铸造、化学粘固。

第七节　可摘局部义齿设计的基本原则与分类设计要点

一、可摘局部义齿设计的基本要求与原则

（一）可摘局部义齿设计的基本要求

正确设计的可摘局部义齿应达到以下要求:

1. 适当地恢复咀嚼功能　修复的可摘局部义齿应以保护口腔组织为前提,适当恢复义齿的咀嚼功能。正确设计的可摘局部义齿可使殆力通过义齿的各组成结构传递基牙以及基托下软组织和骨组织。殆力适中时,适当的生理性刺激有助于保护基牙牙周健康且减缓牙槽嵴的吸收。当殆力超过组织耐受,则会引起基牙牙周创伤且加速牙槽嵴的吸收。

2. 保护口腔组织健康　正确设计的义齿不应对基牙以及相应的软组织、骨组织造成损伤。对基牙,应尽量减少磨切,避免食物嵌塞,避免形成死区,避免功能状态下形成扭力。对牙龈组织尽量减少覆盖,避免压迫。对上下颌存在骨性突起的相应区域应适当缓冲,避免压迫。对黏膜转折处,义齿基托边缘伸展应适中,避免干扰、刺激。所有义齿材料除具备机械性能外,还应有良好的生物学性能,对人体无毒性、无致癌作用等。

3. 义齿有良好的固位与稳定　可摘局部义齿有良好的固位与稳定是义齿正常行使功能的前提。

4. 美观　对于前部牙齿缺失的患者,可摘局部义齿除恢复咀嚼功能外,一定程度的美观恢复也同等重要。人工牙的恢复,其形态、大小、色泽应与相邻牙协调,与对侧同名牙对称。基托在恢复人工牙龈、黏膜时应尽量模仿天然组织形态。固位臂避免放置在前牙的唇颊侧,以减少金属暴露。正确恢复前牙区的唇齿、齿龈、覆殆、覆盖关系。

5. 舒适、耐用　义齿的设计能"简"则不"繁",在满足恢复外形、功能的前提下,避免各种不必要的附加结构、边缘延伸,以免引起患者不适。根据牙列缺损情况,选择合适义齿材料,防止义齿变形、折裂。

（二）可摘局部义齿设计的基本原则

1. 明确的支持方式　根据牙列缺损的类型不同,可摘局部义齿获得支持的方式也有所不同。除 Kennedy Ⅲ 类牙列缺损的可摘局部义齿的支持方式为牙支持式外,其他三类均为牙-黏膜混合支持,在某些特殊情况下,种植体也提供支持。

（1）牙支持:

1）判断将作为关键基牙的牙齿所能提供的潜在支持力,需考虑以下因素:基牙的牙周健康状况;冠根形态、比例;基牙相对缺牙区的位置;对𬌗牙列的状况。

2）判断支托最适合的放置位置:𬌗面、舌隆突、切缘。

3）基牙预备:在治疗计划完成以后,需对基牙进行正确预备,牙体的预备应遵循正确的牙体预备原则（详参后续章节）。

4）牙-黏膜混合支持:①同牙支持式相似,对将作为关键基牙的牙齿作相应的判断和预备。②判断缺牙区牙槽嵴潜在的支持力,需考虑以下因素:剩余牙槽嵴的形态、质量;义齿基托在剩余牙槽嵴可伸展范围;印模准确性;未来义齿基托的密合度;义齿各部分结构的设计特点;𬌗力的大小。

（2）黏膜支持:因余留牙松动或咬合过紧而不设置支托,义齿所承受的力主要由黏膜及其下的牙槽骨负担,因此需仔细评估黏膜及其下的牙槽骨的质和量。

（3）种植体支持:"骨整合"的种植体因其没有类似天然牙的生理性度动,不宜负荷过重。

2. 正确的固位方式

（1）固位体的基本设计原则:

1）固位体在功能状态下通过一定的固位力抵抗义齿脱位,非功能状态下对基牙无静压力,摘戴时无损伤基牙的侧方压力存在。

2）外形光滑圆钝对口内组织无刺激、损伤,与基牙密合,不易积存食物造成菌斑形成,对牙体、牙周无损害。

3）制作固位体的材料有良好的机械、生物学性能。

（2）判断固位力的来源:常见的固位力有摩擦力、吸附力、大气压力、重力。

（3）判断直接固位体的种类:

1）直接固位体为冠内固位体还是冠外固位体。

2）对于冠外的卡环形固位体是圆环形卡环还是杆形卡环。

3）对于远中游离缺失的可摘局部义齿修复,是采用 RPI 卡环还是 PRA 卡环或远中𬌗支托组合卡环。

（4）间接固位体:

1）放置间接固位体的位置应距支点线的垂直距离越远越好。

2）尖牙或第一前磨牙是放置间接固位体的理想位置。

3）尽量避免在中切牙与侧切牙放置间接固位体。

4）间接固位体有利于支持、固位,但并非完全必需。

5）Kennedy Ⅲ、Kennedy Ⅳ缺损通常不需要间接固位体。

（5）基牙的选择：

1）选择健康牙作为基牙。

2）对于基牙条件状况不佳者,需要治疗后方可作为基牙。

3）选择固位形好的牙齿作为基牙。

4）根据不同的设计方案选择数量、位置适中的牙齿作为基牙。

3. 功能状态下的稳定　可摘局部义齿在殆力或其他混合力的作用下有可能发生以下三个方向的移位:以关键基牙为旋转轴的旋转;沿纵轴即游离端基托下剩余牙槽嵴的旋转;沿假想的接近牙弓中心的垂直轴的旋转（图5-102）。对于功能状态下的可摘局部义齿而言,抵御移位的力量,保证功能状态下的稳定非常重要。牙支持式可摘局部义齿可以有效地利用牙齿控制义齿的移位,而牙-黏膜混合支持式可摘局部义齿有可能在重力或食物黏着力的作用下发生接近或脱离剩余牙槽嵴组织的旋转、移位。

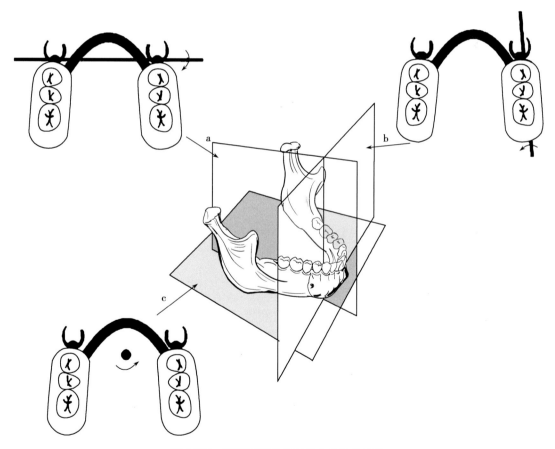

图 5-102　可摘局部义齿向三个方向的移位
a. 义齿在矢状面发生的旋转;b. 义齿在冠状面发生的旋转;c. 义齿在水平面发生的旋转。

（1）导致义齿不稳定的原因:

1）施加于义齿上的力大小不一、方向各异:施加于义齿上的力可来自咀嚼和紧咬时的垂直力或侧向力,也可能是来自舌、颊、唇部的力量,还有食物的黏着力以及上颌义齿的重力都会导致义齿的移位或发生移位的趋势。

2）支持组织存在可让性:覆盖在剩余牙槽嵴上的黏膜有一定的弹性,可以使义齿发生一定的移位。

3）支持组织之间的可让性的差异:基牙的牙周膜与覆盖在剩余牙槽嵴上黏膜组织的弹性不同,使义齿发生移位。

（2）义齿不稳定的临床表现:下沉、翘起、摆动、旋转等,易发生在远中游离缺失的牙-黏膜混合支持的可摘局部义齿中。

（3）保持功能状态下稳定,义齿各组成结构的设计要求:

1）支托:支托应为刚硬结构,位于正确预备过的基牙支托凹内,在非脱位力的作用下无移动。

2）直接固位体:对于卡环形固位体应有正确的弹性固位臂末端、刚硬对抗臂、支托,满足环抱原则;对于其他类型的固位装置需同样满足相应类型的设计要求。

3）间接固位体:对于远中游离缺失的可摘局部义齿,位于牙弓前部距支点线垂直距离最远的间接固位体可有效对抗义齿的移位。

4）大小连接体:连接体应为刚硬结构,不易在力的作用下变形、移位。

5）基托:基托下对于骨性突起应缓冲,避免形成骨性支点;远中游离缺失的基托边缘尽可能延伸,增加支持与固位。

6）人工牙:人工牙的排列应保证两侧同时殆接触,对于远中游离缺失必要时可减径、减数。

二、可摘局部义齿的分类设计要点

（一）Kennedy Ⅰ和Kennedy Ⅱ

1. 支持方式　均为牙-黏膜混合支持,主要为基托下的黏膜支持,牙支持有限。

2. 基牙　条件允许情况下,至少2个健康牙齿作为基牙。

3. 大连接体

（1）上颌大连接体:

1）腭板:当牙列缺损的末端基牙达第一前磨牙,剩余牙槽嵴有广泛垂直吸收时应使用部分腭板或全腭板,特别是Kennedy Ⅰ类牙列缺损。

2）前后宽腭带联合:Kennedy Ⅱ牙列缺损中应用广泛。

3）U形连接体:一般不建议使用,除非存在无法手术去除的腭隆突。

（2）下颌大连接体:

1）舌板主要用于以下情况:口底较浅、舌系带附着过高、牙槽骨垂直吸收以致义齿水平旋转抗力减小、下前牙牙周较差、舌侧隆突过大等情况;对于牙周病患者在成功牙周治疗以后,未来仍需要较高水平的菌斑控制进而保持余留牙牙周健康者,不建议使用舌板。

2）舌杆适用于大多数情况,覆盖组织较少,利于卫生维护。

4. 直接固位体

（1）建议首选RPI卡环（近中殆支托、远中邻面板、Ⅰ杆）。

（2）以下情况可选RPA卡环（近中殆支托、远中邻面板、圆环形卡环固位臂）:系带附着过深、前庭沟较浅、倒凹较深的情况不宜放置I杆时。

（3）以下情况可选远中𬌗支托组合卡环（远中𬌗支托、颊侧固位臂、舌侧对抗臂）：基牙扭转、近中咬合过紧、近中存在修复体。

5. 间接固位体　间接固位体理论上来说位于距支点线垂直距离越远越好，通常位于单（双）侧尖牙、前磨牙上的支托以及位于上颌腭皱等区域的义齿结构。

6. 基托

（1）义齿基托应尽量伸展。

（2）基托材料为能进行重衬的塑料基托与金属加强网塑料基托较适合。

7. 人工牙　人工牙为游离端支持，应限制𬌗面的面积，在不明显影响咀嚼效率的前提下，可适当减径、减数。

（二）Kennedy Ⅲ

1. 支持方式　均为牙支持。

2. 基牙　通常选择与缺牙间隙相邻或相近的4个健康牙齿作为基牙。

3. 大连接体

（1）上颌大连接体：宽腭带适用于短缺隙牙支持式义齿设计中；前后宽腭带联合适用于缺牙较多者。

（2）下颌大连接体：舌杆适用于大多数情况，覆盖组织较少，利于卫生维护。舌板用于以下情况：口底较浅、舌系带附着过高、舌侧隆突过大等。

4. 直接固位体　多用简单圆环形卡环，也可根据基牙的位置以及倒凹情况使用环形卡环、联合卡环、长臂卡环。

5. 基托　基托不必做过度伸展，应当轻巧为宜，基托材料选择范围也较宽泛。

6. 人工牙　多颗牙缺失情况可适当减径。

（三）Kennedy Ⅳ

1. 支持方式　牙-黏膜混合支持。

2. 基牙

（1）Kennedy Ⅳ类牙列缺损当存在广泛的前部缺失间隙时，需利用所有剩余牙齿才能提供足够的支持。

（2）当前部缺牙间隙较小时，需由缺牙间隙剩余牙槽嵴以及第一磨牙提供支持。

（3）需要修复的人工牙越多且剩余基牙的质量越差，所需要利用的基牙也越多。

3. 连接体

（1）上颌大连接体：前后宽腭带联合或前后腭杆联合更适合应用于上颌Kennedy Ⅳ类牙列缺损大连接体的设计中；但当上颌腭部存在骨性隆突时，可选U形大连接体（图5-103）。

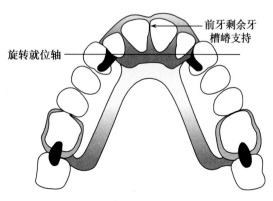

图5-103　U形大连接体用于当上颌腭部存在骨性隆突时

（2）下颌大连接体：舌板适合应用于下颌前牙缺失，可通过余留牙舌侧平行的导平面增加摩擦固位。

4. 直接固位体　卡环固位体通常放置于双侧磨牙上（第一磨牙），多为圆环形铸造卡环。对于旋转就位的可摘局部义齿，位于近缺隙基牙近中倒凹内的刚性结构也有固位作用。当缺牙间隙相邻基牙可取得平行的导平面，则不需要增加多余的卡环固位；有时为了抵抗重力与食物黏着力的影响，需要额外的卡环固位；I杆在一定程度上可以减少金属的暴露。

5. 基托　义齿基托最好采用网格固位，除增加美观和强度外还有利于重衬。

6. 人工牙　人工牙的排列应与相邻牙协调、尽量与天然牙一致，同时恢复美观与功能。

第八节　可摘局部义齿在美学区的设计

该节将美学区定义为患者大笑时所露出的牙龈与牙齿所在区域。有研究显示，约87%的人群在微笑时可露出8~10颗牙齿，约4%的人群则会露出全部的前牙与后牙以及相应的附着龈，而只有6%的人群仅暴露6颗上前牙。有时患者理解的美学区也可能是自己认为的区域，即使没有金属的暴露，也会造成不适感。虽然不同的研究中，关于微笑时暴露的牙齿以及牙龈量有所差异，但都强调了美学修复在恢复口腔前部组织形态中的重要性。

前部牙齿缺失通常存在支持、固位、稳定不足的问题，因此精确的诊断和完善的治疗计划必不可少。根据病人的具体实际、期望结合现有临床技术制订合适的治疗计划。

可摘局部义齿修复美学区缺损通常有价格便宜、制作简单、对余留牙的影响较小等优点，但医师也应告知患者可摘局部义齿需在邻近的余留牙放置金属固位体等因素而对美学产生限制。通过详细的术前检查与记录可有效避免卡环以及其他结构在美学区的不必要暴露。无论选用哪种修复方式，均需提前与患者作详细的解释、沟通。以下根据不同分类方法介绍美学区常见修复方式。

一、根据就位方式——旋转就位的可摘局部义齿

（一）基本概念

旋转就位可摘局部义齿（rotational path of insertion for removable partial denture）在就位时首先由义齿的刚硬邻面板进入近缺隙关键基牙的倒凹内，义齿以穿过牙弓双侧进入倒凹的刚硬部分的假想连线为轴发生旋转，从而使义齿的后部铸造结构就位，因此将这种设计方法完成的可摘局部义齿命名为旋转就位的可摘局部义齿。该定义描述的实质上是从前向后旋转的可摘局部义齿，也是通常所说的旋转就位的可摘局部义齿。旋转就位的可摘局部义齿起对抗作用的刚性部分位于关键基牙（通常为缺牙间隙相邻牙齿）近中邻面倒凹内，获得义齿前部的固位，这一设计理念中不同于卡环形可摘局部义齿固位体的设计。

（二）旋转就位的可摘局部义齿适应证

旋转就位的可摘局部义齿适用于 Kennedy Ⅲ 或 Kennedy Ⅳ 牙列缺损（图 5-104，图 5-105）。

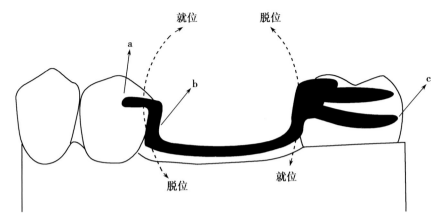

图 5-104　旋转就位可摘局部义齿修复 Kennedy Ⅲ类牙列缺损

a. 旋转中心;b. 刚硬的邻面板;c. 简单圆环型卡环。该义齿在佩戴过程中义齿前部刚硬邻面板通过旋转后进入基牙倒凹内,义齿就位。

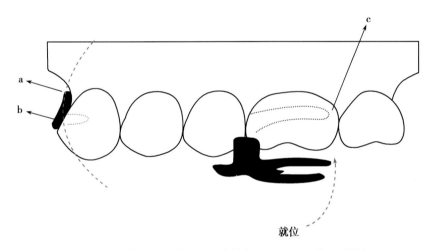

图 5-105　旋转就位可摘局部义齿修复 Kennedy Ⅳ类牙列缺损

a. 基牙近中邻面倒凹;b. 刚硬的邻面板;c. 简单圆环型卡环就位后状态。该义齿在佩戴过程中义齿前部刚硬邻面板通过旋转后进入基牙倒凹内,义齿就位。

(三) 旋转就位的可摘局部义齿就位方式

旋转就位的可摘局部义齿可通过以下三种方式就位:从前向后旋转(AP);从后向前旋转(PA);从牙弓一侧向对侧旋转。如 AP,第一个字母代表最初就位道,即位于近缺隙基牙近中邻面就位道;第二个字母代表旋转以后就位的义齿结构,该部分通常为传统的圆环形卡环。

(四) 从前向后旋转(AP)就位的可摘局部义齿

1. 从前向后旋转(AP)就位的可摘局部义齿适应证　通常用于 Kennedy Ⅳ类可摘局部义齿的设计中。Ⅰ类和Ⅱ类伴有前牙缺失时不建议使用,因功能运动下刚性固位体对基牙产生扭力;单个前牙缺失也因舌侧空间不足而不建议使用。

2. 从前向后旋转(AP)就位的可摘局部义齿设计要点(图 5-106)

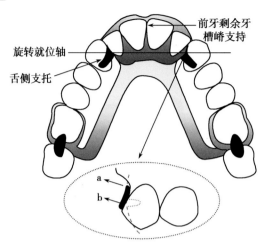

图5-106 从前向后旋转就位的可摘局部义齿,由位于双侧尖牙上的舌支托、第一第二磨牙之间的间隙支托以及剩余牙槽嵴获得支持;通过义齿前部基牙近中邻面的刚硬导平面以及义齿后部卡环组获得固位

a.放大的邻面倒凹;b.刚硬邻面板。

（1）基牙:

1）邻近缺隙的基牙应健康、无松动,任何潜在的松动都有可能导致可摘局部义齿前部固位的丧失。

2）邻近缺隙的基牙支托凹及基牙邻面倒凹需正确预备,抛光。

3）有研究表明前部就位道与后部就位道至少有5°夹角,前部进入基牙倒凹内的刚性结构才可起到类似于卡环固位体的固位作用。

（2）义齿前部进入倒凹的刚性结构:

1）进入基牙倒凹内的刚硬固位体需抛光以保证与基牙邻面瞬间接触。

2）刚硬固位体在义齿完全就位后在基牙倒凹内无移位。

3）当前部关键基牙为前牙时,进入倒凹的刚硬结构可制作为类似于卡环臂的形态;当前部基牙为前磨牙时,进入倒凹的刚性结构可制作为类似于小连接体的形态。

4）技工室的制作应不影响或改变进入倒凹的刚性结构。

（3）义齿基托前部边缘伸展和遮色:

1）当前部牙槽嵴健康:因义齿前部为旋转就位,义齿前部边缘只能伸展到剩余牙槽嵴的外形高点,且需逐渐变薄以避免突出部分造成食物积存。

2）当前部牙槽嵴缺损:需广泛伸展义齿前部边缘,以便提供唇部支持,此时应设计为金属网加强树脂基托,方便后期重衬。

3）义齿金属支架在前部伸展止于唇部牙龈,而基托唇部边缘通常较薄,为避免金属支架透色,基托前部应适当遮色。

（4）义齿后部结构:

1）义齿后部的卡环通常为圆环形卡环,如间隙卡环。

2）卡环的位置可位于双侧第一磨牙或第二磨牙。

3）支托设计遵循相应设计原则。

（5）任何阻挡旋转的设计都应消除:

1）临床医师应使用特殊材料在口内识别并调整任何阻挡旋转的干扰。

2）调整刚性结构应谨慎,若刚性结构太短将很难与牙齿接触。

3.从前向后旋转（AP）就位的可摘局部义齿优缺点

（1）优点:

1）使用了刚性的金属固位体代替卡环固位体,消除了放置在以前部牙齿为基牙上的颊侧卡环固位体,从而改善美观。

2）减少了基牙及牙周组织的覆盖,减少对组织的侵犯和菌斑的形成。

（2）缺点：

1）要求基牙有可利用的邻面倒凹。

2）临床制作复杂。

3）刚硬邻面板不可调。

（五）从后向前旋转（PA）与从牙弓一侧向对侧旋转就位的可摘局部义齿

从原理上讲，从后向前旋转（PA）与从牙弓一侧向对侧旋转就位的可摘局部义齿与从前向后旋转（AP）就位的可摘局部义齿没有不同，只是此两种设计多用于 Kennedy Ⅲ 类牙列缺损。旋转就位的可摘局部义齿对于修复 Kennedy Ⅲ 类牙列缺损没有明显的优势，在此不再详述。

美学要求比较高的情况下，尤其是上前牙缺失时，旋转就位的可摘局部义齿可收到良好效果。旋转就位的可摘局部义齿虽然为不错的选择，因其复杂的修复设计理念和较高的技工要求，在临床中并未被大量使用。如果医师对该设计理念有较好的理解，通过选择合适的病人、制订详细的治疗计划和口腔检查，则可获得理想的修复效果。

二、根据固位方式

（一）附着体义齿

附着体义齿（denture retained by attachment）通常由阳性和阴性两部分结构组成，其中一部分与基牙或种植体结合，另一部分与义齿的可摘部分结合，以附着体为主要固位形式的可摘局部义齿或活动-固定联合义齿，兼具固定义齿与可摘局部义齿的特点，有良好的固位、稳定、美观性。临床上附着体义齿有不同的分类方法，如：根据附着体安放在基牙上的位置分类：冠内附着体、冠外附着体、根面附着体；根据附着体精密程度分类：精密附着体、半精密附着体等。附着体修复的设计要点详参后续章节。

（二）种植体支持的可摘局部义齿

种植体通常作为覆盖义齿的基牙，与某些类型的附着体系统结合对义齿提供支持。两个或两个以上种植体可通过夹板固位获得稳定支持。夹板结构结合其他类型的附着体结构，如基牙上的精密附着体，又或结合基牙上的传统卡环组可抵抗侧向力，为义齿提供固位和稳定。

种植体结合附着体系统通常存在垂直间隙不足的问题，因此在义齿的设计中制作诊断蜡型评估垂直间隙非常重要。关于种植体支持的可摘局部义齿修复前部义齿缺失还处于初始阶段，也许未来有更多的机会应用到临床实践当中。

（三）卡环固位的可摘局部义齿

1. **杆形卡环** 对于低笑线病人在微笑或大笑的情况下，部分牙面、游离龈以及附着龈无暴露，只有在拆开嘴唇时才可见，此时采用龈向就位的杆形卡环（bar clasps）可显著减少金属的暴露。但该设计需在设计前与病人详细解释、沟通，并得到病人的同意。特别是对于那些掀唇自检的患者一定慎重使用。杆形卡环的固位臂尖应位于基牙龈 1/3 的倒凹内，同时对邻近的软组织无干扰。另外，当采用锻造卡环和铸造卡环时，卡环臂应起始于基牙的中 1/3，卡环固位臂臂尖位于基牙龈 1/3 的倒凹内，而此时卡环的邻接部位不应位于基牙的𬌗 1/3。

2. **锻丝弯制卡环** 锻丝卡环（wrought wire clasp）由圆形的不锈钢丝弯制而成，锻丝卡环臂直径较小,圆形的金属丝比扁宽的铸造卡环臂反光小,较隐蔽,美观性好。因其有良好的弹性,可进入基牙倒凹较深的位置。

3. 回力卡环　详参固位体。

4. Twin-Flex卡环　Twin-Flex卡环可摘局部义齿可通过两种技术制作,即焊接法和整铸法。焊接法是在金属支架的舌侧表面预制管道,然后通过激光焊接将钢丝焊入管道内发挥固位作用;整铸法是将卡环的固位臂和金属支架作为一个整体铸造。这一方法不仅可用于前牙缺失以改善美观效果,还可用于颊舌侧倒凹不足的后牙缺失。因为不需要颊侧固位臂,所以很少显露金属。Twin-Flex卡环用在前牙缺失时,应在第一和第二前磨牙上放殆支托,同时义齿舌侧金属板边缘应与基牙密合,这可为义齿提供更好的固位。如果前部牙缺失较多,可在后牙区放置其他形式的卡环,同时在缺失区的唇侧放置基托以增强固位。

5. 高聚物卡环　高聚物卡环(technopolymer clasp)由热塑性乙缩醛树脂塑料制作而成,材料的高结晶状结构保证了卡环所需的高弹性、高强度,并且光滑,具有优良的滑动性。尚无证据证明塑料卡环的远期效果。

三、根据制作材料——弹性义齿

利用弹性塑料材料制作的可摘局部义齿有时也被用于患者不愿暴露金属或对金属过敏的情况下。尽管弹性义齿在一定程度上改善患者美观,暂时恢复缺失牙齿,但当此类义齿使用不当时也会造成严重损害。佩戴弹性义齿可显著影响相邻基牙牙周以及剩余牙槽嵴健康状况,有时可能导致基牙松动,剩余牙槽嵴异常吸收。弹性齿因其价格低廉,制作相对简单粗糙,易导致菌斑集聚,老化变色。此外,塑料卡环也易折裂且重衬修补困难。因此,是否用该类义齿修复缺失前部牙齿需慎重。

第九节　循证理念对可摘局部
义齿设计的指导意义

一、循证理念

(一) 循证医学

循证医学(evidence based medicine,EBM)指医师对患者的诊断、治疗、预防、康复和其他决策建立在当前最佳临床研究证据、医师的理论知识与临床技能、患者的意愿三者结合之上,是现代临床医疗诊治决策中科学的方法学。

(二) 循证口腔医学的兴起与实践

循证医学的兴起同时也催生了循证口腔医学。循证口腔医学是指口腔临床医务人员在防治口腔疾病的医疗活动中,应用当前可利用的科学证据,结合临床经验,针对病人的局部以及全身情况,根据病人治疗需求和喜好作出最佳的诊疗决策。

医师每天要面对各种各样的病人,而这些病人的病情也有可能是千差万别。即使是最有经验的医师也不可能不用学习而解决临床遇到的每一个问题。医学知识不断更新变化，材料设备层出不穷,学科之间的交叉合作越来越重要。再加上现今存在复杂医疗体系和突出的医患矛盾,无不对口腔医疗工作者提出了更高的要求。不带着问题去学习只是机械地重复,医师只有经过不断地思考、总结、实践、学习,才能汲取新的知识,才能与时俱进,从而应用当前最新证据结合临床实际做出诊疗决策。

口腔修复学是口腔医学的重要分支之一,但其本质又不完全等同于大临床医学。因此,将循证医学的理念、方法完全外推于实践循证口腔修复学是不可能的。在口腔修复治疗中,很多治疗方法很难依照循证实践的方法寻求得到高质量的证据,但这并不意味着这些现存的方法"不好"或"无效"。相反,临床医师应该在未来的临床实践中对这些方法进一步探索、认证。因此,学习相关的循证理念对口腔修复的发展具有重要的意义。医学生以及临床医务人员应对循证有一定的认识并学会如何借助计算机系统获取最佳证据。未来的研究和实践中对于修复治疗结果应建立统一报告指南,这些指南将有助于研究者清晰、准确、完整地展示其研究结果,更有利于证据的学习、传播。循证口腔医学在一定程度上将影响未来口腔修复的教育模式。因为我们面对的不仅仅是专业知识的学习,还需要明白病人关怀、责任赔偿、会议研究、口腔保健政策等对口腔修复学发展的重要影响。

二、如何实践循证口腔医学

实践循证口腔医学需要医师根据科学证据做出基于事实的临床决策,从而为患者提供最佳医疗服务。事实上,临床证据推陈出新,广泛信息随手可得。当面临庞大的数据库以及海量信息时,如何快速获取准确、相关、可靠的证据并指导临床实践则对医师们提出新的挑战。

循证实践包含了五个基本步骤,也就是通常所指的"5A"法:

1. Ask   提出可回答的临床问题。
2. Acquire   查找证据。
3. Appraise   严格评价证据。
4. Apply   应用证据指导临床问题。
5. Assess   后效评价。

这一方法有助于指导临床医师正确应用最佳科学证据,从而提高临床医疗服务质量。

以下以一临床病例为例来探讨如何实践循证口腔修复学:

临 床 病 例

患者:××× 性别:女 年龄:60 职业:教师

主诉:下颌后牙区缺失数年,要求修复。

现病史:患者牙列缺损数年,曾行活动义齿修复,现因旧义齿戴用不适就诊,要求重新修复缺牙区。

系统病史:高血压、糖尿病。

检查:38、37、36、35、45、46、47、48缺失,缺牙区牙槽嵴吸收不明显,无明显骨性突起;34、44近中咬合过紧;33、32、31、41、42、43牙体无龋患、松动、倾斜;患者下颌前庭沟较浅。

诊断：Kennedy Ⅰ类牙列缺损。

患者治疗期望：恢复一定咀嚼功能；非手术治疗（鉴于身体原因希望保守治疗）；美观要求较高；修复体应简单、舒适、耐用。

医师通过详细的检查、分析并根据病人的实际情况与期望，决定通过可摘局部义齿修复患者牙列缺损。当基本的检查、沟通完成以后，临床医师要做的不是基牙预备、模型制取，而是如何进行可摘局部义齿的设计。对于该 Kennedy Ⅰ类牙列缺损，按照教科书，末端基牙上 RPI 类杆形卡环（近中𬌗支托、远中邻面板、颊侧 Ⅰ杆）设计被优先考虑（图 5-107）。但关键基牙 34、44 近中咬合过紧，下颌前庭沟较浅的情况该如何应对？同时固位体位于第一前磨牙，美观也是一个问题。医师可能会告诉患者可摘局部义齿很难达到美观的高要求，因此在美观问题上患者需要妥协让步。有没有其他固位体既能克服近中过紧咬合、浅前庭沟的特殊情况，又能取得相对理想的美观效果？采用圆环形组合卡环（远中𬌗支托、锻造固位臂、铸造对抗臂）设计可能是一种选择（图 5-108），但圆环形组合卡环在修复 Kennedy Ⅰ类牙列缺损时易对基牙产生非轴向作用力，导致基牙牙冠向远中倾斜。与 RPI 类杆形卡环设计相比，圆环形组合卡环易对支持组织产生水平作用力。面对这样的情况，医师应根据现有资源，查阅相关研究报告，寻求可利用最佳证据，进而指导临床决策。此时，循证实践的"5A"步骤将有助于临床医师快速、高效地获取相关、高质量、可信的证据。

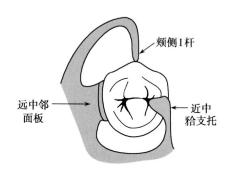

图 5-107　RPI 类杆形卡环

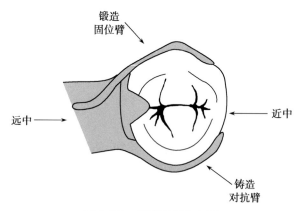

图 5-108　圆环形组合卡环

第一步：Ask——提出可回答的临床问题。

对于临床医师，提出一个好的问题有助于制订策略收集证据，提高解决临床问题的针对性。而一个好的临床问题应聚焦、可回答、相关，也就是符合通常所说的 PICO 法则：

P：patient/population/participant——患者/人群/参与者。

I：intervention——干预措施。

C：comparison——对照。

O：outcome——结局。

PICO 法则可帮助确定检索术语，医师使用 PICO 法则时，需要区分问题的组成来发现并获取有意义的答案。对于"RPI 类杆形卡环设计与圆环形组合卡环设计相比，在修复 Kennedy Ⅰ类牙列缺损时哪种固位体设计更合理"的困惑，医师希望得到的信息应当包含以下内容：目标人群为 Kennedy Ⅰ类牙列缺损患者；干预措施是通过 RPI 类杆形卡环固位设计或圆环形组合卡环固位设计的可摘局部义齿修复牙列缺损；主要的结果应当包含咀嚼效率、𬌗稳定、关键基牙松动度、患者满意程度等。利用这些信息构建出的临床问题可以是："RPI 类杆形卡环固位体与圆环形组合卡环固位体可摘局部义齿修复 Kennedy Ⅰ类牙缺损时，在评价患者咀嚼效率、𬌗稳定、关键基牙松动度以及患者满意程度方面，哪种方法更有效？"

第二步：Acquire——查找证据。

当一个好的临床问题构建完成以后，医师要做的第二步就是利用现有的检索手段查找证据。在查找证据之前，需先熟悉证据的分类与证据的分级。

临床证据的分类：循证医学证据种类繁多。按研究设计方案可分为原始研究证据、二次研究证据；按研究问题类型可分为病因、诊断、治疗、预后、预防临床研究证据。原始研究证据是指研究者直接从研究对象获取数据进行分析而获得的数据。原始研究包括了以下内容：随机对照试验、队列研究、病例对照研究、系列病例报告、专家评述等，由于偏倚的存在，每种研究设计有不同的推荐强度和局限性。二次研究证据是指尽可能地收集某一问题的全部原始研究证据，进行严格评价、整合处理、分析总结后所得出的综合结论，是对多个原始研究证据再加工后得到的更高层次的证据，主要包括以下内容：系统评价、临床实践指南、临床决策分析、临床证据手册等，二次研究证据对指导临床实践有重要意义。

临床证据的分级：循证医学证据的分级多种多样、各具特色、繁简不一、不断更新。经历了"老五级""新五级""新九级""GRADE 分级"等，在此不做详述。

如何快速检索最佳证据：选择可覆盖临床问题的数据库。现存的可检索文献的途径多种多样，如：检索循证医学证据库资源、指南类的部分网站、书目数据库等。而对于口腔领域，特别是修复专业来说，可利用的途径相对较少。快速检索当前最佳证据用于临床决策可通过以下途径实现：Cochrane Library；MEDLINE；EMBASE；Google 学术搜索；CBM（Chinese biomedical medical database）、CNKI（China national knowledge infrastructure）中文数据库等。

根据已经构建好的临床问题，选择恰当检索词。检索词可以是主题词或者关键词等不同的形式。主题词检索（MeSH search）的检索用词来自于主题词表，如美国国立医学图书馆编制的《医学主题词表》（medical subject headings，MeSH）。主题词扩展检索的主题词来源于分等级的树状结构表或范畴表。关键词检索（keyword search）中的关键词是指出现在文献中有检索意义并能表达信息实质内容的名词或术语。出现在文献题录、摘要、全文中的关键词，通常也被称为文本词（text word）。自由词（free word）是指凡是在文献中不受词表约束的能被检索出来的有意义的名词或术语。

针对所选数据库的特点和相应的检索词制订检索策略。例如针对上述病例提出的临床问题可选择 Cochrane library、PubMed、Google 学术搜索、CBM、CNKI 等数据库进行检索。相应的英文检索词："removable partial denture""R-P-I clasp""combination clasp"等相应的中文检索词："可摘局部义齿""RPI 卡环组""组合卡环"等，通过 AND、OR、NOT 逻辑运算符在相应数据库检索。

根据检索策略的不同,每个数据库检索的文献数量数十、上百篇不等,在有限的时间内,不可能阅读所有文章,因此通过"review""clinical trial"等检索限制可缩小检索范围。检索结束后需进一步判断与评估检索到的证据能否回答临床问题。必要时再次检索,并在检索过程中不断完善和修改检索策略。

2001年美国纽约州立大学推出的证据金字塔,首次将动物研究和体外研究纳入了证据分组系统(图5-109)。该模型有助于临床医师迅速评估所获得证据的级别。通常越往顶层,所获得证据质量越高,也越具有参考价值,但越往上层资源越匮乏。

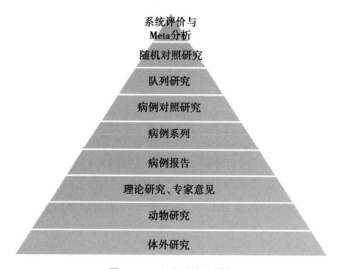

图5-109　证据"金字塔"

对口腔修复而言,检索获得相对较多的证据通常为队列研究、病例对照研究、系列病例报告、专家评述、体外研究等。这些证据虽然证据强度较低,但对临床实践依然有启发意义。一方面,临床医师在实践中对现存的方法进一步探索研究并给予科学的论证;另一方面,对现存的原始研究进行二次分析,去粗存精、去伪存真,及时为临床实践和卫生决策提供尽可能接近真实的科学证据。

第三步:Appraise——严格评价证据。

通过上述检索会发现检索到的文章种类繁多,良莠不齐。那么什么样的证据才是最有参考价值的,这就要求医师学会如何评价证据,进而获取高质量的信息。

证据评价要从以下三方面考虑:首先要研究证据的内部真实性,即能正确反映被研究人群的真实状况;其次还要研究证据的临床重要性,即所获得的信息是否有临床应用价值;最后研究证据的适用性,即所检索到的研究结果与推论对象真实情况的符合程度,也称外部真实性。

第四步:Apply——应用证据指导临床问题。

口腔医师应当根据所得证据的科学性、重要性、可行性,再结合个人经验、上级医师的指导、患者的口内检查情况、患者的治疗需求、喜好做出最佳临床决策。医师需明白无论何种证据,当遇到具体临床问题时不可教条使用,辩证地理解其参考价值与指导意义才能更好的指导临床实践。

第五步:Assess——后效评价。

临床医师在循证临床实践中,必然会有成功或不成功的经验和教训。如针对"RPI 类杆形卡环设计与圆环形组合卡环设计相比,在修复 Kennedy Ⅰ 类牙列缺损时哪种固位体设计更合理"这一问题,医师可通过一定时间的随访评估疗效,同时激励自己不断学习。

(王贻宁)

参 考 文 献

1. ALAN B C,DAVID T B. McCracken's Removable Partial Prosthodontics. 12th ed. The Elsever Mosby,2011
2. MCCRACKEN W L. Contemperary partial denture designs. J Prosthet Dent,2004,92:409-417

第六章　模型观测与模型设计图绘制

模型观测与模型设计图绘制（cast surveying and drawing design on surveyed cast）是牙科医师进行可摘局部义齿诊断设计的两项重要步骤。所谓模型观测（cast surveying）是指在观测仪（surveyor）上，通过牙颌模型对牙以及邻近牙槽嵴软、硬组织的空间相互关系进行分析研究，从而选择修复体的就位方向，确定基牙、支托的位置，标记倒凹区和义齿就位过程中可能形成干扰的位置并且获得相对美观效果的临床操作诊断过程。模型设计图绘制（drawing design on surveyed cast）则是指在观测过的模型上标明需调整、预备的位置并描绘可摘局部义齿支架设计图。

可摘局部义齿设计的模型观测和模型设计图绘制是临床医师的职责，也是成功可摘局部义齿修复治疗的保证，决不能将其转交和委托给完全不掌握临床患者个体情况的技师来完成。

第一节　模型观测与模型设计图绘制的目的和意义

一、模型观测的目的和意义

如同建筑设计师在进行建筑设计前必须详尽了解建筑地基的地形、地质、周边环境一样，牙科医师在进行可摘局部义齿的设计前也同样需要首先对模型进行观测。模型观测是可摘局部义齿修复治疗中的一个基本和必要的过程，必须在可摘局部义齿设计和临床基牙预备治疗之前进行。其目的和意义如下：

1. 确定就位道，以消除或减少义齿就位和取出过程中牙、骨组织以及软组织的干扰。

2. 确定就位道，判断基牙能提供义齿固位所需恰当的固位力以及基牙邻面是否能够作为导平面。

3. 确定就位道，以利于义齿的美观效果。

4. 在确定就位道的基础上，描绘基牙、骨组织以及软组织外形高点线，测量并定位基牙可用于固位的位置，同时标记、区分需要避开、去除或填充的不利倒凹。

5. 标记支托预备、导平面、基牙修整的区域和范围，标记固位卡环臂尖端的位置，有助于制订精确的口腔预备计划。

6. 记录模型与观测仪的位置关系，有助于临床医师或技师再现之前通过观测仪分析所确定的模型倾斜位置。

二、模型设计图绘制的作用与意义

建筑设计师除了通过设计图纸来指导施工,通常还会制作建筑沙盘来立体、清晰、明确地展示自己的设计意图。可摘局部义齿各部件的三维结构要想完全、精准地表现于二维平面的义齿制作设计单,通常情况下难于做到。如:殆支托的实际大小、范围,固位体的确切位置、尺寸,连接体与牙龈的距离精确尺寸,连接体与树脂交界处的内外终止线、封闭线等,均不能在设计单上完全清晰表达。因此,需要在模型上绘制设计图来指导临床医师口腔预备和传递准确的加工设计信息给技师。其作用如下:

1. 在诊断模型上绘制的初步设计图能标记牙以及骨性干扰需要修整、处理的位置,指导临床口腔预备。

2. 在工作模型上绘制的最终义齿设计图能更好地精确传递设计要求,避免单纯使用义齿加工单可能造成的对义齿支架形态、部件位置、大小等的误解,指导技师进行加工制作。

三、模型观测与模型设计图绘制的流程

完整、细致的可摘局部义齿模型观测和模型设计图绘制需要依次在诊断模型、工作模型上进行,其中诊断模型用于初步分析、初步设计,工作模型用于检测基牙预备结果、最终义齿制作。单纯利用一个模型无法精确完成可摘局部义齿的分析设计工作。一个完整的可摘局部义齿模型观测与模型设计图绘制流程如下(图 6-1):

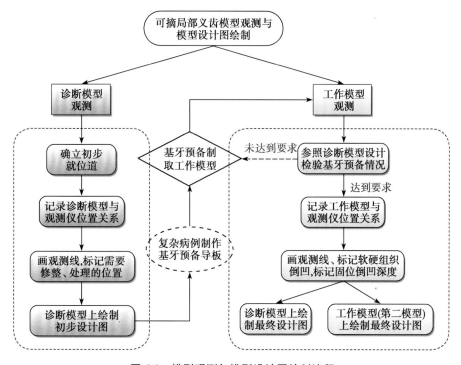

图 6-1　模型观测与模型设计图绘制流程

第二节 模型观测仪

模型观测仪是一种用于确定两个或多个牙面或模型其他部分相互平行关系的观测仪器。1918 年，Fortunati 最早提出了模型观测仪的概念。1923 年，Weinstein 和 Roth 发明制作了第一个 Ney 观测仪并开始商业销售推广。时至今日，不同设计的观测仪已有近百种，而依其基本工作原理进一步发展出的平行研磨仪（图 6-2）不但可以用来观测牙面的相互平行，还可以用来研磨和调整修复体的就位道。

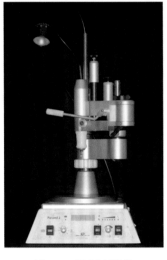

图 6-2 平行研磨仪

一、模型观测仪的组成

以目前临床常见的水平臂可以折叠弯曲的铰链型观测仪为例，其主要结构如下（图 6-3）：

1. 基座　支撑观测仪所有其他部件。

2. 观测台　用于固定模型，通过球槽结构与基座连接，可以获得任意倾斜角度。

3. 垂直臂　支撑和垂直连接水平臂。

4. 水平臂　垂直连接于垂直臂，垂直悬挂、固定观测臂。

5. 观测臂　垂直连接于水平臂，与垂直臂平行，连接固定分析工具。

6. 常用的分析工具　包括：

（1）金属分析杆：沿牙冠的最突点或牙槽嵴的外形的最突点作水平移动，分析模型牙（图 6-4）。

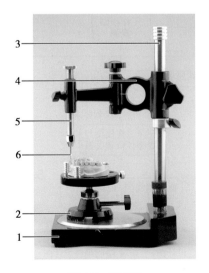

图 6-3 观测仪
1. 基座；2. 观测台；3. 垂直臂；4. 水平臂；
5. 观测臂；6. 分析工具。

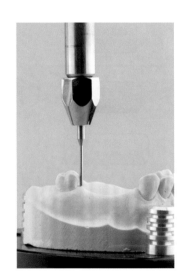

图 6-4 金属分析杆

（2）碳描记杆及金属夹具：通过金属夹具支持固定碳描记杆芯（图6-5），金属夹具的伸长侧壁能够对碳描记杆提供轴壁支持，防止其在描记过程中折断。

（3）倒凹测量尺：分析倒凹深度，通常具有0.25mm、0.5mm和0.75mm三种型号（图6-6）。

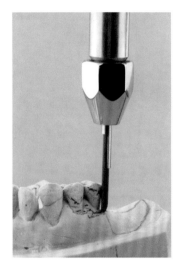 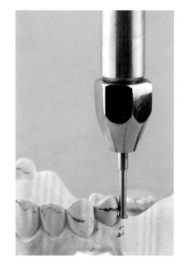

图6-5 碳描记杆及金属夹具　　　　　图6-6 倒凹测量尺

（4）平行修整刀：用于模型基牙修整以及填倒凹后的平行修整（图6-7）。

7. 研磨夹具 垂直固定于观测臂，用于夹持研磨手机（图6-8）。

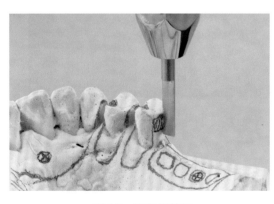 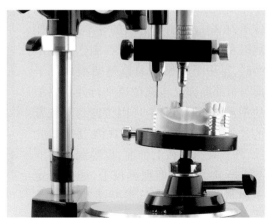

图6-7 平行修整刀　　　　　图6-8 研磨夹具

二、模型观测仪的作用

（一）观测诊断模型

确定就位道，描绘基牙、软硬组织观测线，标记牙和骨性干扰需要修整、处理的位置范围，记录诊断模型与观测仪相对位置（图6-9）。

（二）观测工作模型

检验基牙预备情况，描记基牙、软硬组织观测线，记录工作模型与观测仪相对位置（图6-10）。

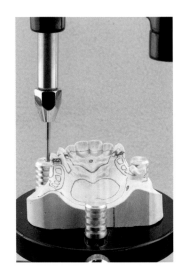 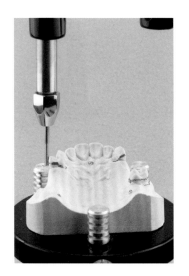

图 6-9　观测诊断模型　　　　　　　　图 6-10　观测工作模型

（三）观测冠蜡型导面的修整、烤瓷冠和金属冠的研磨

观测冠（surveyed crown）是由于可摘局部义齿修复的基牙龋损、外形不佳以及牙周夹板等原因而制作的全冠修复体，其特点是要完全依照最终设计的可摘局部义齿就位道，在全冠上制备恰当的导平面、支托窝以及固位倒凹等结构。在制作全冠蜡型时，可用平行修整刀修整蜡型使导平面与可摘局部义齿就位道平行并且蜡型的颊舌侧外形适合卡环固位臂与对抗臂的放置（图6-11）。铸造观测冠在抛光前，烤瓷观测冠在上釉前，也要同模型一起重新放置到模型观测仪上，通过固定于观测臂的研磨夹具夹持手机来修整外形。

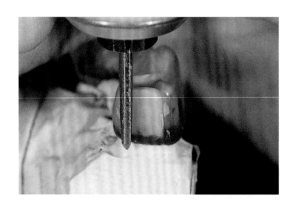

图 6-11　蜡型修整

（四）充填倒凹区的修整

在翻制耐火材料模型前，修整填倒凹区域突出的填倒凹材料（图6-12）。

（五）平行放置附着体

在包埋和焊接前放置于铸件上的附着体必须同就位道方向平行，如采用多个附着体，则附着体之间也应保持平行（图6-13）。

（六）制作基牙预备导板

对于复杂的可摘局部义齿病例，可以利用导线观测仪制作基牙预备导板从而辅助口内

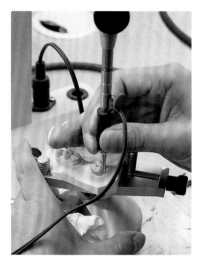

图 6-12 充填倒凹区的修整

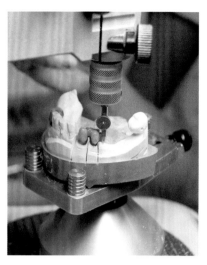

图 6-13 平行放置附着体

的精确基牙预备。在确定就位道方向的基础上,制作覆盖缺牙区并能带入到口内的基板,利用导线观测仪在靠近基牙的基板位置固定代表就位道方向的平行杆,通过参考带入口内后导板上平行杆的方向进行口内基牙预备(图 6-14)。

（七）分析多基牙固定义齿共同就位道

分析固定义齿基牙预备后的多基牙是否具有共同就位道(图 6-15)。

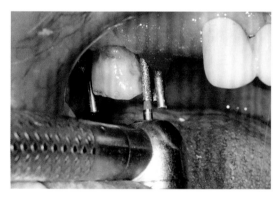

图 6-14 制作基牙预备导板

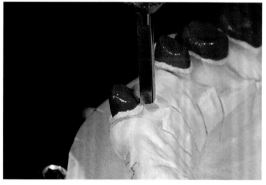

图 6-15 分析多基牙固定义齿就位道

观测仪是开展可摘局部义齿修复所必备的仪器装备,在北美几乎每个牙科院校的学生都必须拥有一台自己的观测仪。它不但可以帮助学生在可摘局部义齿修复学教学阶段掌握模型观测这项关键技能,获得更准确的诊断和制订更有效的治疗计划,而且能够用于修复治疗的其他方面。目前,国内可摘局部义齿临床工作中观测仪的普及和正确使用程度还很低,这也是影响可摘局部义齿修复质量的重要原因之一。

第三节 模型观测的方法与步骤

模型观测依照观测顺序分为诊断模型和工作模型观测。

一、诊断模型观测的操作方法与步骤

（一）模型修整、记录咬合关系

修整模型底部为平面，侧缘为与底面垂直的平面（图 6-16）。对位记录诊断模型正中咬合关系（图 6-17），对无法简单对位确定正中咬合的病例应当上𬌗架（图 6-18）。

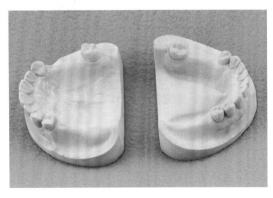

图 6-16　模型修整

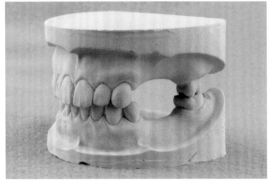

图 6-17　记录正中咬合关系

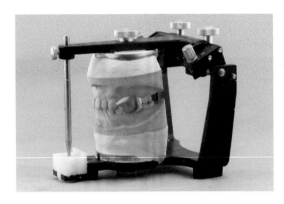

图 6-18　诊断模型上𬌗架

（二）标记前牙正中𬌗位咬合接触线

黑色铅笔在上颌前牙区舌侧描记由下颌前牙切缘决定的正中咬合接触位置，即前牙覆𬌗程度（图 6-19），从而避免支架设计干扰到正中咬合接触位置（图 6-20）。

（三）目测选择起始位置

调节观测台使目光垂直于咬合面，大体选择观测起始位置（图 6-21）。一般来讲，模型观测的最佳起始位置通常是 0° 位置，即咬合面、观测台平面基本平行或基本垂直于分析杆的位置（图 6-22），即所谓的天然脱位道方向。

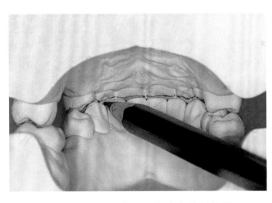

图 6-19　描记前牙正中咬合接触位置

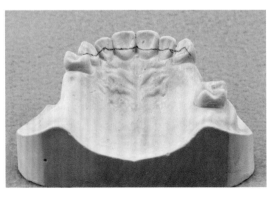

图 6-20　前牙正中咬合接触位置

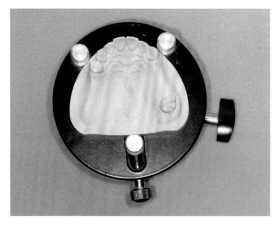

图 6-21 目测起始位置

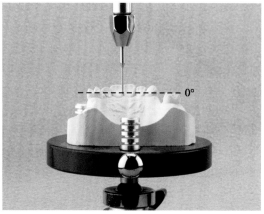

图 6-22 最佳起始位置

（四）观测仪操作方法

左手控制观测台以及固定于其上的模型在平台上水平移动,同时控制观测台的前后和侧方倾斜方向,寻找最佳倾斜位置。右手握住观测仪的水平臂,同时用手指移动和上下调节观测臂,通过调整观测台的松紧旋钮来固定其倾斜位置(图 6-23)。

（五）选择模型最佳倾斜位置

可摘局部义齿一般均有 2 个或 2 个以上的基牙,各个基牙上的固位体必须沿一定方向戴入,才能在口内顺利就位,义齿戴入方向与角度即为就位道(path of insertion),与就位道相反的方向则为脱位道(path of displacement)。在行使咀嚼功能时,义齿和食物之间的黏附作用以及上颌的重力作用会使可摘局部义齿具有沿着与𬌗平面垂直的方向离开其支持组织趋势,这一与𬌗平面垂直的脱位道方向,则被称为天然脱位道(path of natural displacement)(图 6-24),是义齿最主要的脱位方向。获得可摘局部义齿固位力最重要的途径就是获得天然脱位道方向上的阻力,即利用义齿卡环或基板进入天然脱位道方向上的倒凹区。

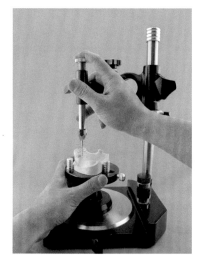

图 6-23 观测仪操作方法

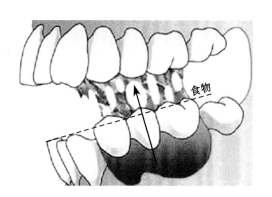

图 6-24 天然脱位道
标注箭头方向为天然脱位道,虚线为𬌗平面。

各个基牙的位置、形态、倾斜方向、倾斜度的大小、倒凹大小、缺牙部位以及骨组织倒凹都会影响义齿就位,需要观测仪来分析确定义齿各部件的共同就位道。在观测仪上的金属分析杆代表就位道的方向,通过前后左右地倾斜模型并同时利用金属分析杆观测分析基牙和骨组织倒凹后所确定的模型倾斜方向则为模型最佳倾斜位置(the most favorable tilt of a cast)。因此,通过选择模型最佳倾斜位置就可以限定可摘局部义齿在口内的就位道。

1. 就位道与天然脱位道的关系 义齿就位道与天然脱位道的方向可能一致(图 6-25),也可能不同(图 6-26),但可摘局部义齿的设计必须要保证在天然脱位道方向上存在固位力。如果有理由选择不同于天然脱位道方向的就位道,其固位卡环应设计在两者共同的倒凹区,如无理由,天然脱位道方向则是就位道的最佳的方向。

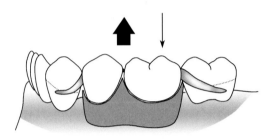

图 6-25 就位道与天然脱位道方向相同
粗箭头示天然脱位道方向,细箭头示就位道方向。

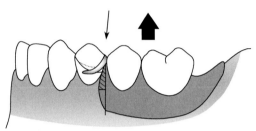

图 6-26 就位道与天然脱位道方向不同
粗箭头示天然脱位道方向,细箭头示就位道方向。

2. 选择限定可摘局部义齿就位道的意义 一副可摘局部义齿可能具有 2 个或 2 个以上的就位道(脱位道)(图 6-27)。固位倒凹却只能伴随选定的就位道和脱位道存在,如果义齿沿相对没有倒凹的方向脱位,则该脱位方向上的固位力就不存在。限定可摘局部义齿的就位道就等于限定义齿的实际可脱位方向,保证了固位设计的针对性和可预见性,从而起到增强可摘局部义齿固位稳定的作用。决定可摘局部义齿是否具有单一就位道的重要因素为牙列缺损是否存在有非游离端的缺牙间隙以及基牙导平面的位置与数量。

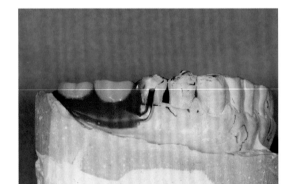

图 6-27 多个脱位道

选择模型的最佳倾斜方向(义齿就位道)需考虑以下四个方面(图 6-28):

(1) 固位倒凹:可摘局部义齿的主要固位力通过义齿卡环或基板进入天然脱位道方向上的倒凹区来获得。倒凹(undercut)分为牙倒凹和组织倒凹。牙倒凹是指牙冠上位于观测线与牙龈之间的区域;组织倒凹是指牙槽嵴外形观测线下方的区域。通常情况下,可摘局部义齿所利用的倒凹是牙倒凹。倒凹大小采用倒凹深度来表示。倒凹深度的测量方法为:选择一定规格的倒凹测量尺固定于观测臂,降低垂直臂使倒凹测量尺的末端圆盘突起进入倒凹区靠近龈缘的最低位置,将倒凹测量尺轴壁紧贴基牙后慢慢上移,使倒凹测量尺末端的圆

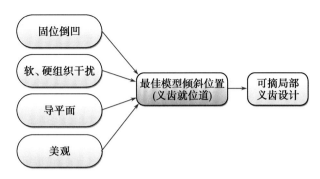

图 6-28 模型最佳倾斜位置影响因素

盘突起刚好与牙表面接触。从侧面看倒凹测量尺的尖端突起以及杆的轴壁必须与牙面接触,在基牙和倒凹测量尺之间会形成一个小的三角区域,倒凹测量尺末端圆盘突与牙面的接触位置即倒凹深度,也是卡环固位臂尖在倒凹区内应达到的位置(图 6-29)。

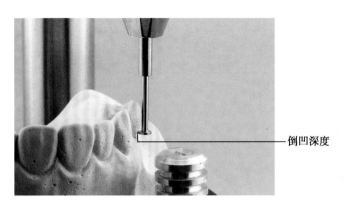

图 6-29 固位倒凹深度

从美观和机械固位来考虑,获得理想固位倒凹深度的位置通常应位于牙冠的颈 1/3 处。固位倒凹位置越高,在卡环行使固位功能过程中对基牙可能产生的扭力就越大,并且暴露在口腔内的金属部分就越多(图 6-30)。多个基牙理想的倒凹深度与倒凹区位置很难通过单纯调整模型倾斜方向来同时获得,因此,当确定恰当的模型最佳倾斜方向后,倒凹深度、位置的问题可以通过基牙釉质修整,树脂外形重建以及制作观测冠等方法来解决(详细描述参见第七章)。

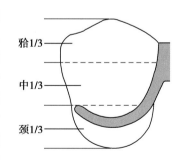

图 6-30 固位倒凹理想位置

倾斜模型不改变天然脱位道方向上的倒凹大小。对于基牙天然就位道方向上存在倒凹的模型,通过倾斜模型可以改变观测线的位置,影响就位方向上倒凹区的位置和深度,但完全不改变天然脱位道方向上的倒凹位置与深度(图 6-31)。也就是说,如果基牙的天然脱位道方向上不存在固位倒凹或者倒凹较小,不可能通过倾斜模型改变就位道方向而使该基牙获得天然脱位道方向上的固位倒凹和增强卡环固位力。基牙天然脱位道方向上倒凹的改变也只有通过牙釉质修整、树脂外形重建以及制作观测冠等方法来解决。

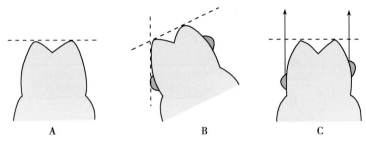

图 6-31　倾斜模型不改变天然脱位道方向上的倒凹大小
A.咬合平面　B.就位道方向　C.天然脱位道方向

通过选择不同于天然脱位道的就位道方向,能够使可摘局部义齿的刚性部分进入基牙相对于天然脱位道方向上的倒凹部分,从而获得就位道与天然脱位道方向相同时所没有的固位作用(图 6-32)。

(2) 软、硬组织干扰:牙列缺损患者口腔内某些区域的牙及软组织和骨突,经常会干扰义齿的设计与就位。最常见的是舌倾的切牙、前磨牙以及上、下颌的骨隆突(图 6-33)。可以通过改变设计和调整模型倾斜方向来消除这些干扰,尽量减少使用大量磨改牙体组织和外科手术的方法。但如果无法通过模型倾斜调整来解决,影响到最终的修复结果的牙槽嵴软、硬组织干扰则需要采取手术切除。

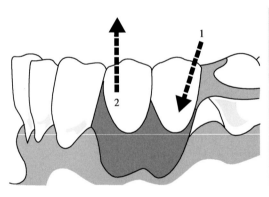

图 6-32　倾斜模型改变固位
1.就位道方向;2.天然脱位道方向。

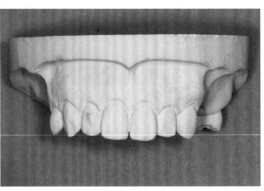

图 6-33　上颌骨隆突

(3) 导平面:由于天然牙或修复体很少存在可直接利用的导平面,通常需要在天然牙、铸造冠或复合树脂修复体上进行预备。通过调整模型倾斜位置可以选择恰当的导平面的预备位置,尽可能减少基牙预备量。导平面对就位道方向起着限定作用(图 6-34)。对于缺隙两侧存在基牙牙列缺损病例,与就位道方向平行的成对导平面能够限定就位道的方向,例如Kennedy Ⅲ、Ⅳ分类以及存在亚类的 Kennedy Ⅰ、Ⅱ分类牙列缺损病例。而对于无亚类的Kennedy Ⅰ、Ⅱ分类即便有与就位道的方向平行的邻面的导平面,仍存在多个就位道和脱位道方向,如要完全限定就位道的方向,必须增加基牙舌侧导平面的预备。

(4) 美学:出于可摘局部义齿的美学考虑,前牙区应尽量避免暴露金属卡环以及基牙与基托间的空隙,同时对于牙列缺失影响唇(颊)侧丰满度的病例,应保证基板覆盖缺牙区牙槽嵴

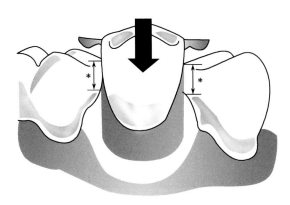

图 6-34　导平面限定就位道
粗箭头示导平面方向，∗示导平面。

的部分能恢复其外形和丰满度。前牙区基牙的位置以及解剖形态，决定了选择天然脱位道方向为就位道方向的义齿在使用前牙区卡环固位体时很难避免金属暴露，同时天然就位道方向上的不可利用倒凹又造成前牙区基板与邻牙间的空隙。通过调整模型倾斜位置能够使前牙区基板顺利进入天然就位道方向上的倒凹，在避免使用前牙区固位卡环的同时也消除了前牙区基板与邻牙间的空隙。

上述四个影响因素之间相互联系，对任一因素做出的调整都会引起其他因素的变化，很难同时兼顾上述四种影响因素。因此，模型最佳倾斜位置的选择，通常是统筹四种因素所作出的折中选择，或是基于患者主要诉求和软硬组织客观条件对其中一个或几个因素的最大满足。但如果沿天然脱位道方向上就位能够满足上述四种要求，应尽量避免就位道与天然脱位道的不同。

当确立模型最佳倾斜位置后，锁定观测台。

（六）记录诊断模型与观测仪位置关系

记录诊断模型与观测仪位置关系的目的在于能够将诊断模型以同一模型倾斜位置反复复位于观测仪分析并作为工作模型最佳倾斜位置的参考。通过在模型上记录垂直分析杆与模型上尽量分开的三个位点的关系，能精确地记录模型与观测仪位置关系，使观测模型在同一观测仪上反复复位并且将模型的倾斜位置从一个观测仪转移到另一个观测仪。这一方法同样也用于工作模型与观测仪位置关系的记录。目前常用的两种记录方法如下：

1. 三点标记法　将 0.75mm 倒凹测量尺固定于观测臂上，逐渐降低，使倒凹测量尺末端与模型上分散的三个位置相接处接触。将可升降的观测臂锁定于这一位置，不再上下移动。移动倒凹测量尺在模型表面刻划约 2mm 刻划痕，红色铅笔描记刻划痕线，并以每一个刻划痕为中心，画 2~3mm 直径的圆圈，统一标示（图 6-35）。模型上的刻划痕可以通过复制转移到复制模型上，从而用于耐火材料模型的复位。选择刻划位置原则为：①尽量分散形成三角形。②在口内不活动的组织上，不选择在移行沟或系带的活动区域。③尽量避开义齿支架设计的覆盖区域，不妨碍义齿的设计与制作。当需要将模型再次复位或转移当前模型倾斜位置到另一观测仪上观测时，需先将模型固定于观测台，目测调整观测台使三个标记点连线形成的假想三角平面与金属分析杆方向大体垂直，然后在此基础上伸缩金属分析杆并微调观测台方向使之与三个标记点同时接触（图 6-36）。

2. 平行线法　将碳描记杆或金属分析杆分别紧贴模型底座的两侧和背面，蜡刀刻画并用红铅笔描记与碳描记杆平行且尽量分散的三条垂线。在模型复位时，调整金属分析杆与三条线都平行，即可重现最初所确定的模型倾斜位置。由于复制模型可以重现这些刻痕，复制的模型也能够在观测仪上重新定位（图 6-37）。

（七）描绘观测线

在确定的就位道方向上，连接牙或牙槽嵴上最高点所形成的连线为观测线（图 6-38）。

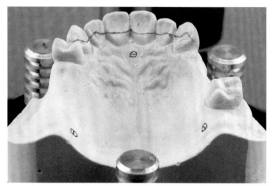

图6-35 三点标记法

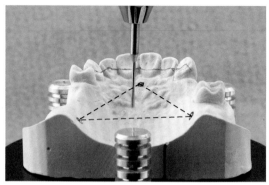

图6-36 三点标记法复位
三个标记点连线形成的假想三角平面

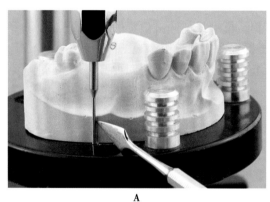

A

B

图6-37 平行线法
A.蜡刀刻画线　B.红色描记线

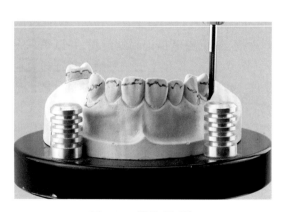

图6-38 描绘观测线

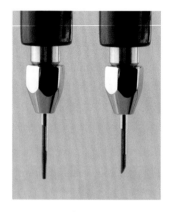

图6-39 磨损的碳描记杆

更换金属分析杆为碳描记杆,将碳描记杆的轴壁紧贴需要描绘观测线的牙与牙槽嵴表面,左手控制观测台的水平移动,右手控制碳描记杆的垂直和水平移动,即可在牙与牙槽嵴表面绘制出观测线。在操作过程需要注意以下要点:

1. 磨损碳描记杆会造成所描绘的观测线位置的升高　采用已磨损的碳描记杆容易造成所

描绘的观测线较实际观测线的位置升高(更加靠近咬合面)(图6-39)。因此,当碳描记杆磨损时必须更换或去除磨损部分。末端打磨成斜角的碳描记杆更有利于基牙观测线与软组织的观测。

2. 碳描记杆的末端位置　用碳描记杆末端描绘观测线也会造成观测线位置的抬高(图6-40)。避免这一问题的方法为:在描绘基牙观测线时,要始终保持碳描记杆末端与牙龈边缘下的模型部分相接触或者略超出牙龈边缘。此时,除了模型基牙表面描绘出的观测线外,靠近牙龈边缘处还同时会描绘出一条连线,即所谓倒凹边界线(图6-41)。观测线与倒凹边界线之间的区域即为该就位道方向上的倒凹区,而倒凹边界线也是技师充填倒凹的底部参考线。如果碳描记杆末端能与牙龈边缘区域接触,但轴壁无法与基牙表面接触,只能牙龈边缘附近画出一条倒凹边界线,则说明在该就位道方向上基牙不存在固位倒凹(图6-42)。

在描记观测线时也可不必刻意地画出所谓的倒凹边界线,但在描绘观测线时要至少保持碳描记杆的末端始终超出外形高点至少1mm,避免单纯采用碳描记杆的末端在牙面描绘观测线(图6-43)。

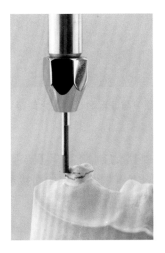

图 6-40　碳描记杆末端描记升高观测线位置

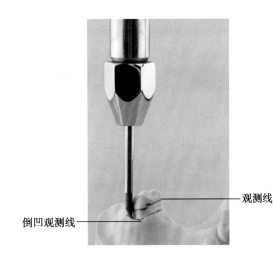

图 6-41　观测线与倒凹边界线

观测线

倒凹观测线

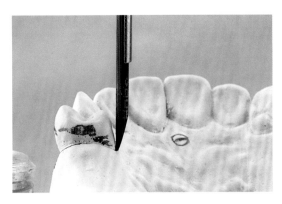

图 6-42　就位道方向上基牙不存在固位倒凹

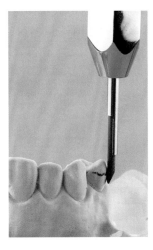

图 6-43　碳描记杆的末端位置

3. 描绘模型牙槽嵴表面观测线 模型牙槽嵴表面观测线的描绘也是模型观测中一个必不可少的过程。这一过程可以在基牙观测线描绘的同时进行,也可以在全部基牙观测线描绘完成之后单独进行(图 6-44),其具体描绘方法同基牙观测线的描绘方法相同。模型牙槽嵴表面观测线的描绘部位通常在邻近基牙的位置,缺牙区牙槽嵴的颊、舌侧附近区域,用以判断牙槽嵴外形是否妨碍基牙使用杆式卡环(要求牙龈缘与牙槽嵴观测线之间至少要有 3mm 附着龈)、是否能够设计舌杆以及明确义齿基板的精确位置范围(图 6-45)。

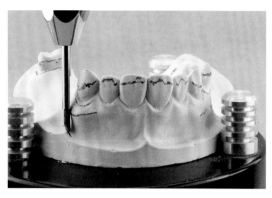

图 6-44 牙槽嵴表面观测线

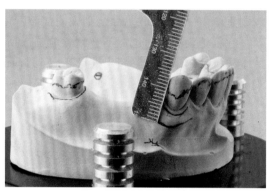

图 6-45 牙龈缘与牙槽嵴观测线之间距离

(八) 标记固位卡环臂尖的位置

估计基牙放置固位卡环臂尖的近远中位置,将选定规格的倒凹测量尺(通常为 0.25mm)轴面与基牙表面接触,从下向上方提起,直至测量尺侧方末端圆盘与牙面接触。用红笔在此接触位置横向标记一 2mm 左右线段(图 6-46)。此线段位置即为固位卡环臂尖计划进入基牙固位倒凹的位置。

(九) 模型基牙修整与标记

所有计划要进行修整、预备的口腔组织(包括导平面的预备、支托凹的预备以及基牙颊舌面的磨改部位)都应该在诊断模型上修整预备并用红色铅笔标记出来。具体方法如下:首先在诊断模型上计划进行口腔预备的位置(支托、导平面以及基牙倒凹区等)用红笔圈画出估计预备量的范围(图 6-47),然后利用观测仪上的平行修整刀修整石膏模型上标记的区域

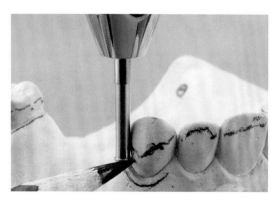

图 6-46 标记固位卡环臂尖的位置

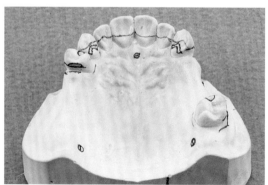

图 6-47 口腔预备的位置

（主要是基牙的导平面和固位倒凹区）（图6-48），最后在红色记线内添加栅格线，标明在口内基牙预备需修正区域的大小与范围（图6-49）。

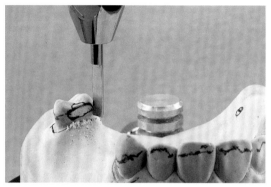

| 图6-48　修整石膏模型上标记的区域 | 图6-49　栅格线标记口内基牙预备的范围 |

（十）绘制诊断模型初步设计图

在诊断模型上绘制初步模型设计图（图6-50），作为基牙预备参考，必要时可添加简单文字标注。

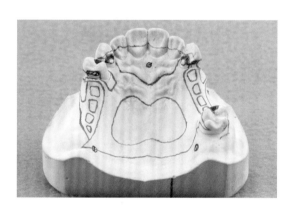

图6-50　诊断模型初步设计图

参照诊断模型上的初步设计图（必要时制作基牙预备导板），进行临床基牙预备（详见第七章相关内容），制取工作印模，灌注工作模型。

二、工作模型观测的操作方法与步骤

（一）修整工作模型

具体要求同诊断模型。

（二）利用基牙上预备的导平面

参考诊断模型倾斜方向，确定工作模型的倾斜方向（图6-51）。

（三）验证基牙预备

利用观测仪检验工作模型的固位倒凹位置与深度，验证口内基牙修整、预备及软硬组织

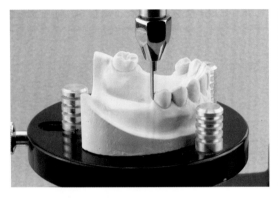

图 6-51　确定工作模型倾斜方向

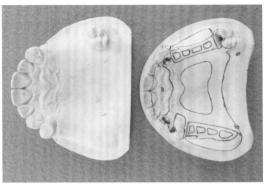

图 6-52　验证工作模型

干扰调整结果(图6-52)。如口腔预备未达到设计要求,则再次进行口内基牙预备,重新制取工作模型。

(四) 记录工作模型与观测仪位置关系(图 6-53)

方法同诊断模型。

(五) 绘制工作模型最终观测线及标记倒凹位置(图 6-54)

方法同诊断模型。

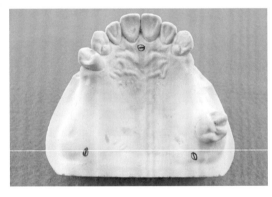

图 6-53　记录工作模型与观测仪位置关系

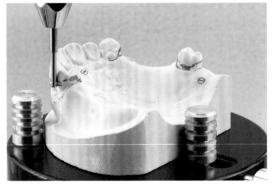

图 6-54　绘制工作模型最终观测线及标记倒凹位置

(六) 绘制最终设计图

参照诊断模型初步设计图,根据新的工作模型观测结果,在模型上绘制最终设计图。为了避免在模型设计图绘制过程中给用于制作义齿的工作模型造成损伤以及保存清晰、完整、原始的模型设计图样,一般不直接在最终于用翻制耐火材料模型的工作模型上直接绘制,而是采用以下两种方法之一:

1. 利用诊断模型　修改诊断模型上初步设计图并形成绘制最终设计图(图6-55),同时提供经位置关系记录、观测线描绘以及固位卡环臂尖的位置标记后的工作模型。最终两个模型一起连同义齿加工设计单一起交付义齿加工中心制作。

2. 利用第二工作模型　如果用硅橡胶取工作印模,则同时灌制两个模型,第一个作为工作模型,第二个作为绘图模型。或者复制工作模型,将复制模型作为绘图模型。工作模型与绘图模型均经过模型观测、记录模型与观测仪位置关系、描绘观测线标记以及固位卡环臂尖的位置后,在绘图模型上绘制最终模型设计图作为参考。最终两个模型一起连同义齿加工设计单一起交付义齿加工中心制作(图 6-56)。

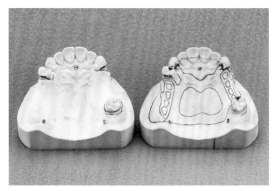
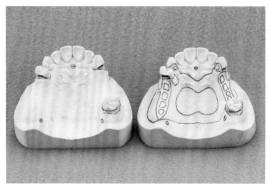

图 6-55　诊断模型绘制最终设计图　　　　　图 6-56　第二工作模型上绘制最终设计图

第四节　模型设计图的绘制方法与要求

一、器 材 准 备

铅笔刀、测量尺,红、黑、蓝三种颜色的绘图笔(图 6-57)。采用油性绘图笔可以减少掉色,使模型表面设计图更加清晰。

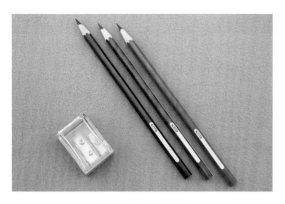

图 6-57　绘图器材

二、不同颜色标识意义

在观测模型表面用三种颜色绘图,可以帮助技师区分模型上的标记。有助于分辨可摘局部义齿各部分的边界,便于医师传递清晰、明确的设计信息给技师。采用何种颜色区分结构,目前尚无统一标准,本书采用红、蓝、黑三色标识法,每一种颜色代表的结构和内容如下(图 6-58):

红色:模型与观测仪位置、固位卡环臂尖位置、基牙预备位置。

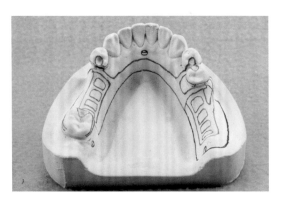

图 6-58　颜色标识

蓝色:支架结构。

黑色:观测线,基板范围,文字补充描述。

三、模型设计图的绘制要求和顺序

模型设计图的绘制的要求为线条清晰、平滑,结构位置准确、等尺寸,标识恰当、无歧义。模型设计图支架部分的绘制顺序通常与义齿支架的设计顺序一致。

(一)支托

依照设计位置绘制(图 6-59),参考咬合情况,为口内基牙预备和最终支架制作提供清晰指导。

(二)小连接体

通常包括支托连接体、邻面板等结构(图 6-60),虽然基板连接体也是小连接体的一部分,但通常单独绘制。支托到大连接体的垂直部分应当至少 5mm,从而减少食物存留。小连接体呈直角跨过龈缘,与大连接体连接处应圆滑无角度。

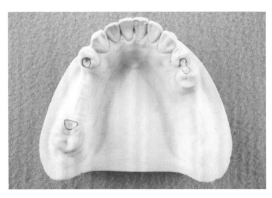

图 6-59　绘制支托

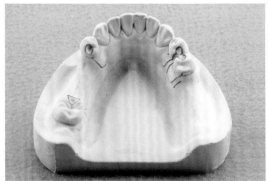

图 6-60　绘制小连接体

(三)大连接体

大连接体对龈缘的覆盖应该降到最少并且止于邻间隙。如果不接触牙龈,至少应离开龈缘 3mm。上颌腭杆或腭板宽度至少 8mm,下颌舌杆宽至少 4mm(图 6-61)。

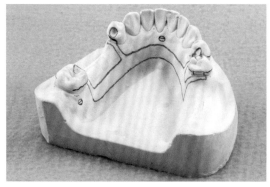

图 6-61　绘制大连接体

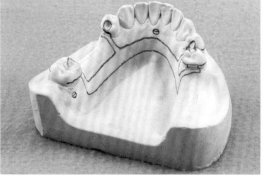

图 6-62　绘制基托连接体

（四）基托连接体

基托连接体位置通常偏舌、腭侧，以留出足够的空间排列人造牙。对于游离端区域，基板连接体通常需要覆盖从游离端方向整个长度的 2/3（图 6-62）。

（五）固位体

依照模型观测结果和设计绘制固位体，固位臂尖放置在之前模型观测时固位倒凹所标记的位置（图 6-63）。

（六）基托

参考模型牙槽嵴表面观测线的结果依照设计绘制基托范围（图 6-64）。

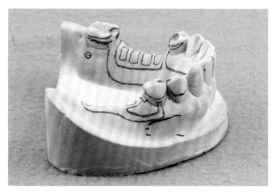

图 6-63　绘制固位体

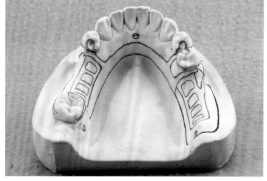

图 6-64　基托

四、完成模型设计图同工作模型一起交付加工中心

绘制设计图的模型应当配合填写好的加工设计单，分别从三维模型和二维图形以及文字描述的角度将医师的设计意图完整、精确地传递给技师，指导技师的义齿加工制作。最终临床医师完整交付给技师的物品应当包括一副工作模型、绘制了模型设计图的模型以及认真填写绘制的可摘局部义齿加工设计单（图 6-65）。

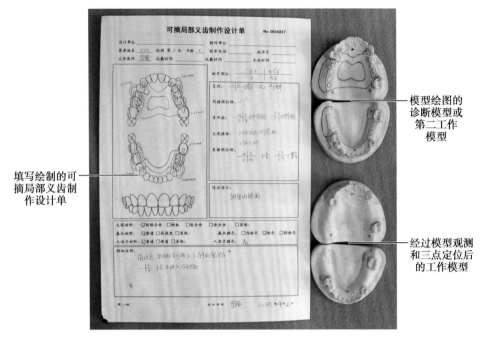

填写绘制的可
摘局部义齿制
作设计单

模型绘图的
诊断模型或
第二工作
模型

经过模型观测
和三点定位后
的工作模型

图 6-65　交付加工中心

（贾　骏）

参 考 文 献

1. MAMOUN J S. The path of placement of a removable partial denture:a microscope based approach to survey and design. The Journal of Advanced Prosthodontics,2015,7:76

2. BEZZON O L,MATTOS M G,RIBEIRO R F. Surveying removable partial dentures:the importance of guiding planes and path of insertion for stability. Journal of Prosthetic Dentistry,1997,78:412-418

3. LAVERE A M,FREDA A L. A simplified procedure for survey and design of diagnostic casts. Journal of Prosthetic Dentistry,1977,37:680-683

4. MAMOUN J S. The path of placement of a removable partial denture:a microscope based approach to survey and design. Journal of Advanced Prosthodontics,2015,7:76-84

5. WITTER D,BAREL J C,KELTJENS H M,et al. designing metal frame removable partial dentures. Ned Tijdschr Tandheelkd,2011,118:79-87

6. HAN J,WANG Y,LU P J,et al. electronic surveying of digital partially dentate casts. Zhonghua Kou Qiang Yi Xue Za Zhi,2009,44:763-766

7. AYYAZ M,GHANI F. Appropriateness of knowledge and practices of dentists relating to using clasps in removable partial dentures. J Ayub Med Coll Abbottabad,2008,20:52-55

8. BEZZON O L,MATTOS M G,RIBEIRO R F. Surveying removable partial dentures:the importance of guiding planes and path of insertion for stability. Journal of Prosthetic Dentistry,1997,78:412-418

9. WOLFAARDT J F,TAN H K,BASKER R M. Removable partial denture design in alberta dental practices. Journal of the Canadian Dental Association,1996,62:637-644

10. ZOELLER G N,TISCHLER P H. Technique to improve surveying in confined areas. Journal of Prosthetic Dentistry,1995,73:223-224

11. YILMAZ G. Optical surveying of casts for removable partial dentures. Journal of Prosthetic Dentistry,1975,34:292-296

第七章 基牙的选择和形态修整 与预备

经过必要的外科手术、牙周治疗、牙髓治疗等修复前准备工作后,在前期研究模型观测和设计的基础上,需要对基牙进行预备,为可摘局部义齿提供支持、稳定、对抗和固位作用。可摘局部义齿的成败与基牙预备息息相关,只有通过缜密的计划和严格地执行基牙预备工作,才能够制作出既恢复功能又有利于口腔余留组织健康的义齿。

第一节 基牙的选择

传统的可摘局部义齿主要通过设置在口腔内余留天然牙上的固位体提供固位,通过基托及牙槽嵴黏膜提供支持。因此,基牙的选择对可摘局部义齿的固位、支持、稳定有重要作用,医师应该通过临床以及 X 线检查评估基牙情况,来判断它们是否能够提供充分的固位、支持作用,应通过以下几个方面综合考虑:

1. 基牙的牙周健康状况。
2. 基牙的冠、根形态及比例。
3. 基牙在颌弓上的位置以及和缺牙区的位置关系。
4. 基牙与邻牙以及对𬌗牙的位置关系。

从理论上来讲,应该选择牙冠完整、牙髓活力正常、有适宜倒凹、牙周组织健康、支持力强的健康天然牙作为基牙,但是在临床上,口腔内具备此条件的余留天然牙较为少见,多数余留牙都是有牙体缺损或者有牙体牙髓病变、牙周炎症的天然牙,所以在制作可摘局部义齿之前必须确保各种充填物、牙周治疗、牙髓治疗都彻底且稳定,在基牙的选择上应该注意以下几点:

1. 基牙的数目 基牙的数目不宜过多,一般选用 2~4 颗天然牙为宜,基牙太多,不易取得共同就位道,会给义齿的摘戴带来不便。对于全口多数牙 Ⅰ~Ⅱ 度松动的情况,可考虑增加基牙数目,减少单个基牙上的负担。在前牙中选择基牙,还要结合患者的美观需求进行选择。

2. 基牙的位置 直接固位体的基牙首选近缺隙处的天然牙。间接固位体的基牙应选在远离缺隙处的位置,以增大平衡距。各个基牙的位置越分散越好,这样可以使可摘局部义齿的固位体呈面支撑状态。

3. 基牙提供固位稳定的基本要求 对于提供固位力的基牙,应有适宜的倒凹深度,保证足够的固位力。倒凹深度不超过 1mm,坡度应大于 20°。对于需提供支持作用的基牙,需牙周组织健康,能提供足够的支持力。

4. 基牙最好选用牙体牙周健康的活髓牙。对有牙体牙髓病但是可以保留的牙必须经过牙体牙髓治疗后选用,松动度Ⅰ度左右、轻度牙周病、经过妥善的牙周治疗后得到控制的天然牙可以选择做基牙。牙髓治疗后伴有牙体大面积缺损的牙,需行冠修复再用做基牙。松动度Ⅱ度或牙槽骨吸收Ⅱ度的余留牙不宜选做基牙,但是需要进行咬合检查,如果是由于明显的创伤𬌗引起的松动,可以调𬌗去除创伤因素,调整冠根比例,待松动明显好转后考虑选用。如果不是明显创伤𬌗引起的松动,则在义齿设计时需要对松动度Ⅱ度或牙槽骨吸收Ⅱ度的余留牙的预后进行评估,如果预后不良则需尽早拔除,但是如果患者不同意拔除,则需在设计中考虑到将来拔除后为义齿修理加牙提供方便。

5. 对于伸长牙、有牙体缺损的天然牙、倾斜牙、锥形牙、过小牙等天然牙一般不宜直接选作为基牙,需要进行必要的外形调改或者是对基牙进行预备后冠修复,然后再选作基牙。

6. 基牙的选择要考虑咬合的状况,包括对𬌗牙列的情况以及患者咬合力量的大小等。

第二节　基牙的形态修整及预备

一、形态修整及预备的主要目的

在可摘局部义齿的制作时,需要对口腔中的基牙和部分余留牙进行形态修整和预备,否则不能为义齿提供良好的支持,修复体也不能从基牙上获得足够的固位与稳定,而不做基牙的其他余留牙的修整更多是为了避免对义齿的就位和脱出形成干扰。许多局部义齿修复失败的主要原因是在制取工作模型之前,牙齿没有适当修整改形导致卡环设计不当、支托空间不足;不利的错位牙或倾斜牙导致义齿的摘戴困难;过大的倒凹区、舌倾的下颌牙影响义齿就位,并使连接体远离牙齿表面形成过大间隙造成食物嵌塞。所以,基牙和部分余留牙的形态修整和预备的主要目的是:

1. 为可摘义齿修复体提供空间。
2. 去除影响义齿摘戴以及行使功能时的干扰和障碍。
3. 为义齿提供足够的固位、稳定与支持。
4. 在必要的情况下对关键基牙的形态调改,以适合可摘局部义齿的制作要求。
5. 建立适当的咬合关系以及𬌗平面。

二、基牙的形态修整和预备的内容

在制作可摘局部义齿的时候,首先需要进行模型设计及观测线描记,其基本过程另有章节叙述,通过模型设计确定基牙的数量及分布,卡环的类型和位置,倒凹的大小,确定基托范围,选择和设计共同就位道,并制订口腔预备计划。通常情况下口内余留牙的形态都不是标准形态,不能满足可摘义齿的基牙条件,需要进行基牙形态修整和预备,而这种基牙形态修正和预备必须在牙釉质范围内进行,以防止龋齿。但对于一些老龄患者,常出现牙釉质磨耗明显或牙本质暴露的情况,应先拍X线片确定硬组织厚度,结合牙本质的颜色质地以及预备时牙髓组织的反应,确定磨除的深度。要尽量少地磨除牙体组织,并且磨除后的牙面要抛光和氟化处理,以减少龋坏的发生。基牙预备时不要对其上的充填材料造成不良影响。当基牙需先进行冠或嵌体等修复时,应在制作修复体上预留固位体或支托的空间。

制作可摘局部义齿时,口腔中经常需要进行磨改的部位是下颌前磨牙舌侧面、下颌磨牙舌侧及近中面、上颌前磨牙远中面、上颌磨牙近中颊侧轴角处,靠目测很难确定修整的部位和量,所以需要制取研究模型,在模型观测仪上对修整部位和量进行综合分析评估后再在口腔内操作。

(一) 基牙及余留牙的形态修整

1. 基牙位置异常的牙体修整

(1) 低位咬合的基牙牙体修整:在临床上由于各种原因(例如临床冠较短无法得到足够的倒凹、基牙咬合面有缺损或磨耗等),基牙出现低位咬合时(图 7-1,图 7-2),一种是用冠修复或高嵌体修复来恢复基牙的咬合面形态以及外形高点,此种情况的牙体预备与固定义齿要求相同,但是在外形恢复时需要在服从局部义齿设计的思路上进行,在本章节不作详述。另外一种方法就是在支架义齿的基牙对应部使用铸造咬合面或高嵌体型殆支托来恢复基牙形态和理想的咬合平面(图 7-3,图 7-4)。对于此类基牙的基牙修整,主要是去除基牙的锐利边缘以及薄壁弱尖,特别是咬合面四周的锐利边缘,使之连续圆钝。其原因一方面是这些部分印模制取困难,容易造成模型不准确导致支架义齿的铸造部分不精确;另一方面,这些部分的模型石膏极易被磨损或断裂,也会导致铸造支架无法完全就位。

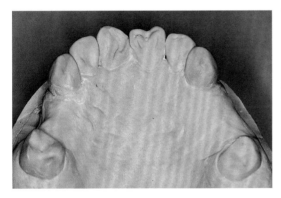

图 7-1 第一磨牙低位咬合

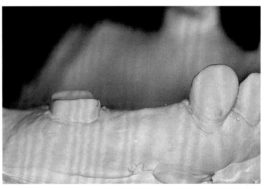

图 7-2 第一磨牙低位咬合形态修整后

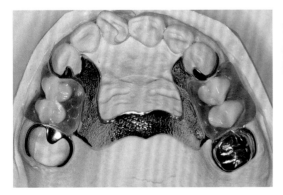

图 7-3 铸造咬合面覆盖基牙殆面

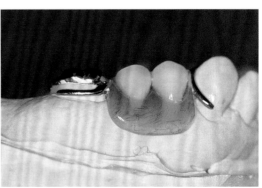

图 7-4 铸造咬合面抬高咬合

（2）伸长牙的基牙牙体修整：基牙的伸长一般是由于对𬌗牙缺失后没有及时进行修复形成的，伸长的基牙不仅会造成对𬌗修复空间的减少或丧失，还会导致咬合干扰，同时前牙的伸长还会对美观造成影响。一般来说，基牙伸长的问题严重性和治疗的必要性是和基牙伸长的程度成正比关系的。在临床分类及处理上可大致分为5级（表7-1）：

表7-1　伸长牙的分级

分级	临床表现	应对措施
第一级	对对𬌗牙的修复及排牙没有大的影响，未造成咬合干扰	不需要处理
第二级	轻度伸长，稍微影响对𬌗牙的修复空间和修复效果，但无咬合干扰	通过对相关牙尖进行选择性调磨即可
第三级	基牙中度伸长，已影响到对𬌗的修复空间和修复效果，有咬合干扰	需对伸长基牙进行调磨，如果调磨深度已经超过牙釉质层，则需进行冠修复
第四级	基牙明显伸长，较严重影响对𬌗牙的修复效果，有明显咬合干扰	需要对基牙进行去髓并完善的根管治疗，然后进行冠修复或覆盖义齿修复
第五级	基牙严重伸长，无法对对𬌗牙进行修复	可以考虑拔除伸长牙，但是此处置需要和患者充分沟通

在第四级中，对基牙进行去髓并完善的根管治疗后，需要对此基牙在可摘局部义齿设计中的作用进行评估，如果需要此基牙在可摘义齿中发挥固位作用，则对基牙进行冠修复；如果为了避免游离端缺失，而且需要基牙发挥支持作用，则需要对基牙进行去髓并完善的根管治疗，然后进行覆盖义齿修复或者设计磁性附着体义齿修复，此情况多发生于下颌尖牙以及第一、二磨牙。

（3）倾斜牙的牙体修整：倾斜方向主要有三大类：①向缺隙的倾斜；②下后牙向舌侧倾斜；③上后牙向颊侧倾斜。磨牙区的倾斜在牙列缺损中频繁出现，由于倒凹过大，在可摘局部义齿的设计中经常成为问题，影响义齿中卡环、小连接体的设计和制作，而且容易造成食物的嵌塞。磨牙的倾斜在下颌一般为第二、三磨牙的近中倾斜以及舌侧倾斜，在上颌一般为第二磨牙的颊侧倾斜，尤其是下颌基牙的倾斜对可摘义齿的设计产生的影响尤为明显。如果基牙倾斜的角度在5°~10°之间，可以进行简单的调磨来改变基牙的倾斜角度，消除过大倒凹，如果基牙倾斜角度在15°以上，最好是进行正畸治疗来改善倾斜角度，这样能够使可摘局部义齿的受力方向按照基牙长轴方向传导，而且不会对卡环、大连接体、小连接体的设计产生干扰。如果患者不接受正畸治疗方案，则需要对基牙进行去髓并完善的根管治疗，然后进行冠修复来改善基牙倾斜角度。

需要强调的是，如果需要通过在口内进行选择性调磨来改善咬合关系和基牙角度，则应该在研究模型上进行咬合分析和模拟调改，才能作口内的调磨。因为调磨是不可逆的，因此调磨前必须慎重，而且必须和患者进行充分的沟通和交流。

2. 干扰义齿就位道、脱出道的牙体修整　可摘局部义齿的摘戴，也就是义齿的就位道、脱出道，是在义齿设计的过程中通过描绘观测线后就已确定的，所以对于口腔中干扰义齿就位及脱位的牙体硬组织，必须要仔细检查并加以去除。临床上常见的有：

（1）下颌后牙舌侧倾斜，尤其是双侧后牙有舌侧倾斜的情况，对下颌义齿舌杆就位及脱出会形成干扰，此时需要将至少一侧后牙的舌倾部分进行选择性调磨。

（2）由于缺牙后长时间未修复，在缺牙区两侧的邻牙发生了相互倾斜，如不进行修整，会影响卡环、小连接体的设计，容易发生义齿基托与基牙之间的三角形间隙、造成食物嵌塞，或者是无法带入义齿，此时应对倒凹区大的邻面进行牙体修整。

（3）由于前牙覆𬌗深、下颌前牙切端与上颌前牙牙龈紧密接触，上颌义齿前腭板无法放置，需要对下颌前牙进行调磨，为前腭板提供空间。

3. 调整观测线位置、改善卡环固位力的牙体修整　将诊断用模型进行倾斜来改变观测线的位置，只能是改变所有基牙的观测线位置，而不能改变单个基牙的观测线位置，所以如果要改变某一个基牙的观测线位置，只能通过选择性调磨、基牙冠修复这两种方法。

（1）选择性调磨：通过选择性调磨改变基牙外形，从而获得良好的观测线位置来提高义齿固位力，是临床常用的办法。选择性调磨可压将外形高点线即观测线位置降低，但是无法抬高。当观测线高时，基牙的倒凹深度以及卡环体部的设定位置也高。通过对基牙的选择性调磨来减小倒凹的深度，可以使卡环的固位臂尖部设定在更靠近基牙的龈端，而对抗臂则放置在基牙中 1/3 至颈 1/3，进行选择性调磨时应在基牙的牙釉质范围内进行。当观测线位置在基牙的𬌗 1/3 区域时，应适当进行调磨来降低观测线，而且由于此部位的牙釉质较厚，不会调磨至牙本质层。但是希望通过选择性调磨来将观测线提高，一般是无法做到的，因为牙颈部的牙釉质层较薄，调磨后肯定会暴露牙本质层，这时只能通过制作树脂贴面或瓷贴面来增加倒凹深度、提高观测线，此时基牙的固位体应设计锻制卡环。

（2）冠修复：当余留牙为有牙体缺损的天然牙、锥形牙、过小牙，而在可摘局部义齿的设计中又必须选作基牙时，可以通过冠修复或桩冠修复的方法对基牙外形进行调改，达到理想的基牙外形要求，冠修复时应按照可摘局部义齿的设计需要在冠咬合面预留支托凹、邻面预留导平面的位置。

（二）基牙预备

1. 导平面的预备　导平面是指在基牙的近中或远中邻面预备出的与就位道一致的一个小平面。导平面与义齿支架金属部分的邻面板、小连接体或义齿其他坚硬部位相互对应接触，在义齿脱位过程中产生摩擦固位作用，引导义齿顺利就位和脱位，而导平面的数量、相互间的平行程度、面积等因素决定了固位作用的大小。在导平面的预备时，首先应确定导平面的位置，去除过大的倒凹及影响就位道的干扰。先用红笔标记这些区域，再用倒凹测量尺测量能够安全去除（不暴露牙本质）的牙体组织量。导平面的预备应该注意以下几点：

（1）导平面必须相互平行，引导义齿取戴：这样才能避免义齿摘戴时对义齿、接触的牙齿和义齿覆盖软组织的损伤。同时，导平面是保证卡环固位作用的必要条件，它能保证义齿沿正确的就位道方向摘戴。

（2）导平面的长度：完全牙支持式的可摘义齿，基牙邻面的导平面长度应该是临床冠高度的 1/2~2/3 之间，从边缘嵴向牙颈部延伸，游离端缺失的可摘义齿的导平面的𬌗龈向长度应该稍短一些，在临床冠高度的 1/3~1/2 之间。

（3）导平面的宽度：从咬合面观，导平面应该是颊舌向呈直线，或者是随着天然牙外部形态略呈曲线，从颊舌向看，邻面的导平面的宽度应该是颊尖与舌尖之间距离的 2/3 左右，按照这个大原则，导平面颊舌向的宽度，尖牙和前磨牙一般为 3~4mm，磨牙为 4~5mm。

（4）当出现干扰因素时,可以通过调磨牙体去除,甚至拔牙和用修复体改变牙体形态来消除。但是如因某种原因无法去除时,干扰因素应优先于固位和导平面来考虑,往往必须通过改变就位道或牺牲固位和导平面来消除。

导平面制备过程如下:

（1）右下游离缺失,右下第二前磨牙远中导平面的制备。

使用钨钢车针,使车针与就位道方向平行,在右下第二前磨牙的远中邻面处沿牙体外形制备,磨除邻面过突的部分,制备出与就位道平行的平面(图7-5)。

制备完成后,导平面自殆边缘嵴向龈方延伸约3~4mm(邻面高度的1/3~1/2),宽度在邻面颊舌轴角之内,略偏舌侧(图7-6)。

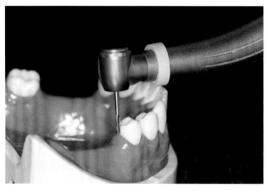
图7-5　车针与就位道方向平行

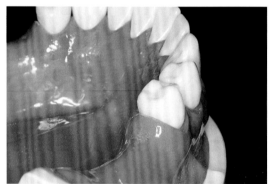
图7-6　导平面预备完成

（2）左上非游离缺失,左上第二磨牙近中和左上第一前磨牙远中导平面的制备(图7-7,图7-8)。

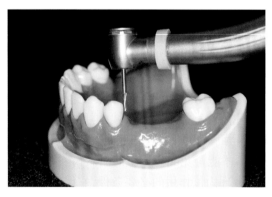
图7-7　左上颌第一前磨牙远中预备

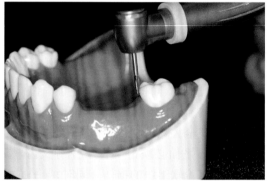
图7-8　左上颌第二磨牙近中预备

使用钨钢车针,使车针与就位道方向平行,在左上第二前磨牙的远中和左上第二磨牙的近中邻面处沿牙体外形制备,磨除邻面过突的部分,制备出与就位道平行的平面(图7-9,图7-10)。

制备完成后,导平面自殆边缘嵴向龈方延伸前磨牙约3~4mm、磨牙约4~5mm(邻面高度的1/2~2/3),宽度在邻面颊舌轴角之内,各导平面间要求互相平行。

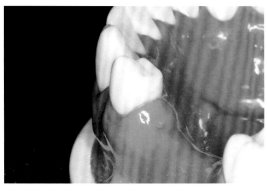

图 7-9　左上颌第一前磨牙预备完成

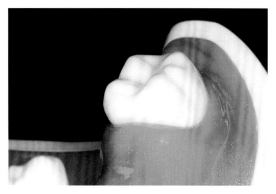

图 7-10　左上颌第二磨牙预备完成

2. 支托凹的牙体预备和修整　支托的位置由义齿的支架设计决定。因此,在确定就位道以后,应在诊断模型上画出支托的初步位置。𬌗支托是放置在基牙上为义齿提供垂直向支持,防止义齿龈向移位,传递𬌗力至基牙的结构。某些情况下,支托还具有防止食物嵌塞、恢复𬌗关系和对抗臂的作用。支托位于牙体上预备的支托凹内,支托的外形应恢复基牙在预备支托凹以前的牙冠外形。若基牙形态不良难以预备支托凹时,可以先对基牙进行修复,恢复正常外形,在修复体上设计支托凹。而且𬌗支托、卡环对抗臂及导平面等支架结构应该与牙紧密接触,以帮助义齿获得良好的应力分布,从而减少机械力学并发症的发生。

（1）预备原则:

1) 支托凹要有足够的宽度和深度来保证支托的强度,不应有锐利的边缘转角,避免支托转折处应力集中导致折断。

2) 支托凹的位置应尽量利用余留牙之间的天然间隙,以达到尽量少磨牙的目的。

3) 当上下颌牙咬合过紧,或咬合面因磨耗而牙本质暴露出现牙本质过敏时,可改变支托常规位置,选择在不妨碍咬合接触的𬌗面,必要时可磨改对𬌗牙。

（2）预备要求:根据放置的部位不同,支托可分为𬌗支托、舌支托和切支托等。

1) 𬌗支托一般位于前磨牙和磨牙𬌗面近远中边缘嵴上。如果因咬合过紧不易获得间隙时,也可放在磨牙的颊(舌)沟处,但不能影响就位和咬合。𬌗支托的形态和大小根据材料和加工方法不同而不同。铸造支托呈圆三角形,近𬌗面边缘嵴处较宽,向𬌗面中心逐渐变窄;底面与支托凹呈球凹接触关系;侧面观近边缘嵴处最厚,向𬌗面中心渐薄;轴线角应圆钝以防止支托在该处折断。其长度约为 1/4 磨牙或 1/3 前磨牙近远中径,宽度应为 1/3 磨牙或 1/2 前磨牙颊舌径,厚度为 1~1.5mm（图 7-11）。

𬌗支托预备完成后支托窝底应呈圆钝形态。预备𬌗支托时应使用圆头车针进行,并使车针与基牙长轴方向一致（图7-12）,用车针的圆钝形态部分预备（图7-13）。

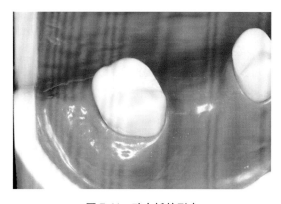

图 7-11　𬌗支托的形态

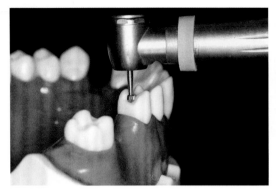

图 7-12　车针的方向与长轴一致

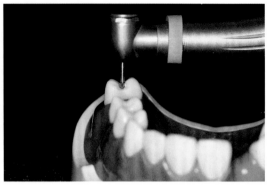

图 7-13　用车针的圆钝部分进行预备

预备完成的𬌗支托凹底应该与基牙长轴垂直,如果前后均有基牙且放置𬌗支托时,𬌗支托凹底应与基牙长轴垂线呈负 15° 左右(图 7-14),受力时基牙受到的斜向缺牙间隙的水平分力被义齿的刚性部件抵消,不会使基牙产生倾斜移位。金刚砂车针预备完成后,用橡皮轮对基牙进行抛光(图 7-15)。

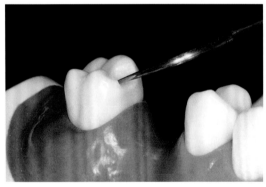

图 7-14　支托凹预备 15° 倾斜角

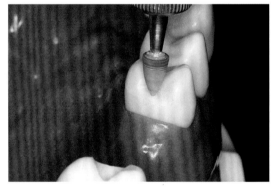

图 7-15　支托凹预备后橡皮轮抛光

2)舌支托也称舌隆突支托,一般位于尖牙的舌面,也可以用于多个切牙的舌面。舌支托在基牙舌面龈 1/3 与中 1/3 结合处形成一个宽的 V 形窝,与舌隆突的自然形态相协调。V 形的顶点指向根尖,唇斜面是牙齿的舌面,舌斜面从舌隆突顶斜向牙齿的中央。舌支托的近远中长度约为 2.5~3mm,唇舌向宽约 2mm,切龈向深度约 1.5mm(图 7-16)。

舌支托凹预备步骤如下:

可先用一个倒锥形钨钢车针进行预备,车针方向与尖牙舌轴嵴平行(图 7-17),再用较小的圆头锥形磨头在舌隆突上方以水平方向预备(图 7-18),最后用一定形状的橡皮轮和浮石粉抛光(图 7-19)。

舌支托凹的预备需在牙釉质内完成,避免形成倒凹,以免影响义齿就位。如果天然舌隆突的突度不足或支托凹预备有可能侵犯牙髓时,需要考虑其他方法,如选择其他牙齿,采用嵌体、复合树脂修复体(图 7-20)或全冠。

舌支托的支持作用不如𬌗支托,但比切支托效果好,因为支托窝接近基牙的旋转中心,不易导致基牙扭转,而且位于前牙舌侧比较美观。尖牙舌隆突支托也是一种有效的间接固

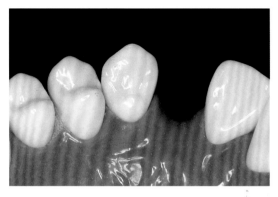

图 7-16 舌支托凹预备后形态

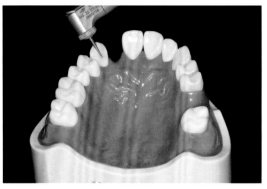

图 7-17 舌支托备前车针方向

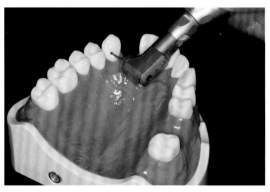

图 7-18 车针水平方向预备

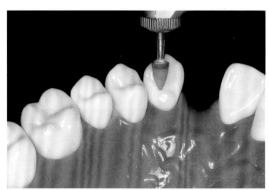

图 7-19 舌支托凹备后抛光

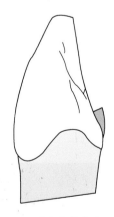

图 7-20 舌隆突的突度不足，
树脂修复体

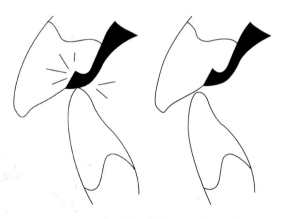

图 7-21 下颌前牙的切缘与上颌前牙舌支托
避免产生早接触

位体形式，常用于上颌尖牙。在预备尖牙舌隆突支托凹时，一定要注意对𬌗牙的位置及咬合接触的部位，需要避开咬合接触区域，避免下颌前牙的切缘与上颌前牙舌支托产生早接触，对于尖牙保护𬌗的患者行使功能时不能有𬌗干扰（图 7-21）。

3）切支托一般位于下颌尖牙或切牙，主要作为辅助支持或间接固位体，呈圆滑的切迹形状，支托凹最深的部分指向基牙中央。切牙的支托凹切迹要预备出唇舌两个斜面，呈一个小的 V 形凹槽(图 7-22),底部圆钝,稍向牙龈方延伸,舌侧牙釉质还要预备出一定形状以容纳相邻小连接体(图 7-23)。

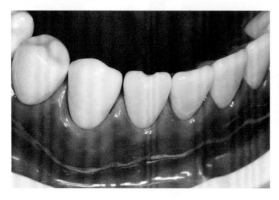

图 7-22　V 形切支托凹备后唇面观

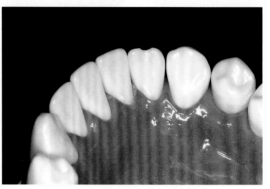

图 7-23　V 形切支托凹备后舌面观

备切支托凹时应位于牙釉质范围内,预备时应使用圆形或圆柱形车针,车针方向与牙体长轴垂直,预备方向从颊侧向舌侧移动进行预备(图 7-24,图 7-25)。

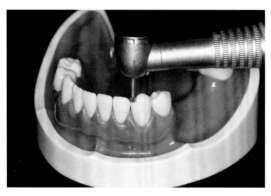

图 7-24　车针方向与牙体长轴垂直

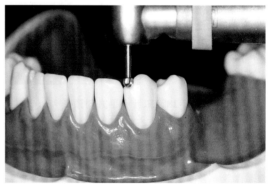

图 7-25　车针移动方向

预备完成后的切支托凹宽约 2.5mm,深约 1.5mm(图 7-26~图 7-28),既能保证强度又不影响切缘自然形态。

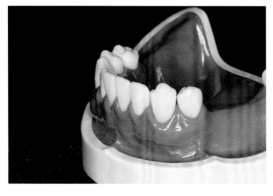

图 7-26　切支托凹备后唇面观

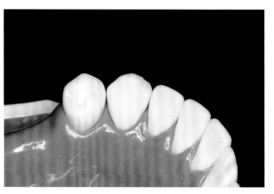

图 7-27　切支托凹备后舌面观

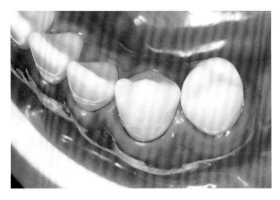

图7-28　切支托凹备后切端观

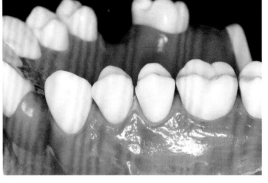

图7-29　隙卡沟颊面观

4）隙卡沟的预备：隙卡沟位于基牙及其邻牙的咬合面外展隙区，铸造卡环的间隙一般不少于1.5mm；弯制卡环的间隙一般在1mm（图7-29~图7-31），而且要注意侧方运动时隙卡沟的间隙是否足够，在向颊侧和舌侧移行处是否有较锐利的边缘转角，要注意消除，否则在模型或耐火材料上极易出现磨损而导致支架在此处产生支点使义齿无法就位。

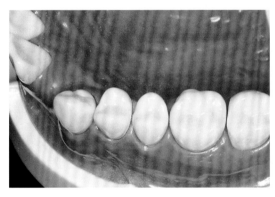

图7-30　隙卡沟𬌗面观

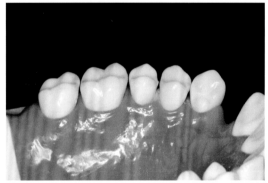

图7-31　隙卡沟舌面观

预备方法是使用TR-12金刚砂车针在两侧基牙之间的𬌗外展隙处，将车针水平呈颊舌向放置沿颊舌向预备隙卡沟底（图7-32），并适当向颊侧和舌侧扩大，圆钝近远中颊舌轴角，去

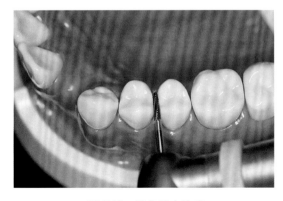

图7-32　预备隙卡沟底

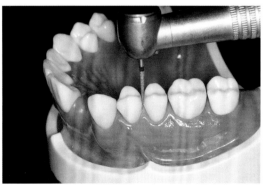

图7-33　圆钝近远中颊舌轴角

除颊舌轴角处倒凹(图7-33)。注意不能破坏邻牙接触点,然后使用TF-12F和TF-12EF金刚砂车针依次抛光(图7-34,图7-35)。最后用轮状橡皮轮抛光隙卡沟,预备后使该区加深加宽、线角圆钝(图7-36,图7-37),保证沟底呈圆形而不是楔形,以免相邻两牙遭受侧向挤压力。

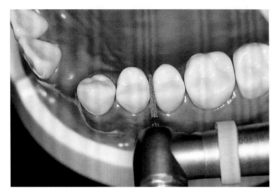

图7-34　使用TF-12F抛光隙卡沟底

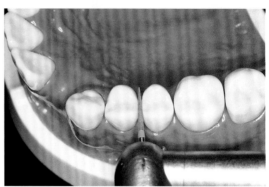

图7-35　使用TF-12EF抛光隙卡沟底

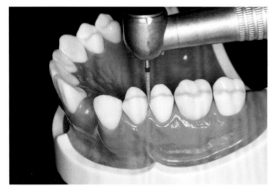

图7-36　使用TF-12F抛光近远中颊舌轴角

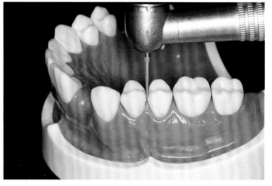

图7-37　使用TF-12EF抛光近远中颊舌轴角

预备完成后需要将探针放入制备好的隙卡沟内,检查制备情况(图7-38,图7-39)。最后在口腔内咬合状态以及前方、侧方运动状态下再次确认预备间隙是否充分(图7-40)。

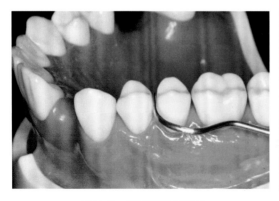

图7-38　用探针进行确认

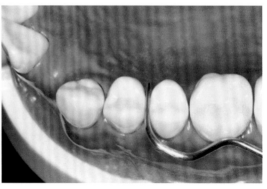

图7-39　用探针进行确认

当两牙之间有天然间隙时也应稍微预备形成圆形沟底（图7-41，图7-42）。当咬合过紧时，可适当调磨对殆牙牙尖以获得足够的间隙。

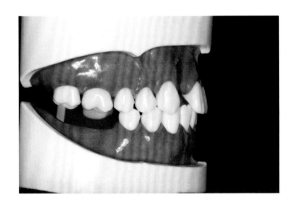

图7-40 咬合状态下再次确认间隙

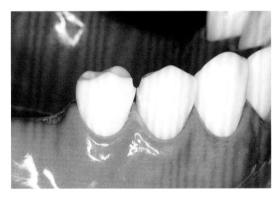

图7-41 两牙之间有天然间隙的预备

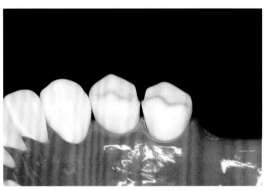

图7-42 预备形成圆形沟底

在口腔内所有的基牙修整和牙体预备完成之后，即可制取工作印模，和绘制好的可摘局部义齿设计单一起送交技工室，由技工制作可摘局部义齿。

（温　颖）

参 考 文 献

1. BENSO B, KOVALIK A C, JORGE J H, et al. Failures in the rehabilitation treatment with removable partial dentures. Acta Odontologica Scandinavica, 2013, 71:1351-1355

2. BORGES A L, BORGES A B, DA S L, et al. A new intraoral device to facilitate preparation of the guide plane for removable dental prostheses. Gen Dent, 2012, 60:e13-e16

3. RICE J A, LYNCH C D, MCANDREW R, et al. Tooth preparation for rest seats for cobalt-chromium removable partial dentures completed by general dental practitioners. Journal of Oral Rehabilitation, 2011, 38:72-78

4. STILWELL C. Revisiting the principles of partial denture design. SADJ, 2011, 66:18-23

5. DE AQUINO A R, BARRETO A O, DE AQUINO L M, et al. Longitudinal clinical evaluation of undercut areas and rest seats of abutment teeth in removable partial denture treatment. Journal of Prosthodontics-Implant Esthetic and Reconstructive Dentistry, 2011, 20:639-642

6. PAVARINA A C, MACHADO A L, VERGANI C E, et al. Preparation of composite retentive areas for removable partial denture retainers. Journal of Prosthetic Dentistry, 2002, 88:218-220

7. DAVENPORT J C, BASKER R M, HEATH J R, et al. Tooth preparation. Br Dent J, 2001, 190:288-294

8. MAZURAT R D. The marginal-ridge rest seat. Journal of the Canadian Dental Association, 2000, 66:428-430

第八章 可摘局部义齿的印模制取和模型灌制

印模制取和模型灌制是可摘局部义齿制作过程中最关键的步骤之一。通常采用印模材料和托盘制取口腔软硬组织的印模,然后用模型材料灌制模型。一般用石膏(plaster of Paris)灌制研究模型或诊断模型,而用超硬石膏(dental stone)灌制工作模型(master casts)。

第一节 印模材料

印模(impressions)就是记录或重现物体外形的阴模。用于制取印模所用的材料称为印模材料(impression materials)。根据印模材料的理化特性,印模材料可以分为弹性印模材料(elastic impression materials)和非弹性印模材料或刚性印模材料(non-elastic impression materials, rigid impression materials);可逆性水胶体印模材料(reversible hydrocolloids impression materials)和不可逆性水胶体印模材料(irreversible hydrocolloids impression materials)以及热塑性印模材料(thermoplastic impression materials)。弹性印模材料在印模材料凝固后仍具有一定的弹性,在印模从口腔内取出过程中,印模材料会发生弹性形变。而印模从口腔内取出后,弹性形变能回弹,印模恢复至原有形态。非弹性印模材料在印模材料凝固后,印模从口腔内取出时,由于倒凹印模通常会碎裂,需在口腔外重新拼接印模。热塑性印模材料在一定温度时材料变得有一定的流动性即可塑性,温度降低时材料保持其原有的形态。

一、非弹性印模材料

1. 印模膏(impression compound, modeling plastic)(图 8-1) 一种古老的印模材料,属于热塑性印模材料,国内印模膏常呈红色,俗称红膏。印模膏在室温时坚固、无弹性,加热可使印模膏软化,在 60~70℃时印模膏呈现最佳的可塑性。把红膏揉成面团状,放置于缺牙区域相对应的成品托盘内,取局部缺牙区域的印模。需要注意的是温度高于约 75℃,红膏黏手难以操作;低于 50℃,红膏可塑性变差,也难以操作。在印模从口腔内取出过程中,由于牙齿和组织倒凹使印模膏永久变形,印模膏流动性有限,因而不能获得精细的印模。它主要用于Kennedy Ⅰ类或Ⅱ类牙列缺损的缺牙区域的初印模和全口义齿的初印模。由于印模膏有限的流动性和良好的可塑性,印模膏是良好的边缘整塑(border molding)材料,常用于全口义齿和可摘局部义齿印模的边缘整塑。红膏还可以用于延长成品托盘边缘。在印模膏使用过程中,最常见的错误是温度过高,印模膏黏手,不易操作,且易烫伤口腔黏膜。

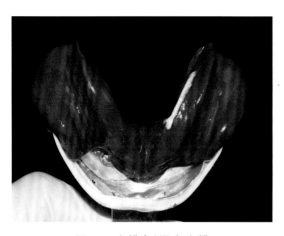

图8-1　印模膏制取初印模

2. 印模蜡（impression wax）　一种热塑性印模材料，由蜡和天然树脂组成，通常指口腔温度蜡（mouth-temperature waxes）。美国最常用的两种印模蜡是爱荷华蜡（Iowa waxes，美国科尔公司）和Korecta蜡（美国 D-R 矿物牙科公司）。印模蜡是由特定的印模技术，即修正模型印模技术（altered cast impression technique）发展而来，用于获得缺牙区牙槽嵴功能性形态的印模。通常是用于局部二次印模和义齿间接重衬的印模材料，而不用于成品托盘和天然牙齿的印模。口腔温度蜡的特性就是指在口腔温度（口腔内）时，印模蜡具有良好的流动性，避免组织移位；温度降低后，印模蜡停止流动并能记录原有的形态。印模蜡与印模膏的不同是印模蜡可以在口腔内充分流动，使印模压力均匀，有充足的时间使移位组织弹回（rebound），避免组织移位。印模膏接近口腔温度时变硬，无流动性。印模蜡还可以用来精确修正印模膏的边缘整塑。印模蜡在国内罕用。

3. 氧化锌印模糊剂（zinc oxide paste）　非弹性不可逆的印模材料，常由氧化锌和丁香酚组成，与氧化锌-丁香酚水门汀组成成分相似。通常是双糊剂型，调拌后呈稀糊状，流动性好，能复制出口腔组织的精细的表面结构。凝固后无弹性，脆性大。通常作为二次印模材料，用于修正模型印模技术或全口义齿终印模。氧化锌印模糊剂国内现在应用较少。

4. 石膏（plaster of Paris）　非弹性不可逆的印模材料，主要成分为熟石膏，是一种非常古老的印模材料。通常添加石膏加速剂调整石膏凝固时间，改良的印模石膏还添加结合剂（binders）和增塑剂（plasticizers），便于印模边缘整塑。印模石膏可用于无牙颌的印模和需焊接的固定义齿的集合印模。印模石膏现在罕用。

二、弹性印模材料

1. 藻酸盐印模材料（alginate impression materials）（图8-2）　不可逆性水胶体（irreversible hydrocolloids），现在通常使用的是粉剂型，也有粉糊剂型，但不常用。主要用于诊断性模型（diagnostic casts）或研究模型（study casts）、正畸治疗模型（orthodontic treatment casts）和可摘局部义齿的工作模型（master casts）的印模。印模精确程度受到水粉比例影响，吸水或失水均会导致印模变形，因而，藻酸盐印模须立即灌模。该印模材料抗撕裂强度低，表面精细程度和尺寸稳定性均不如硅橡胶印模材料和聚醚印模材料。该材料价格便宜，脱模一般较容易。现在的藻酸盐印

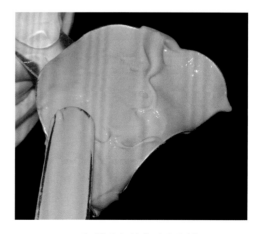

图8-2　调拌均匀的藻酸盐印模材料

模灌制的超硬石膏模型,其表面纹理清晰能满足临床要求,但是,藻酸盐印模灌制的模型表面光洁程度和硬度不如硅橡胶和聚醚印模灌制的模型。如果调拌过稀的超硬石膏灌制藻酸盐印模,模型表面可见石膏粉末。如果藻酸盐印模放置过久,导致印模材料完全干结,需把印模放入水中浸透,再进行脱模,否则,脱模时模型容易破损。

2. 硅橡胶印模材料(silicone impression materials) 印模精确,不易变形。通常分缩合型硅橡胶和加成型硅橡胶。缩合型硅橡胶的尺寸稳定性稍差,比藻酸盐印模材料精确程度高且抗撕裂,可该印模材料是疏水性的,易造成印模缺陷。缩合型硅橡胶由基质和液体催化剂组成,工作时间通常受到催化剂量的影响,通常5~7分钟,适合任何消毒液消毒,印模最好在30~60分钟内灌模。加成型硅橡胶的尺寸稳定性好,是现在最精确的印模材料之一,聚合收缩小,变形少,形变回复能力强和抗撕裂性能高。早期加成型硅橡胶均是疏水性的,现在有亲水性的,工作时间通常3~5分钟。硅橡胶印模材料通常分为重体(heavy body)和轻体(light body)。重体流动性差,像油泥,由基质和催化剂两组分组成。使用时,快速把重体的基质和催化剂等体积均匀揉和即可(图8-3)。揉和时应避免戴乳胶手套,否则会影响重体的凝固。乳胶手套和收敛剂(如硫酸亚铁和硫酸亚铝)中的硫会抑制硅橡胶的聚合。现在有一种机混重体,其黏稠度比介于重体和轻体之间,也与轻体联合使用。轻体流动性好,也由基质和催化剂组成,有枪混型和手调型。枪混型采用专用注射枪,在注射过程中就把等量的基质和催化剂混合均匀。

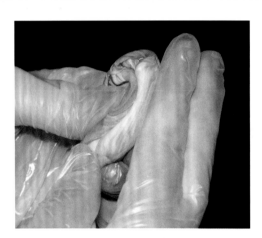

图 8-3　重体手混

手调型须将等组分的基质和催化剂放置在调拌纸上,用调刀调拌均匀后使用。硅橡胶印模材料常用于固定修复印模,也可用于可摘局部义齿的印模。印模制取后,需去除无关的软组织倒凹,否则难以脱模。采用硅橡胶印模材料取印模时,最好使用托盘粘接剂(如果采用无孔带卷边的不锈钢托盘,必须使用托盘粘接剂),涂布于托盘的组织面,防止从口腔内取出印模时,印模材料从托盘上分离,导致印模变形。与藻酸盐印模材料相比,硅橡胶印模材料灌制的模型表面纹理更加清晰,表面质地致密。如果患者牙龈退缩,龈邻三角牙间隙贯穿,必须用暂封剂或小棉球封闭牙间隙,避免印模难以取出,此外,避免进入牙间隙的印模材料撕拉导致印模变形。同时可以避免脱模困难。

3. 聚醚印模材料(polyether impression materials) 具有中等程度的流动性,良好的印模精确性,中等程度的抗撕裂强度,而且有良好的触变性(thixotropy),即印模材料在加压注射和就位时具有良好的流动性,而托盘就位停止后,印模材料流动性则降低,这一现象可提高印模材料进入细微结构的能力,并可防止过度流动带来的患者恶心和印模缺陷等问题。聚醚印模材料具有极好的附着力,不易与托盘脱离,且能黏着 PVC 手套,不易分离。聚醚印模材料通常是机混型,工作时间和固化时间相对较短,先把混合后的一部分印模材料注入注射器内,注射到关键的印模部位,然后,再把混合好的其余材料直接注入托盘内,托盘在口腔内就位直至印模材料凝固。聚醚印模材料固化后比较坚硬,脱模比较困难。因而,在灌制模型前,最好削除无关的软组织倒凹。利用聚醚印模材料与托盘不易分离的特性,聚醚印模材料可用作可摘局部义齿的局部功能性印模,或全口义齿的间接重衬的印模。聚醚印模材料由于在加压注射和就位时具有良好的流动性,凝固后变得较硬,使印模帽和转移杆不容易移位,常用于种植印模。它还用于嵌体和冠桥等固定义齿修复的印模制取。聚醚印模材料与硅橡胶印模材料不兼容,不能混合使用。也就是说,不能用硅橡胶印模材料重体作初印模,然后用聚醚印模材料作终印模(final impression)。聚醚印模材料具有极好的亲水性,会给印模消毒带来不利,不易在潮湿环境中储存。由于聚醚印模材料(如 Impregum)是中等黏稠度(medium-bodied consistency),没有重体(heavy body)和轻体(light body)之分,用这种聚醚印模材料取印模,又称单相印模技术(monophase impression technique)。如果患者牙龈退缩,龈邻三角牙间隙贯穿,一定要用暂封剂或小棉球封闭牙间隙;否则,印模难以从口腔内取出。如果牙龈退缩,牙冠伸长,牙冠倒凹大,并且有Ⅱ度以上的松动牙,慎用聚醚印模材料取印模。不然,在印模从口腔内取出过程中,可能导致松动牙齿随之拔除。

聚硫橡胶(thiokol impression materials),又称硫醇橡胶基印模材料(mercaptan rubber-base impression materials)。可用于可摘局部义齿的修正模型印模技术。为了获得精确的印模,印模材料厚度需要均匀一致,不宜超过 3mm,因此需要精细制作的坚固又稳定的个别托盘。由于聚硫橡胶的高度交联,当牙齿倒凹较大或多个牙齿倒凹存在时,印模从口腔中取出时,印模的形变不能完全恢复。由于聚硫橡胶聚合后水分的丢失,其长期的尺寸稳定性较差,而且聚硫橡胶有异味。硅橡胶印模材料和聚醚印模材料的快速发展,其具有优良的尺寸稳定性,现已经完成取代聚硫橡胶,聚硫橡胶现已经罕用。

第二节　托　　盘

托盘是承托印模材料,用于制取口腔印模的专用器械。通常根据托盘是成品的还是定制的,分为成品托盘(stock trays)和个别托盘(custom trays);根据托盘不同材质,分为不锈钢托盘、铝制托盘和塑胶托盘。

一、成　品　托　盘

1. 不锈钢带卷边有孔托盘(stainless steel stock rim lock trays)(图 8-4)　托盘通常有大、中、小号,或 1~3 或 1~4 号,号数越大托盘越大。托盘通常为方底、带卷边、有孔或无孔托盘,有上下颌之分,下颌呈马蹄形,上颌呈半椭圆形。无牙颌托盘通常是圆底、无孔托盘。

优点:托盘坚硬,不易变形,与印模材料有良好的附着力。

缺点:由于托盘坚硬,托盘大小不太适合时,不易调整托盘大小。

2. 铝制托盘(aluminum stock trays)(图 8-5)　托盘通常有 1~3 号,号数越大托盘越大。托盘通常为方底、无卷边

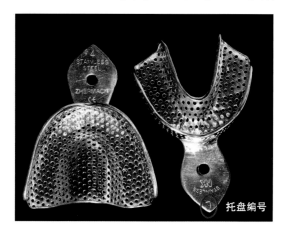

图 8-4　不锈钢带卷边有孔托盘

有孔托盘。也有上下颌之分。

优点:托盘较软,容易调整托盘的大小。

缺点:托盘较软,从口腔内取出托盘时,用力过大容易导致印模变形。一般托盘无卷边,印模容易脱离托盘。托盘边缘粘胶布可以防止印模脱离托盘,但不符合医院感染管理要求。

3. 一次性塑胶托盘(disposable plastic trays)(图8-6) 托盘通常有大、中、小号。使用方便,但无法进行托盘大小调整。常用于种植牙开窗式印模,详见种植义齿印模或种植覆盖义齿印模。

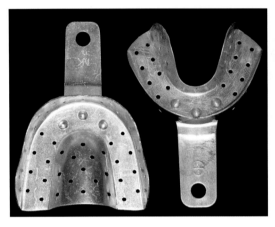

图8-5 铝制托盘

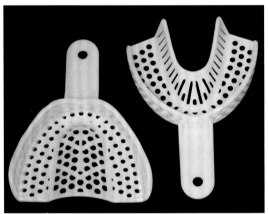

图8-6 一次性塑胶托盘

二、个 别 托 盘

个别托盘(图8-7)使用方便,印模精确,但需增加病人复诊次数。个别托盘通常采用室温自固化或光敏聚甲基丙烯酸甲酯(PMMA)制作。常用藻酸盐印模材料取初印模后,灌制石膏模型,并作模型修整,再用笔划出个别托盘边缘位置。为了预留2~3mm印模材料空间,在模型上铺1~2层红蜡片。

具体制作方法如下:

方法一:铺光敏聚甲基丙烯酸甲酯材料于石膏模型上,沿划线切除多余材料,托盘上预留小孔,直径约1mm,间隔2~3mm。把多余材料做成短柱状,粘接于托盘上做成托盘柄,并与托盘成约45°,或做成直角托盘柄,使柄先与托盘

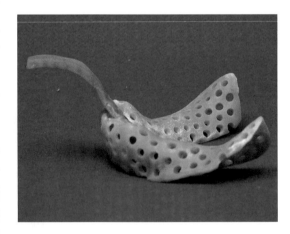

图8-7 个别托盘

垂直,高约2cm,再使之与托盘平行,长约3~4cm,然后光照固化。固化后将托盘边缘打磨修整。

方法二:按一定比例调和自凝聚甲基丙烯酸甲酯粉和液,待自凝塑料处于拉丝期时,调

刀蘸少量单体,糊制个别托盘。具体形状和要求同前。

方法三:按一定比例调和自凝聚甲基丙烯酸甲酯粉和液,待自凝塑料处于面团期初期,把自凝塑料压制成约1mm的薄片,铺自凝塑料于模型上,具体形状和要求同前方法一。

另外一种个别托盘的制作方法,仅在余留牙齿周围铺1~2层红蜡片,预留2~3mm印模材料空间,在其余区域不铺蜡片(缓冲区除外,如上颌硬区),并用蜡填软组织倒凹。在印模制取过程中,使用这样的个别托盘,对牙槽嵴黏膜具有一定压缩作用。为了便于脱模,可将无支持设计和无固位设计的余留牙处(这就强调要做好模型观测和模型设计图的绘制)的唇颊侧托盘边缘制作为能包绕相应余留牙冠方1~2mm即可。其余制作方法同前。

三、托盘的选择

要取得高质量的印模,选择一副适合患者牙弓形状和牙弓大小的托盘非常重要。国际上通常采用带卷边不锈钢有孔或无孔托盘、一次性塑胶托盘和个别托盘。国内由于医师的习惯和成本的原因,成品铝制托盘还在普遍使用。托盘的选择首先考虑患者牙弓形状、大小,余留牙齿是否有伸长、倾斜,缺牙区牙槽嵴的高低和印模材料。托盘略大于牙弓,托盘内外侧与牙齿之间需有约3~4mm空间容纳印模材料,使印模材料有足够厚度恢复脱模过程中的弹性变形。托盘边缘最好离开唇颊沟或舌颌沟约2mm。托盘边缘过长妨碍唇、颊、舌系带和口底软组织的功能活动,最终导致基托边缘过长;托盘边缘过短会使印模边缘过短,最终导致基托边缘过短。通常在成品托盘上在唇颊、舌系带相应的部位无系带切迹;个别托盘上在唇颊、舌系带相应的部位通常制备系带切迹。上颌托盘的后缘应略超过上颌结节和颤动线,下颌托盘的后缘应覆盖最后磨牙或磨牙后垫。成品托盘边缘过短时,可以在托盘边缘添加条状印模膏加长托盘边缘,同时也可进行边缘整塑(border molding)。

第三节　印　模　技　术

获得精确的印模需要患者的配合、正确的体位、合适的托盘、恰当的印模材料和娴熟的印模技术。根据印模的精细程度,可以分为初印模(preliminary impression)和终印模(final impression);根据牙槽嵴黏膜是否位移或压缩,可以分为解剖式印模(anatomic impression)和功能性印模(functional impression);根据印模次数,可以分为一次印模(first impression)和二次印模(secondary impression)。在功能性印模中,根据不同印模操作步骤和方法可以分为修正模型印模技术(altered cast impression technique)、双重印模技术(dual impression technique)、重衬印模技术(reline impression technique)、单相印模技术(monophase impression technique)、印模膏加藻酸盐印模材料二次印模技术和印模膏加聚硫橡胶二次印模技术。采用中等黏稠度的印模材料的一次性印模,通常用聚醚印模材料,称单相印模技术。由于聚醚印模材料具有一定的黏稠度,可以进行边缘整塑。为了把义齿或义齿部件与口腔软硬组织的关系记录下来,称为集合印模(combination impression),在灌制模型前,须把义齿或义齿部件放回至印模内,再进行模型灌制,现主要用于义齿修理、附着体义齿和套筒冠义齿的活动部分义齿的印模。

一、体 位 调 整

1. 下颌印模　椅位靠背后倾约 45°,患者背部紧贴椅背,张口后,下颌𬌗平面与水平面平行。医师位于患者的右前方,患者下唇应与医师的肘部平齐或略高于医师的肘部。

2. 上颌印模　椅位靠背调至垂直,患者背部紧贴椅背,张口后,上颌𬌗平面与水平面平行。医师站立于患者的右后方,患者上唇应与医师的肘部平齐。

二、解剖式印模

解剖式印模(anatomic impression)又称无压印模(non-pressure impression),也称黏膜静态印模(mucosa-static impression),采用有孔托盘和流动性较好的印模材料记录静止状态的口腔解剖结构,包括牙齿(即使是松动牙齿)、无压状态的牙槽嵴和腭穹隆的形态和结构。通常采用有孔托盘和藻酸盐印模材料,旋转放入口腔内,多余的印模材料从托盘小孔中和边缘溢出,牙槽嵴黏膜和腭穹隆黏膜处于无压或轻压的状态,牙槽嵴上的黏膜以及其余口腔软组织均不发生移位或压缩。解剖式印模主要用于牙支持式可摘局部义齿,这样的义齿咬合力主要由基牙承担,由于牙齿的生理动度,牙槽嵴顶黏膜不是绝对无压,而是承受轻微压力。为了取得完整又精确的印模,必须取得生理状态的唇颊沟和舌颌沟的形态,特别是缺牙区域的唇颊沟和舌颌沟的形态,因此,取印模时必须进行肌功能修整。肌功能修整的目的是充分伸展印模边缘,据此印模制作的义齿边缘不会过长,也不会妨碍口腔软组织的活动。肌功能修整又分为主动肌功能修整和被动肌功能修整。主动肌功能修整要求患者向前努嘴(噘嘴)、鼓腮、嘴唇轻轻上下活动、伸舌和舔口角,此外取上颌印模时要求下颌左右移动(这是记录喙突左右运动对颊间隙部位的相应基托抛光面外形或影响,尤其是颊部丰满的患者颊间隙窄,该处基托过厚会影响下颌左右运动)。被动肌功能修整是医师帮助患者软组织做相应的功能活动,医师手指轻拉上唇向下运动,下唇向上运动,上颌颊部向前内下运动,下颌颊部向前内上运动。采用印模膏作肌功能修整时,习惯上称边缘整塑,边缘整塑与肌功能修整的含义与要求相同。上唇系带切迹呈垂直窄 U 形,上颊系带切迹呈斜向后上,较唇系带稍宽。唇系带受口轮匝肌的牵拉向下运动,颊系带受口轮匝肌牵拉系带向前运动,又受颊肌牵拉向后运动。因此,颊系带切迹稍宽,预留颊系带前后活动空间。

(一) 藻酸盐印模材料取模操作步骤

1. 调整患者体位,选择合适的托盘,具体要求同前。要求患者漱口,去除多余的唾液。

2. 按一定的水粉比例调拌藻酸盐印模材料,调刀贴着橡皮碗一侧快速调拌印模材料至完全均匀。

3. 藻酸盐印模材料放入有孔带卷边托盘内,同时用食指抹少量印模材料于关键部位如牙齿咬合面和支托窝或邻间沟处,避免空气陷入产生印模缺陷,用口镜或医师食指拉开患者口角,托盘旋转放入,同时手指分别拉开唇部和颊部避免空气陷入产生印模缺陷。然后作肌功能修整,方法同前。上唇盖过托盘边缘自然下垂,下唇盖过托盘边缘能基本自然闭合。

4. 在印模材料的凝固过程中,保持托盘的绝对稳定,否则影响印模的精确性。通常,取下颌印模手指轻放于托盘上前磨牙区域,上颌印模手指轻放于托盘上腭穹隆顶区,直到印模材料完全凝固。医师手指上多余的藻酸盐印模材料可以从手套上轻松剥离时，表明印模材料已经完全凝固。最好用计时器参照不同厂家说明标准计时，严格地按要求时间操作。

5. 印模从上颌取出前，嘱患者咳嗽几声，让空气从颤动线进入，有利于脱离印模。托盘先沿牙齿长轴方向脱离牙齿，再旋转从口腔内取出印模。

6. 检查印模的完整性，是否有缺损。

7. 选择合适的消毒剂，喷于印模组织面，用湿纸巾包裹。藻酸盐印模应尽快灌模，一般不能超过 15 分钟，不然印模易变形。

（二）印模的检查要点

1. 精确完整的可摘局部义齿印模应该没有缺损，应包括清晰的余留牙齿、牙槽嵴、完整的腭穹隆、唇颊系带切迹、完整的唇颊沟和舌颌沟。

2. 上颌印模远中端两侧可见翼上颌切迹，中央可见腭小凹；印模包绕上颌结节进入颊间隙，可见完整的唇颊沟和清晰的唇颊系带切迹。

3. 下颌印模远中端可见梨形的磨牙后垫凹，印模舌侧越过下颌舌骨嵴进入舌下凹，舌侧印模边缘位于舌颌沟；印模颊侧包括颊棚区（buccal shelf）在内的唇颊沟，下颌唇颊系带没有上颌系带明显。

4. 印模的两侧边缘厚度最好控制在 2~3mm，印模边缘太薄，不仅模型灌制时边缘强度不够容易移位变形，而且会导致模型边缘过窄，最终导致基托边缘过薄。印模边缘过厚使唇颊组织受牵拉导致唇颊沟变浅，最终导致基托边缘过短。

总之，可摘局部义齿的印模必须完整清晰再现余留牙齿、牙槽嵴、腭穹隆、系带切迹和唇颊舌颌沟。

三、功能性印模

功能性印模（functional impression）指在印模过程中，采用一定的压力（指压或咬合力使牙槽嵴上黏膜处于压缩或移位状态，这样记录功能状态的（即承受咬合力状态）牙槽嵴形状的印模，通常用于肯氏Ⅰ、Ⅱ类缺损的印模。肯氏Ⅰ、Ⅱ类缺损的可摘局部义齿修复通常采用牙和黏膜混合支持形式，由于黏膜的可压缩性大大高于牙周膜的垂直活动度，为了平衡牙齿与黏膜所承受的咬合力，为了防止基牙承受过大的咬合力，因此须采用功能性印模。在印模过程中，预先让黏膜受到压缩或位移，根据功能性印模制作的义齿期望义齿下沉较少，可以避免基牙承受过大的咬合力。根据不同的印模方法，功能性印模可以分为修正模型印模技术（altered cast impression technique）、双重印模技术（dual impression technique）、功能性重衬印模技术（functional reline impression technique）和选择性压力的单个印模技术（selective-pressure single impression）。后者还可以分为单相印模技术（monophase impression technique）和二次印模技术（成品托盘印模膏加藻酸盐印模材料和个别托盘印模膏边缘整塑加聚硫橡胶或硅橡胶轻体）。

修正模型印模技术，又称选择性组织移位印模（selective tissue displacement method），也称片段印模（sectional impression）。在下颌支架试戴完成后，在末端游离缺损的牙槽嵴区域制作个别托盘，并用印模膏进行边缘整塑，再进行印模。该方法可以有选择性地使黏膜位移。早期均利用特殊的印模蜡，在口腔温度时，印模蜡具有流动性，记录牙槽嵴的功能形态，现在也用聚醚印模材料。详见下颌局部功能性印模。

双重印模技术，功能状态牙槽嵴形状不仅随着受力的程度和方向而改变，而且随着印模材料的黏稠度和印模的种类而改变。黏膜始终具有恢复至正常的解剖生理状态能力，Hindels认为黏膜的恢复原有形态的特性会对义齿产生脱位力，不仅没有增加义齿的稳定性，反而降低义齿的稳定性。因而Hindels提出了双重印模技术，先用个别托盘取得缺牙区域牙槽嵴的解剖式印模，在此基础上用开孔的托盘再次印模，通过开孔处对个别托盘施加一定压力。这样可以获得黏膜处于解剖形态的整体移位或压缩的印模。这样制作的义齿，基托组织面与黏膜贴合紧密，在没有咬合时，支托与基牙没有直接接触，在咬合时，支托与基牙接触，黏膜整体位移。

功能性重衬印模技术，通常的印模在义齿完成之前，该印模方法在义齿初步完成之后。国内主要用于牙槽嵴吸收、义齿下沉的间接重衬。在义齿基托的组织面涂托盘粘接剂或制备固位倒凹后（用聚醚印模材料可以免去涂粘接剂和制备固位倒凹步骤），印模材料放置于义齿基托组织面，义齿戴入口腔内完全就位后，并作肌功能修整，最后嘱患者正中咬合至印模材料凝固。该方法的主要问题是在印模过程中不易正确维持支架与基牙正确的关系，以及在重衬后不易获得精确咬合关系。

选择性压力的单个印模技术在终印模的取制过程中，通常借助于印模膏（初印模）或个别托盘对末端游离缺损的牙槽嵴上的黏膜产生一定的压缩作用。印模膏加藻酸盐二次印模技术，是采用成品托盘，用印模膏在末端游离缺损的牙槽嵴区域取初印模，并作边缘整塑，再用藻酸盐印模材料取终印模。该方法的优点是操作相对简便，技术敏感性相对低，印模材料的价格低廉，印模的清晰程度和精确性能满足临床要求，该方法国内广泛采用。由于是成品托盘，印模的边缘伸展往往会过长。牙槽嵴上的黏膜位移与刮除印模膏的厚度和取印模时医师手指施加压力相关，因而，也存在一定程度的技术敏感性。单相印模技术在德国是较为常用的功能性印模技术，采用个别托盘（仅余留牙处有约3mm空隙，托盘其余部位与黏膜贴合）和聚醚印模材料印模。该印模技术借助于个别托盘可以对牙槽嵴黏膜具有一定的压缩作用，同时记录余留牙齿及其口腔其余结构。印模膏加聚硫橡胶或硅橡胶二次印模技术，采用常规的个别托盘（托盘与余留牙之间有约3mm空隙，其余部位约2~3mm空隙）和印模膏在缺牙区域作初印模，并作边缘整塑，在初印模组织面均匀刮除约1mm，再用聚硫橡胶或硅橡胶轻体取终印模。

印模膏加藻酸盐印模材料的二次印模技术（图8-8）选用合适的成品托盘，适量红膏置于60~70℃的水浴中软化，并把红膏揉成面团状，放置于牙列缺损区域。如果上颌双侧后牙列缺损，把红膏捏成圆饼状；如果下颌后牙牙列缺损，把红膏捏成圆柱状。取缺牙区域初印模，用手指或口镜拉开患者口角，托盘旋转放入口腔内，余留牙位于托盘的中间，并作边缘整塑。取下颌初印模时，医师双手示指分别按在左右前磨牙区域的托盘上，同时拇指按在患者下颌缘，嘱患者伸舌、舔口角；然后，一手按着托盘，另一手牵拉患者颊部向前向上向内运动。取上颌初印模，一手按着托盘中央，另一手牵拉患者颊部向前向下向内运动。红膏冷却后，削除软组织倒凹，并把红膏的组织面刮粗糙，再用藻酸盐印模材料取终印模，取模方法同前。

采用个别托盘印模技术如下：个别托盘制作方法同前。把个别托盘放入口腔内，检查托盘边缘的长短。托盘唇颊侧边缘离开唇颊沟底约2mm，托盘的系带切迹不应妨碍唇颊系带的活动。下颌托盘的舌侧边缘离开舌颌沟底约2mm，托盘远端覆盖磨牙后垫或后堤区。如

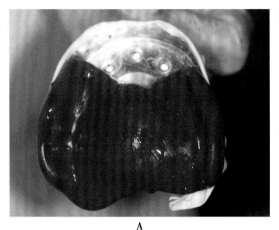
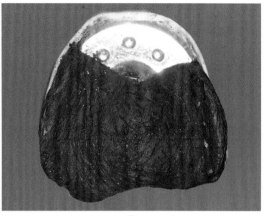

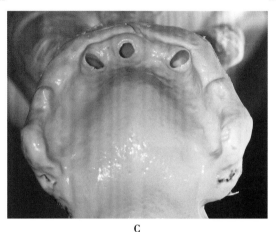

图 8-8　二次印模技术
A. 取初印模　B. 削除软组织倒凹,组织面粗糙　C. 用取初印模藻酸盐印模材料取终印模

果个别托盘边缘稍短,可以用条状印模膏作边缘整塑。如果采用印模膏加藻酸盐印模材料印模,取模方法同前。如采用硅橡胶印模材料印模,方法如下:请护士或助手取适量硅橡胶重体,快速捏匀硅橡胶重体,放入托盘内,在相应有牙齿的部位,用手指按压出约比牙齿稍大的凹陷,并挤入适量轻体,在相应的牙槽嵴顶区挤入适量的硅橡胶轻体;同时在口腔内的基牙上及其周围挤入适量的硅橡胶轻体,如果是上颌印模,也可在颊间隙和腭穹隆顶部挤入适量轻体。用口镜拉开口角,托盘旋转放入口腔内,托盘垂直压向牙齿和牙槽嵴顶,并作相应的肌功能修整。

如果采用个别托盘和硅橡胶印模或聚醚印模材料取模,通常脱模时非常困难,容易造成模型上牙齿断裂。必要时,可以切开个别托盘后,再进行脱模。

(一) 下颌局部功能性印模

1. 支架试戴

(1) 检查支架是否已经完全就位:支托与支托窝是否完全密合,间隙卡(钩)与邻间沟是否完全密合,基托边缘与基牙是否完全密合。临床上,支架试戴常常与试牙同步完成,检查同前。单独检查支架时,检查支架是否有咬合高点或咬合干扰点。

（2）去除额外支点：在肯氏Ⅰ、Ⅱ类缺损设计近中支托时，必须去除额外支点。如果不去除远中额外支点，近中支托的优点就荡然无存。这是因为义齿远中下沉时，由于有远中支点，近中支托就会翘起。在支架的组织面喷涂显示剂，再把支架戴入口腔内，用手指压支架的远中端下沉，查看近中支托是否翘起，取出支架时，检查支架组织面是否有干扰点。

（3）义齿远中下沉时，除了设计的𬌗支托支持外，支架的其余部分没有任何支点。

2. 修整模型印模技术　下颌支架试戴完成后，在下颌缺牙区域，铺一层薄蜡片，趁蜡片还软时，立即把支架就位在模型上（图 8-9A），用室温固化型甲基丙烯酸甲酯制作缺牙区域的个别托盘（图 8-9B）。待自凝塑料固化后，取出支架，去除蜡片，个别托盘进行边缘修整。

去除旧下颌模型（old cast）上的远中游离端缺牙区域的石膏（图 8-9C）。

在个别托盘边缘，分区域加烫软的红膏，如先颊侧后舌侧，反之亦然。再把支架放入口腔内作边缘修整（图 8-9D）。

放置适量聚醚印模材料于个别托盘处，把支架连同个别托盘放入口腔内，并作肌功能修整如伸舌、舔口角等。

待印模材料固化后，取出支架连同局部区域功能性印模（图 8-9E）。把支架连同功能性印模就位于旧模型上（图 8-9F），用黏蜡或红膏黏固支架于旧模型上，再进行围模灌模。这样的印模方法通常称为修正模型印模技术。石膏硬固后，脱模，再次把支架就位于新模型上（图 8-9G）。

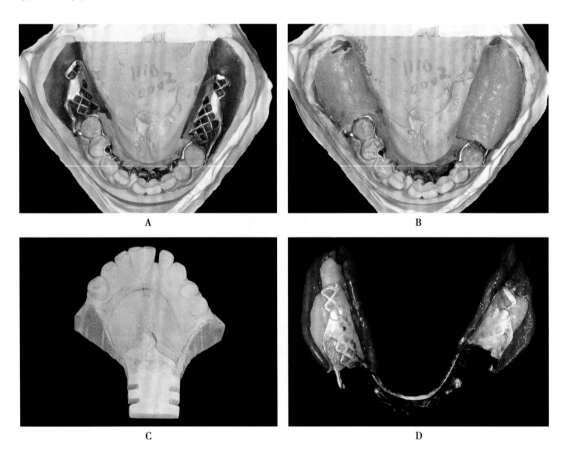

A

B

C

D

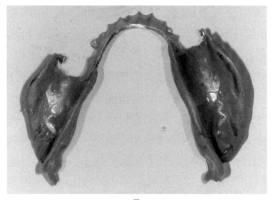

E

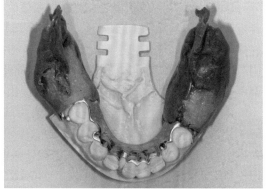

F

G

图 8-9　修整模型印模技术

A.缺牙区铺蜡　B.制作缺牙区个别托盘　C.模型修整　D.边缘整塑　E.印模　F.支架复位
G.支架复位

（二）几种功能性印模的比较

Vahidi 比较修正模型印模技术与聚硫橡胶印模材料和不可逆水胶体印模材料的单次印模技术对远中游离缺损组织垂直移位的影响,发现修正模型印模技术与后两者存在显著性差异。Leupold 等人比较 3 种印模技术对远中游离缺损义齿垂直移位的影响。他们比较研究了修正模型印模,个别托盘在缺牙区用印模膏边缘整塑和成品托盘用不可逆水胶体印模(对照,黏膜静态印模),发现 2 种印模与对照组之间存在显著性差异,但是存在 0.19mm 差异是否具有临床意义,需要进一步研究。Sheikh 等人研究比较修正模型印模技术与边缘整塑的全牙弓的个别托盘印模,发现修正模型印模技术可以减少远中游离缺损的基托下沉0.1mm。不过,他们认为这种差异没有显著的临床意义。Frank 等人临床比较了修正模型印模技术和成品托盘不可逆水胶体印模技术,基托与牙槽嵴顶的密合程度(即刻两者差0.15mm,1 年后差 0.11mm)具有显著性差异,而基托与颊棚区的密合程度两者没有显著性差异。同时,他们还评价了基牙松动度、牙龈指数、龈沟深度、基托伸展范围、基托动度和义齿修改次数,得出修正模型印模技术没有显著地优于成品托盘不可逆水胶体印模技术。Madihalli 等人比较研究双重印模技术、选择性组织位移印模技术和功能性重衬印模技术,发现在同一牙槽嵴上,组织位移程度从前到后逐步加大;三种印模技术对牙槽嵴黏膜的位移从大到小为:选择性组织位移印模、双重印模技术和功能性重衬印模技术。

Dumbrigue 等人采用个别托盘,先用烫软的印模膏覆盖缺牙区,并作边缘整塑后,在印模膏组织面均匀刮除约 1mm,而梨形的磨牙后垫和颊棚区不用刮除,再用聚硫橡胶印模材料的轻体取终印模。他认为这样既可以取到牙齿的解剖印模,又可以取到选择性组织移位印模,同时避免了模型修整印模的各种弊端。Santana-Penin 等人为了避免传统模型修整技术的支架不正确,或者不完全就位的潜在问题,提出一种精确殆记录和模型修整印模技术。

由于印模技术具有高度的技术敏感性,缺乏大量的随机对照试验(randomized controlled tries,RCT),迄今,还没有得出哪一种功能性印模技术最好。尽管修正模型印模技术没有得到大量的循证医学证据,Frank 等人认为在牙科课程中不能放弃修正模型印模技术。首先,有些印模和支架的贴合性没有达到标准,产生对修正模型印模技术不利的结果。其次,关于是否需要修正模型印模技术在教师中没有统一意见,会降低学生对足够的基托支持的理解。第三,学生在临床上很少接触到可摘局部义齿的重衬,在修正模型印模技术中学到的原则很容易在临床义齿重衬中应用。第四,如果学生没有在指导下实践过修正模型印模技术,由于害怕损毁模型,他们不可能在临床上应用修正模型印模技术。我们认为修正模型印模技术能使学生更好地理解牙槽嵴黏膜可压缩性与牙齿生理动度的巨大差异以及功能性印模的实际意义。

第四节 模型灌注

取得准确的印模后,应及时用石膏或超硬石膏等模型材料灌模。用清水,最好用石膏饱和溶液(slurry water)冲洗去除印模表面的唾液和血液,如果印模组织面有特别黏稠的唾液,撒点石膏粉于黏稠唾液上,再轻轻冲洗。严格按石膏的水粉比例调拌石膏,否则会影响石膏的强度和表面硬度。模型底座中部厚度最少要 5mm 以上,最好有约 10mm。

一、一 般 灌 模

首先,按一定水粉比例调拌石膏。

上颌印模灌模:托盘搁置于振荡器的边缘,托盘柄向下倾斜,放置少量石膏于腭穹隆区域,开动振荡器振荡,不断添加少量石膏直至石膏超出印模边缘约 2~3mm。搁置托盘,印模边缘处于水平位置,待石膏凝固。切记后堤区后缘多余印模材料,尤其是藻酸盐印模材料绝对不能接触工作台面,以防印模变形。

下颌印模灌模:同样把托盘搁置于振荡器的边缘,托盘呈水平状,放置少量石膏于缺牙区域,或者印模舌侧边缘,不断添加少量石膏直至石膏超出印模边缘约 2~3mm。搁置托盘,印模边缘处于水平位置,待石膏凝固。灌模后,最好不要立即把印模倒置,以免石膏流动导致模型变形。

二、围 模 灌 注

用橡皮泥、油泥或黏蜡条沿印模边缘外侧约 3mm 处围绕印模,并高于印模边缘 3~5mm,在后堤区和磨牙后垫区围模高度应与印模两侧处于相同高度。具体灌模方法同前。

(傅柏平)

参 考 文 献

1. 赵铱民,周永胜,陈吉华.口腔修复学.8 版.北京:人民卫生出版社,2020

2. 赵信义,孙皎,包崇云.口腔材料学.6 版.北京:人民卫生出版社,2020

3. PHOENIX R D,CAGNA D R,DEFREEST C F. Stewart's Clinical Removable Partial Prosthodontics. 4th ed. Chicago:Quint,2008,134-158,351-366

4. CARR A B,BROWN D T. McCracken's Removable Partial Prosthodontics. 12th ed. Canada:Elsevier Mosby, 2011:219-241

5. HOLMES J B. Influence of impression procedures and occlusal loading on partial denture movement. J Prosthet Dent,2001,86(4):335-341

6. APPLEGATE O C. Essentials of Removable Partial Denture Prosthesis. 2nd ed. Philadelphia:W. B. Saunders Company,1959:230-244

7. EL-SHEIKH H,ABDEL-HAKIM A M. Sectional impressions for mandibular distal extension removable partial dentures. J Prosthet Dent,1998,80(2):216-219

8. HINDELS G W. Load distribution in extension saddle partial dentures. J Prosthet Dent,2001,85(4):324-329

9. STEFFEL V L. Relining removable partial dentures for fit and function. J Prosthet Dent,1954,4(4):496-509

10. VAHIDI F. Vertical displacement of distal-extension ridges by different impression techniques. J Prosthet Dent, 1978,40(4):374-377

11. LEUPOLD R J,FLINTON R J,PFEIFER D L. Comparison of vertical movement occurring during loading of distal-extension removable partial denture bases made by three impression techniques. J Prosthet Dent,1992,68 (2):290-293

12. FRANK R P,BRUDVIK J S,NOONAN C J. Clinical outcome of the altered cast impression procedure compared with use of a one-piece cast. J Prosthet Dent,2004,91(5):468-476

13. MADIHALLI A U,TAVANE P N,YADAV N S,et al. A comparative study of impression procedures for distal extension removable partial dentures. J Comtemp Dent Pract,2011,12(5):333-338

14. DUMBRIGUE H B,JONES J S,ESQUIVEL J F. Developing a register for randomized controlled trials in prosthodontics:Results of a search from prosthodontic journals published in the United States. J Prosthet Dent, 1999,82(6):699-703

第九章　可摘局部义齿制作设计单

　　义齿设计单(work authorization)是修复临床医师和技师交流的重要途径,也是对技师义齿制作的书面指导。通过设计单,技师可以了解患者的个性需求,掌握修复医师的义齿设计重点,进而完成精准的义齿制作,得到良好的临床修复效果。正确而清楚地填写义齿制作设计单,既是修复医师自身的临床职责和责任,也是修复医师对技师加工制作过程的尊重。就可摘局部义齿而言,临床医师与技师之间的交流不足是造成了当前可摘局部义齿质量问题的重要原因之一。不少临床医师既没有认识到填写可摘局部义齿制作设计单的必要性和益处,也缺乏绘制设计单的能力,从而将自身可摘局部义齿设计的工作和责任错误地全权委托给技师一并完成。详细绘制填写的可摘局部义齿制作设计单能正确传递医师的设计信息,帮助医师实现对技师义齿制作过程的监督与指导,从而提高可摘局部义齿加工时的工作效率和质量。

第一节　口腔医师和技师的责任划分与义齿制作设计单的功能

一、口腔医师和技师的责任划分

　　口腔医师将义齿加工制作的大部分工作委托给技师,两者之间协同配合,信守相互间的义务,共同承担对患者的责任。当临床发生义齿效果不佳或无法达到初戴要求时,其原因可能为医师设计、基牙预备、印模等步骤中的不当而导致,也可能是修复体制作过程中的模型翻制、支架制作等步骤中的失误。双方在具体责任上存在不同的划分:

(一)口腔医师的责任

　　1. 向口腔技师提供准确的口腔印模、模型、咬合记录或上𬌗架的模型,并通过相应措施保证相关物品在传递运输过程中的完整。

　　2. 提供给口腔技师的物品均应经过消毒处理,符合感染控制要求。

　　3. 以清晰、易懂的书面形式向口腔技师提供有关修复体制作的指示说明,其中必须包括修复体制作所需的材料、色彩、形态、设计方案、加工细节以及进度安排等的制作相关信息,并以适当的方式(文字描述、草图、模型绘图等)标明义齿的范围(如后堤区、边缘封闭、缓冲区)以及义齿支架的大小、形式等细节。

　　4. 当技师对指示说明有疑问和意见时,口腔医师有义务再次通过口头或书面的形式加以澄清或者同技师进行讨论以保证义齿制作得以正确进行。其沟通方式可以是电话、电子邮件等,在可能的情况下也可采取面对面交流,甚至直接参与临床医师与患者的会谈。对于最终指示说明的所有修改、说明均应以书面形式记录。

5. 当口腔医师认为技师的加工制作有误时，应附以详细说明并且跟随所有口腔记录、模型以及制作的修复体一起退回技师审查。

（二）技师的责任

1. 依照口腔医师的制作设计单说明（材料、颜色、设计形式、交付时间安排等）来进行义齿的加工制作。

2. 在加工制作工程中应保证模型、咬合关系、义齿支架等不受意外损伤和变动，并且对交付的义齿妥善包装、传递。

3. 收到口腔医师传递的物件时和在交付最终义齿和模型之前均进行消毒处理，符合感染控制要求。

4. 当认为所收到的口腔印模、模型、咬合记录或上𬌗架的模型等不准确、有损伤或有疑问时，不能进行义齿制作，应及时同口腔医师沟通协调处理，并做出书面记录说明。

5. 当未收到书面制作设计单时，技师有责任同口腔医师联系沟通或将加工模型退回并加以说明。

优秀的口腔技师是一个口腔修复医疗团队中不可或缺的成员，能在为患者提供的口腔健康服务中贡献宝贵的协同作用，然而整个团队工作的完成程度以及质量控制则是口腔医师的职责。从严格意义来讲，口腔医师应当也必须对义齿修复治疗的所有阶段负责，而口腔技师本身与患者间不存在直接交集，无法直接了解患者的条件和需求，因此只能对口腔医师和模型负责，而不对患者直接负责。具体到可摘局部义齿的制作加工，严格来讲，技师必须参照口腔医师在详细模型观测设计后而填写、绘制的加工指导设计单来进行义齿制作。临床医师委托给技师加工的是可摘局部义齿本身，而非可摘局部义齿设计的责任。如果口腔医师将法律和道义上本属于自身的责任强加于辅助的技师，这对于患者、技师以及职业来讲都是不负责任的行为。目前许多的口腔医师出于知识、技术、效率等各种原因，忽略甚至完全不经过模型观测就伴随一张简单、随意设计的加工设计单，将工作模型交付加工中心制作。这就等同于将医师对可摘局部义齿设计的工作和责任也委托、转交给了技师一并完成。这种错误的方式也是造成当前可摘局部义齿质量问题的重要原因之一。

二、义齿制作设计单的功能

1. 作为医师和技师之间的书面交流工具，对义齿制作提供明确的指导和具体要求，消除口腔医师与技师之间的误解，保证义齿制作质量和完成时间。

2. 对口腔医师和技师的责任进行完整划分，保护两者之间的职业关系。

3. 作为口腔医疗质量纠纷、违法的举证、抗诉与反诉的法律保护文书。

第二节　可摘局部义齿制作设计单的结构组成与填写要求

由于不同的口腔医师与所配合义齿加工中心间的工作习惯和形式各不相同，义齿制作设计单很难统一为单一式样。此外，与通常的固定义齿和全口义齿相比，可摘局部义齿修复的缺牙情况相对复杂，设计材料种类较多，支架形态丰富多变，说明文字和图样篇幅较大，因此需要有专门的制作设计单进行填写,并具备一些必需的内容结构和要求。

一、可摘局部义齿设计单的结构组成

一个较为详细完善的可摘局部义齿设计单通常由以下部分组成(图9-1,图9-2):

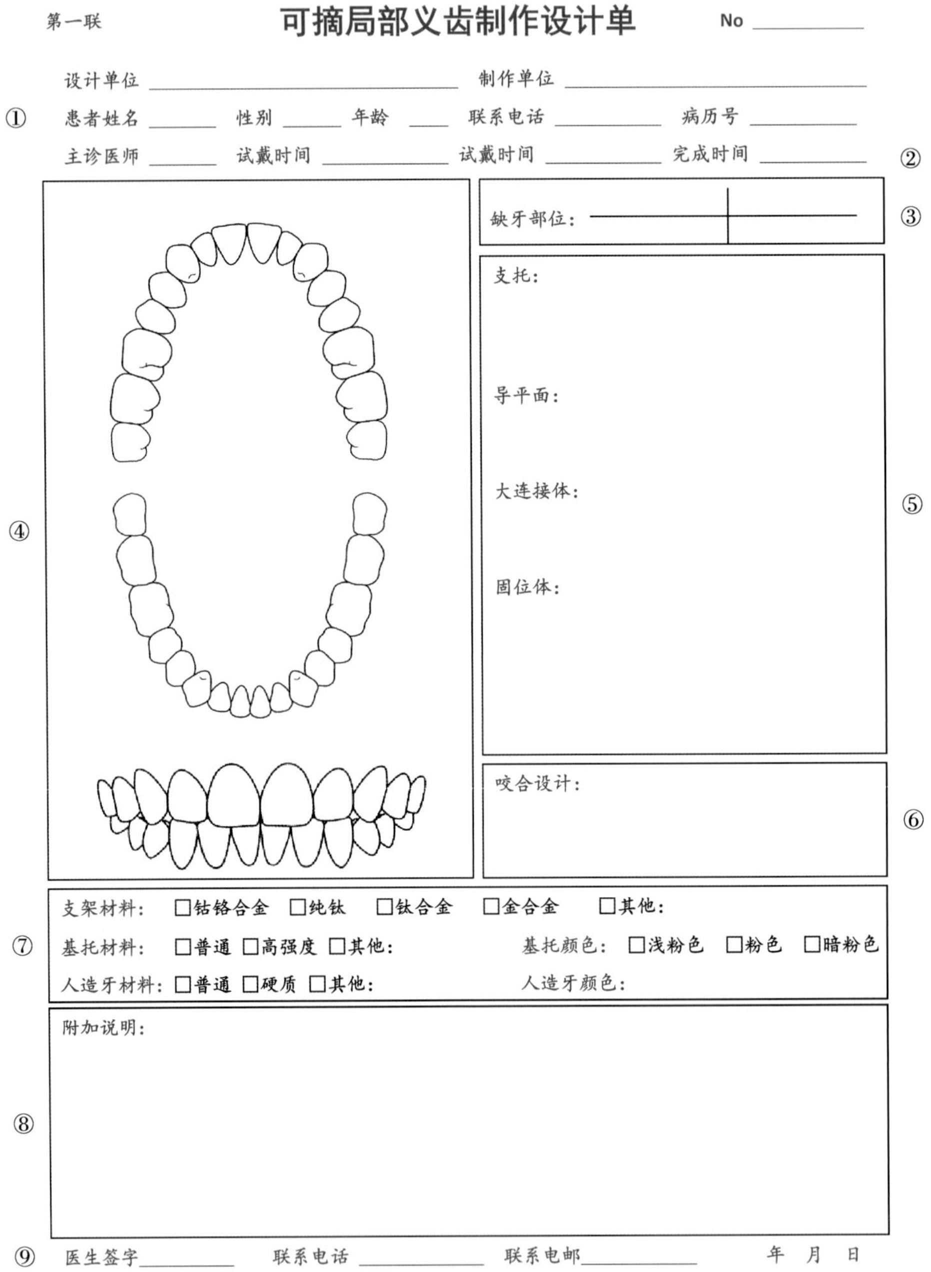

第一联　　　　　**可摘局部义齿制作设计单**　　　No _____

设计单位 _____　　　制作单位 _____

① 患者姓名 _____ 性别 _____ 年龄 _____ 联系电话 _____ 病历号 _____

主诊医师 _____ 试戴时间 _____ 试戴时间 _____ 完成时间 _____ ②

③ 缺牙部位: _____

支托:

导平面:

大连接体:

固位体: ⑤

④

咬合设计: ⑥

⑦ 支架材料:　□钴铬合金　□纯钛　□钛合金　□金合金　□其他:

基托材料:　□普通 □高强度 □其他:　　　　　基托颜色:　□浅粉色　□粉色　□暗粉色

人造牙材料:　□普通 □硬质 □其他:　　　　　人造牙颜色:

⑧ 附加说明:

⑨ 医生签字 _____　联系电话 _____　联系电邮 _____　年　月　日

图9-1　可摘局部义齿制作设计单的组成

①一般信息;②试戴、完成时间;③缺牙部位牙列式;④牙列图;⑤支架设计文字描述;

⑥咬合设计;⑦材料选择;⑧附加说明;⑨医生信息。

第一联

可摘局部义齿制作设计单

① 设计单位 _____ 制作单位 _____

患者姓名 _____ 性别 _____ 年龄 _____ 联系电话 _____ 病历号 _____

支架试戴时间 _____ 义齿试戴时间 _____ 义齿完成时间 _____ ②

④

颊侧远中C型卡环
0.25mm

颊侧远中C型卡环
0.25mm

Ⅱ

分裂基托

完成线

0.25mm 完成线

0.25mm

③ 缺牙部位： $\dfrac{754}{7}$ | $\dfrac{567}{4567}$

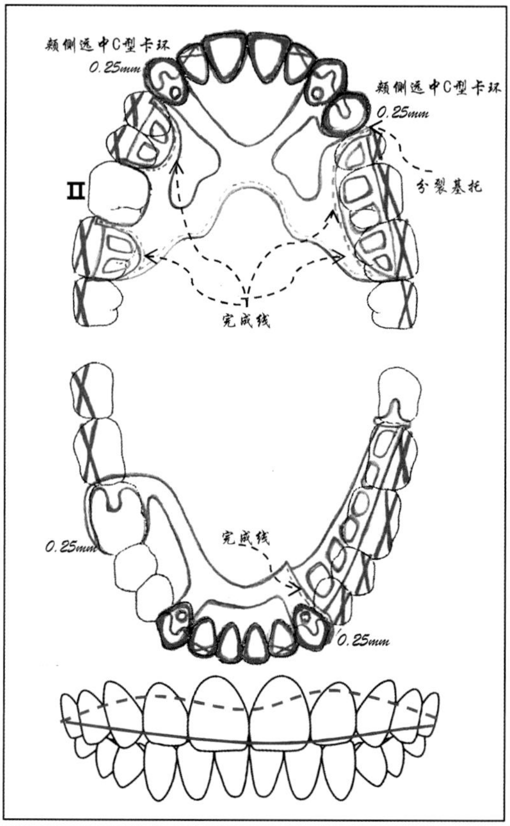

⑤

支托： 13,23舌隆突支托，
24近中支托
33,43舌隆突支托
38近中支托
46远中支托

导平面： 13,24,33远中
16近中，远中、舌侧

大连接体： 上颌前后侧腭杆

固位体： 13,24颊侧远中C型卡环
33颊侧远中C型卡
46远中正型卡环

⑥ 咬合设计：

组牙功能咬合

⑦ 支架材料： ☐钴铬合金 ☐纯钛 ☐钛合金 ☐金合金 ■其他： *Vitallium 2000*

基托材料： ☐普通 ☐高强度 ■其他： *Luciton199* 基托颜色： ☐浅粉色 ■粉色 ☐暗粉色

人造牙材料： ☐普通 ☐硬质 ■其他： *Excellence IPN* 人造牙颜色： *A3*

⑧ 附加说明：

1.请注意上颌义齿应力中断设计，下颌义齿常规刚性大连接体设计。

2.请注意前牙美观固位区的位置（13,24,33根方），设计卡环位于美观固位区

谢谢

⑨ 医生签字 _____ 联系电话 _____ 联系电邮 _____ 日期 _____

图9-2 完成的可摘局部义齿制作设计单

①一般信息；②试戴、完成时间；③缺牙部位牙列式；④牙列图；⑤支架设计文字描述；
⑥咬合设计；⑦材料选择；⑧附加说明；⑨医生信息。

1. 一般信息 主要包含设计单位、制作单位、患者的基本信息（姓名、性别、年龄、电话、病历编号等）。

2. 试戴、完成时间 根据可摘局部义齿临床需求安排，通常分为支架试戴时间、义齿试戴时间以及最终义齿交付时间三个时间点。

3. 缺牙部位牙列式 以牙列式方式标明牙列缺损情况。

4. 牙列图 包括了显示全牙列咬合面观牙列图及前牙唇面观牙列图，用于绘制可摘局部义齿制作设计图。这些牙列图尺寸应较大但简单线条，避免牙列图形自身过多线条对医师的设计绘图以及技师读图造成干扰。其中在咬合面观牙列图上的绘图用来说明缺牙情况以及义齿支架的设计形式、范围大小、外形轮廓等。前牙唇面观牙列图上的绘图描记则用于显示患者的唇线、笑线的位置以及义齿美学区域的明确位置。

5. 义齿设计文字描述 用于填写义齿设计各部分（支托、邻面板、连接体、固位体、基托等）的详细文字描述。该项内容应当同牙列图的支架设计绘图内容相互参照。

6. 咬合设计 标注义齿的咬合设计要点和注意事项。

7. 材料选择 说明医师对于可摘局部义齿制作所选择的材料种类，其中包括支架合金材料、基托材料及颜色、人造牙材料及颜色等。普通规格通过固定列表中的内容勾画选择即可，而特殊材料要求则需附加文字说明。

8. 附加说明 详细描述医师所需补充的特殊要求设计、注意事项，例如设计美学的人造牙的大小、数目以及形态的特殊排列，应力中断设计等。此外，该位置还可列出随工作模型转交技师的咬合记录、研究模型、数码照片等清单。

9. 医师信息 包括医师的签名、联系电话、电邮以及加工单填写时间等。

二、可摘局部义齿设计单的填写要求

1. 一一列出义齿设计的所有要求，为技师制作义齿的每一步操作提供详细的书面说明，将医师的具体设计完整、无歧义地传递给技师。

2. 书写清晰、简洁、易懂，绘图力求线条流畅、位置准确。切忌字迹潦草、描述不清，让技工费心琢磨。

3. 作为医师和技师间设计加工工作的保护性法律文件，可摘局部义齿设计单应采取复写的形式。原件与复件的颜色应不同，予以区别。

4. 对涉及多个义齿加工制作步骤的复杂病例或反馈临床试戴后的问题，医师可以在原设计单上进行修正，必要时采用附页或者填写新的设计单来予以明确地说明。

5. 临床医师在义齿设计单上应注意对技师的充分尊重和理解。礼貌的要求以"请"字开头，以"谢谢"结尾。

第三节 可摘局部义齿制作设计图的绘制

临床医师对于可摘局部义齿的设计意图和细节通常必须通过仔细填写的加工设计单以及认真绘制了设计图的研究模型传递给技师。其中，加工设计单的文字描述仅抽象地表达了医师的设计意图，而绘制了设计图的模型则将义齿设计通过三维方式直观传递给技师。

加工设计单中绘制的设计图则以二维简图的方式,起到了对文字信息的补充说明和对模型设计图的强调作用,使技师更加容易理解并掌握可摘局部义齿的设计加工要求。因此,绘制设计图是临床医师填写可摘局部义齿加工设计单的一项重要内容。此外,加工设计图的绘制过程也是医师在向技师交付可摘局部义齿加工制作工作前,自身对患者口腔检查结果、基牙预备情况、整体设计理念、支架结构细节的再次审视,重新梳理的过程。

一、设计图的内容与颜色标识

（一）设计图的内容

可摘局部义齿设计图就是采用画图的形式,在设计单的牙列示意图上由医师绘制的反映口腔情况(缺失牙位、余留牙状况和基牙选择)以及支架各部分(支托、大小连接体/固位体等)设计意图(位置、类型和数量)的说明。设计图多由不同颜色线条来区分和标注,从而保证设计信息完整、准确地传递给技师。如有必要,还可以在具体位置辅以简要的文字说明。

（二）颜色标识

采用不同颜色区分缺失牙位、可摘局部义齿支架绘图以及附加说明,可以消除技师对可摘局部义齿设计绘图理解的偏差。有助于区分可摘局部义齿各部件的位置、边界,便于医师传递清晰、明确的设计信息给技师。至于采用何种颜色绘制设计图、区分可摘局部义齿结构,各种标识的代表意义,目前尚无统一标准。颜色标识和图示的表征意义必须要保证合作的临床医师与技工之间能达成共识,便于使用交流,避免标准习惯不同所带来的信息传递混乱和误解。同模型设计图的绘制一致,本书采用红、蓝、黑三种颜色标识法,每一种颜色代表的结构和内容如下:

1. 红色　缺失牙位、余留牙状况、特殊基牙结构。
2. 蓝色　义齿支架各组成结构,包括支托、大小连接体、固位体、基板连接体、完成线和封闭线等。
3. 黑色　文字补充描述。

二、绘制顺序及方法

同模型上的设计图绘制方法一样,每个医师的加工设计单绘制顺序和习惯也不同,并无统一标准,考虑到义齿设计中各支架组成部分的重要程度以及绘图的连贯性和简便性,本书采用以下的顺序和方法:

（一）标记缺失牙位置、余留牙齿状况

1. 缺失牙位置　采用醒目红色的"×"标记缺牙位置。考虑到后期义齿支架的绘制,标记位置尽量偏颊侧位置,当不存在第三磨牙或者其缺失后不做修复考虑时可直接标记整个咬合面(图9-3)。

2. 余留牙状况　针对一些影响设计需要描述的余留牙状况,如牙齿松动度可采用红笔标记罗马数字于余留牙颊侧。但这些标记说明不宜过多,以免干扰主要绘图设计信息(图9-4)。

3. 特殊处理的余留牙　经过特殊处理的余留牙或特殊的基牙支持形式,可以采用红笔依照同技师事先约定的符号图例着重标出。本书采用的几种常用符号图例如下:

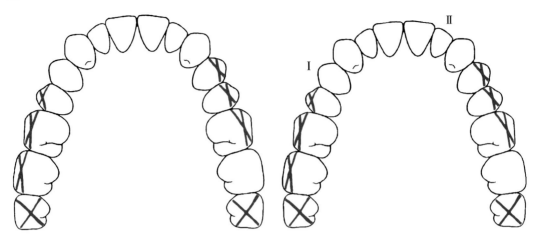

图 9-3　缺失牙位置标记	图 9-4　余留牙状况标记
	Ⅰ.Ⅰ度松动;Ⅱ.Ⅱ度松动。

（1）固定冠、桥修复体:采用红色粗线于牙齿轮廓线内侧闭合描记,分别代表固定冠、桥修复体位置(图 9-5)。

（2）覆盖基牙:采用红色粗线在覆盖基牙牙位的中心绘制红色空心圆圈,代表此牙位处为天然覆盖基牙(图 9-6)。

（3）种植体:采用红色粗线在种植体植入牙位的中心绘制红色空心六边形,代表此牙位处为种植体(图 9-7)。

（4）牙附着体:采用红色粗线做固定修复体位置标记后,在放置冠内、冠外以及根上附着体的位置绘制红色实心圆,分别代表不同的附着体形式(图 9-8),具体的附着体类型和特殊设计要点则需通过详细的文字描述在设计单中补充说明。

（二）绘制支托

基于可摘局部义齿设计中对支持的考量,通常在支架绘图中首先绘制基牙的支托。支托依据设计方案和实际基牙预备情况在牙列图的相应位置描绘,其位置、大小、形态尽量在牙列示意图上有所反映。常用的舌隆突支托、𬌗支托以及切支托的图例标注方法如图 9-9 所示。

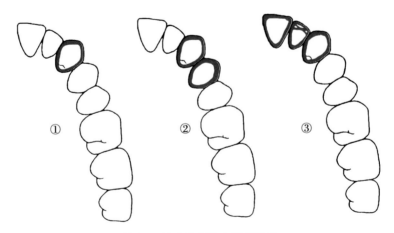

图 9-5　特殊处理的余留牙标记
①冠;②联冠;③固定桥。

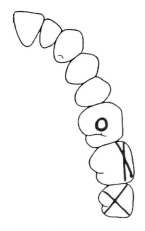

图 9-6　覆盖基牙标记

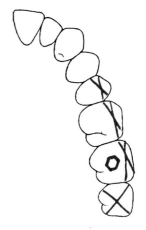

图 9-7　种植体标记

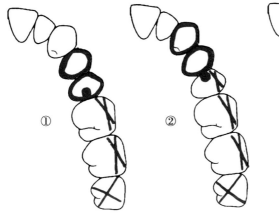

图 9-8　附着体标记

①冠内附着体;②冠外附着体;③根上附着体。

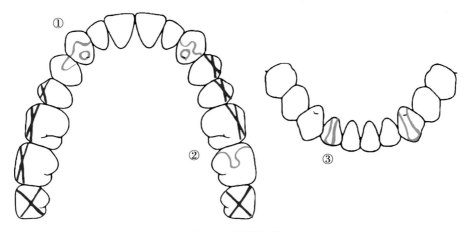

图 9-9　绘制支托

①舌隆突支托;②𬌗支托;③切支托。

（三）绘制小连接体

设计图小连接体的绘制主要为支托连接体和邻面板,虽然基板连接体也是小连接体的一部分,但通常在大连接体完成后绘制。支托连接体通过向大连接体方向延伸支托的线条形成,而邻面板则需在基牙预备形成的导面位置绘制。虽然是二维平面所绘制示意图,也应体现小连接体设计的一些基本原则,如:同龈缘保持一定距离,且尽量同龈缘线呈直角等(图9-10)。

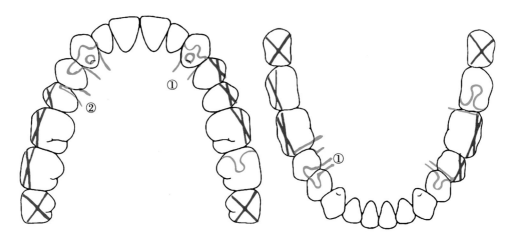

图 9-10　绘制小连接体
①支托连接体;②邻面板。

（四）绘制大连接体

大连接体的绘图同样从位置、类型、大小以及伸展范围等方面尽可能体现大连接体的基本设计原则,如保持刚性、小连接体同大连接体垂直圆滑相接以及避让游离龈组织等(图9-11)。

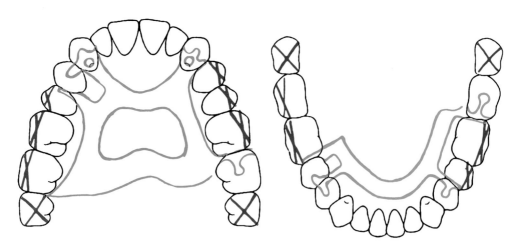

图 9-11　绘制大连接体

（五）绘制基板连接体

基托连接体绘制在缺牙区的偏舌、腭侧位置，一方面使设计图界限分明避免线条间的交叉混淆，另一方面也符合支架基托连接体的设计的理想位置（图9-12）。

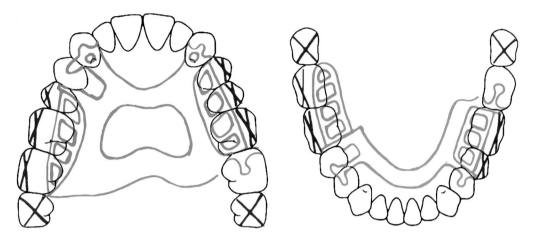

图 9-12　绘制基板连接体

（六）绘制固位体（卡环）

依照设计规划，在相应的基牙位置绘制固位体，常见的两种圆环形和杆式卡环的图例如图9-13所示。

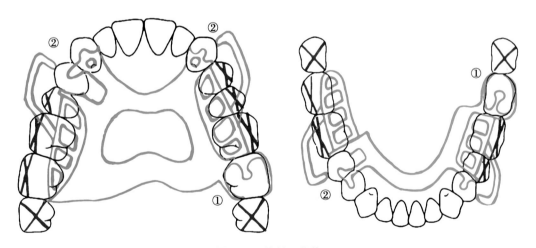

图 9-13　绘制固位体
①圆环形卡环；②杆式卡环。

（七）文字说明

当设计图不能明确表达设计要求时，必要的文字补充就显得十分必要。例如改良卡环设计、附着体类型、特殊的连接体设计、卡环进入倒凹的深度等通过必要的文字标注解释才能表达得更为清晰明确（图9-14）。

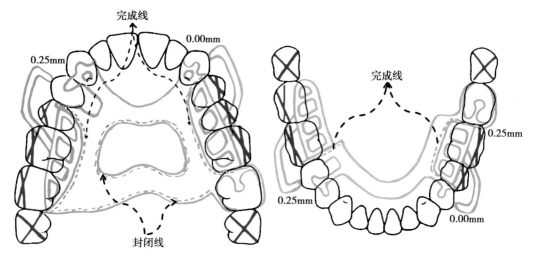

图 9-14　可摘局部义齿设计图文字说明

（贾骏　温颖）

参 考 文 献

1. SUI L,WU X,WU S,et al. The quality of written instructions for dental prostheses in China. Li RJ Prosthodont, 2014,23(8):602-609

2. DAVENPORT J C,BASKER R M,HEATH J R,et al. Communication between the dentist and the dental technician. Br Dent J,2000,189(9):471-474

3. CARNEIRO L C. Specifications provided by practitioners for fabrication of removable acrylic prostheses in Tanzania. J Oral Rehabil,2006,33(9):660-665

4. NICHOLAS J A. Removable Partial Denture. 1st ed. The Quintessence Publishing Co,2006

5. 赵铱民,周永胜,陈吉华. 口腔修复学. 8 版. 北京:人民卫生出版社,2020

第十章 支架试戴

　　临床医师将工作模型与详细填写的义齿加工设计单委托给技师进行可摘局部义齿的加工制作。在义齿交付临床初戴前,技师需要完成工作模型修整、模型观测、耐火模型翻制、支架蜡型制作、支架包埋、支架铸造、支架模型适合、支架打磨抛光、人造牙排列、蜡型制作、蜡型装盒、出盒以及打磨抛光等一系列工作流程。近年来,临床技术日益规范化、精细化,材料加工技术也日臻完善。然而,由于可摘局部义齿设计、制作流程的繁杂以及铸造过程的本身缺陷,无论临床操作和加工制作的过程中如何谨慎小心,就目前而言,加工环节尚无法完全消除支架就位过程中可能产生的适合性问题。Stewart 的研究表明,高达 75% 的可摘局部义齿支架无法直接在口内完全就位。支架试戴(fitting the framework)就是临床医师在技师排列人造牙、制作义齿蜡型、装盒前对可摘局部义齿支架所进行的临床适合性检验、调改的过程。

第一节　支架试戴的意义和指示剂

一、支架试戴的意义

　　支架试戴的目的是验证支架在口内的适合性,使支架能够在口内精确完全就位,不干扰天然牙的𬌗关系,并且就位后能够按照设计方向自由转动(对于游离端义齿)。未就位和适合性不佳的支架会造成基牙和软组织的受力状况同预期不符,导致余留牙正畸性移位,继发牙体、牙周、黏膜以及牙槽骨的损伤,最终影响可摘局部义齿的戴用。由于义齿的丙烯酸树脂部分同样会干扰义齿的最终就位,不经过临床口内支架试戴检查而试图在义齿初戴时对支架适合性和义齿适合性同时进行调整,就会面临对干扰原因难以分辨的困惑,结果将耗费更多的临床时间并且难于保证义齿精准就位。就这个意义而言,在没有经过口内试戴铸造支架的情况下交付最终的可摘局部义齿修复体,是对临床操作流程的不当简化和对患者的不负责任。

　　我们对于可摘局部义齿支架适合性的要求,应当等同于固定义齿对冠边缘适合性的要求,否则就无法保证义齿支架的质量。义齿支架哪怕少许的适合性不足都会导致同完全不就位相同的损伤。当一个或多个基牙阻碍可摘局部义齿支架口内精确就位时,必须使用指示剂来准确辨识干扰和阻挡位置。

二、支架试戴用指示剂

在支架试戴过程中,常用的指示材料如下:

1. 咬合纸(articulating paper) 属于二维检查指示材料,能够指示支架组织面干扰完全就位位置,衬垫于支架和基牙之间使用。缺点是同支架没有初始贴附关系,当检查义齿组织面的就位情况时,难于控制放置位置和分析指示信息,通常应用于临床支架试戴的咬合调整环节。

2. 指示喷剂(disclosing spray) 属于二维检查指示材料,商品材料,使用方便,可直接喷涂于支架待检测位置。缺点是喷剂较难精确喷涂的目标区域,容易造成大面积染色,并且在使用时要求口腔组织和支架表面干燥。因此,指示喷剂不适合用于临床口内支架调整,目前多用于技工室支架工作模型就位调整。

3. 氯仿红铁粉指示膏(chloroform and rouge paste) 属于二维检查指示材料,使用时采用氯仿溶解抛光红铁粉手工调配,涂刷于支架待检查部位,易于控制涂刷位置和指示膏剂厚度。不足之处在于氯仿红铁粉需在使用时手工调配,不易控制指示膏的质量,目前多用于支架的生理性调整。

4. 硅橡胶基指示剂(silicone based disclosing media) 属于三维检查指示材料,除了指示出干扰支架就位的部位,材料厚度还能显示支架同牙齿间的间隙大小。该指示剂为商品材料,使用方便,双组分调拌后涂刷于支架待检查部位。缺点在于工作时间短,价格昂贵,且结固后的材料具有弹性,容易从支架表面剥脱导致辨识困难。

5. 指示蜡(disclosing wax) 属于三维检查指示材料,商品材料,需加热后,涂布于支架待检查部位,方便同一位置的重复检测。不足之处在于指示蜡较容易黏附在牙齿表面,而且当支架就位方式不正确时,容易被擦除,有可能造成信息误判。

第二节 临床支架口内试戴步骤

临床支架的试戴分为以下三个步骤:

一、口内试戴前的支架检查

在进行口内支架试戴前,首先要对技师交付完成的支架进行检查。

(一)对照设计检查支架完成情况

参照可摘局部义齿设计加工单和绘有设计图的研究模型,检查支架的完成情况是否完全符合设计要求(图10-1)。

(二)工作模型上检查

检查支架在工作模型上的适合性。如果支架的各部件在工作模型无法完全就位,很难想象其能够在口内完全贴合,并且正确行使功能。当临床发现支架在工作模型上无法完全就位时可以考虑重新取模制作。常规检查项目如下:

1. 支托的外形是否与支托凹边缘平齐,是否完全就位于所预备的支托凹(图10-2)。

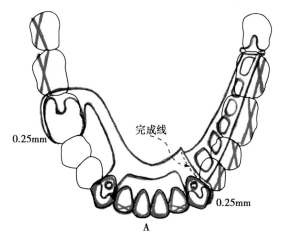

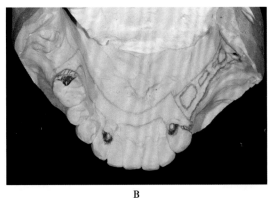

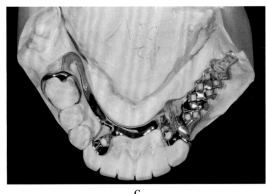

图 10-1 对照设计检查支架完成情况
A. 设计图 B. 绘制设计图的模型 C. 完成及工作模型

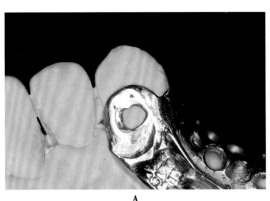

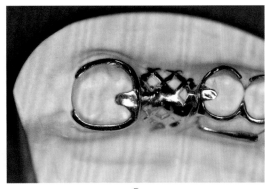

图 10-2 检查支托
A. 支托外形与支托凹边缘平齐 B. 支托完全就位于支托凹

2. 卡环是否有裂纹损伤,对抗卡环是否与牙齿表面紧密接触,固位卡环臂尖是否进入到设计的倒凹位置(图 10-3)。

3. 舌杆、腭板等大连接体应紧密贴合模型,防止出现食物嵌塞(图 10-4),大连接体与龈缘要有足够清洁距离。

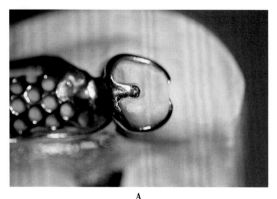
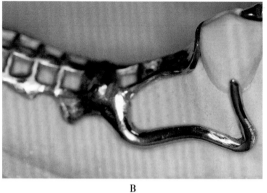

A   B

图 10-3　检查卡环
A. 对抗卡环与牙齿表面接触　B. 固位卡环臂尖进入倒凹

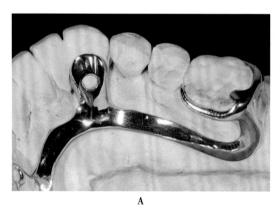
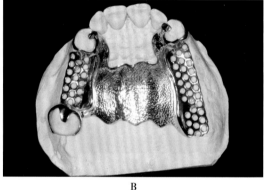

A   B

图 10-4　检查大连接体密合性
A. 舌杆　B. 腭板

4. 轻微加力大连接体的两端,大连接应当有足够的强度抵抗变形。刚性不足的大连接体容易变形会影响咬合力的传导,造成牙齿、软组织以及其下的骨损伤(图 10-5)。

5. 支架的组织面和抛光面均应无气孔、小瘤子等铸造缺陷,检查可以采用牙科放大镜

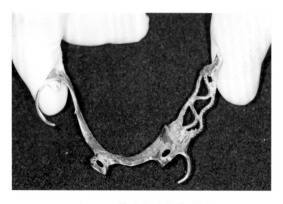

图 10-5　检查大连接体刚性

设备。此外,支架的内、外完成线应当明确清晰,并且有轻微倒凹来为义齿基板提供机械固位(图10-6)。

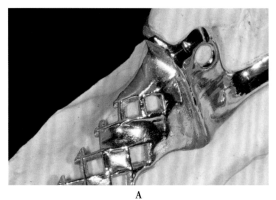
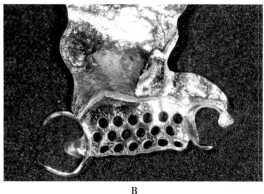

A   B

图10-6 检查完成线
A.外完成线 B.内完成线

二、支架口内就位调整

支架的试戴,应当在支架从加工中心返回后尽早进行,从而防止基牙移动产生的就位困难。试戴时支架上不需添加任何蜡和人造牙,避免影响对干扰点的检查。

(一) 方法步骤

1. 用专门工具取少许指示蜡置于一次性容器内,避免直接使用造成污染。

2. 加热蜡刀将边缘蜡涂布于待检测的支架表面(图10-7)。常见部位为支托下、小连接体的邻间隙、邻面板、固位体的刚性部分等。

3. 按照设计方向就位支架(图10-8),就位压力施加于靠近支托的部位。当遇到明显阻挡时,不施加过大力量强行使支架就位,避免支架难于摘出对基牙造成损伤。

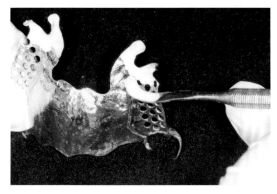
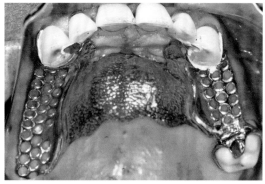

图10-7 涂布指示蜡于支架   **图10-8 支架口内就位**

4. 识别支架指示蜡的位移变形,如与牙齿密贴接触所造成的指示蜡图层消失、撕裂样。使用高速手机和车针对局部进行少量调磨。

5. 重复 2~4 的步骤,直至干扰点完全消失,支架完全就位于设计位置。少量调改对确保支架顺利就位十分必要,如对支架长时间、大量调整,则应当考虑重做。

(二) 支架生理性调整

支架的生理性调整(physiologic adjustment of RPD metal framework)是指在支架完全调整就位于口腔后,模拟义齿在行使功能时可能产生的绕支点线转动而对义齿支架所做出的进一步调整。支架生理性调整多应用于存在游离端的 Kenndy Ⅰ、Ⅱ、Ⅳ类可摘局部义齿。

1. 支架生理性调整的原因 如图所示,当咬合力施加于游离端缺牙区时,小连接体同 B 基牙的远中面发生约束接触,阻碍了支架绕 A、B 基牙上支托所形成的旋转轴的自由旋转,同时会对 B 基牙产生有害扭力(图 10-9)。通过支架生理性调整能够保证可摘局部义齿在功能状态下绕转动轴自由旋转,防止咀嚼过程中义齿支架对基牙产生约束作用和不当扭力。

2. 方法步骤

(1) 用氯仿溶解抛光红铁粉,配置指示膏。

(2) 将指示膏均匀涂覆在待检测的局部支架表面(图 10-10)。氯仿很快挥发后,会留下一层很薄的红铁粉在支架表面。通常检测部位集中在支架的邻面板、小连接体、圆环形卡环臂根部和舌板部位。

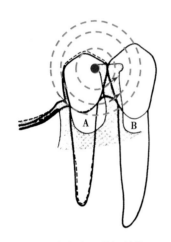

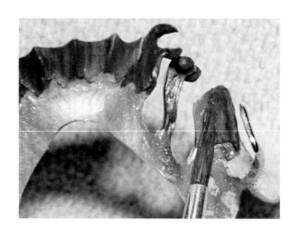

图 10-9　支架生理性调整的原因　　图 10-10　指示膏涂覆在支架表面

(3) 将支架沿就位道戴入口内,然后在游离端侧施加压力,使支架以支撑线为旋转轴运动。

(4) 运动过程中如支架与牙齿表面发生约束作用支架表面的指示膏会被磨擦掉,暴露出金属光泽,即为需要进行调磨的部位(图 10-11)。

(5) 用高速涡轮手机和车针调磨这些部位,然后重复进行 2~4 的步骤,直到支架能够绕转动轴自由旋转,且对基牙不产生约束作用(图 10-12)。

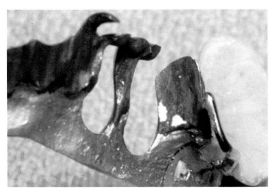

图 10-11　支架表面指示膏剥脱位置

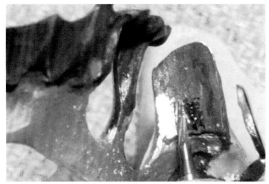

图 10-12　调磨产生约束接触的部分

三、支架口内咬合调整

由于通常情况下支架是在没有经过上架的模型上制作完成的，口内完全就位后会存在咬合干扰问题，因此需要在支架试戴的环节进行支架咬合调整，从而为之后的咬合关系记录环节打下基础，同时也能减轻义齿初戴过程中咬合调整的难度。支架的咬合调整必须在支架完全就位以后进行。

（一）方法步骤

1. 一般情况下，对于存在咬合止点的患者，简单有效的方法是让患者闭合，记录其自然的上下颌咬合状态。支架戴入后的咬合要求是必须维持原有咬合关系不变，不干扰正中𬌗和非正中𬌗。

2. 支架在口内完全就位后，利用咬合纸检查咬合关系（图 10-13），首先是正中咬合，然后是侧方和前伸运动时的关系。当存在咬合干扰时，支架上显示咬合印记。咬合干扰的程度通过观察余留牙之间的间隙来评估。

3. 咬合纸在支架表面的显色部位即为干扰闭合状态的高点（图 10-14）。

4. 采用高速手机磨除咬合高点（图 10-15），然后重复进行 2~3 的步骤，直到重新恢复支架戴入前的咬合关系。

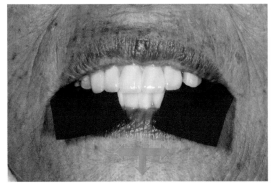

图 10-13　支架戴入后咬合检查

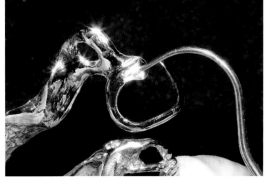

图 10-14　咬合纸显示产生咬合干扰的部位

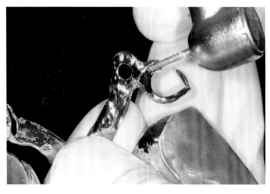

图 10-15　调磨咬合高点

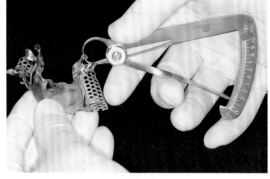

图 10-16　检查支架厚度

（二）注意事项

1. 在咬合调整过程中应时刻注意采用厚度测量尺检测支架的厚度（图 10-16）。过多的调磨会造成支架厚度降低，机械强度下降，容易导致支架的折断。尽量避免计划不当或者基牙预备不足造成的支架厚度不足。特殊情况下，在征得患者同意后可以适当修整对颌天然牙齿。

2. 当上下颌均存在可摘局部义齿支架时，其支架咬合调整顺序为：先单独就位上颌支架调整其与下颌天然牙的关系，再单独就位下颌支架调整其与上颌天然牙的咬合关系，最后同时就位上下颌支架，调整上下颌支架间的咬合关系。

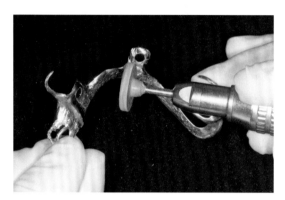

图 10-17　支架调改后抛光

3. 当支架口内试戴完成后，需要对所有支架的调磨部分进行平整和抛光（图 10-17）。高度抛光的支架能够减少菌斑附着。

第三节　支架试戴后的准备工作

义齿支架试戴完成后，根据牙列缺损的具体情况，还可准备或开展如下临床工作步骤：

一、修正模型印模准备

当完全就位后，需评估支架的稳定性，来判别在获得最终咬合记录前是否需要取修正模型印模。在支架缺牙区制作丙烯酸树脂基托，将支架完全就位于口内。在基托上施加压力，检查是否能够导致间接固位体和舌侧板从基牙上翘起，脱离接触。如果间接固位体和舌板存在明显的移位和脱离接触，则需要制取修正模型印模（图 10-18）。修正模型印模通常情况常用于游离端缺失病例。具体取模过程详见第八章。

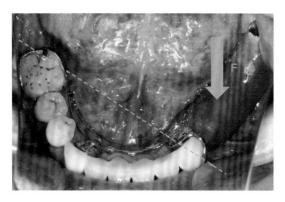

图 10-18　检验是否需要采用修正模型印模

二、咬合关系记录准备

如果患者不需要制取修正模型印模,但余留牙数目和分布不能通过直接对位咬合关系记录时,临床医师也需要在支架上制作丙烯酸基板和蜡𬍛堤,为临床记录咬合关系作准备。具体取咬合记录的过程详见第十一章。

三、预约蜡型试戴

如果患者前牙缺失,美学要求较高,临床医师常通过蜡型试戴来确认前牙的颜色、大小、排列、分布以及倾斜程度等美学效果。此外,蜡型试戴还可以帮助医师在临床初戴前再次确定咬合关系。

（贾　骏）

参 考 文 献

1. SAJJAN C. An altered cast procedure to improve tissue support for removable partial denture. Contemp Clin Dent,2010,1(2):103-106

2. LIKEMAN P R,JUSZCZYK A S. An examination of cingulum rest seats in incisor and canine teeth. Eur J Prosthodont Restor Dent,1993,1(4):165-171

3. RENDER P J. An impression technique to make a new master cast for an existing removable partial denture. J Prosthet Dent,1992,67(4):488-490

4. MAMOUN J S. The path of placement of a removable partial denture:a microscope based approach to survey and design. J Adv Prosthodont,2015,7(1):76-84

5. DAVENPORT J C,BASKER R M,HEATH J R. A Clinical Guide to Removable Partial Denture Design. British Dental Journal,2000

第十一章 可摘局部义齿的咬合问题及对策

可摘局部义齿通过人工牙重建缺失牙的咬合接触,以便恢复功能。义齿人工牙与余留牙咬合关系必须协调,才能保证余留牙、牙槽嵴、颞下颌关节、咀嚼肌等口腔组织功能协调,咬合力在支持组织中合理传导和分布,有效地恢复咀嚼功能的同时避免组织损伤。因此,对于咬合关系问题的正确处理是可摘局部义齿修复获得良好效果的关键因素之一。

第一节 咬合的概念

一、颌位与𬌗位

所谓颌位关系是指上下颌之间的相对位置关系,或者说是指下颌相对于上颌(或颅骨)的位置关系(maxillo-mandibular relationship)。颌位可分为正中(centric)颌位(正中关系位)和非正中(eccentric)颌位(除正中关系位以外,下颌处于侧方运动或前伸运动范围中的任何位置)。𬌗位是指上下颌牙齿的咬合接触位置关系,比如正中𬌗位、侧方𬌗位、前伸𬌗位、后退接触位等。

(一)正中关系

指下颌相对于上颌的位置关系,以髁突在关节窝中的位置确定,此位置与牙齿的接触情况无关。旧的正中关系的定义是"下颌适居正中,髁突位于关节凹的生理后位"。当髁突位于正中关系,在适当的垂直距离时下颌骨对于上颌骨的位置称为正中关系位。20世纪80年代后期开始,正中关系(centric relation,CR)的定义已经发生改变。新的正中关系定义是髁突与无血管的关节盘最薄处相对,形成的盘突复合体处于关节窝的最上、最前位(或最上、最中位)。这一位置与牙齿接触无关。髁突在这个位置可沿水平横轴作纯粹的转动(铰链运动)。正中关系是下颌对上颌最稳定、可重复的颌位。

(二)最大牙尖交错𬌗与正中𬌗

最大牙尖交错𬌗(maximal intercuspation,MI)是上下颌牙牙尖交错的最广泛、最紧密接触的咬合状态,又称为牙尖交错𬌗或牙尖交错位(intercuspal position,ICP)。最大牙尖交错𬌗与髁突位置无关。而正中𬌗(centric occlusion,CO)是指当口颌面部形态两侧对称、上下牙列排列正常,上下颌牙牙尖相互交错咬合,达到最广泛、最紧密的接触关系时,下颌的位置相对于颅骨处于正中(即满足牙尖交错𬌗的前提下,下颌位居正中)。最大牙尖交错𬌗与正中𬌗不是一个概念,两者位置可能一致,也可能不一致。

（三）正中关系𬌗与后退接触位

正中关系𬌗（centric relation occlusion）是指下颌位于正中关系（即髁突位于关节窝的最上、最前位）时上下颌牙的咬合接触关系。而后退接触位（retruded contact position，RCP）是下颌及位于关节窝内的髁突处于生理性最后退位置（受关节韧带的限定）时的咬合接触位，髁突位置可能比正中关系位更后退或者为同一位置。

近90%的人，下颌可从最大牙尖交错位再向后移动，下后牙牙尖沿上后牙𬌗面向后滑动约0.5~1mm，至后退接触位。最大牙尖交错位和后退接触位之间能够自如滑动、无障碍、不偏斜者称为"长正中"（long centric）或"正中自由"（freedom of centric）。只有约10%的人，下颌从最大牙尖交错位不能再后退，最大牙尖交错位即为其后退接触位。

可摘局部义齿修复牙列缺损时，如果患者存在协调稳定的最大牙尖交错𬌗，义齿人工牙应在此位置建𬌗。如果最大牙尖交错𬌗丧失，则应确定患者的正中关系位建𬌗。

二、非平衡𬌗与平衡𬌗

𬌗（occlusion）的概念不仅指静态的咬合接触关系，也用来描述咀嚼运动过程中的动态的咬合滑动接触关系（articulation）。咀嚼运动过程中，上下颌牙齿在相互接触滑动时，咬合接触牙面的解剖形态会影响运动的方向和力的传导，并通过神经肌肉的反馈形成特定的咀嚼运动方式，称为𬌗型（occlusal scheme）。

（一）非平衡𬌗

非平衡𬌗（non-balanced occlusion）是指与口颌系统功能协调的天然牙列咬合接触关系（𬌗型）。主要有尖牙保护𬌗、组牙功能𬌗和相互保护𬌗。

1. 尖牙保护𬌗　尖牙保护𬌗（canine protected articulation）是指由于上下颌尖牙的覆𬌗、覆盖关系，在侧方咬合接触滑动时，工作侧下颌尖牙牙尖顶偏唇侧与上颌尖牙的舌面上牙尖交错位接触点到牙尖顶之间，舌轴嵴近中斜面的一个范围内接触，而上下颌后牙不发生接触，以减小后牙受力，起到保护后牙的咬合接触与运动方式。尖牙保护𬌗之所以利用尖牙提供保护作用，是因为以下四方面原因：

（1）尖牙的根粗大，冠根比值最有利于承受水平力。

（2）具有适合作为制导的舌面窝，有利于𬌗力沿牙长轴传导。

（3）尖牙距离颞下颌关节较远，其生物杠杆对关节的伤害作用较小。

（4）尖牙牙周膜内的神经感受器密集，使神经-肌肉系统的保护性反射控制机制作用更强。

2. 组牙功能𬌗　在下颌侧方咬合接触滑动时，工作侧尖牙和后牙同时发生接触，后牙接触的部位在下颌后牙颊尖及其颊斜面与上颌后牙颊尖及其舌侧斜面之间。前伸咬合接触滑动时上下前牙成组牙接触。组牙功能𬌗（group function）有利于向多个牙分散𬌗力，也有利于稳定下颌。

3. 相互保护𬌗　相互保护𬌗（mutually protected articulation）是一种前牙与后牙相互保护的𬌗型。在最大牙尖交错𬌗时，由后牙提供稳定的咬合支持，防止前牙过紧的咬合接触。在下颌非正中运动时，利用前牙的覆𬌗、覆盖关系，使上下颌后牙脱离接触，从而避免后牙牙尖由于过多的咬合接触滑动所受到的侧向力和磨耗，又称为前牙保护𬌗（anterior protected

articulation）。

天然牙列无论哪一种殆型，非工作区域的上下牙均不接触。前伸咬合时上下后牙不接触，侧方咬合时非工作侧上下牙不接触。

（二）平衡殆

平衡殆（balanced occlusion/articulation）是指上下颌牙在正中殆和非正中咬合接触滑动时，双侧前、后牙均同时接触。平衡殆有助于殆力的分散和下颌的稳定。对于全口义齿以及缺失牙较多、有长游离端的可摘局部义齿或覆盖义齿，平衡殆非常必要。它有助于支持组织受力均衡和避免义齿翘动，以保证功能恢复和支持组织健康。但在真牙列，平衡殆是不需要的。因为如果在真牙列存在平衡殆，其在侧方咬合接触滑动时非工作侧的平衡接触以及前伸咬合接触滑动时后牙的平衡接触，不仅没有功能意义，而且会增加出现咬合干扰的风险。

1. 解剖式平衡殆　一般所讲的平衡殆是指人工牙为解剖式殆型的解剖式平衡殆（anatomic balanced occlusion）。其人工牙有与天然牙相同的解剖外形，牙尖斜度 20°~30°。正中殆时上下后牙尖窝交错同时均匀接触；侧方殆时工作侧上下后牙颊舌尖均接触，平衡侧上牙舌尖与下后牙颊尖接触；前伸殆时前后牙同时接触。采用解剖式平衡殆的义齿，在保证义齿稳定的情况下，由于后牙牙尖斜度大、接触点多，能够有较高的咀嚼效能。但是，上下牙牙尖的斜面接触会产生较大的水平向作用力。对于骨吸收较多、牙槽嵴低平或成刀状的患者，采用解剖式平衡殆义齿修复时其支持和稳定作用差。

2. 舌向集中殆　针对解剖式平衡殆水平作用力大的缺点，出现了数种所谓"改良殆型"，通过减小上下后牙牙尖接触斜面斜度、减少接触点数量等方式，来减小义齿受到的水平向作用力。比如舌向集中殆（lingualized occlusion）、杵臼殆、平面殆（monoplane occlusion）、线性殆（linear occlusion）等，其中舌向集中殆是应用较为广泛的一种改良殆型。舌向集中殆人工后牙殆面的形态特点是，上后牙颊尖缩小抬高而舌尖长大，下后牙颊舌尖斜度均减小，中央窝宽阔。正中殆时只有上后牙舌尖与下后牙中央窝接触，上下牙颊尖及其他牙尖斜面均不接触；左右侧方殆时均为两侧上后牙舌尖与下后牙中央窝的左右平衡接触滑动，没有其他部位接触。前伸殆时前牙接触的同时，后牙同样为上后牙舌尖在下后牙中央窝的前后接触滑动，没有其他部位接触。舌向集中殆是在上后牙舌尖与下后牙中央窝所形成"正中支持"（centric stop）周围 2~3mm 范围内获得有"正中自由"（freedom of centric）的平衡咬合。舌向集中殆的主要优点是水平力小，垂直向殆力集中于牙槽嵴顶，有利于义齿稳定，而且简化了排牙和临床调殆。杵臼殆是 Gerber 设计的采用模仿髁突与关节窝球凹接触的人工后牙（condyloform）的特殊形式的舌向集中殆。舌向集中殆的下后牙也可采用无尖牙，可进一步减小水平向作用力。

3. 平面殆　平面殆（monoplane occlusion）采用无尖牙（后牙无牙尖，牙尖斜度为 0°，殆面只有窝沟形态），将前后牙均排列在一个平面内，上下颌前后牙均没有垂直向的覆殆关系，也可排成有一定的横、纵殆曲线，以保证正中、侧方及前伸咬合平衡。由于后牙没有牙尖斜面接触，可避免咬合干扰，显著减小水平向作用力，下颌功能运动更加自由，更有利于义齿稳定。但其美观性不如解剖式平衡殆和舌向集中殆。理论上来说，其咀嚼效能也降低。

第二节 可摘局部义齿修复前咬合检查与问题处理

一、修复前咬合检查与分析

在牙列缺损患者的修复前检查时,对于其咬合关系状况及存在的咬合问题,必须进行仔细检查。对于情况较为复杂的患者,需要取印模和咬合关系记录,灌制研究模型。将研究模型上𬤊架,进行咬合检查和分析,以便准确、全面了解患者存在的咬合问题。并对研究模型进行模型观测,初步确定可摘局部义齿就位道和义齿设计,从而确定在治疗计划中关于咬合设计的内容。包括修复前准备阶段的余留牙咬合调整,恢复余留牙咬合关系的修复方案,可摘局部义齿的𬤊型选择,𬤊架的选择与颌位关系确定方法等。

(一)研究模型上𬤊架进行咬合分析

对于余留牙咬合关系情况复杂者,应在取得研究模型后,记录颌位关系并上𬤊架。在𬤊架上比在口内更便于观察和确定余留牙的排列与咬合关系,并容易确定存在的问题。为了在𬤊架上准确模拟余留牙的咬合(滑动)接触关系,应选择半可调𬤊架,经面弓转移上𬤊架,并利用前伸𬤊记录确定髁导斜度(具体方法见颌位关系确定与模型上𬤊架内容)。

研究模型上𬤊架时必须注意以下两点:

1. 为了检查确定正中关系𬤊与最大牙尖交错𬤊是否协调,应取正中关系𬤊记录上𬤊架,而不是按最大牙尖交错𬤊上𬤊架。

2. 在取颌位关系记录时,应选择尽量软且精细,硬固后无弹性的𬤊间咬合记录材料,并避免咬穿(上下颌对𬤊牙间保留一薄层𬤊记录材料),避免余留牙咬合干扰影响颌位记录的准确性,在𬤊架上能够准确确定咬合干扰的存在及位置。

模型上𬤊架后,首先观察是否存在余留牙形态与排列的异常。确定有无𬤊平面、𬤊曲线异常,有无磨耗不均导致的过陡、过长的牙尖和咬合斜面,过锐、高度不协调的边缘嵴等。然后用咬合纸检查正中𬤊有无早接触,侧方及前伸𬤊时有无𬤊干扰,接触点位置和范围是否正常。在模型上确定需要进行咬合调整的部位和调改量,也可在模型上进行模拟调改,并观察调改后的结果。用彩色笔在模型上标记调改的部位,作为口内调𬤊的参照。

对于垂直距离降低,拟抬高咬合以恢复正常垂直距离者,应在确定颌位关系记录时恢复适宜的垂直距离,以便在𬤊架上观察垂直距离抬高后的𬤊平面、𬤊曲线是否协调以及修复空间大小等。

(二)研究模型观测

具体方法见相关章节。首先根据义齿就位道确定原则,初步确定可摘局部义齿就位道。根据模型观测线位置,确定义齿修复时所需要的固位倒凹(可利用倒凹或有利倒凹),以及应避开或应去除的不利倒凹(包括基牙/其他余留牙的不利倒凹和不利的组织倒凹)。确定初步的可摘局部义齿设计及所需理想观测线位置。据此确定余留牙形态调改或修复方案。根据实际观测线及理想观测线的位置,可确定基牙轴面需调改的部位和调改量。

二、牙列缺损患者可能存在的咬合问题

对于牙列缺损患者,尤其是缺失牙多或缺牙时间长而未及时修复者,其余留牙经常存在以下几方面的咬合问题:

(一) 余留牙排列位置的异常

由于缺牙破坏了牙弓完整和稳定,与缺隙相邻的余留牙会向缺隙方向倾斜、移位,出现牙间隙和食物嵌塞,倾斜牙与对𬌗牙的咬合接触减少,咬合接触点位置异常。与缺隙或缺损严重的残根、残冠相对的对𬌗牙,由于丧失咬合接触而向对𬌗伸长,高于𬌗平面,甚至与对𬌗缺隙的牙槽嵴接触。

由于余留牙倾斜、移位和对𬌗牙伸长,导致余留牙的排列、𬌗平面以及横、纵𬌗曲线异常。

(二) 余留牙咬合接触的异常

余留牙松动、倾斜、移位、伸长以及咬合接触点位置异常,可导致咬合早接触以及前伸和侧方运动时的𬌗干扰,甚至运动障碍。早接触与𬌗干扰一方面会导致患牙受力方向偏离牙长轴方向,水平向作用力加大,使其进一步倾斜移位。同时会加速患牙牙周病变的进程。还会导致下颌运动的异常以及咀嚼肌和颞下颌关节的问题。

(三) 余留牙的过度磨耗

当后牙缺失较多时,余留牙的咀嚼负担加重,会导致余留牙的磨耗加快。尤其是当𬌗面与切端釉质消失,𬌗面磨平,咀嚼时水平向作用力加大,加之牙冠𬌗缘和切端磨耗形成的锐利边缘更容易崩脱,会进一步加快余留牙的磨耗速度。余留牙过度磨耗会导致牙本质过敏、食物嵌塞、咀嚼时食物对牙龈的创伤以及垂直距离降低等问题。

(四) 颌位关系的异常

颌位关系异常包括正中关系的异常和垂直距离降低,有多种情况会造成牙列缺损者颌位关系的异常。

余留牙过度磨耗、余留牙牙体缺损严重以及后牙咬合支持完全丧失,均可造成咬合垂直距离降低,导致咀嚼效率降低,甚至关节和咀嚼肌的问题。

余留牙早接触与𬌗干扰可能导致牙尖交错𬌗位(正中𬌗)位置的改变,过度伸长的余留牙会导致下颌运动障碍,造成咬合、关节、肌肉、神经等功能协调性破坏。

后牙咬合支持减少、𬌗干扰、下颌运动障碍以及因余留牙存在的牙体牙髓、牙周等病变造成的咀嚼功能障碍等,会导致偏侧咀嚼、前伸咬合和余留牙不均匀磨耗等,进一步导致正中关系的异常。当后牙咬合支持完全丧失,下颌将无法维持稳定的正中关系。

三、义齿修复前余留牙的咬合处理

余留牙良好咬合关系是可摘局部义齿修复的基础。义齿修复前应恢复余留牙协调稳定的咬合关系。达到最大牙尖交错𬌗咬合接触广泛、稳定,无早接触;最大牙尖交错𬌗与正中关系位协调,无障碍;𬌗曲线正常,非正中咬合接触滑动协调,无干扰。咬合力的方向应接近牙的长轴方向,与牙周支持能力相协调,减小侧向𬌗力。咬合功能恢复的程度应与牙周条件

相适应。

（一）余留牙咬合调整

为了使余留牙调改更加准确,最好参照研究模型上殆架进行咬合分析以及研究模型观测的结果进行。

1. 去除早接触和殆干扰。

2. 降低高尖陡坡,调磨牙尖磨耗斜面,降低斜度,减小接触面积,恢复正确的咬合接触点位置和接触关系,减小侧向殆力。

3. 恢复平顺的殆曲线,去除相邻牙的边缘嵴台阶,降低伸长牙殆面高度（必要时需先失活牙髓）。

（二）正畸治疗

对于存在余留牙排列位置和咬合关系紊乱者,必要时应进行修复前正畸治疗。达到压低过度伸长牙,排齐倾斜、移位牙,恢复余留牙咬合关系和殆曲线,集中修复间隙等目的。

（三）固定修复治疗

对于因牙体缺损、过度磨耗等导致的咬合接触异常,抗力形、固位形差的余留牙,可在可摘局部义齿修复前,通过各种牙体缺损修复方法,恢复其良好的咬合接触关系、强度和外形。甚至重建余留牙的咬合关系,恢复降低的垂直距离。也可在可摘局部义齿修复前对有些适合的缺隙先进行固定义齿或种植固定义齿修复,尤其是前牙缺隙。这样既更有利于美观,也可减小可摘局部义齿修复范围和体积,对有些孤立的可摘局部义齿基牙还能起到加强和保护的作用。

（四）过渡性暂时义齿修复

在正式义齿修复前进行过渡性暂时义齿修复,不仅可及时恢复牙列缺损患者的美观问题和咀嚼功能。对于较为复杂的牙列缺损患者,修复前准备治疗复杂、时间长,尤其是缺失牙多,余留牙健康状况不佳者,过渡性暂时义齿可起到稳定颌位关系,分散咬合力,减轻余留牙咬合负担,避免咬合创伤的作用。

第三节 殆关系或颌位关系记录与模型上殆架

一、殆关系或颌位关系记录

对于牙列缺损患者,当上下颌石膏模型在口外不能靠余留牙准确对合并维持准确、稳定的咬合关系时,则必须制取咬合关系记录。具体可分为两种情况:一种是口内余留牙能够维持稳定的最大牙尖交错殆,需要制取殆关系记录（occlusal record）,上下颌模型借助殆关系记录和余留牙准确稳定对合在最大牙尖交错殆;另一种是上下颌余留牙在口内也不能维持正常的咬合接触或垂直距离降低,需要制取上下颌颌位关系记录（record of maxillo-mandibular relationship）。

（一）暂基托与蜡堤

无论是取殆关系记录,还是取颌位关系记录,均应先在石膏模型上制作暂基托,在缺隙部位加蜡堤,保证咬合记录在患者口内和在模型上均能保持位置准确、稳定。不制作暂基托,只用蜡块确定咬合记录的方法,无法保证咬合记录在模型上的稳定贴合和准确对合。

1. 暂基托及蜡堤制作方法　暂基托可采用光固化树脂或自凝树脂制作。暂基托厚度2mm,伸展范围与正式义齿基托范围相同,或边缘略短。铺托前先在石膏模型上画出基托伸展范围,填倒凹并涂布石膏分离剂(藻酸盐或凡士林)。然后将专用的光固化树脂膜按压铺在模型上,用雕刻刀去除多余的部分,然后进行光固化。如果使用专用的自凝树脂,需将粉剂与单体调拌后在专用工具上压成薄片,然后铺在模型上,在树脂固化前修剪边缘。暂基托固化后从模型上取下,打磨圆钝边缘,在缺隙部位粘固蜡堤。蜡堤唇颊侧位置与余留牙一致,前部蜡堤应准确恢复唇部丰满度,前部蜡堤切缘位置与𬌗平面一致,后牙蜡堤略低于余留牙𬌗面(图11-1)。

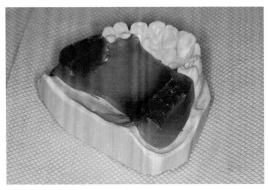
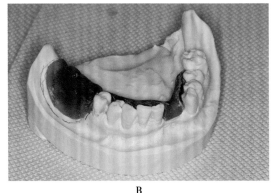

A B

图 11-1　上下颌暂基托及蜡堤
A.上颌　B.下颌

2. 暂基托与余留牙的关系　暂基托边缘不应与余留牙直接接触,以免暂基托摘戴时磨损模型上的石膏牙。但如果暂基托不与余留牙接触,又会影响暂基托的稳定性。因此,最好的方法是铺托前先在模型上余留牙与暂基托要接触的部位(余留牙舌面和缺隙侧邻面)贴一层蜡片,暂基托完成后将此处蜡片粘固在暂基托的边缘,使暂基托在口内和模型上都与余留牙贴合,保证暂基托稳定,又不会磨损石膏牙。

(二)　制取𬌗关系记录

当口内余留牙能够维持协调、稳定的最大牙尖交错𬌗时,咬合关系记录利用暂基托的缺隙处蜡堤及其上的咬合记录材料,准确记录此位置,并能使上下颌模型准确对𬌗在此位置。

咬合关系记录时尽量减小缺隙牙槽嵴黏膜受到的压力,避免黏膜受压变形。在最终确定咬合关系记录前,应适当降低缺牙区蜡堤高度,使余留牙咬合时缺隙部位的蜡堤与对𬌗牙之间有 1~2mm 的间隙,蜡堤𬌗面刻画数道沟槽(为了保证咬合记录材料与蜡堤对𬌗准确稳定)。然后在蜡堤上放置适量的咬合记录材料来完成最终的咬合关系记录(图11-2)。这种咬合关系记录材料(如咬合记录硅橡胶、印模石膏、氧化锌丁香油糊剂印模材等)要求在凝固前非常软,凝固后形态准确稳定,不易变形。采用尽量软的咬合关系记录材料的目的是,尽量减小咬合时通过蜡堤和暂基托对缺隙牙槽嵴黏膜的压力。避免咬合关系记录时牙槽嵴黏膜受压变形,上下颌模型能够通过咬合关系记录准确稳定对合,咬合关系记录暂基托与模型贴合,上下颌模型石膏牙及蜡堤和咬合关系记录材料能均匀稳定接触(图11-3)。如果确定

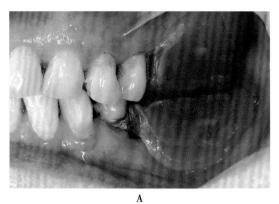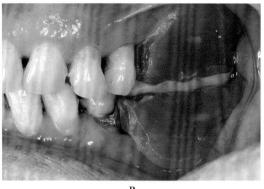

A   B

图 11-2 暂基托蜡堤与对𬌗牙或蜡堤之间有 **1~2mm** 的间隙（**A**），在蜡堤上放置适量的咬合记录材料来完成最终的咬合关系记录（**B**）

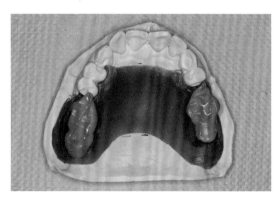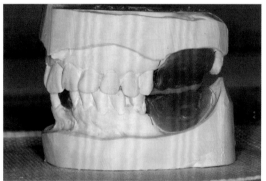

图 11-3 上下颌石膏模型与𬌗关系记录对合准确、稳定

咬合关系记录时缺隙牙槽嵴黏膜受压变形，则咬合关系记录与上下颌模型对合时，缺隙处咬合可能抬高，余留牙开𬌗。

（三）制取颌位关系记录

当上下颌余留牙不能维持正常咬合接触或垂直距离降低时，咬合关系记录需确定正中关系及适当的咬合垂直距离。在蜡堤及上下颌余留牙间同样用尽量软的𬌗记录材料完成颌位关系记录。确定正中关系时宜采用直接咬合法，避免下颌前伸或偏斜，也应避免下颌后退至髁突生理后位。

1. 确定垂直距离的方法 正常牙列者，或者尚有上下颌后牙咬合维持正常的面下 1/3 高度的患者，其上下颌垂直关系由后牙咬合即可确定。如果患者因牙体缺损、牙齿缺失等原因导致上下颌之间不能维持正常的垂直关系，咬合垂直距离和面下 1/3 高度过低时，需要为患者重新确定适宜的上下颌垂直关系，以便利用修复体恢复适宜的咬合垂直距离。临床上确定垂直关系有许多种方法，如息止颌位法、发音法、面部比例等分法等等。

（1）息止颌位法（method of rest position）：又称姿势位法，是临床上最为常用的确定垂直距离的方法。息止颌位法是在患者下颌处于息止颌位时测量其鼻底至颏底的距离，即息止颌位垂直距离（vertical dimension of rest，VDR），再减去正常的 2~3mm 息止𬌗间隙（freeway space),来获得正确的咬合垂直距离(vertical dimension of occlusion,VDO)。

(2) 发音法(phonetic method):当上下颌切牙位置关系正常时,发齿音(s、shi、chi)时上下切牙切端最为接近。临床上可根据患者发齿音时上下颌前牙切端或蜡堤之间的距离和发音的清晰程度来判断垂直距离的高低。利用发音法确定的垂直距离减去前牙正常的覆𬌗深度,即为正确的咬合垂直距离。可根据发音情况调整蜡堤高度,蜡堤与对𬌗余留牙间距离和位置关系,从而获得适宜的垂直距离。

(3) 面部比例等分法(facial proportions method):是根据人面部垂直向的等比例关系来确定面下 1/3 高度(垂直距离),有二等分法和三等分法。二等分法是指鼻底至颏底间距离与眼外眦至口角的垂直距离大致相等。所谓三等分法是指发际至眉间点、眉间点至鼻底、鼻底至颏底的三段距离大致相等。一般可根据面部比例是否协调以及面中、上部高度来判断面下 1/3 高度是否正常。但是,人面部比例关系并不是绝对的,面部比例等分法只能作为确定垂直距离的参考。

(4) 面部形态观察法:根据面部组织形态和紧张程度来判断垂直距离的高低。面部软组织松弛、口唇过度闭合、口角下垂、息止𬌗间隙过大、咀嚼无力是垂直距离过低的表现;而面部肌肉紧张闭口困难、息止𬌗间隙过小或消失、咀嚼费力、肌肉酸痛等则是垂直距离过高的表现。

(5) 拔牙前记录法:在患者尚有余留后牙咬合维持正常垂直高度时记录其垂直距离,作为垂直支持丧失后恢复垂直距离的依据。

(6) 吞咽法:根据患者吞咽、咬合时的舒适程度来判断垂直距离恢复是否合适。

以上方法中临床最常采用的是息止颌位法,面部形态观察、比例等分、发音法等常做为辅助判断方法。

2. 确定正中关系的方法 临床常用的确定正中关系的方法是直接咬合法。利用暂基托上的蜡堤和𬌗间记录材料,设法使患者下颌后退并咬合在适宜垂直距离的正中关系位。帮助患者下颌后退至正中关系有很多方法,比如卷舌后舔法、吞咽咬合法、后牙咬合法、诱导暗示法、发音法、肌肉疲劳法等。

(1) 卷舌后舔法:在上颌暂基托后缘中线处粘固一个小蜡球,让患者舌尖向后卷,舔住小蜡球的同时慢慢咬合。因卷舌后舔使舌向后运动,通过下颌舌骨肌等口底肌肉的牵拉可使下颌后退至正中关系位。

(2) 吞咽咬合法:根据做吞咽动作时下颌通常需要退回至正中关系位的现象,让患者在做吞咽动作的同时咬合可确定其正中关系位。

(3) 后牙咬合法:因为只有当下颌后退而非处于前伸或偏斜时双侧咬肌等升颌肌群才可以充分发挥作用。医师将双手示指放在上下颌后部蜡堤之间,让患者用后牙部位轻轻咬合,感觉咬合舒适,能用上力量时,医师将示指滑向蜡堤颊侧,上下颌蜡堤即可自然咬合在正中关系位。

(4) 诱导、暗示法:确定正中关系时患者应处于自然、放松的状态,避免因精神紧张而导致肌肉僵硬和动作变形。对于精神紧张的患者可采取诱导、暗示的方法。如可先与患者交谈、聊天,使其紧张的情绪放松,还可让患者睁开眼睛,用镜子观察自己下颌的动作。当患者不知道如何完成下颌后退动作时,可先让其下颌前伸,然后再后退。如果患者的动作与医师要求相反时,医师可发出相反的指令,或者要求患者"上牙前伸"等。

（5）肌肉疲劳法：在确定正中关系前，先引导患者反复进行下颌前伸动作，或保持下颌前伸状态一段时间，或反复进行发唇齿音练习，如反复说"密西西比"。其目的是使控制下颌前伸的肌肉疲劳，然后再咬合时下颌通常可自然后退。

提示：采用直接咬合法确定正中关系时应避免用力推下颌后退。如果力量过大，可能导致下颌过度后退。还可能因肌肉的牵拉反射导致下颌前伸。此外，在确定正中关系过程中应避免暂基托的松动或不稳定，还要避免上下颌蜡堤成斜面接触，或余留牙与对𬌗蜡堤直接接触，咬合记录材料过硬，咬合力量过大，咬合接触不均匀等会导致暂基托翘动、移位或下颌偏斜。上下颌暂基托应有很好的固位和稳定性，𬌗间记录材料在凝固前应有较好且均匀一致的流动性，凝固后不变形，确定颌位关系时轻轻咬合。

确定正中关系的方法除直接咬合法外，还有绘图法，包括哥特式弓描记法（gothic arch tracing，又称 centric bearing tracing）和运动面弓描记法；Dawson 的双手操作法（bilateral manipulate method）；各种前牙去程序化装置（anterior deprogrammer），如 leaf gauge；肌监测仪法等等。

3. 正中关系的验证　正中关系的准确性对修复治疗至关重要。在确定正中关系后和在以后的修复治疗过程中还需反复验证其准确性，以避免颌位关系错误。关于正中关系的验证，临床常用的方法有外耳道触诊法、颞肌中份扪诊法、咬合关系观察法、重新确定颌位关系验证法等。

（1）外耳道前壁触诊：医师将双手小指指腹向前伸入患者两侧外耳道内，感觉患者正中关系咬合时两侧髁突是否撞击指腹及撞击力度（图 11-4）。如果两侧撞击有力，说明下颌退回到正中关系。如果未感觉髁突撞击或两侧力度不一致，说明下颌未退回正中关系或下颌偏斜。

（2）颞肌扪诊：医师将双手示指分别放在患者两侧颞肌中份的皮肤表面，感觉患者正中关系咬合时颞肌收缩的力度（图 11-5）。如果两侧力度弱或两侧力度不一致，说明下颌未退回或发生下颌偏斜。

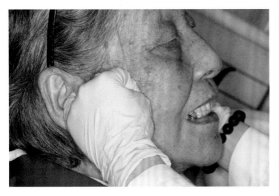

图 11-4　双侧外耳道前壁触诊——根据髁突撞击力度验证正中关系

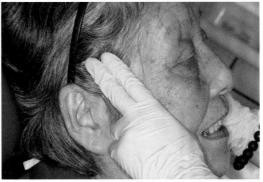

图 11-5　两侧颞肌中份扪诊——根据肌肉收缩力度验证正中关系

（3）咬合观察法：让患者反复进行正中关系咬合，口内观察上下颌蜡堤或人工牙及余留牙的位置关系，如覆𬌗覆盖关系、后牙近远中关系、前牙中线等是否一致；暂基托及蜡堤是否稳定,有无移位、翘动等。

（4）颌位关系一致性检查:在确定完颌位关系,通过面弓转移将模型上𬌗架后,再重新确定颌位关系,在𬌗架上检查两次确定的颌位关系是否一致。将新取的颌位关系记录放在𬌗架上的上下颌模型上,打开两侧髁球正中锁,检查颌位关系记录与模型能否准确对合,髁球是否在正中位置。如果两次颌位关系记录位置不一致,最好取第三次颌位记录,进一步确定其一致性。

咬合记录必须有能够准确对𬌗且尽量分散的三点以上的稳定咬合接触。最好在义齿制作前先取咬合记录,以便技工准确制作和调改铸造支架,避免在口内大量调改支架,甚至不需要试戴支架而直接完成义齿。咬合关系记录也可在义齿支架试戴后进行。如游离端义齿,可在试戴支架、取矫正印模和模型游离端修正后,在支架游离端处添加树脂暂基托和蜡堤,在蜡堤与对𬌗牙间用软的咬合记录材料完成咬合记录。再上𬌗架,完成排牙等义齿制作过程。

二、𬌗架的选择

𬌗架(articulator)是一个模拟上下颌和颞下颌关节的机械装置,将上下颌模型固定在𬌗架上,可在口外模拟下颌运动和咬合接触关系。𬌗架可用于咬合接触关系的分析与修复体的制作。可摘局部义齿的制作必须使用𬌗架。但是不同的𬌗架对咬合接触与下颌运动的模拟程度不同,用途不同。可摘局部义齿修复前诊断和义齿制作时究竟应选择什么样的𬌗架,需要根据医师对𬌗架的掌握程度、修复治疗的复杂程度、患者实际状况的需要等方面来考虑。在分析诊断阶段,𬌗架需满足咬合分析和正确形成诊断蜡型等要求,以便最终确定合理的治疗计划。在治疗阶段,𬌗架可有助于确定人工牙的正确位置、排列和尖窝形态以及咬合滑动接触关系。

（一）简单𬌗架——铰链式𬌗架与平均值𬌗架

铰链式𬌗架(hinge-axis articulator)(图 11-6)只能以其铰链轴做开闭口动作,不能做前伸和侧方运动,因此不能用于平衡𬌗义齿制作。平均值𬌗架(mean value articulator)(图 11-7)虽然可进行前伸和侧方运动,但不能准确模拟患者个体的前伸和侧方运动的方向或角度,因

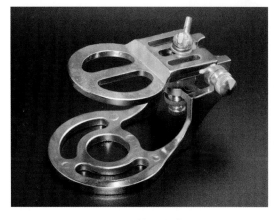

图 11-6　铰链式𬌗架

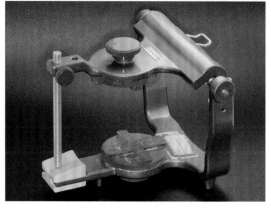

图 11-7　平均值𬌗架

此也不适用于平衡殆义齿制作。铰链式殆架和平均值殆架可用于不需要前伸和侧方运动的平面殆型以及采用功能性咬合面生成技术确定殆型的义齿制作。平均值殆架也可用于制作尖牙保护殆型的义齿。

（二）半可调殆架

半可调殆架（semi-adjustable articulator）（图 11-8，图 11-9）的髁球的运动方向（角度）可根据患者个体的髁突运动方向（角度）进行简化的转换模拟，使殆架对于下颌运动的模拟更接近患者的实际情况。但使用半可调殆架时必须满足以下三个条件：

1. 髁球位于终末位置时上下颌模型处于正中关系位。

2. 殆架上髁轴与上下颌模型的空间位置关系与人体上下颌和髁突铰链轴的位置关系一致（重合），即对下颌运动转动中心的准确模拟。

3. 髁球前伸和侧方运动角度（髁导）与髁突滑动运动方向（髁道）一致。

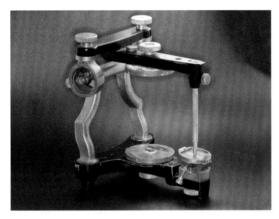

图 11-8　经典的 Hanau 半可调殆架（arcon 型）

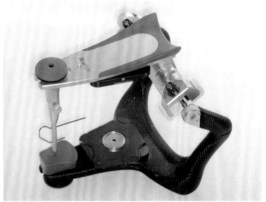

图 11-9　Girrbach artex 半可调殆架

因此，如果使用半可调殆架，必须进行面弓转移和制取前伸颌位关系记录。通过面弓转移技术将上颌与髁突的位置关系，即铰链轴位置转移至殆架。利用前伸颌位关系记录确定前伸髁导斜度，利用公式或侧方殆记录确定侧方髁导斜度。否则半可调殆架只相当于平均值殆架。

半可调殆架既可用于制作由余留天然牙引导的下颌咬合运动方式（组牙功能或尖牙保护殆）的各类义齿，也可用于制作平衡殆义齿。可建立和调改正中、前伸和侧方颌位的咬合平衡。但由于常规的正中殆关系记录及前伸殆关系、侧方殆关系记录只确定颌位，而没有记录实际的下颌运动过程。半可调殆架不能完全模拟前伸和侧方的咬合接触滑动轨迹。因此完成的义齿还需要口内咬合调改。

（三）全可调殆架

全可调殆架（fully adjustable articulator）采用轨迹描记记录来重现下颌的实际运动而非只静态位置的颌位。可用于任何咬合理论与殆型。可确定准确的义齿人工牙尖窝沟嵴形态，达到与患者实际下颌运动功能的和谐一致。可用于制作符合生理的咬合关系所需的最复杂的殆型，且需要很少的口内调改。但由于操作过程复杂，需结合运动面弓的测量，来调整、设定下颌运动相关参数，一般只用于咬合分析研究，临床义齿制作很少使用。

三、面弓转移模型上殆架

采用半可调殆架制作义齿时,必须利用面弓转移技术将上颌与髁突的位置关系(即铰链轴位置)转移至殆架上。并需要利用前伸颌位关系记录,在殆架上确定前伸和侧方髁导斜度。这是使用半可调殆架必须采取的步骤,否则使用半可调殆架将毫无意义。

(一) 面弓转移

面弓转移(facebow transfer)是利用面弓将下颌铰链转动运动轴与上颌牙弓的相对位置关系,记录并转移至殆架上,以便在殆架上准确重现下颌转动运动的技术。面弓(facebow)一般有两种形式,一种是测量并记录下颌铰链运动轴位置和下颌运动参数的运动面弓(kinematic facebow),有机械式运动面弓和电子运动面弓两类,目前常用的是电子运动面弓。另一种是修复临床常用的简单机械式面弓(图11-10,图11-11),简单机械式面弓不能测定下颌实际铰链运动轴的位置。修复临床的面弓转移技术是指采用简单机械面弓,根据统计测量确定髁突铰链轴位置的平均参考点——经验铰链轴点(arbitrary point of hinge axis),确定下颌的经验铰链轴点与上颌牙弓的相对位置关系,记录并转移至半可调殆架上。因此,这种简单机械式面弓又称为经验面弓(arbitrary facebow)。目前最常用的是使用方便的耳塞式面弓(ear bow),通常是以外耳道前12~13mm为经验轴参考点。面弓耳塞和参考点位置关系和上殆架时面弓耳塞与髁球位置关系保持一致。其他还有以关节区皮肤表面上经验轴点为参考点(如Beyron点、髁突外侧轴点等)的面弓。简单机械式面弓的主要组成部件包括弓体、殆叉(Bite fork)、万向关节固定器、鼻托、前方参考点定位装置(眶点指针)。牙列缺损者进行面弓转移时采用的是板式殆叉,可固定在上颌牙列殆面与暂基托蜡堤殆面。

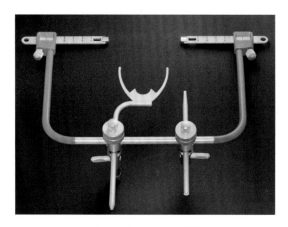

图 11-10 Hanau 面弓

1. 殆叉口内固定 首先将上颌暂基托戴入口内就位,在殆叉上添加烤软的印模膏或咬合记录硅橡胶材料,戴入口内与上颌余留牙及蜡堤殆面对殆,使殆叉与上颌余留牙及蜡堤殆面形成稳定咬合接触面。待材料硬固后,将殆叉从口内取出,冲凉后检查咬合印记是否清晰完整,修去多余咬合材料。然后将有咬合印记的殆叉重新戴入口内,按咬合印记与上颌稳定对合,殆叉与下颌后牙之间放置棉卷咬合,使殆叉与上颌固定。注意咬合时下颌不要前伸或偏斜。

2. 弓体固定 松开万向关节固定器螺丝和面弓弓体宽度调节螺丝(或髁梁调节螺丝),加大弓体宽度,将殆叉柄套入面弓万向关节固定器,与弓体连接。然后将弓体两侧耳塞插入外耳道内,缩小弓体宽度,使耳塞在外耳道内固定,弓体两侧对称,然后旋紧弓体宽度调节螺丝。

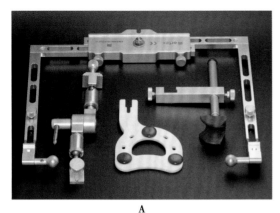

A

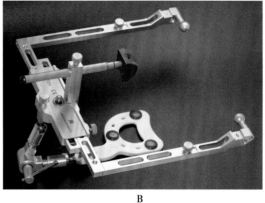

B

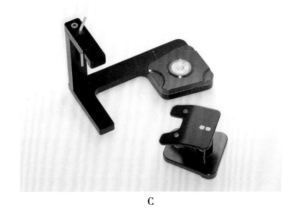

C

图 11-11 Girrbach artex 面弓及转移台
A. 面弓组件　B. 组合好的面弓　C. 转移台

　　以经验轴点为参考点的面弓,需先在耳前区皮肤表面确定参考点位置,将弓体后部末端对准参考点,调节弓体两侧髁梁宽度和髁梁末端位置,两侧髁梁长度(弓体两侧距离铰链轴点)相等。

　　弓体后部固定后,调节弓体前部的鼻托,对准并压紧鼻根部皮肤,旋紧鼻托固定螺丝。此时面弓弓体前后左右位置均固定。最后旋紧万向关节固定螺丝,使𬌗叉与弓体位置固定(图 11-12)。

　　3. 参考平面确定　面弓转移确定的是铰链轴的位置,但通过面弓转移将模型上𬌗架时还需确定𬌗平面的参考平面,即模型在𬌗架上𬌗平面与上颌体的角度。通常采用的参考平面有眶耳平面(frankfort plane)和鼻翼耳屏平面(ala-tragus plane/camper plane)。即模型上𬌗架后𬌗平面与上颌体的角度分别相当于口内𬌗平面与眶耳平面或鼻翼耳屏平面

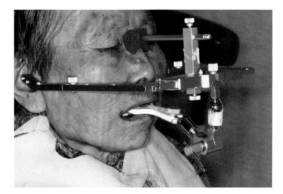

图 11-12　面弓转移
利用 Girrbach artex 面弓确定髁突铰链轴与上颌的位置关系

的角度关系。如采用眶耳平面为参考平面,需将弓体前部的前方参考点定位指针对准一侧的眶下点并固定。如采用鼻翼耳屏平面为参考平面,需将弓体前部的前方参考点定位指针对准一侧的鼻翼中点并固定。有些面弓没有前方定位指针,通过设计好的鼻托高度和转移装置,获得模型上𬌗架的参考平面(如 Girrbach 面弓的参考平面为鼻翼耳屏平面与眶耳平面之间)。

4. 卸下面弓 完成上述步骤后面弓与上颌𬌗平面和经验铰链轴的位置关系即已确定。可松开后部参考点(松开弓体宽度调节螺丝或髁梁固定螺丝)及鼻托,将弓体连同𬌗叉从口内取下。

（二）模型上𬌗架

研究模型上𬌗架时可以通过面弓转移和𬌗关系记录直接用石膏将模型固定在𬌗架上下颌体的架环上。但工作模型上𬌗架时应采用分离式上𬌗架(split-cast mounting)的方法,这样可以在义齿制作过程中随时将工作模型从𬌗架上取下,并能够按原位重新在𬌗架上准确复位(图 11-13)。特别是在义齿完成装盒、装胶、热处理后,将完整的工作模型以及其上的义齿从型盒内取出后,直接重新上𬌗架进行义齿调𬌗。

1. 上下颌石膏模型修整准备 为了采用分离式上𬌗架的方法,上𬌗架前需要先在模型打磨机上将上下颌石膏模型的基底部分进行必要的修整。模型基底厚度不能小于 10mm,底

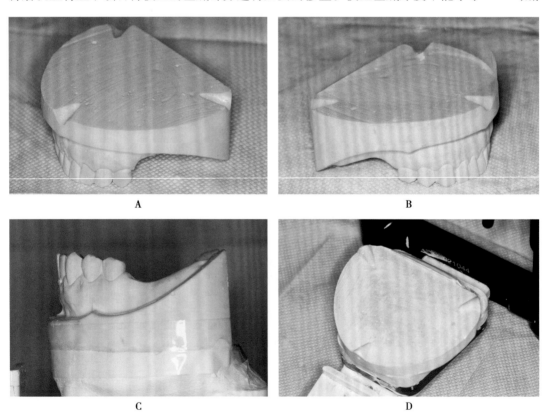

图 11-13 工作模型分离式上𬌗架
A. 模型底面磨平并预备定位沟槽 B. 模型底面及沟槽内涂布凡士林,侧面围贴胶条 C. 模型上𬌗架,模型与架环石膏有胶条粘固 D. 架环石膏上的定位突起

面要磨平,基底侧面应与底面垂直。然后在底面的前方正中和后方两侧角部磨出三个宽度和深度各 5mm 的 V 形或 U 形定位沟,开口处要敞开,不要有倒凹。最后在模型底面及定位沟内涂布一薄层凡士林分离剂,再在模型基底侧面缠绕一圈约 10mm 宽的透明胶带,胶带宽度的一半粘固在模型基底的侧面,一半高出底面(图 11-13)。

2. 𬌗架调节　模型上半可调𬌗架前,需检查并调节𬌗架,固定髁球正中锁,使髁球固定在髁槽内终末转动轴位置。调节切导针垂直刻度至 0 度,使上下颌体平行。

3. 上颌模型上𬌗架

(1) 面弓与𬌗架的对合:传统方法是将面弓连同固定其上的𬌗叉和上颌暂基托直接对合在𬌗架上。将面弓两侧耳塞对准𬌗架髁球后外侧突起,该突起与髁球的位置关系与外耳道中心与经验轴点的位置关系相同。然后调节面弓前部高度,使前方参考点指针对准𬌗架上颌体。使用新式面弓时不需要利用弓体与𬌗架对合,而是将弓体与万向关节固定器分离,只保持万向关节固定器与𬌗叉和暂基托固定不变,并将其连接在转移台上,再将转移台连同其上的𬌗叉和暂基托固定在𬌗架的下颌体上(图 11-14)。转移台的设计可保证面弓弓体后方参考点(耳塞)与𬌗架髁球位置对应。

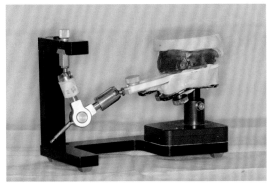
A

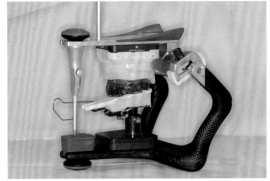
B

C

图 11-14　工作模型上𬌗架(Girrbach artex 半可调𬌗架)
A. 在转移台上利用面弓记录和上颌𬌗托固定上颌模型　B. 上颌模型上𬌗架　C. 下颌模型上𬌗架

(2) 模型上𬌗架:将上颌模型与𬌗叉的咬合记录对合就位,调拌石膏置于上颌模型底面与𬌗架上颌体架环之间,将上颌模型固定在上颌体上(图 11-14)。此时应保证石膏填满模型底面和定位沟,𬌗架的切导针与切导盘接触。待石膏硬固后将转移台或面弓从𬌗架上移除。

4. 下颌模型上𬌗架　上颌模型固定好后(石膏硬固),将𬌗叉和转移台等取下,上下翻转𬌗架,再利用𬌗关系记录将下颌模型与已固定的上颌模型对合。然后调拌石膏将下颌模型与𬌗架下颌体上的架环固定。此时同样应保证石膏填满模型底面和定位沟,𬌗架的切导针与切导盘接触。

上下颌模型上𬌗架完成后,如果需要,可去除模型基底侧面的透明胶条,将模型从𬌗架上取下。架环上石膏与模型底面贴合,有三个突起部分与模型底面的三个定位沟密合,可保证模型能够准确稳定地在𬌗架上复位。模型复位后需再用透明胶条将模型与架环上石膏粘固。

(三) 前伸𬌗关系记录与髁导斜度确定

1. 制取前伸𬌗关系记录　前伸𬌗关系记录是根据 Christensen 现象,即一般情况下(髁道为正角度),下颌前伸咬合时上下牙列之间形成一前窄后宽的楔状间隙。用咬合记录材料记录此楔状间隙即为前伸𬌗关系记录,在模型上𬌗架后,可利用前伸𬌗关系记录获得𬌗架的前伸髁导斜度。制取前伸𬌗关系记录的方法是将暂基托蜡堤戴入口内,在上下颌之间放置适量的𬌗记录材料(𬌗记录硅橡胶、印模石膏、烤软的蜡),引导患者下颌前伸至前牙切端相对咬合(避免下颌过度前伸或偏斜),待𬌗记录材料硬固后从口内取出(图 11-15)。

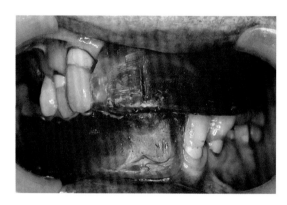

图 11-15　取前伸𬌗关系记录

2. 髁导斜度确定　半可调𬌗架需要确定髁球在𬌗架髁导盘的髁槽内前伸和侧方(非工作侧)运动的角度,即前伸髁导斜度和侧方髁导斜度。它对应人体的前伸髁道(髁突沿关节结节后斜面向前下滑动)和侧方髁道(非工作侧髁突沿关节内斜面向前下内滑动)。

(1) 前伸髁导斜度确定:上下颌模型上𬌗架完成后,打开髁球正中锁及髁导斜度固定螺丝,使下颌体适当前伸,利用前伸𬌗关系记录,将上下颌模型对合在前伸𬌗位置。在保持暂基托与模型贴合的情况下,旋转一侧髁导盘,改变前伸髁导斜度,同时观察同侧前伸𬌗记录与上下颌牙或蜡堤咬合关系。如将前伸髁导斜度调至最大,此时同侧上下前牙或𬌗记录前部与对𬌗接触,而后牙出现间隙(图 11-16A)。逐渐减小前伸髁导斜度,𬌗记录后部或上下后牙的间隙逐渐减小。前伸髁导斜度减小到某个角度时,前伸𬌗记录前后均匀紧密接触(图 11-16B)。如果再继续减小前伸髁导斜度,则出现上下后牙或𬌗记录后方接触而前方出现间隙的状态(图 11-16C)。前伸髁导斜度确定就是通过调节旋转髁导盘,使前伸髁导斜度从大到小或从小到大变化时,观察同侧前伸𬌗关系记录与模型咬合关系,找到前伸𬌗记录前后均匀紧密接触时的前伸髁导斜度,最后将髁导盘固定在这个角度。确定完一侧前伸髁导斜度后,按同样方法确定对侧的前伸髁导斜度。

(2) 侧方髁导斜度确定:侧方髁导斜度的确定可有两种方式。一种是在前伸髁导斜

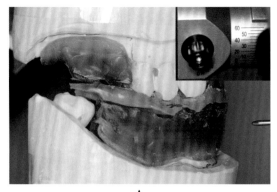

A B

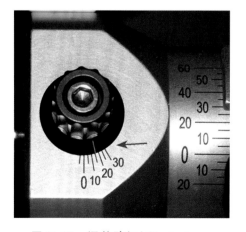

C

图 11-16 利用前伸殆记录调整殆架前伸髁导斜度

A.将前伸髁导斜度调至最大角度时,上下颌模型前部与前伸殆记录贴合,后部分离 B.将前伸髁导斜度调至适当角度时,上下颌模型前、后部均与前伸殆记录贴合 C.将前伸髁导斜度调至最小角度时,上下颌模型后部与前伸殆记录贴合,前部分离

度确定好以后,利用公式计算出侧方髁导斜度(侧方髁导斜度=前伸髁导斜度/8+12)。如前伸髁导斜度为25°,侧方髁导斜度=25/8+12≈15°。计算出两侧侧方髁导斜度后,分别旋转殆架两侧侧方髁导斜度旋钮至相应刻度,即完成侧方刻度斜度的确定(图 11-17)。另一种方式是先分别取两侧的侧方殆关系记录,采用与确定前伸髁导斜度同样的方法,通过旋转殆架两侧侧柱,分别调整出两侧侧方髁导斜度。第一种方式简单、快捷,临床上多采用此方式。

(四) 功能性咬合轨迹生成技术

功能性咬合轨迹生成(functionally generated path,FGP)技术是一种能够在记录咬合关系的同时更合理、有效地确定人工牙与对殆牙更协调殆型的方法。具体方法是在试戴合适的可摘局部义齿支架上添加暂基托和蜡堤,在蜡堤上添加

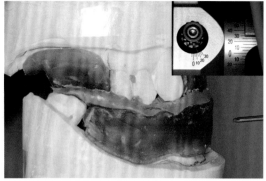

图 11-17 调整殆架(Girrbach artex)侧方髁导斜度

可塑性咬合记录材料。然后戴入患者口内,让患者按照余留牙咬合接触的引导,进行主动的正中咬合和非正中咬合接触滑动,动态记录缺隙部位咬合记录材料与对殆牙的咬合关系,以获得正中殆及非正中殆咬合接触面的三维形态。再通过翻转复制此咬合记录的三维形态,形成人工后牙殆面形态。利用此技术,即使使用最简单的铰链式殆架,也可获得与对殆牙更加协调、稳定的人工牙殆型。

第四节　可摘局部义齿的咬合设计

一、可摘局部义齿的殆型选择

天然牙列的正常殆型为非平衡殆,在获得功能效果的同时,保持天然牙、相关组织及整个口颌系统的健康和功能协调。而全口义齿要求具有平衡殆,使义齿功能时保持稳定,同时分散咬合力,减少水平向作用力,既有利于功能恢复,又可避免支持组织损伤。可摘局部义齿修复牙列缺损是介于完整天然牙与全口义齿修复无牙颌之间的状态。在恢复缺失牙功能的同时,也要保护余留天然牙列和缺牙区牙槽嵴等相关组织的健康。因此,可摘局部义齿修复的殆型则可能是非平衡殆,也可能是平衡殆。

(一) 可摘局部义齿殆型选择的决定因素

在确定可摘局部义齿修复适合采用哪种殆型时应考虑的三个基本原则是:

1. 对功能恢复的要求。

2. 对余留牙、缺隙牙槽嵴等组织保护的要求。

3. 对义齿稳定性的要求。

决定可摘局部义齿殆型选择具体应参考以下因素:

1. 缺隙长度、位置、牙槽嵴吸收程度。

2. 余留牙牙周健康状况。

3. 对殆牙类型、殆力大小、殆面形态。

对于余留牙健康、缺失牙数目不多、无长游离缺隙、义齿稳定的情况,应选择生理性殆型。而对于缺失牙数目多,尤其是有长游离缺隙,人工牙咬合受力方向对义齿稳定影响显著,且余留牙健康状况较差的情况,则必须选择平衡殆。可摘局部义齿究竟应选择生理性还是平衡殆型,需要同时考虑上下颌情况,由最弱一侧牙弓(颌弓)状况决定(weakest arch dictates the occlusal scheme)。如果对颌为无牙颌,则可摘局部义齿必须选择平衡殆。

(二) 可摘局部义齿选择殆型的基本要求

1. 如果患者口颌系统状态健康,没有功能异常的症状和表现,应维持其最大牙尖交错位。在其原有最大牙尖交错位进行可摘局部义齿修复,而不应像全口义齿或咬合重建那样试图改变颌位。如果必须重建正中咬合,则必须与正中关系一致。

2. 在最大牙尖交错位,上下颌前后牙应两侧同时接触。前牙接触点应为被动接触,不承担任何殆力。后牙多点咬合接触可提高咀嚼效率,并减少磨耗。如果对颌为全口义齿,前牙咬合必须为全口义齿殆型。正中殆时前牙不接触,以避免因后牙磨耗导致前牙咬合紧和前伸殆干扰,从而避免前部牙槽嵴负担过重和义齿翘动。

3. 如果患者不存在需调改的异常情况,就不要改变其原有的侧方运动𬌗型。天然牙列既可以是尖牙保护𬌗,也可以是组牙功能𬌗。

4. 如果必须重建侧导(lateral guidance),当尖牙存在且无牙周问题,亦非种植修复时,最好采用尖牙保护𬌗。尖牙引导可减小后牙受到的水平作用力,获得更垂直的咀嚼循环。这种𬌗型可显著减小后牙和牙槽嵴的侧向负荷,减少咬合磨耗。由于侧方运动没有后牙接触,后牙可以采用任何𬌗面形态,𬌗架的选择也没有严格限制。

5. 当尖牙牙周状况不佳,或为可摘义齿人工牙时,如果远中非游离端,则可建立组牙功能𬌗。如果远中为长游离端,则应采用舌向集中𬌗或平面𬌗,尽量减少游离端受到的侧向作用力。

6. 除对颌为全口义齿时需要双侧咬合平衡外,不要让余留天然牙有非工作侧咬合接触。

7. 当存在健康的余留前牙,后牙在前伸运动时不应有咬合接触。如果对颌为全口义齿,则前伸运动应达到咬合平衡。

(三) 根据牙列缺损分类的𬌗型选择

1. Kennedy Ⅲ类义齿

(1) 人工牙𬌗面形态与对𬌗牙协调一致。

(2) 如果现存咬合关系是健康的,义齿按现有𬌗型修复。可以是组牙功能或多重保护𬌗。

(3) 如果患者的尖牙缺失或牙周状况不佳,建议采用组牙功能𬌗。

(4) 如果对颌是全口义齿,建议采用平衡𬌗。解剖式平衡𬌗侧向𬌗力大,且临床上不易达到,选择舌向集中𬌗或平面𬌗可能效果更好。

2. Kennedy Ⅱ类义齿　除以下情况以外,与Ⅲ类义齿相同。

(1) 如果后牙全部缺失(没有余留的前磨牙),应避免采用组牙功能𬌗。尖牙保护𬌗可减小义齿游离端在功能时受到有害的侧向力。尖牙缺失或牙周健康差,不能采用尖牙保护𬌗者,游离端人工牙与对𬌗牙可采取舌向集中𬌗的咬合接触方式。

(2) 长游离缺隙如果采用种植覆盖的修复方式,可显著改善游离端的支持与稳定,其修复效果同第三类义齿。尖牙健康者,𬌗型可采用尖牙保护𬌗;尖牙健康不佳,或为人工牙、种植义齿者,可采用组牙功能𬌗。

(3) 除非对颌为全口义齿,否则不要采用平衡𬌗,以避免非工作侧天然牙出现咬合接触。

(4) 对颌为全口义齿者,应采用平衡𬌗。牙槽嵴吸收多者,采用舌向集中𬌗更有利于游离端牙槽嵴受力和义齿稳定。

3. Kennedy Ⅰ类义齿　除以下情况以外,与Ⅱ、Ⅲ类义齿相同。

(1) 双侧游离端均短者,同Ⅲ类义齿。

(2) 只有一侧游离端长者,同Ⅱ类义齿。

(3) 双侧游离端均长者,采用尖牙保护𬌗不能满足义齿对稳定性的要求,建议采用舌向集中𬌗(图 11-18,图 11-19)。如果游离端采用种植覆盖,尖牙健康者可采用尖牙保护𬌗;尖牙健康不佳,或为人工牙、种植义齿,则应采用舌向集中𬌗。

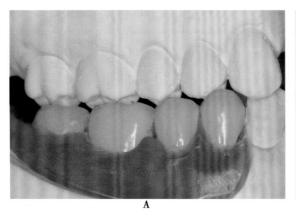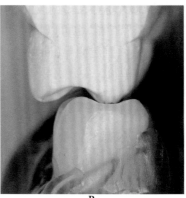

图 11-18 下颌游离端人工牙𬌗型采用舌向集中𬌗
A.颊面观　B.邻面观

4. Kennedy Ⅳ类义齿

（1）后牙咬合接触滑动时人工前牙不接触或为被动（轻）咬合接触。

（2）对颌为全口义齿时应采用平衡𬌗。

二、𬌗支托与𬌗垫恢复咬合关系

对于倾斜、咬合关系不良的基牙，个别低𬌗牙以及因过度磨耗导致垂直距离降低的余留牙，除可在义齿修复前采用冠、高嵌体等固定修复方式恢复良好的咬合接触关系及垂直距离以外，也可以在义齿修复时利用扩大的𬌗支托或𬌗垫，来恢复与对𬌗牙咬合接触或抬高垂直距离。

用𬌗支托与𬌗垫恢复咬合关系时，应符合以下要求：

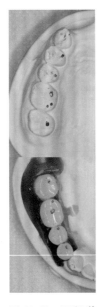

图 11-19 下颌游离端人工牙舌向集中𬌗咬合接触点

1. 避免放置在过度倾斜的牙面上，避免基牙受到侧向力。修复前调磨过陡的牙尖斜面，必要时正畸矫正过度倾斜牙。

2. 其𬌗面形态与咬合接触点位置应符合义齿人工牙𬌗型选择要求。

3. 有足够的强度，避免磨损或折断。

三、人工牙选择与排列应注意的问题

（一）人工牙材料选择

1. 树脂牙　树脂牙是可摘局部义齿最常采用的人工牙，易于调改，与树脂基托结合牢固。但普通丙烯酸树脂牙较软，磨耗速度快，易于导致咬合高度降低和𬌗型改变。最好对𬌗同样也是树脂牙。如果对𬌗是天然牙或烤瓷、金属修复体，应密切观察人工牙的磨耗情况，经常检查其咬合接触关系是否正常。与普通树脂牙相比，硬质复合树脂人工牙不仅更美观，而且韧性好，耐磨损，是可摘局部义齿较理想的人工牙选择。也易于获得所需要的𬌗型，并保持殆型的稳定。

2. 瓷牙　瓷牙耐磨,美观,但易崩裂,不易调改和抛光,与树脂基托结合不牢固。而且,如果瓷牙殆面粗糙,则很容易导致对殆天然牙的严重磨耗。因此可摘局部义齿较少使用瓷牙。当对殆为烤瓷修复体时,为了避免义齿树脂人工牙殆面快速磨耗,一种特殊的做法是将义齿树脂人工后牙殆面部分磨除,再制作铸瓷殆面并粘固在树脂人工牙上。这样既便于获得与对殆协调一致的殆型,也可减少人工牙磨耗。

3. 后牙铸造金属殆面　后牙殆面还可采用金属铸造。缺点是不美观,制作复杂,费用高。优点是强度高,耐磨耗,易于获得所需要的任何殆型。而且经高度抛光的金属人工牙殆面可避免对殆天然牙或修复体殆面的过度磨耗,避免垂直距离降低。特别适用于缺隙殆龈高度过小的患者。

(二) 人工牙殆型选择

成品树脂牙和瓷牙均有不同的殆面形态设计(殆型),如解剖式、半解剖式人工牙,舌向集中殆人工牙,杵臼殆人工牙(condyloform),无尖牙等。应根据可摘局部义齿所确定的殆型,选择相应殆型的成品人工牙。如果需要特殊设计的人工牙殆型,如与对殆牙尽量协调一致的殆型,可采用瓷、金属、树脂材料个别制作人工牙的殆面部分。

(三) 人工牙排牙应注意的问题

可摘局部义齿人工牙排列的理想位置应与天然牙的解剖位置一致。但是,由于美观与发音的要求,义齿咬合关系与天然牙咬合关系的区别,牙槽嵴解剖形态及上下颌位置关系的改变,组织对咬合力支持能力的降低等等原因,经常导致人工牙不能按原天然牙位置排列。比如有时需要减小前牙的覆殆,后牙减数,甚至排反殆等。

1. 前牙　排列前牙时应避免形成过大的覆殆、覆盖,但同时必须与余留牙功能协调。上前牙的排列位置应考虑美观和对发音的影响。上切牙唇面能支持上唇丰满度,形成自然侧貌形态;切端位于上唇下1~3mm;发唇齿音时上切牙切端应与下唇的干湿结合线接触。排列下切牙时,可通过观察上下切牙切端能否自然接近,清晰发齿音,来检查下切牙切端与上切牙位置关系是否合适。当对颌为全口义齿,或后牙为义齿与天然牙(或固定修复体)相对,有可能导致人工牙磨耗而使后牙咬合高度降低时,可摘局部义齿人工前牙在正中殆时应不与对殆牙接触,避免后牙磨耗后前牙咬合紧或有殆干扰。

2. 后牙　人工后牙的排列位置应与余留牙协调。Kennedy Ⅲ、Ⅳ类缺损者的殆平面通常由余留天然牙决定。但 Kennedy Ⅰ、Ⅱ类患者,经常需要重新建立殆平面。其位置通常为从末端余留牙牙尖至磨牙后垫 1/2~2/3 高度的连线,尽量平分颌间距离。为了方便排牙,殆平面可适当上下调整。或适当靠近较薄弱的(低平的)牙槽嵴,以减小其受到的侧向力。但后牙殆平面相对于舌侧缘来说,不能过高或过低。如果低于舌侧缘,将容易导致咬舌;如果过于高过舌侧缘,则会导致咀嚼困难,舌肌易疲劳。人工后牙的颊舌向位置应位于牙槽嵴顶,使咬合力垂直向传导至牙槽嵴顶。当上下颌后部牙槽嵴位置关系不协调时,因下颌牙槽嵴相对薄弱,应尽量将下后牙排在牙槽嵴顶上,必要时应排反殆。

对于远中游离缺隙长、牙槽嵴低平者,为了减轻游离端牙槽嵴的负担,避免压痛和牙槽骨吸收,减少末端基牙受到的扭力,人工牙可减小颊舌径。当对殆为游离端时,上下颌可同时减数排牙。有研究发现,与天然牙咬合相比,义齿游离端第二前磨牙、第一磨牙和第二磨牙的咬合接触分别减少为 70%、50% 和 30%。而且,随着义齿戴用时间延长,人工牙咬合接触会进一步减少。因此减数不会明显影响功能恢复。

四、可摘局部义齿咬合重建相关问题

（一）咬合重建的修复方式

广义上讲,咬合重建(occlusion reconstruction)包括对于所有因牙体缺损、牙列缺损或缺失导致咬合支持和稳定颌位丧失的情况,进行恢复咬合支持和稳定颌位的修复治疗。但是,我们一般所说的咬合重建是指当由于牙齿严重磨耗、酸蚀及其他原因的广泛牙体缺损,包括部分牙缺失等导致咬合垂直距离显著降低,甚至完全丧失咬合支持和稳定颌位时,修复缺损、缺失牙,在适宜的垂直距离重建稳定的正中𬌗位关系,恢复咬合接触与功能。咬合重建可采用以下三种修复方式:

1. 固定修复方式　余留牙采用全冠、高嵌体等方法,缺失牙采用固定桥或种植义齿修复。

2. 固定与可摘联合方式　采用固定与可摘联合方式是先对余留牙和部分缺隙进行冠桥固定修复,恢复垂直距离,建立稳定正中颌位关系。然后在已确定的正中颌位采用可摘局部义齿修复缺失牙。

3. 𬌗垫式可摘义齿方式(onlay removable partial denture/occlusal splint removable partial denture)　完全采用可摘局部义齿进行咬合重建,是利用缺隙处的人工牙和位于余留牙𬌗面或切端上的𬌗垫,恢复与对𬌗牙的咬合接触,在适宜垂直距离建立稳定的正中颌位关系(图11-20)。

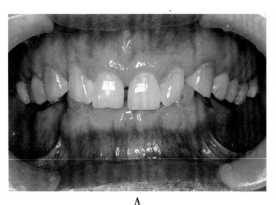

A

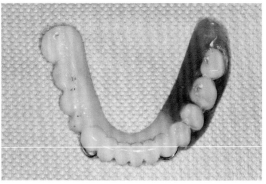

B

C

图11-20　咬合重建患者采用𬌗垫式可摘局部义齿暂时修复
A.下颌牙重度磨耗咬合相　B.𬌗垫式义齿　C.戴义齿后咬合相

可摘局部义齿咬合重建虽然修复效果不如固定修复方式。但治疗相对简单,便于调改,而且基本是可逆的。既可以长期应用,也常作为暂时过渡性修复短期使用,尤其是作为固定或固定-可摘联合修复前的诊断性修复。

（二）咬合重建的水平颌位

正如本章开始介绍的,颌位与殆位是针对不同对象的概念。颌位是下颌对上颌的位置关系(髁突在关节窝中的位置),如正中关系。殆位是上下颌牙齿咬合位置,如最大牙尖交错殆。颌位和殆位可以是一致的,即正中关系殆与最大牙尖交错殆一致;也可以是协调的,即正中关系殆与最大牙尖交错殆之间为长正中;也可以是适应的,即在最大牙尖交错殆时髁突在关节窝内处于适应性正中关系位(adaptive centric position)。天然牙从萌出到建殆,再随着年龄增长、牙齿磨耗,咬合关系一直处于动态调整与改建之中,这是一个漫长的过程。在此过程中形成以上三种情况,均能保持咬合关系、颞下颌关节与神经肌肉功能协调稳定。当最大牙尖交错殆存在时,义齿修复治疗较为简单,只需维持原有殆位即可。但是,当需要咬合重建时,协调稳定的最大牙尖交错殆已经丧失,下颌唯一稳定、可重复的位置是正中关系位。咬合重建在正中关系位建立修复体的最大牙尖交错殆是目前常用方法。但正中关系位是否是唯一准确的位置,目前尚存在不同的认识。与天然牙咬合关系的建立和适应性改建不同,咬合重建修复是在短时间内改变咬合关系,这种改变是否能够实现口颌系统的功能协调,会存在较大的风险。如果不能获得口颌系统的功能协调,则会导致功能障碍和修复失败。因此,咬合重建必须谨慎进行。在正式修复前,尤其是采用固定修复方式进行咬合重建之前,先使用殆垫、可摘义齿进行诊断性的过渡修复是较为明智的选择。

（三）颌位关系的初步确定与调改适应过程

在咬合重建的开始阶段,先初步确定患者的颌位关系(适宜咬合垂直距离下的正中关系位),先采用殆垫(occlusal splint)、暂时义齿进行过渡性修复。这是一个诊断、调试的过程,以便为患者的正式修复确定功能协调的颌位关系。殆垫或暂时义齿应采用树脂材料以便于调改,殆型设计应能保证在正中殆有稳定均匀的咬合接触,下颌非正中运动有较大的自由度。正中殆只有上颌后牙舌尖与下颌后牙殆面成点状接触,避免非正中殆接触滑动时出现牙尖斜面接触。尤其要避免形成牙尖斜度大、尖窝锁结、深覆殆的咬合关系。通过调改咬合高度和咬合接触点以及一定时间的适应,达到舒适的咬合垂直距离下稳定协调的正中关系。颌位关系稳定后,可在前牙建立适当的前导(anterior guidance)。这一过程一般需要3~6个月的时间。正式修复的咬合关系应建立在这个协调稳定的颌位。

第五节　可摘局部义齿修复后可能出现的咬合问题与处理

可摘局部义齿修复后可能出现的咬合问题,包括义齿初戴后的问题和义齿长期戴用后出现的问题。无论是义齿修复前存在的咬合问题未能去除,还是义齿修复本身导致的咬合问题,以及义齿戴用和维护不当导致的咬合问题,均会影响义齿对功能的恢复,并会导致支持组织及口颌系统功能与健康的损害。因此,我们应该明确义齿修复后可能出现的咬合问题,能够及时发现和处理,或能够避免问题的发生。

一、义齿初戴后出现的咬合问题与处理

可摘局部义齿初戴后的咬合问题,可能是由于余留牙本身存在的咬合问题未能正确处

理,也可能是义齿恢复咬合关系的异常造成。

（一）咬合早接触、𬌗干扰或低𬌗

由于存在早接触、𬌗干扰或低𬌗,导致支持组织受力不均衡。明显的咬合早接触与𬌗干扰会造成局部支持组织负担过重。如基牙𬌗支托咬合高会导致基牙咬合痛,人工牙咬合高可能导致牙槽嵴黏膜压痛,或对𬌗牙咬合痛。由于接触点少而导致咀嚼效率低。

（二）覆𬌗、覆盖关系异常

由于人工牙排列位置不当,如果造成人工牙与对𬌗牙覆盖过小,会导致咬唇、颊或咬舌。前牙覆盖过大还可能影响齿音和唇齿音发音不清。前牙覆𬌗过大有可能导致义齿前后翘动,甚至下颌前伸障碍。前牙覆𬌗过小则有可能导致前伸时前牙开𬌗或后牙𬌗干扰。

（三）𬌗曲线与𬌗平面异常

存在明显的𬌗曲线与𬌗平面异常者,如果没有在修复准备阶段或利用可摘局部义齿修复来恢复平顺、协调的横、纵𬌗曲线以及正常的𬌗平面位置与角度。义齿修复后极易出现侧方和前伸运动时的咬合干扰、运动障碍以及义齿的翘动。并导致咀嚼效率低下。

（四）颌位关系异常

缺失牙多,颌位关系不稳定者。甚至需要恢复垂直距离,重新建立正中关系者。可能因颌位关系确定,上𬌗架,义齿制作中出现的误差和错误,导致义齿修复后存在正中关系错误和垂直距离异常,并导致相应的临床表现和问题。

在义齿初戴时以及戴牙后出现临床症状复诊时应注意检查咬合关系。对于余留牙咬合问题处理不当而严重影响义齿功能效果者,可能需要重新修复。对于咬合早接触和𬌗的处理是通过咬合检查确定早接触点和干扰点部位,仔细调𬌗予以去除。有轻度覆𬌗、覆盖关系异常,也可通过调改人工牙形态予以改善。存在人工牙低𬌗,无法调改的覆𬌗、覆盖关系异常,𬌗曲线与𬌗平面异常,应戴义齿取印模,将带有义齿的模型上𬌗架后重排人工牙。如果有多个牙低𬌗时应取𬌗记录。对于存在颌位关系异常的义齿,只能重新修复。

二、义齿长期戴用后可能出现的咬合问题与处理

随着义齿戴用时间的延长,由于义齿人工牙的磨耗、牙槽嵴骨吸收等原因,可能导致咬合关系出现以下问题。长期戴用存在咬合等问题的义齿,不仅使咀嚼效率降低,而且会由于基牙、牙槽嵴等支持组织受力的改变,对支持组织的健康造成继发性损害。因此,义齿在长期戴用过程中必须定期复查,出现问题及时调改或重新修复。

（一）人工牙𬌗面形态改变

由于磨耗,义齿人工牙牙尖斜度降低,甚至磨平。或者由于不均匀磨耗,功能尖磨耗重,产生严重的斜面咬合接触。

（二）人工牙低𬌗

人工牙过度磨耗,与对𬌗牙咬合接触强度降低,甚至脱离接触。

（三）𬌗曲线、𬌗平面、覆𬌗覆盖异常

由于人工牙磨耗程度大于余留天然牙以及人工牙的不均匀磨耗,可导致𬌗曲线曲度加大、𬌗平面角度改变、覆𬌗加深、覆盖减小等问题。

（四）早接触、𬌗干扰

由于人工牙与天然牙磨耗不均，可能导致天然牙早接触以及天然牙或人工牙的侧方𬌗干扰。

（五）余留天然牙的过度磨耗

人工牙磨耗或牙槽嵴骨吸收导致基托下沉时，余留天然牙的咬合负担增加，会加快天然牙的磨耗。

（六）垂直距离降低

当咬合支持完全由义齿人工牙提供时，人工牙的过度磨耗会导致垂直距离降低。即使有天然牙参与维持咬合支持，也会因天然牙磨耗而导致垂直距离降低。

（七）正中颌位改变

由于人工牙和余留牙磨耗不均，产生磨耗斜面的引导作用，可能导致正中颌位发生改变。如下颌向侧方偏斜，或下颌前伸，甚至形成反𬌗。

对于义齿长期戴用后出现的咬合问题，应根据问题的严重程度和原因，采取相应的处理措施，及时予以解决，避免问题加重，造成更严重的损害。对于存在咬合问题义齿的处理措施包括：

1. 调𬌗　对于较轻微的𬌗面形态不均匀磨耗，覆𬌗覆盖、𬌗曲线异常，早接触、𬌗干扰等，可通过调改人工牙𬌗面形态来解决。

2. 更换人工牙　如果义齿支架、基托仍贴合，但人工牙过度磨耗，导致人工牙𬌗低，𬌗曲线异常，垂直距离降低，甚至颌位关系异常，可戴义齿重新取印模，重新确定颌位关系，将带义齿的模型上𬌗架，然后更换义齿人工牙。

3. 基托重衬或换托　如果义齿因牙槽骨吸收，基托不密合或翘动，导致人工牙低𬌗等问题。可进行基托组织面重衬。

4. 重新修复　如果义齿支架密合、完好，但同时存在人工牙过度磨耗和基托不密合情况，可只保留旧义齿支架部分，重新取印模及颌位关系记录，更换义齿人工牙和塑料基托部分。如果旧义齿支架部分亦存在问题，则应及时完全重新义齿修复。

（杨亚东）

参 考 文 献

1. KESHVAD A，WINSTANLEY R B. An appraisal of the literature on centric relation. Part Ⅲ. J Oral Rehabilitation，2001，28：55-63

2. MCGARRY T J. Classification system for partial edentulism. J Prosthodont，2002，11（3）：181-193

3. IVANHOE J R，PLUMMER K D. Removable partial denture occlusion. Dent Clin N Am，2004，48：667-683

4. HENDERSON D. Occlusion in removable partial prosthodontics. J Prosthet Dent，2004，91：1-5

5. CREUGERS N H. Occlusion and temporomandibular function among Subjects with mandibular distal extension removable partial dentures. Int J Dentistry，2010，2010：807-850

6. PHOENIX R D，et al. Stewart's Clinical Removable Partial Prosthodontics. 4th ed. Quintessence Publishing Co Inc，2008

7. CARR A B，BROWN D T. McCracken's Removable Partial Prosthodontics. 13th ed. The Elsever，2016

8. MANN A W，PANKEY L D. Oral rehabilitation. II. Reconstruction of the upper teeth using a functionally generated path technique. J Prosthet Dent，1960，10：151-162

9. HIRAYAMA H，ANDRITSAKIS P，PETRIDIS H. A new approach to fabricating the occlusal surfaces of removable prostheses. J Prosthet Dent，1998，80（1）：133-136

第十二章 可摘局部义齿的初戴、复诊与维护

第一节 可摘局部义齿的初戴

由加工中心最终完成的可摘局部义齿,在临床初戴时必须要进行一定的调改。目前的临床操作和加工制作的过程尚无法完全消除义齿就位过程中可能产生的适合性以及咬合接触问题。可摘局部义齿初戴(delivering the removable partial denture)过程中需要完成以下三方面内容:调整义齿基托(denture base)使其与承托区(stress-bearing area)黏膜密合接触;调整义齿以达到协调稳定的咬合关系以及告知患者使之能理解义齿在调改期和使用期可能出现的问题,同时遵从医师提供的有关护理义齿和保护口腔健康的建议。

初戴时,医师应按照义齿设计的就位道方向进行试戴。试戴时就位加力不宜过大,如出现阻力,应认真分析阻力产生的原因,去除阻力后再戴入义齿,以免对患者基牙及软组织造成损伤。

一、义齿初戴应达到的要求

(一)义齿与基牙关系遵循设计

𬌗支托(occlusal rest)在支托凹内应完全稳定就位;卡环臂、小连接体、邻面板与基牙或余留牙牙面达到所需要的密合接触;卡环(clasp)固位臂尖在倒凹区(undercut)内,卡环体位于非倒凹区;𬌗支托、卡环体不影响咬合。缺牙区基托不应进入基牙邻面倒凹区,腭(舌)侧基托边缘应与基牙及相关牙非倒凹区接触。

(二)义齿组织面与软组织紧密贴合

基托组织面(tissue surface)与牙槽嵴黏膜贴合无空隙(缓冲区除外),平稳无翘动;义齿边缘应伸展适度,不能妨碍唇颊舌系带等软组织的活动;上颌结节颊侧、上颌硬区、下颌隆突、内外斜嵴、骨尖、骨突等部位的基托,其组织面应做适当的缓冲。

(三)调𬌗达到𬌗平衡

初戴时可摘局部义齿的最后一步调整就是调𬌗(occlusal adjustment),调𬌗最终目的是使义齿在下颌各个方向运动过程与天然𬌗关系协调一致。虽然技师在义齿制作完成时,已经进行了咬合关系的调整,但进行初戴时,仍然有可能需要微调,以达到义齿设计时要求达到的𬌗接触类型(图 12-1)。义齿初戴时的咬合需达到如下要求:可摘局部义齿没有不适当

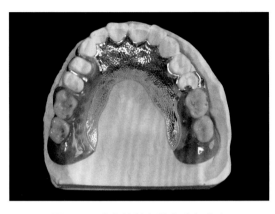

图 12-1 咬合接触点散在均匀分布

地升高或降低咬合垂直距离。后牙双侧均匀接触,前牙与对𬌗牙有良好的接触关系,达到最广泛的牙尖交错咬合关系,不能出现错误的前伸或偏侧咬合关系。在咀嚼运动过程中,上下牙列要具有适当的接触关系。

（四） 美观性

人工牙尽量与邻牙色泽、形态、大小相协调,前牙区尤其应注意与面型相适应,使其美观逼真。排列应适当,勿过于偏向唇颊侧或舌侧。基托厚度适中,使唇侧饱满。

二、义齿初戴的流程

可摘局部义齿制作完成后,要求能在口内顺利戴入和取出,且固位良好,基托伸展适度,咬合正常,患者能较快适应并恢复功能。有些复杂的义齿,需做必要的修改才能就位,然后还应调整卡环,磨改边缘和调𬌗,义齿才能发挥良好的咀嚼功能。可摘局部义齿按如下流程试戴:

（一） 检查义齿

义齿制作完成后到医师将义齿戴入患者口内之前,医师应该对于义齿进行全面的检查,具体检查内容包括:基托树脂面有无树脂瘤等不良结构,金属支架有无变形,人工牙外形是否美观等。在模型上检查义齿的就位道方向也很有必要,这能够正确指导患者对于义齿进行摘戴。对于前牙区的义齿还应注意人工牙的外形与余留牙是否匹配,对于多数牙缺失的局部义齿还应注意𬌗曲线是否合理等。虽然正确的人工牙排列、外形和颜色对于满意的外观是必要的,但牙龈边缘和基托边缘的外形也具有重要意义。一般情况下,牙龈边缘的水平应该参照天然牙的龈缘水平,基托的外形应该是光滑的曲线,不应该存在突兀的直线。

（二） 义齿的调改戴入

戴义齿时应按义齿设计的就位道方向试戴,轻轻施以压力,观察其能否顺利就位。如有阻力,应分析原因予以修改,不能强行戴入。在试戴过程中,应注意观察患者的表情与反应,如有疼痛应立即停止就位,以免损伤口腔组织。义齿就位后应达到的要求:①基托与牙槽嵴黏膜贴合无空隙(除缓冲区外);②卡环臂位于基牙倒凹区并与基牙密合,且具有适当固位力;③𬌗支托应位于𬌗支托凹内并与基牙完全密合,且有一定的厚度,但又不影响咬合关系;④卡环体应位于基牙观测线上,不能影响咬合关系,与基牙密合,卡环体部无磨损现象;⑤修复体在口内应保持平稳,无前后翘动或左右摆动,具有足够的固位力且摘戴方便。

1. 义齿就位困难的原因及处理的方法

（1） 卡环过紧:卡环体区域有多余突出的塑料阻挡,可将多余的塑料磨除。倒凹填补不够,制作支架时磨损模型,以致卡环体部进入倒凹区,轻者可以磨改基牙卡环体部处的牙体组织,重者则需要重做卡环。

（2）支托移位：支托因磨损模型或装盒、充填时移位，可使义齿不能就位。此时需去除支托修理，或取模重做。

（3）基托、人工牙进入软、硬组织倒凹区：此时义齿无法顺利就位，可用红蓝咬合纸进行检查，确定出阻碍就位的具体部位，取出义齿，用不锈钢钻或小轮状石磨除代表阻碍处的着色点，即磨除进入倒凹区的塑料基托，如此反复戴入和调改，直到完全就位。但每次磨改量不宜过多，以免使义齿与基牙间形成间隙而造成食物嵌塞。

（4）义齿变形：常见原因为印模、模型不准，或出盒、磨光时支架、基托变形。轻度变形可以通过修改支架、基托加衬等措施来纠正，明显变形者应取模重做。

2. 铸造支架或义齿就位困难和翘动的原因

（1）支架变形：

1）琼脂印模材料质量不好，在翻制模型过程中造成阴模收缩变形。

2）高温包埋材料的热膨胀系数不够，不能补偿铸造后金属的收缩，而使支架变形。

3）脱模铸造过程中，未能很好地控制熔模的变形因素所致。

4）铸道设计不合理，铸件未避开热中心区，造成支架各部分不均匀收缩。

5）模型缺损，特别是支托凹、牙冠轴面外形高点等部位缺损，或在铸造过程中支托、卡环体部有黏砂、瘤块，都会影响义齿就位，或形成支点造成义齿翘动。

6）开盒去除包埋石膏时，用力过大或方向不当，造成支架变形。

7）打磨过程中支架被磨损，甚至被抛出，都可能造成支架变形。

（2）设计不当：模型设计时，共同就位道的选择不当；不利倒凹填补错误；缓冲区未做处理，致使卡环体部连接体进入倒凹区，造成义齿就位困难。

若义齿变形，使之不能完全就位时，可根据造成变形原因和变形程度做不同的处理，整铸支架变形，原则上则需取印模重做。

（三）基托调整

使用压力指示剂（pressure indicator paste）对于义齿戴入时进行检查，确定压力分布是否均匀。黏膜如有压痛，首先应分析出压痛原因，是基托组织面树脂瘤导致的压痛还是系带处缓冲不足所致的压痛。如果是基托组织面导致的压痛，应用压力指示剂确定压痛部位，缓冲移开薄层显示剂的区域，用一层新的压力指示剂重复该过程，直到压痛被解除。调改组织面使义齿与支持组织达到最佳适合。如果是基托边缘缓冲不足导致的压痛，应对缓冲区进行进一步的调磨。

下颌弓最常见的压痛区：①前磨牙区下颌牙槽嵴的舌侧面；②下颌舌骨嵴；③义齿边缘伸展到下颌舌骨嵴后间隙；④下颌升支附近的远中颊侧边缘和外斜嵴。上颌弓最常见的压痛区：①覆盖上颌结节的义齿颊侧翼的内侧；②颧牙槽嵴处的义齿边缘；③翼上颌切迹处。此外，上下颌弓可能有骨尖或不规则骨突，相应的义齿基托组织面要做相应的缓冲。

（四）调𬌗

对于原有颌位关系记录不准确或在义齿制作过程中出现较大失误而导致咬合出现严重不协调时，需模型上𬌗架调𬌗。将上颌义齿固定在𬌗架上后，按新咬合记录确定下颌义齿位置，并在𬌗架上完成调𬌗后，再进行口内调𬌗。

对于牙支持式或余留牙有咬合关系的情况，调𬌗的目标是形成患者原有的𬌗关系。调𬌗分为正中𬌗和非正中𬌗调整。在正中咬合时，首先用较厚的咬合纸记录，需要磨除早接触点(图 12-2)。对于非正中𬌗的调磨,要建立在正中𬌗没有咬合早接触的前提下。所以,进行非正中𬌗调整时,要保留牙尖高度不得调磨牙尖。非正中𬌗的调磨通过改造或加深𬌗面沟的方法实现。

对于余留牙咬合关系丧失的情况,调𬌗的过程类似于全口义齿,即达到平衡𬌗的效果,在正中𬌗和非正中𬌗时,都要达到平衡。调𬌗后,可以通过恢复窝沟和排溢沟,减少颊舌径以增加牙尖锐

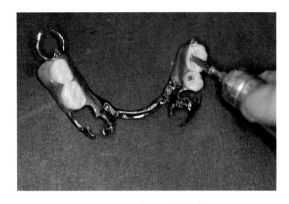

图 12-2 磨除早接触点

利程度和减少咀嚼面的宽度来恢复人工牙的解剖形态,使其具有最大的咀嚼效率。

(五)戴牙指导

根据患者之前是否使用过可摘局部义齿,对患者分类进行合理的沟通。患者除了生理上对新修复体要进行调整和适应,在心理上接受新修复体也是义齿戴入成功的一个重要因素。给予患者规范的义齿摘戴指导很重要,在指导后,患者应该能够正确自行摘戴义齿,清洁维护义齿。通常,戴牙后指导主要有以下几个方面:

1. 患者要自己掌握正确的义齿摘戴方法。医师要告知患者正确的就位道及摘戴方式,初戴时患者可以对着镜子进行练习。尤其注意,义齿戴入过程中不可用牙咬合就位,以免引起卡环变形或者义齿折断。

2. 初次使用可摘局部义齿的患者,可能会出现口内异物感、恶心(nausea)等不良反应。关于恶心或舌体的异物感不需要对患者做太多的说明。对此极少患者有困难,舌体会无拒绝地接受平滑而小巧的外形。在制作义齿时应该避免过大、过厚或者位置不当的外形,如果已经存在,应该查出并在戴义齿时消除。最常需要减薄的部位是下颌义齿的远中舌侧边缘,此处义齿边缘在义齿基托修整打磨期间应该修薄。

3. 应该告知患者义齿可能影响发音。除去可预防的义齿设计过大、义齿基托过厚以及人工牙位置不正确等少数情况外,一般患者发音障碍会在几天之后消失。

4. 应该告知患者必须保持义齿和基牙的清洁。如果要预防龋齿的发生,就应该尽量避免食物残渣的堆积,特别是在基牙周围和小连接体的下方。而且要通过去除堆积的食物残渣、用牙刷按摩义齿支架覆盖的组织部分以取代舌体和食物接触的正常刺激,以防止牙龈组织的炎症。

5. 在饭后和睡觉前应该清洁口腔和局部义齿。在早餐前刷牙可以减少细菌数量,对于龋易感者而言有助于减少饭后酸的产生。用小而软的鬃毛牙刷可以有效地清洁可摘局部义齿。除了使用牙膏刷洗义齿外,还可以用义齿清洁剂溶液完成义齿的清洁。应该建议患者每天将义齿浸泡在清洁液中 15 分钟,随后用牙膏彻底刷洗。虽然次氯酸盐溶液是有效的义齿清洁剂,但是它们有可能会使钴铬合金支架变色,应该避免使用。如果在外就餐,无法刷牙的话,使用清水简单冲洗可摘局部义齿和口腔,也是有益的。

6. 可摘局部义齿上沉积的结石需要采用特别的措施来清除。对于大部分患者来说,采用彻底的每天义齿刷洗可以防止结石的沉积。如果患者义齿上已经形成结石,在复诊时应

通过使用超声波洁治仪等帮助患者清除结石。

7. 睡觉时可摘局部义齿应该取下,让组织在晚上得以休息。义齿则应该放入盛有冷水或者义齿清洁液的器皿中,防止义齿因为过度脱水导致的体积改变,不可泡在开水或酒精溶液中。如果患者存在夜磨牙可选择夜间戴局部义齿,因为夜磨牙会使压力集中于少数牙上而具有更大的破坏力。考虑到可摘局部义齿能使压力负荷分散更广,加上义齿的夹板作用,可以建议患者夜间戴用义齿,但尤其注意义齿设计时应增加固位力或戴夜间保护器。

8. 初戴义齿,不宜吃硬食,最好先吃软的小块食物。待义齿与组织适应良好,患者能够熟练地使用义齿进行咀嚼时,再进食稍硬的食物。若是前牙义齿,也不宜咬切食物,暂用后牙咀嚼食物。

9. 义齿如有不适,应及时复诊,不要自己手动修改。如有黏膜压痛,可停止义齿使用,以免造成黏膜损伤。在复诊前2~3小时戴用义齿,以便医师能准确找到压痛点。

10. 戴用可摘局部义齿的患者应该再完成至少一次复诊,进行口腔组织对修复体反应的评价,并且做了少量必要的调整后才能结束治疗。第一次的复诊应该在24小时后完成。

11. 建议患者今后对口腔进行维护,以确保余留牙及牙槽骨的健康持久。易患龋者、牙周病患者及牙槽嵴萎缩患者,如有病变,应及时治疗。如果条件正常,最好0.5~1年复诊一次。

第二节　可摘局部义齿的复诊及常见问题处理

可摘局部义齿初戴和调整完成,并不意味着治疗过程的结束。患者需要了解可摘局部义齿修复体(Kennedy Ⅰ类和 Kennedy Ⅱ类)的支持会随时间发生变化。尽管医师精心完成了修复,若患者不能定期复诊进行口腔维护,患者的修复体也只能获得短期的成功。戴用可摘局部义齿的患者应当在义齿初戴24小时后进行首次复诊,并且在1周内安排第二次常规复诊,而无论患者是否有明确的临床主诉。早期复诊能够在患者自身觉察前提早发现义齿对口腔组织造成的损害,提高患者戴用义齿的舒适性,增强患者戴用义齿的信心。可摘局部义齿患者隔多久应该检查口腔和义齿,应取决于患者的口腔健康和身体状况。通常情况下,每6个月复查一次。如口腔卫生维护较差、龋易感性、牙周病患者或牙槽嵴萎缩患者应该缩短复查的周期。

一、复诊检查的内容

对患者进行仔细的口腔及义齿检查,一般检查内容主要包括以下几个方面:

(一)义齿维护情况

检查义齿是否清洁,表面是否有软垢附着,基托有无裂痕、破损,卡环有无损坏、变形,连接体是否变形,人工牙磨损情况。

(二)口腔卫生状况

检查患者口腔维护情况,是否有软垢、牙石、色素等。

（三）余留牙情况

检查余留牙是否有松动及龋坏,是否有牙齿敏感症状产生。

（四）软组织

牙龈是否红肿、增生或退缩,黏膜有无红肿、溃破、假膜、压痛,基托与基托下组织是否密合。

（五）咬合

检查正中𬌗与非正中𬌗下,有无早接触和𬌗干扰,是否存在咬颊、咬舌等情况。

二、常见问题处理

（一）疼痛

1. 基牙疼痛　先检查基牙有无龋坏或牙周病,若基牙正常,可能是卡环与基牙过敏区产生摩擦而引起的。如牙颈部过敏、楔状缺损等而卡环臂却也位于牙颈部处,这种情况可采用牙颈部脱敏治疗,并调节卡环臂位置,使其避开过敏区。有时由于𬌗面磨耗或𬌗支托预备过深,也可引起基牙酸痛,一般可采用脱敏治疗。卡环体或基托过紧,对基牙产生持续性的推力,亦可引起基牙的胀痛,此时可将过紧部分稍加磨松,如卡环系铸造形成也可少量磨改。但如果是不锈钢丝卡环体部过紧时,原则上不磨改卡环体部以免折断,可适当磨去少量基牙牙釉质,但不应过多,否则必须取模重做。另外,由于咬合过高,特别是咬到过高的金属支架,例如𬌗支托、卡环体或金属基托等,可作调𬌗处理,将金属支架磨低一些,必要时也可将对𬌗牙尖或切缘稍加磨改。若出现过敏可做脱敏处理。总之,基牙疼痛原因不一,应仔细检查后做相应处理。

2. 软组织疼痛　基托边缘过长、过锐,压迫唇、颊舌沟或进入倒凹区擦伤黏膜,应适当磨短基托边缘,并使其圆钝光滑。当石膏表面有小气泡时,基托组织面可出现粒状突起,可造成黏膜充血红肿,甚至造成黏膜溃疡,可用小棉签蘸甲紫标在溃疡区,戴上义齿,将溃疡部分衬印在基板上,再以小磨石加以修改,去除粒状突起。在硬区、骨性隆突、牙龈缘、系带等处缓冲不够而造成的局部疼痛、溃疡,应查清疼痛部位,在基托相应处进行缓冲处理。采用义齿压力指示剂的方法检查义齿的早接触点,解决压痛问题是非常有效的方法。

可摘局部义齿支持作用差或咀嚼压力较大,使基托过度压迫黏膜组织。例如缺牙较多、𬌗支托少或采用不锈钢丝𬌗支托;人工牙面过宽或排在牙槽嵴顶颊侧;基托面积过小,压力较集中;义齿平稳性差,有较大翘动或摆动;牙槽嵴较窄,黏膜较薄,耐受力低,都可引起较大面积黏膜压痛及黏膜红肿。针对上述原因应做适当修改,可扩大基托支持面积,增加间接固位体或𬌗支托数目,调𬌗解除𬌗干扰。下颌牙槽嵴狭窄不能承受咀嚼压力时,可采用软衬材料加衬,以减轻黏膜负荷。

（二）固位不良

1. 弹跳　卡环臂端未进入基牙的倒凹区,而是抵住了邻牙,咬合时基托与黏膜贴合,开口时卡环的弹力使基托又离开黏膜,只要修改卡环臂即可纠正。

2. 翘动、摆动、上下动　原因是卡环体与基牙不贴合,间接固位体放置的部位不当,𬌗支托、卡环在牙面形成支点,卡环无固位力。处理方法为修改卡环与𬌗支托,或需重新制作卡环。

3. 基托与组织不密合,边缘封闭不好　常发生于修复缺牙数目较多的义齿以及游离端缺失的义齿,没有充分利用基托的吸附力和大气压力的作用而影响义齿的固位、稳定。可进行基托重衬处理。

4. 基牙牙冠小或呈锥形致固位形差　基牙小或呈锥形无法放置三臂卡环时可增加基牙或改变卡环类型,也可将过小牙或锥形牙做固定全冠以改变牙冠外形,有利于固位体的放置。

5. 人工牙排列的位置不当　如前牙排列覆𬌗过大,在前伸时上颌义齿前后翘动;后牙若排在牙槽嵴顶颊侧,咬合时以牙槽嵴顶为支点发生翘动;若排在牙槽嵴顶舌侧,影响舌的运动。可以按选磨调𬌗的原则进行磨改,如无法改善,应重新排列人工牙。

6. 基托边缘伸展过长　影响唇、颊、舌系带及周围肌的活动,也可导致义齿固位不好。可将基托边缘磨短,并使基托避让开各系带处。

(三) 义齿咀嚼功能差

可能由于咬合关系不正确,人工牙𬌗面过低过小与对𬌗牙接触不良,𬌗面平坦,无适当的牙尖斜度或沟凹不明显,或义齿恢复的垂直距离过低,都可能降低咀嚼效能。可升高咬合,加大𬌗面,改变𬌗面形态,在𬌗面增加食物排溢道,增加牙尖斜度。如系基牙和牙槽嵴支持不够造成的,可增加基牙和加大基托面积,以提高基牙及牙槽嵴的支持力。

(四) 义齿摘戴困难

卡环过紧、基托紧贴牙面,倒凹区基托缓冲不够。患者没有掌握义齿摘戴方向和方法,都可造成义齿摘戴困难,需调改卡环,磨改基托,教会患者如何摘戴义齿。

(五) 食物嵌塞

义齿初戴后出现食物嵌塞和滞留,主要是由于基托与组织不密合,卡环与基牙不贴合,基托与天然牙之间有间隙等原因所造成。改善方法:当基牙和牙槽嵴存在不利倒凹时,选择适当的义齿就位道,尽量减小不利倒凹,同时需要患者加强口腔卫生和义齿的清洗,防止天然牙发生龋病和牙周病。另外,如倒凹填补过多造成不应有的空隙,应用自凝塑料局部衬垫解决。

(六) 发音不清晰

可摘局部义齿的固位装置由舌、腭杆、卡环等组成,这些都对正常的发音产生不同程度的影响。其产生发音障碍的频率,根据缺损部位、程度而异。特别是腭部前后腭杆及侧腭杆或舌杆的设置部位,与发音功能有极大关系。

口腔腭部的所有部位,都与发音运动有关,在选择腭杆位置时,尽可能避开易发生障碍的位置,腭中央区为发音动作时舌接触最少的区域,也是较少发生发音障碍的区域之一,在该区设置腭杆影响较小,特别是第二前磨牙与第一磨牙之间的范围最合适。

设置舌杆的区域相对来说发生语音障碍的机会比腭杆要少,但在充分考虑下颌前牙区舌侧牙槽嵴的形态,避开倒凹区的同时,也要注意设置的位置不宜过低,否则会妨碍舌系带及舌底部运动,影响发音。

上颌前磨牙舌侧的卡环臂常作为固位体的对抗臂,放置在基牙舌侧的最大隆起部,成为一个异物而影响舌的发音功能。建议卡环臂的厚度要适中,或在基牙置卡环对抗臂的区域做相应的选磨,使卡环放入后能再现基牙的良好外形。

牙位与发音有密切关系,后牙缺失引起舌体变大,前牙缺失使唇缺少足够的支持,这样起重要作用的发音器官——舌、唇、牙都发生了改变。因此，在排牙时除了考虑咀嚼功能外，发音、美观都要加以重视。另外，基托厚度、戴义齿的时间、义齿修复史等都会不同程度影响发音的清晰度，一般经过一段时间的练习，多数患者可逐渐习惯恢复到正常发音水平。基托过厚则可将其磨薄、磨小以改善发音。

（七）咬颊黏膜、咬舌

由于上下颌后牙的覆盖过小，或由于缺牙后，颊部软组织向内凹陷，天然牙的牙尖锐利都会造成咬颊黏膜。应加大后牙覆盖，调磨过锐的牙尖，加厚基托推开颊肌。

咬舌多因下颌后牙排列偏向舌侧或因𬌗面过低造成。可适当升高下颌𬌗平面，磨改下颌人工牙的舌面或重排后牙。

（八）恶心和唾液增多

戴入上颌可摘局部义齿后，由于基托后缘伸展过多、过厚，或基托后缘与黏膜不贴合，两者之间有唾液刺激而引起恶心。应磨改基托或重衬解决。如唾液分泌多，口内味觉降低，只要坚持戴用义齿，逐渐习惯后，这些现象即可消失。

（九）咀嚼肌和颞下颌关节不适

由于垂直距离恢复得过低或过高，改变了咀嚼肌张力和颞下颌关节正常状态，患者常感到肌疲劳、酸痛和张口受限等颞下颌关节症状。可通过加高或降低垂直距离和调𬌗来解决。

（十）戴义齿后的美观问题

人工前牙的选择不恰当，如形态不协调、牙冠太长或太短、颜色差别较大；人工牙的排列不当，过于偏向唇侧、颊侧或舌侧，唇部外形太突或凹陷，可根据情况酌情进行修改。对患者提出的合理意见应认真听取并尽量修改，必要时重做。

（十一）义齿性龈口炎

义齿性口炎是口腔修复后的常见并发症之一，通常是指上颌腭侧面与义齿接触的腭、龈黏膜发生的炎症性损害，多发生在女性。常表现为黏膜呈亮红色水肿或黄白色的条索状或斑点状假膜，患者多因疼痛或黏膜灼烧感就诊，常合并口角炎和舌炎。患者自觉口干，烧灼感主要有以下病因：①发生义齿性口炎的患者大多口腔卫生较差；②随着义齿使用时间的增加，基托下黏膜、牙槽骨等组织发生变化，义齿基托与组织不密贴或者过紧，义齿性口炎的发病率逐渐上升。治疗：发生义齿性口炎后，要立即停戴义齿，口含制霉菌素 50U。口角用克霉唑软膏交替涂敷。对于不合适的义齿，应进行调改、重衬或重做义齿，同时嘱患者认真刷洗义齿，保持口腔卫生。

即使患者对义齿十分满意，自觉无任何不适，复诊时仍需要对患者进行仔细的检查。因为有些问题患者自身不能发现，只有临床医师细致的检查才能发现。通过定期复诊、随访教育指导，应该告诫患者要避免粗暴对待义齿，否则会导致义齿的变形和折裂；通过正确的口腔保健、合理的饮食以及经常的口腔维护，可以保护不受龋病伤害；不能认为可摘局部义齿的治疗是永久性的，必须受到患者和医师有规律而连续的维护。

第三节　可摘局部义齿的维护

可摘局部义齿偶尔需要修理或添加。然而，应该通过仔细地诊断、合理的治疗计划、充分的口腔准备、有效的可摘局部义齿的设计以及所有部件的正确制作等手段，尽可能减少这些情况发生的频率。基牙或牙弓上其他牙齿发生无法预见的并发症,或因意外及患者使用不当造成的义齿折断或变形,也可能使义齿需要修理或添加。义齿使用时间过长,骨吸收导致的基托与组织间不密合,往往需要进行重衬修理或基托更换。指导患者正确摘戴修复体非常重要,可避免卡环臂、义齿其他部件或所接触的基牙受到不良的作用力。同时应该告诉患者从口内取出修复体时必须十分小心,一旦发生变形将不能修理。

一、可摘局部义齿的修理

(一) 卡环臂折断的修理

卡环臂损坏有以下几个原因:

1. 卡环臂的损坏可能是由于卡环臂进出过大的倒凹反复弯曲造成的。如果牙周的支持力大于卡环臂的疲劳限度,金属将首先发生破坏。否则基牙会发生松动,继而因为受持续的压力作用而导致最终脱落。通过对工作模型的精确观测,将卡环臂放置在可以获得最小固位力的基牙位置上,可以防止这类破坏的发生。

2. 卡环臂的损坏也可发生于卡环臂本身的结构存在缺陷时。铸造卡环臂外形不正确,或完成和抛光时的不小心都会引起卡环臂最终在某个薄弱点处折断。这种情况可以通过适当地逐渐变细卡环臂,形成弹性固位臂,同时使所有坚硬的非固位臂粗细均匀的方式来预防。

3. 患者使用不当也可以引起损毁。如果患者使用暴力,任何卡环臂都可能发生变形或折断。最常见的造成卡环臂损坏的情况是义齿意外跌落造成的变形。

对于任何类型的卡环臂折断,都可以用包埋进树脂基托的锻丝固位臂代替,或使用点焊法固定在金属基托上。这样可以避免重新制作一个新的卡环臂。

(二) 𬌗支托折断的修理

𬌗支托的折断通常发生在越过边缘嵴的部位。𬌗支托凹预备不佳是造成折断的常见原因。在口腔预备过程中,由于越过边缘嵴的𬌗支托凹处的牙体组织的高度降低不够,为了防止𬌗干扰,𬌗支托就会制作得太薄或在口内调改得太薄。𬌗支托的失败很少是由金属结构缺陷或意外造成的。

可以用焊接法修理折断的𬌗支托。在做修理准备时,有必要修改折断𬌗支托的支托凹,或减轻𬌗干扰。将可摘局部义齿完全就位后,用不可逆性水胶体印膜材取印模,印模取出后直接灌注硬石膏,硬化后将可摘局部义齿从模型上取下,在支托凹和边缘嵴处铺白金箔,盖过导平面,将义齿戴回到模型上,用焊媒将金焊料与义齿焊接。达到一定厚度形成𬌗支托。另一种方式是使用工业用的铜焊合金作为焊料,虽然熔点高,但具有对电焊反应良好且不失色泽的优点。

(三) 原基牙缺失后进行的添加修理

原基牙缺失的原因较多,可能是由于原有基牙牙周病变、牙体病变、或者外力导致折断等。对于原基牙缺失后出现的情况,可将义齿戴入口内,制取印模,使旧义齿位于印模内,义齿的组织面涂布分离剂。灌注石膏模型,使义齿在适当的位置与石膏模型紧密贴合。在基牙缺失处邻近的天然牙上制作钢丝弯制卡环,缺失的基牙区排列树脂牙,其下的基托蜡型内埋入新钢丝弯制卡环的连接体,制作局部蜡型后,局部重新装胶,与旧义齿连接在一起,磨光后完成修理过程。

（四）人工牙的添加及义齿磨耗的修理

人工牙折断或脱落的修理,可磨除残留人工牙及磨除部分舌侧基托,但须注意保存基托唇侧龈缘。选择颜色、大小、形状合适的人工牙,或者利用脱落的原完整人工牙,磨改其盖嵴部,使之粗糙预备出固位倒凹(图 12-3A)。按咬合关系,用自凝塑料固定,如除人工牙之外还需增加卡环基托等,则需制取印模翻制模型后,在口外修复(图 12-3B)。

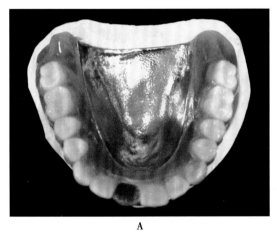 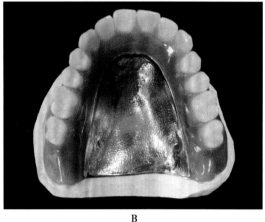

A B

图 12-3 添加人工牙修理
A.人工牙添加前　B.人工牙添加后

如果个别后牙𬌗低,可用自凝塑料在口内直接加高。若间隙较大,则应在人工牙上咬蜡,用义齿灌注模型,上𬌗架,重新更换人工牙。

（五）其他部位的变形或损毁

如果大、小连接体最初制作时体积合适,变形通常是由于患者的使用不当造成的。设计和制作时应保证所有的部件都具有足够的体积,以保证在正常环境中具有刚性和形态稳定性。有时为了避免或消除组织受压,需要调改大、小连接体而使其变薄。初戴时的这种调改也许是工作模型观测不准确的结果,也可以是设计和铸造制作中的失误所造成的。

（六）基托折裂和折断的修理

如果折裂不严重,可将义齿擦拭干净,对好折裂线,在磨光面上用胶水或黏蜡粘接,必要时用竹签加固。在组织面上灌注石膏,待硬化后,用轮状钻在折裂处两侧基托磨去一部分,弯制加强丝横跨折裂线,用自凝树脂填补。如果基托折断并伴有较大缺损或者不能对合复位者,可以将义齿戴入口中取模,灌制石膏。义齿修好后应戴入口内检查。

二、可摘局部义齿的重衬和基托的更换

义齿戴用一段时间后,由于软硬组织的变化,会出现基托组织面与黏膜组织不贴合,义齿翘动、咬合不良等情况,这时可重衬或更换义齿基托。重衬是指用基托材料重建义齿基托组织面,使其与覆盖的组织更准确地贴合。更换基托则是用基托材料更换整个义齿基托。在更换基托的过程中,人工牙可能也需要更换。

重衬分为直接法重衬与间接法重衬。直接重衬是指将义齿组织面均匀磨除一层,使之粗糙,刷洗干净,擦干,调拌基托色自凝材料,达到黏丝期时,将其涂布在组织面上。用棉球蘸液状石蜡或藻酸钠分离剂涂于患者需要做重衬区的黏膜上,将义齿戴入口内,使义齿初步就位,嘱患者自然咬合,让患者做功能性运动进行边缘整塑,多余的塑料从基托边缘挤出,形成良好的边缘贴合。间接重衬适用于需要重衬范围较大的义齿。此法是在义齿组织面放置印模材,在口内区咬合印模,形成印模材组织面重衬,取出后在技工室装盒装胶,在口外将重衬的印模材更换为基托塑料。

在进行重衬或更换基托之前,口腔组织必须恢复到可以接受的健康状态:义齿承托区的黏膜无炎症和刺激;剩余牙槽嵴、舌及唇颊部无不适感;正常解剖结构无异常。通常停用旧义齿一段时间并注意口腔护理即可达到上述要求,也可选用组织调整材料。同时,不应忽视营养缺乏、严重的全身系统性疾病。

（一）牙支持式可摘局部义齿的重衬

牙支持式义齿下方的组织发生改变并不会影响义齿的支持,因此要对此种类型的义齿进行重衬或者更换基托主要见于以下几种情况:①义齿基托和剩余牙槽嵴之间卫生情况较差和有食物残渣残留;②产生的间隙导致外观不良;③由于基托与组织之间产生间隙而不密合导致患者感觉不舒适。尽管后牙区有𬌗支托和直接固位体,但前牙区的基托缺乏支持仍会导致义齿移位。如果前牙需要更换或者重新排列,或由于美观原因或有些缺陷需要更换义齿基托,此时需要的治疗则是更换基托。

要能进行义齿基托的重衬和更换,那么原来的义齿基托必须是由树脂材料制作。牙支持式可摘局部义齿部分支架是由金属制成。金属基托有其优点,但通常不用于预计会发生早期组织改变的牙支持部位。对于近期拔牙、缺牙间隙较大或其他手术,预计需要进行重衬来获得组织支持时,因为很难获得满意的重衬效果,所以均不应使用金属基托。

利用树脂重衬材料进行口内重衬时,只要操作技术正确,可以与旧义齿基托完全黏合、颜色稳定、耐用并准确,取得非常满意的效果。旧义齿基托直接重衬的步骤如下:

1. 将义齿刷洗干净,擦干,基托组织面做大量缓冲。边缘处做少量缓冲。这不仅为新材料有足够的厚度提供空间,而且可防止由于材料的限制而引起组织变形。

2. 在磨光面上从缓冲边缘到牙齿𬌗面涂润滑剂或贴上胶带,防止新的树脂粘接到基托磨光面或人工牙上。

3. 调拌自凝塑料,在材料到达所需的黏度前,让患者用冷水漱口。同时,用浸有树脂单体的棉球或小刷子擦拭已经吹干的干净基托组织面。这有利于粘接,并且确保重衬面不受任何污染。

4. 当材料达黏丝早期时,将其涂于义齿基托组织面和边缘上。立即将可摘局部义齿在口内完全就位,让患者轻轻咬合。确保没有材料流到𬌗面或改变已经建立的垂直距离。然后让患者张口,牵拉颊部使多余的材料在边缘处翻转,与边缘附着组织相协调。如果下颌可摘局部义齿作重衬,可以让患者活动舌头到两侧颊部,再到前牙位置,以便建立功能性舌侧边缘。在进行边缘修整时,直接固位体必须能有效地防止义齿移位。否则,必须用手指压在𬌗面,确保义齿的位置稳定。

5. 立即从口内取出义齿,用弯的眼科剪去除多余的材料和流到人工牙邻面以及义齿支架其他部件上的材料。同时患者再次用冷水漱口。之后义齿重新完全就位并咬合。在张口状态下重复边缘运动。此时或稍后,材料会硬化至足以在口外保持其外形。

6. 取下义齿,快速用水清洗,将重衬材料放入装有温水的容器里浸泡可加速聚合,这将减少由于聚合发热或与未聚合的单体长时间接触而引起的患者不适感和组织损伤。在最后修整和抛光时应该注意不要损伤人工牙面和新旧材料交界处之外的磨光面。

当一个或多个相对小的间隙进行重衬时,需要取印模后将义齿装盒和充胶热处理。技工室操作可能造成垂直距离增加和义齿变形,需要与使用直接重衬材料的缺点相权衡。除了基牙间存在长缺牙区需要组织支持外,只要操作得当,直接重衬技术完全可以用于多数树脂制作的牙支持式可摘局部义齿基托。前者可以用组织调整材料或适当的弹性印模材料获取重衬印模。然后将义齿装盒,添加热处理重衬材料,以获得最佳的组织接触和支持。

(二) 远中游离端义齿基托的重衬

远中游离端义齿主要由黏膜和剩余牙槽嵴提供支持,比牙支持式义齿更需要重衬。正因如此,远中游离端基托往往是树脂基托,这样以便于因组织发生改变时对义齿基托进行重衬而获得支持。远中游离端义齿基托的重衬主要是为基托重新建立组织支持。对远中游离端义齿基托进行重衬的适应证有两个:①义齿与对颌义齿或者天然牙之间失去𬌗接触。可以通过让患者嚼两层 28 号软质绿或蓝(铸造)蜡来确定(图 12-4)。②由于组织失去支持作用,当用手指交替按压支点线两侧的义齿,可以看到远中游离端义齿基托旋转和下沉。虽然仅仅通过𬌗接触的检查可能导致误诊,但义齿基托出现这种旋转则是需要重衬的有力证据。如果只存在𬌗接触的不充分而缺乏义齿向剩余牙槽嵴转动的有力证据,那么只需要通过重新排牙建立咬合接触或者使用嵌体恢复𬌗关系即可。

在重衬过程中,远中游离端可摘局部义齿支架都必须保持在原有位置上,间接固位体应完全就位。必须防止任何由于𬌗干扰引起沿支点线旋转的可能性,在取印模时必须保持支架在原有的最终位置上。因此,当重衬单侧或双侧远中游离端义齿基托时,一般不采用闭口式印模技术。远中游离端可摘局部义齿重衬印模中确保支架定位的最好方法是采用开口式印模技术(图 12-5),这与最初的二次印模技术完全相同。首先,要大量缓冲需重衬(relining)义齿的组织面,然后按处理功能性印模的个别托盘同样的方法处理基托。操作步骤是相同的,牙科医师用三个手指按住两个主要𬌗支托及它们之间的第三点,此点最好在离旋转轴最远的间接固位体上。支架回到原来的最终位置,所有牙支持的部件全部就位。虽然在开口式印模技术中不允许有𬌗接触,义齿的原始位置应依据基牙的关系来确定。因为这是

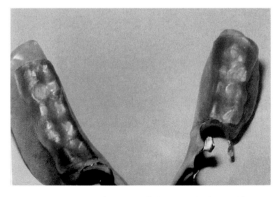

图 12-4　确定游离端义齿与对颌的𬌗接触情况

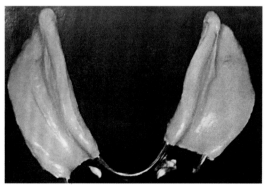

图 12-5　开口式印模技术制作的重衬印模

建立原始𬌗关系的位置关系,如果满足两个条件,义齿的复位将恢复原有的𬌗关系。第一个条件是重衬时技工室操作必须准确完成,不能增高垂直距离。第二个条件是对𬌗牙没有伸长或移位,对颌义齿的位置没有发生不可逆的改变,否则需要调𬌗。这种开口式重衬技术不仅可以修复原有的义齿位置关系和组织支持,而且可以恢复原有的𬌗关系。

（三）重衬后可摘局部义齿重建咬合的方法

如果重衬增高了垂直距离或导致与对颌接触差。可将重衬的可摘局部义齿模型再上𬌗架,在𬌗架上使义齿与对颌模型或修复体保持正确的关系。采用前述的方法对远中游离端可摘局部义齿进行重衬后,如果发现𬌗关系降低或者和重衬前一样。这可能是𬌗面长期磨损的结果,或者是原有的咬合高导致对𬌗牙下沉或其他原因。这时,必须恢复义齿的𬌗关系,在天然牙列和人工牙列上重新均匀分布𬌗力。否则,天然牙列必然承担过度的咀嚼力,而义齿只作为间隙填充物或美观工具。可以在𬌗面添加自凝树脂修改树脂人工牙;或者去除原人工牙,重新排牙。

（谢伟丽）

参 考 文 献

1. NICHOLAS J A. Removable Partial Denture. Quintessence Publishing Co,2006

2. 赵铱民,周永胜,陈吉华. 口腔修复学. 8 版. 北京:人民卫生出版社,2020

3. 冯海兰. 现代口腔修复学诊疗手册. 北京:北京医科大学出版社,2000

4. 冯海兰,徐军.口腔修复学. 2 版. 北京:北京大学医学出版社,2013

第十三章 可摘局部义齿现代制作工艺及材料

可摘局部义齿的临床治疗效果往往取决于义齿的制作工艺与材料,合理地选择修复材料与制作工艺是口腔医师临床决策的重要内容之一。可摘局部义齿的发展始终与义齿制作工艺的革新和修复材料的进步紧密相连,现代工业技术每一阶段的创新成果均能在可摘局部义齿修复中有所体现。

第一节 概 述

早期的可摘局部义齿受限于制作工艺,仅能使用雕刻工艺来制作木质基托和象牙质人工牙,恢复简单的美观与咀嚼功能。后来可以使用锤造工艺对弹性模量稍低、延展性较佳的金合金进行冷加工,制作贴合性更好的金制基托(图 13-1)。19 世纪,天然橡胶经硫化处理后被用于活动义齿的基托制作,由于采用了模塑压制工艺,提高了义齿基托的精密度,使得义齿的咀嚼效能得以显著改善。20 世纪,丙烯酸树脂的出现则使得模压热处理技术成为活动义齿基托加工的标准工艺,直至今天仍然是可摘局部义齿与全口义齿制作的主要制作工艺。锻制合金的出现使得利用冷加工的金属支架强化塑料基托成为可能,更重要的是弯制的金属卡环和支托让牙列缺损的患者获得了具有足够固位与稳定作用的可摘局部义齿。20 世纪

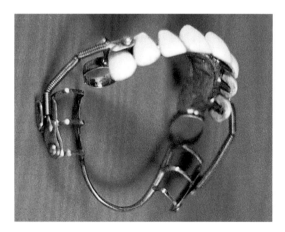

图 13-1 带有锤造工艺制作黄金基托的可摘局部义齿

20 年代出现的精密铸造工艺使得可摘局部义齿的金属支架和卡环制作精度与贴合性进一步提高,在缩小义齿体积的同时还保证了足够的机械学强度,它也是当今最广泛应用的金属支架制作工艺。20 世纪中期,精密附着体这一新型固位体的出现,显著改善了可摘局部义齿的稳定与美观。附着体的优势在于其高度精密的吻合性所提供的稳定与固位,而这一切均有赖于平行研磨技术的出现,它使得附着体的精密研磨、精确对位成为可能。

可摘局部义齿的制作工艺涉及了金属支架和塑料基托,乃至附着体的加工以及不同材

料、部件之间的勾连与组合,整个流程工序繁琐,耗时费力,还严重依赖于技师的经验,这就导致了可摘局部义齿修复体质量的极度不稳定。为了解决这一问题,20 世纪末,在工业领域所使用的数控加工工艺被引入牙科领域。计算机辅助设计/辅助制作(computer aided design/computer aided manufacturing,CAD/CAM)工艺使得严重个性化的义齿加工过程演变为规范而标准的制作流程,整个工件质量也变得可控、可靠和精确。特别是近年来各类快速成形技术(如选择性激光熔化技术)的出现进一步提高了个性化义齿加工的效率和精度,成为未来可摘局部义齿制作工艺的主要发展方向。

第二节　金属制作工艺

金属以其优良的机械学性能一直成为可摘局部义齿修复中最为常用的材料。随着现代科技的进步,金属的加工工艺也经历了翻天覆地的变化,从古老的冷加工制作工艺,到现代的精密铸造工艺、电解/电镀工艺、焊接工艺,乃至当代的 CAD/CAM 技术,均被迅速地应用于口腔医学领域,极大地推动了口腔医学的发展。金属加工工艺的改进不仅提高了制作精度与效率,更是改变了金属的微观结构和宏观性能,进一步地改善了可摘局部义齿的机械学性能和生物学性能。

一、金属冷加工工艺

金属的冷加工是对金属片、杆、块等成品运用外力进行塑形的加工技术,涵盖了锤造、轧制、拉伸等多种加工工艺,曾经在可摘局部义齿修复体制作中占据重要地位,如各种形式的卡环、连接体、支托甚至基托均可由金属冷加工技术完成。目前,主要应用的金属冷加工技术就是冷弯成型技术(cool winding techniques),即根据可摘局部义齿设计要求,通过各种专用技工钳对成品金属丝进行塑形(图 13-2)。该技术几乎可以弯制目前临床上所应用的各种形式卡环,不过随着卡环结构复杂性的增加,其对弯制技术的要求也不断提高,金属疲劳折断的风险也显著提高。卡环的弯制技术是一项经验性较强的技术,强调空间想象力和技巧性,需反复训练。至于𬌗支托与连接体等部件的冷加工制作,由于精度偏差较大,目前应用较少。在铸造工艺日渐重要的今天,冷弯成型技术仍以其独特的优势——简单快捷,使得其在目前

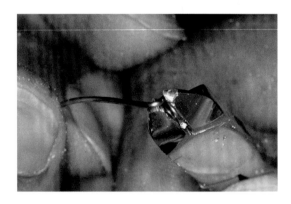

图 13-2　卡环的冷弯成型技术

的可摘局部义齿以及活动矫治器的制作方面仍占有一席之地。

（一）金属冷加工工艺的优缺点

1. 缺点　该技术过多依赖于技师的经验,需反复调试,最终的制成品精度不足,而且耗时费力,另外最终形成的金属修复体存在应力残留,极易过早出现金属疲劳腐蚀或断裂,有

的需要二次热处理,因此不再是金属加工工艺的主流。

2. 优点　由于弯制金属的晶粒由团块状转变为细丝状,其弹性有显著提高,从而极易进入较深的倒凹,以获得理想的固位效果,并可减少对基牙的侧向载荷;拉丝成型的卡环较铸造卡环高25%的抗拉伸强度;同时,其弯曲疲劳试验的加载次数也远高于铸造卡环,因此非常有利于临床的调改与修理;另外,廉价与快捷也是其主要用于即刻义齿或义齿修理的原因。

（二）卡环冷弯制作的原则

首先,必须严格按照事先的设计,根据在基牙模型上画好的设计图进行弯制;其次,应尽量一次成型,避免反复弯曲钳夹,以减少金属疲劳;应时刻注意在基牙模型上比对,同时应避免对模型的损伤。

（三）卡环冷弯制作的注意事项

1. 弯制应循序渐进,先弯卡环臂,再弯卡环体,最后弯连接体。

2. 卡环臂须有水平与垂直向的两个弯曲,既获得与基牙表面的贴合,又实现良好的弹性。

3. 卡环臂的1/2~2/3可位于导线下方。

4. 卡臂尖需圆钝,以免伤及黏膜,不能抵及邻牙。

5. 卡环臂与基牙龈缘保持1mm以上距离,以确保牙龈健康。

6. 连接体需离开黏膜0.5~1mm,以便被塑料基托完全包裹。

7. 最后成型的卡环与可摘局部义齿的支架以焊接或胶连的方式进行固定。

（四）冷弯卡环用合金

用于弯制的合金包括金合金、不锈钢合金、钛合金、钴铬合金等。

1. 金合金丝　主要是在金银铜合金三组元合金中添加铂及钯,属于金合金第Ⅳ型,弹性和耐腐蚀性能较佳,是较为理想的卡环材料,但由于成本偏高,目前应用较少。

2. 18-8不锈钢丝　即镍铬合金丝,为国内常用。由于其处于冷拉拔状态,具有良好的机械学性能和高弹性,冷变形加工过程可致加工硬化现象,应切忌反复弯曲。用于卡环弯制的18-8不锈钢丝直径多为0.8mm、0.9mm。

3. 钛合金丝　主要为β-钛合金,具有良好弯曲性能和焊接性能,但回弹性较大,故卡环应用不多,主要用于正畸弓丝。

4. 钴铬合金丝　性能接近18-8不锈钢丝,但硬度偏高,不易弯制、难以焊接,不宜做热处理,临床应用不多。

二、精密铸造工艺

（一）概述

铸造(casting)是将固体金属或非金属熔解成液态,以外力(压力、离心力等)灌注入铸型型腔,冷却后成型的材料塑形工艺。铸造工艺的优势在于可加工制作任意形状、尺寸的铸件,其铸造精度可达到±0.06mm,特别适用于尺寸精细、结构复杂的可摘局部义齿支架制作。在口腔修复领域所用的是熔模铸造法或失蜡铸造法,在铸造学中属于特种精密铸造工艺。

铸造工艺是一种古老的金属加工工艺。1884年,Aguilhon最早将该技术应用于口腔医学领域制作金属嵌体。1897年,Philbook提出了吹管熔化合金的铸造方法,加速了合金的熔化速度。1913年,Fenner提出了α-方石英热膨胀理论,将其用于补偿合金的铸造收缩。其后Hollenback将真空包埋技术及低温烘烤铸圈技术应用于牙科铸造。低熔的贵金属合金高企的成本以及先天的机械学性能缺陷使得高熔的非贵金属合金研究日渐重要。自1943年起,几乎绝大多数可摘局部义齿支架铸造用合金均为钴铬合金。我国于20世纪50年代开始高熔合金铸造工艺相关材料、设备与工艺技术的研究。随着高熔合金铸造包埋材料、熔模材料、牙科铸造合金、铸造设备和辅助技术的改进,其加工范围逐渐扩大,铸造精度日益提高。

(二) 铸造工艺流程

铸造工艺是通过反复的阴模阳模转换,将技工室雕塑成型的蜡制或塑料制作的熔模转变为最终临床所应用的金属修复体。其工艺流程主要分熔模制作、铸型制作、熔铸和铸件研磨四个环节。可摘局部义齿与固定义齿的铸造工艺有所区别,由于可摘局部义齿支架结构复杂、尺寸较大,且存在倒凹,为防止脱模可能产生的熔模变形,多用带模铸造工艺,需要在翻制的高温耐火代型上进行熔模制作。

1. 熔模制作　首先对临床的石膏模型进行观测仪分析,确定导线,用蜡进行倒凹封闭,缓冲区、鞍基区填充。接着运用琼脂或硅橡胶对其进行高温耐火代型翻制。耐火代型固化后需空气干燥或干燥箱烘干,并浸蜡以封闭气孔。然后,根据预先的义齿设计,在代型上勾画出固位体、连接体、基托等各部件的走向与范围,用成品的铸造蜡线条及网进行熔模制作,最后各部件用滴蜡法相连,形成完整的支架熔模(图13-3)。在涉及精密附着体时也可以利用成品塑料熔模直接黏附于支架熔模上,或运用平行研磨仪对蜡制熔模进行修整塑形。

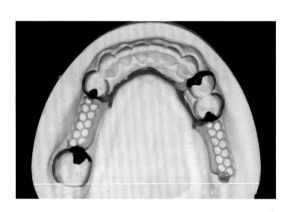

图13-3　可摘局部义齿金属支架的蜡制熔模

2. 铸型制作

(1) 铸道设置:支架熔模完成后,应根据支架大小及各部件的分布设置铸道。可摘局部义齿的支架一般需要2~3个铸道,铸道多放置于大连接体或基托等体积粗大部位,对于支架结构复杂者还可在卡环等末梢处增加压力均衡通道(呈环形,作用类似于排气孔),可有效减少卡环处的气孔产生。铸道必须圆缓流畅,在支架熔模间均匀分布,并设有储金球,铸道及储金球一般应位于铸圈的热力中心,以补偿金属收缩,有时粗大的铸道也可发挥储金球的作用(图13-4)。由于钛的比重较小,常出现铸造不全,故铸道设计需增加直径与数量。

(2) 表面减张:在用95%酒精或肥皂水清洗干净熔模表面后,可进一步在熔模表面喷涂表面活性剂,以增加其润湿性,使得其与包埋材料产生紧密的贴合,以形成光洁的铸型腔内表面。

（3）包埋（investment）：根据所用支架合金选择相应包埋材料。钴铬合金多选择与其收缩率相匹配的磷酸盐包埋材料；高钴铬钼合金则选用硅酸盐包埋材料；而钛及钛合金由于熔点较高，在高温下具有极为活泼的化学活性，只能选择镁铝尖晶石包埋材料或改良的磷酸盐包埋材料。熔模的包埋可以采用有圈包埋或无圈包埋。有圈包埋为传统方式，可以防止制作过程中包埋材料的折裂破坏，但在包埋材料固化和烘烤焙烧过程中，金属圈会限制包埋材料的均匀膨胀。因此，目前多用无圈包埋，仅以纸制或塑胶制的铸圈进行包埋，待包埋材料固化后即可去除。包埋方法包括磷酸盐一次包埋法、硅酸乙酯水解液涂挂法和复合包埋料包埋法，为获得理想而精确的膨胀系数，目前多用磷酸盐一次包埋法（图 13-5）。为进一步减少铸造缺陷，还可运用真空包埋技术，也就是在真空下调拌包埋材料，进行包埋，可显著减少气泡产生，提高包埋材料的致密度。

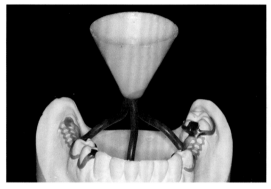

图 13-4　支架熔模的铸道设计

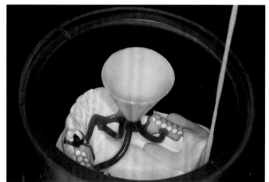

图 13-5　熔模采用一次包埋法

3. 熔铸

（1）铸型烘烤与焙烧（burn out）：为使包埋材料中的水分充分蒸发，熔模液化、挥发，需要将铸型放入烘箱或焙烧炉缓慢升温至 350℃，稳定一段时间。再继续缓慢升温至 850～900℃，维持 30 分钟，以使包埋料烧结为一个整体，增加抗冲击强度，并产生适度膨胀（包括热膨胀和固化膨胀）以补偿合金的收缩（图 13-6）。由于不同金属的熔点和包埋材料不同，其烘烤与焙烧的温度与程序会略有不同。

（2）合金熔化（melting）：由于可摘局部义齿支架所用合金均为高熔合金，所以熔化热源多用电弧热源和感应热源。电弧热源主要是通过电弧放热进行直接加热，合金熔解速度快，无氧化，无气泡。由于交流电弧不稳定，线路损耗大，噪音大以及对电力系统干扰严重等缺点，所以目前多用直流电弧加热。由于电弧放热是作用于局部，因此合金量大时可能出现部分熔化、部分未熔的现象。而感应热源则是利用电磁感应在铸件内产生涡流而使之加热，根据感应电流频率分为超高频、高频、超音频和中频等热源。高频（常用 200～300kHz）感应加热的功率比较集中，能产生剧烈、快速和局部性的热源（图 13-7）；就相当于小而集中的高温气体火焰的作用。反之，中频（2 500～8 000Hz）感应加热比较分散和缓慢，热量穿透较深，与比较大的和开阔的气体火焰相似。

由于钛在高温下的化学性能非常活泼，极易与空气中的氧、氢、氮、碳等发生反应，导致性能下降。因此，对于钛及钛合金的熔化则需要在惰性气体中进行，多用氩气保护（纯度高于 99.99%）。

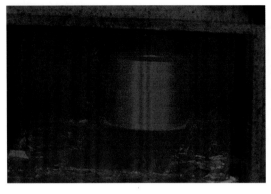

图 13-6　铸型焙烧

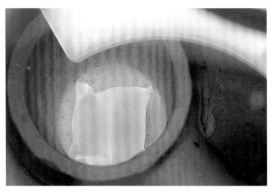

图 13-7　合金采用高频感应电流加热

（3）铸造方法：目前用于牙科的铸造方法，根据熔化合金注入铸型腔内的方法不同分为3种类型，即离心铸造、压力铸造和差压铸造。离心铸造法是利用电机的动力和弹簧发条的弹力，带动中心轴旋转臂高速转动产生离心力，将熔化的金属或合金甩入铸型腔内的铸造方法（图 13-8），对于比重较轻的非贵金属，特别是钛等容易出现铸造不全。压力铸造法通常运用压缩空气、蒸汽将液态金属挤压入铸型腔内，它克服了离心铸造机离心振动大、冷却风机噪声大和易产生成分偏析等缺点，并可有效减少铸造缺陷与气孔的产生。差压铸造法是利用熔金室和铸造室的压差使熔化金属或合金铸入铸型腔内的方法。在熔金室进行气体加压，在铸造室下方安装吸注装置，这种方法使铸件得到较致密的结晶组织，铸件强度和延伸率均有显著改善。

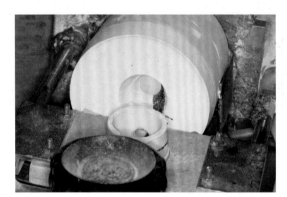

图 13-8　离心铸造法完成铸型浇铸

多数铸钛机则采用上述几种方法的集合，采用离心-加压-吸注铸造法，也就是在真空或氩气保护下进行钛的熔化，并从铸型的底部及四周进行抽吸排气，使熔金室与铸造室之间产生较大的压力差。当金属熔化时，以离心力将液态金属甩入熔模腔，同时从液态金属表面加入较大的惰性气体正压力，这样在三种力量作用下，完成铸造过程。

由于口腔修复体具有体壁较薄、结构复杂、构件精细不易成形等特点，易产生铸造缺陷，所以对铸造缺陷的原因及预防措施的研究显得非常重要。计算机辅助工程（computer aided engineering，CAE）是利用计算机辅助求解复杂工程和产品结构强度、刚度、屈曲稳定性、动力响应、热传导、三维多体接触、弹塑性等力学性能的分析计算以及结构性能的优化设计等问题的一种近似数值模拟分析的方法。采用 CAE 数值模拟技术，可在不进行实际浇注的情况下，模拟铸件的充型、凝固、传热、应力场、微观组织分布、缩孔缩松形成等过程，预测缺陷数量及位置，在模拟结果的指导下，优化铸道及补偿系统设计，调整铸造参数，找到最适合牙科精密铸造的方法，有效地提高铸件成品率，节约人力、物力和财力，使传统的铸造工艺设计进一步科学化、定量化。常用的 CAE 数值模拟方法主要有有限差分法和有限元法，铸造过程的数值模拟包括前处理、中间计算和后处理三个部分。前处理主要为中间计算提供铸件和型壳的几何信息、物理参数和铸造工艺信息;中间计算主要根据铸造过程设计的物理场,为数值计算提供计算模型,并根据铸件质量或缺陷与物理场的关系预测铸件质量;后处理是指把计算所得结果直观地以图形方式表达出来。经过几十年的发展,铸造凝固与充型过程数值模拟技术已经比较成熟和完善,国内外已有一批实用化软件包投入使用。近年来也有国外学者试验将该技术用于牙科钛精密铸造。

4. 铸件研磨 铸件冷却至室温后即可进行表面清理。首先是开圈,利用震动法清除大块的包埋材料;再用喷砂机,以不同粒度的喷砂材料(通常是直径为 50~250μm 的刚玉或玻璃珠)分别清除铸件表面的包埋材料和氧化膜;然后,进行铸道的切割和铸件的粗打磨;最后再经过电解抛光和手工抛光获得完美光洁的金属支架(图 13-9)。最终完成的支架应就位于原始模型进行试戴及咬合调整。

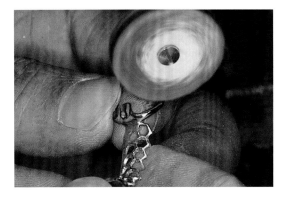

图 13-9 铸件精细抛光

(三)铸造合金

可摘局部义齿的支架需要极薄的厚度、较高的抗屈服强度,尤其是卡环又要求较高的比例极限和合适的弹性模量,以耐受固位体反复进出倒凹所致的金属疲劳。因此,适合可摘局部义齿支架的铸造合金(casting alloy)主要局限于非贵金属合金,如钴铬合金、镍铬合金、纯钛和钛合金等。

1. 钴铬合金和镍铬合金 两者均是临床上较为常用的铸造合金,两者的组成与性能大致相同,差别仅在于镍与钴的含量多寡。较高的屈服强度(>600MPa)和弹性模量(>180GPa)使得其可以在较薄的尺寸下(如金属基托的 0.5mm 厚度)承受较大的外力而不致发生塑性形变。一般而言,钴铬合金比镍铬合金具有更高的弹性模量、强度及硬度。相较于镍的致敏性,钴铬合金具有更好的生物安全性。卡环的使用寿命主要取决于金属的疲劳强度。有研究表明,在 0.25mm 弯曲位移下进行位移控制弯曲疲劳试验,钴铬合金的偏向疲劳折裂时的加载次数(25 000 次)要高于纯钛(4 500 次)、钛合金(20 000 次)和金合金(21 000 次)。在唾液环境中,钴铬合金的耐腐蚀性能也远优于镍铬合金。钴铬合金表面构成的氧化层主要成分是 Cr_2O_3 和 $Cr(OH)_3$,其约占表面氧化物的 90%,该氧化层结构致密,可有效防止电解腐蚀。因此,钴铬合金是目前可摘局部义齿支架制作最常用的合金。

新出现的高钴铬钼合金,与常用的钴铬合金相比,其相应增加了钴的含量(>60%wt),降低了铬的含量(<30%wt)。该合金具有较高的延展系数(8.9%),而维氏硬度和抗张强度基本一致,其在临床上使用时具有支架变形小、折断可能性较低、卡环易调改等优势。该金属制作的卡环较传统钴铬合金卡环细小些,但同样可以保证义齿的固位,而且改善了铸造支架义齿卡环的美观性。改进型的高钴铬钼合金在延展系数(11.6%)与拉伸强度(934MPa)上则更高一些,可以获得更高的弹性和韧性,多建议用于分裂基托等应力中断设计。

2. 钛及钛合金 钛以其优良的生物学性能和适当的机械学强度受到了口腔医学界的

重视。20 世纪 90 年代,随着高温包埋材料与真空负压吸引铸造技术的出现,克服了钛在高温下极易氧化及铸造不全等缺陷,使得铸造用纯钛与钛合金在种植、固定及活动义齿支架制作中得以广泛应用。纯钛的比重仅为钴铬合金的 1/2,因此可减轻大支架的重量。由于纯钛机械学强度要低于钴铬合金,因此要求其支架厚度需大于 0.7mm。在临床上也发现,钛支架表面铸造产生的厚达 100μm 的氧化膜质地硬而脆,呈暗灰色,影响美观,且不易调改与抛光;由于比重过小,流铸性差,极易出现气孔缺陷;卡环的抗疲劳强度不佳,较易折断;焊接性能不佳,临床难以修理,因此使用受到一定局限。

目前有多种钛合金应用于临床,如 1991 年出现的 Ti-5Al-2Sn、Ti-6Al-7Nb 和 Ti-6Al-4V 合金,其机械学性能均有显著改善,拉伸强度最高可达 1 130MPa,不过其中所含铝有一定的细胞毒性。因此现在又开发出多种不含铝的钛合金。其中钛锆(Ti-Zr)合金最具前途,锆元素的添加对钛的铸造流动性影响不大,可降低铸造的线收缩率,强化钛的力学性能,改善钛合金的焊接性能。

三、金属焊接工艺

(一) 概述

焊接(soldering),也称熔接,是将两个分离的同种或异种金属以加热方式结合为一个整体的工艺技术。焊接的原理是通过加热或辅以加压的方式使得两个焊件(welded parts)的原子或分子相互扩散渗透,形成过渡均匀连续的一个整体,在保有原焊件几何构型与力学性能的前提下,实现焊件的牢固连接。

在近代的金属加工中,焊接比铸造、锻压工艺发展较晚,但发展速度很快。而焊接工艺的快速发展又离不开热源的持续更新。焊接工艺几乎运用了世界上一切可以利用的热源,其中包括可燃气体、电阻、电弧、激光、电子束、等离子、微波和超声波等。而每种新的热源出现,都会催生着新的焊接工艺出现。在 19 世纪末之前主要依靠煤炭、木炭等能源加热金属并锤击使之结合,这就是古老的锻焊技术。20 世纪初,随着电加热技术的完善,各种新的焊接方式出现,如电阻焊、电弧焊、电渣焊等。同时,由于成本低廉的煤气、汽油以及乙炔吹氧技术的出现,使得可燃气焊成为极受欢迎的焊接技术之一(图 13-10)。随着对焊接加工精度要求的逐步提高,

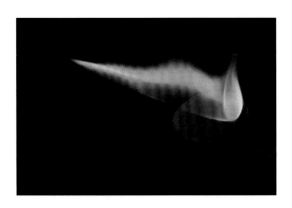

图 13-10　熔化焊的一种——乙炔吹氧火焰焊

加热范围小、产热快、热影响区小的激光焊接、电子束焊接和等离子焊接成为焊接工艺发展的新趋势。

(二) 焊接方法分类

目前在口腔医学领域主要应用熔化焊(fusion welding)、压力焊(pressure welding)和钎焊(braze welding)。

熔化焊是将联接处的金属加热至熔化态而完成的焊接工艺,包括气焊、电弧焊、电子束焊和等离子弧焊等,其中应用较多的就是激光焊接技术(laser welding techniques)(图13-11)。该方法焊接范围小,无需焊料,因此最终形成的焊件精度高,耐腐蚀性能高,是目前焊接的发展方向。不过,由于焊件被加热至熔化态,形成一定范围的热影响区,有可能导致金属晶相改变,进而引起焊件性能下降。压力焊则是在加压和适当加热条件下,联接焊件在固态下实现焊接的方法,包括锻焊、电阻焊(图13-12)等。该方法不用焊料,简单易行,热影响区小,但需改变焊件的部分几何结构,对于牙科修复体精细结构的焊接不太适合,多用于正畸活动矫治器部件的焊接,如带环的焊接,临床上通常称为点焊。钎焊又称焊料焊,通过熔化焊料(solder)使之与焊件熔接的工艺,包括烙铁钎焊、火焰钎焊和感应钎焊等(图13-13)。该方法加热温度高于焊料熔点,但低于焊件熔点,使得焊料能够充分润湿、铺展至焊件表面的每个细节部位,而不改变焊件的性能。为防止焊料的氧化,焊接时常需加入熔点更低的焊媒(welding agent)。由于焊料为异种低熔点金属,所形成的焊接接头强度低、耐热性和耐腐蚀性较差。焊料焊对于焊件的尺寸、种类等适用范围较宽,是口腔技工室应用较为普遍的一种焊接方法。

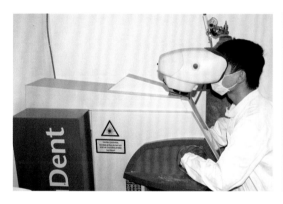

图13-11　激光焊接

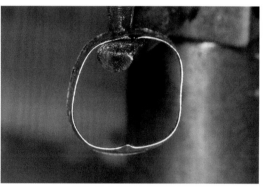

图13-12　压力焊的一种——电阻焊

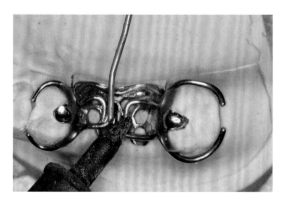

图13-13　钎焊的一种——烙铁钎焊

(三) 焊接的应用范围

　　金属焊接技术在口腔领域主要用于修复体不同部件的联接和修复体缺陷的修理。不同部件的联接包括同种金属部件的焊接和异种金属部件的焊接。

　　1. 同种金属部件的联接　主要指固定长桥支架的分段与焊接。在金属修复体的制作过程中,由于修复体跨度过大,在铸造时金属收缩(非贵金属尤为明显)可引起尺寸精度的变化,从而影响修复体的就位与功能行使。特别是在种植上部结构修复时,对于大跨度的金属支架,为实现被动就位(passive fit),需要先将整体铸造的上部支架分段切割后于口内就位试合,确认准确就位,再以自凝树脂口内粘接分段支架,取出后,包埋固定,以焊接技术重新将分段支架联接为一个整体。对于可摘局部义齿修理需要添加支架时,也可在模型上将后期铸造完成的部件以激光焊接牢固联接于原支架上。

2. **异种金属部件的联接** 主要针对不同加工工艺完成的金属部件的焊接。临床上常将铸造的金属支架与锻制的金属卡环进行组合应用,通过焊料焊将卡环的连接体焊接于支架上,以发挥铸造支架的高刚性与弯制卡环的高弹性优势。在附着体义齿修复中,精度的细微偏差可导致附着体的就位困难,甚至是基牙的损伤或支架的折断,因此除了常规的整体铸造和粘接剂粘接外,更多的使用激光焊接技术来完成精密附着体与支架的精确联接。例如,磁性附着体的衔铁与顶盖之间需要牢固的连接,可选择激光焊接技术。

3. **修复体缺陷修理** 主要是针对铸造所产生的缺陷,如支架上的砂眼、缩孔和冷隔等,一般用可燃气体焊接,而对于卡环、大连接体等承力较大部位,则用激光焊接或氩弧焊等精密焊接方法(图 13-14)。另外,对于金属修复体邻接不良的修补,也可采用焊料焊来恢复邻接。

(四)焊料焊

1. **焊料焊原理** 焊料焊是技工室最为常用的焊接方法。其原理是利用熔点比母材低的金属做焊料(钎料),经过加热使焊料熔化,通过毛细管作用使焊料进入到接头接触面的间隙内,润湿母材表面,使液相与固相之间互相扩散而形

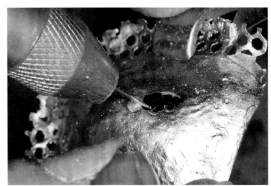

图 13-14 氩弧焊修补纯钛支架的缺陷

成焊接头。因此,焊料焊接是一种固相兼液相的焊接方法。由于焊料焊的加热温度较低,被焊金属不被熔化,因此焊件变形小,焊口平整光滑。不过,由于焊料与焊件之间的成分差异,相对容易出现金属腐蚀现象。口腔临床上常用的焊料焊接方法有以明火为热源的火焰焊和在烤瓷炉内进行的炉内焊。火焰焊是以汽油+压缩空气(汽油吹管)等为火焰,主要使用还原焰加热焊区和焊料;炉内焊多应用于金瓷烤瓷桥的焊接。

2. **焊料焊的焊料与焊媒** 焊料焊接中所使用的焊料熔点应低于母材 $50\sim100℃$ 为宜;强度、成分、膨胀系数等应尽可能与母材接近,并具有良好的抗腐蚀性和抗玷污性,且对母材表面有良好的润湿性以在母材表面均匀铺展。目前,口腔临床上常用的焊料有金合金焊料、银合金焊料、锡铅焊料等。在焊料焊接过程中需使用焊媒,焊媒可防止母材表面氧化、清洁金属表面的氧化膜及改善焊料对母材的润湿性。焊媒的熔点和最低作用温度应低于焊料熔点约 $50℃$,并具有良好的流动性,且容易清除,不腐蚀母材。金合金和铜合金的常用焊媒为硼砂或硼砂与硼酸的混合物(硼砂/硼酸=3/2),钴铬合金和镍铬合金的焊媒除硼砂与硼酸外还需加入氟化物。

3. **焊料焊的工艺流程** 焊料焊接前应先将焊接面清洁干净避免污染,且用碳化硅磨头在焊接面上沿与焊料流动方向一致的方向打磨,使焊接面出现细线,以减小焊料流动的阻力增强虹吸现象。然后用蜡封闭焊缝,应尽可能减小焊件的焊接间隙,但为避免两个焊接面因加热时金属和包埋材料膨胀而接触在一起,以 $0.2\sim0.4mm$ 的焊接间隙为宜。接着用包埋材料将焊件包埋固定,根据不同的焊接要求选择不同的包埋材料,如金属烤瓷桥前焊应选用耐

高温的磷酸盐包埋材料,后焊则应采用中温包埋材料以免磷酸盐包埋材料污染瓷表面。焊接时先用大直径的焊枪火焰对焊接区进行预热,务必均匀,以除去焊缝中的蜡及包埋材料中的水分;然后在焊缝两侧涂布焊媒(为防止焊媒的过度扩散需在焊缝以外的焊件表面涂布抑焊媒剂),插入焊料,进行焊接,以尖细的还原焰加热焊件至樱桃红,待焊料熔透充满焊缝即可关闭热源。

4. 焊料焊的焊接缺陷　焊料焊工艺由于步骤繁琐,干涉因素多,极易出现焊接缺陷。若在包埋固定时不牢或不准,极易出现焊件的移位甚至变形。若焊件预热不足,焊媒未能充分渗透,即可出现虚焊,导致焊接强度偏低。若加热温度过高或时间过长,也可导致焊料部分成分蒸发,形成焊缝缺陷。

（五）激光焊接工艺

1. 激光焊接原理　激光焊接是利用高能量密度的激光束作为热源的一种高效精密焊接方法。20世纪70年代主要用于焊接薄壁材料和低速焊接,焊接过程属热传导型,即激光辐射加热工件表面,表面热量通过热传导向内部扩散,通过控制激光脉冲的宽度、能量、峰值功率和重复频率等参数,使工件快速熔化,形成熔接。激光焊接具有热影响区小、精准快捷、操作简单等优点。

常见的激光焊接工艺,包括纯激光焊接(即熔化焊)、激光填丝焊接(即焊料焊)和激光电弧复合焊接(结合激光与电弧的熔化焊)。其中纯激光焊接不填充焊料,要求焊缝间隙小,适用于口腔修复体微细结构的焊接。目前用于口腔修复领域已有20多年,可用于可摘局部义齿支架、精密附着体和固定桥的焊接,适用于目前牙科常用的各类金属,包括钛合金、金合金、镍铬合金和钴铬合金。激光焊、电子束焊、电弧焊和铜焊(焊料焊的一种)四种焊接方式的显微结构分析比较表明,激光焊所形成的焊接区是完整且与母材相同的等轴晶粒,热反应区较小,而其他焊接方式均出现了不同程度的晶粒增大、形态改变的表现。有研究甚至发现,激光焊钛无论在空气中还是唾液中,其耐腐蚀性能均高于铸造钛。因此,激光焊是目前临床上应用的焊接质量最佳的焊接方法。

用于焊接的激光器主要包括二氧化碳(CO_2)气体激光器、Nd:YAG(掺钕钇铝石榴石)固体激光器和半导体激光器等。CO_2激光器为气体激光器,以 $He:N_2:CO_2$ 混合气体为激光工作气体,通过对 CO_2 分子的激励而发出激光,激光波长为 $10.6\mu m$。由于气体介质在谐振腔内的分布均匀性好,所以容易获得近衍射极限的高斯光束。半导体激光因受限于其工作机制而只能获得光束质量较差的激光,即激光的发散角大、方向性差,所以半导体激光主要用于堆焊(表面熔敷)。在牙科常用 Nd:YAG 激光器,它可以通过电能激发钇铝石榴石晶棒产生特定波长的光束,工作波长一般为 $1\,064nm$,它的单色性、相干性和方向性极好,将很强的能量集中于一点,使局部金属快速熔化。

2. 激光焊接优点

(1) 激光光束直径小($10\mu m$),热能高,热影响区小,定点精确。距离焊口 1mm 外的瓷、塑料等材料均不受影响。

(2) 多为熔化焊,无焊料,焊接强度极高,减少了焊件的腐蚀风险。

(3) 不使用电极,无电极污染;为非接触式焊接,机具损耗可降低。

(4) 无需像焊料焊一样用耐高温材料包埋焊件,节省了时间,减少了误差。

(5) 可用于纯钛和钛合金等常规技术难以焊接的金属材料焊接。

（6）可置于密闭空间操作，整个工艺无粉尘、化学污染。

3. 激光焊接注意事项

（1）激光焊接强度由焊接参数即电压和脉冲时间决定,研究发现焊件的强度与激光强度有非常显著的关系,要取得钛的最高焊接强度应选用305V,10毫秒;要取得最好的屈服强度应选用310V,10毫秒;要取得最佳的伸长率应选用300V,12毫秒。同时必须根据被焊工件的金属厚度、金相成分、表面特性和焊接任务来确定焊接参数。

（2）焊接面的处理:被焊接面进行喷砂及超声清洗,以去净黏附在其表面的污物及氧化物,同时,粗化的表面也可以减少光亮的金属表面对激光的反射所导致的焊接能量的降低。

（3）焊接面的接触:激光熔化焊时,两被焊物的焊接口应呈面与面接触关系,两面之间的间隙即为焊缝,而焊缝的大小会影响焊料的流动及焊件的收缩。焊件面应尽可能接近,以便于控制光束的方向。焊缝间隙以 0.25mm 间距较好,超过 0.5mm 难以控制操作。若焊缝过大,也可添加焊料使之成为面面接触形式。

（4）合理选择焊料:激光焊接时,不需要焊媒,但在一些情况下需要使用焊料。选择焊料时,一般应与被焊成分相同,焊料应呈细丝(为 0.5mm)形状。焊丝的含碳量应尽量少或不含碳,以保证焊接区有良好的机械强度,不发生脆性断裂。

（5）焊点的覆盖面:激光焊接时应注意后一个焊点覆盖前一个焊点的 75%,以保证焊接强度和质量。

（6）严格的抗氧化措施:采用激光焊接时,应注意抗氧化,因为在高温下,空气中的氧、氮、氢等极易与焊件发生反应,使得焊件变脆,甚至出现气孔、裂纹等缺陷。因此必须使用惰性气体对焊接区进行保护,常用的惰性气体是氩气,要求氩气吹入孔与被焊接区的距离在 1.5~2cm,与焊接方向呈 30°,氩气的压力在 50kPa,吹入的氩气流量为 6~8L/min。

（六）焊接相关研究

目前,对于焊接的研究主要集中于熔化焊,特别是能够高能量、短时间、小范围加热的新型热源焊接方法,如激光焊、等离子弧焊、电子束焊和氩弧焊等。其中激光焊以其适用范围广泛、操作简单,甚至可以提高焊件性能等优势得到了更多的关注。不同的学者比较了激光焊接与其他焊接方法焊接后焊件的机械学性能和微观结构,分析不同焊接方法的优缺点。相较于其他焊接方法,激光焊接的热影响区晶粒生长不明显,边界面组织混熔杂交均匀、结合良好,组织细腻形成混熔均匀的合金化组织,最终的机械学强度等于甚至高于母材。也有学者针对不同成分、构型铸件的激光焊接工艺的具体参数,如输出电流、电压、光斑直径、脉冲时间等进行分析研究,以期为临床应用提供实验依据。CO_2 气体激光器和 Nd：YAG 固体激光器是临床常用的两种牙科技工室激光器,两者的性能特点有所差异,也有学者针对其特点进行临床应用比较研究。钛及钛合金是较难焊接的金属,如何通过激光焊接来实现钛理想的焊接强度也是临床研究的重点之一。

第三节　基托高分子材料与制作工艺

一、概　述

可摘局部义齿的组成中基托主要为高分子材料,由于其性能特点,制作工艺与金属有所不同。活动义齿制作中涉及的高分子材料加工工艺分为三类。第一类是利用高分子材料固化反应过程中的可塑性，进行塑形，待固化反应完成后完成基托的制作。这也是目前临床最为常用的加工方法。第二类是利用热塑性高分子材料加热后具有流动性的特点，将其以外力压入型腔，然后冷却定型。第三类是运用 CAD/CAM 技术对整块的固体高分子材料进行切削定型，多用于全口义齿基托的制作，目前国外已有商业化应用。

常用的高分子材料制作工艺包含了塑形与固化两个部分。塑形可以用间接装盒法（图13-15）和直接堆塑法（图 13-16）。间接装盒类似于金属包埋工序，即用型盒包埋制作好的义齿基托蜡型，去蜡后以流动可塑的高分子材料充填型腔，为基托树脂成型的主要方法。其优势在于可以有充分的时间进行基托蜡型的精细塑形，蜡型的准确复制又可节约打磨抛光的时间。根据高分子材料充填方式的不同，间接装盒法还可进一步细分为压塑成型工艺（compression molding）和注塑成型工艺（injection molding）。压塑成型工艺也就是传统的开放式型盒填胶技术；而注塑成型工艺又分为常温注塑（自流式型盒填胶技术）和热压注塑（挤压式型盒填胶技术）。直接堆塑法则是运用手工或器械直接在模型上对树脂材料进行塑形，一般用于临床上义齿修理、即刻义齿和个别托盘制作等。固化方式则根据材料组成的不同，特别是引起高分子聚合反应的链引发的获能方式不同，分为热固化、光固化、高能固化（微波固化）、化学固化等。不同装盒技术与固化方式的组合构成了高分子材料不同的加工工艺。

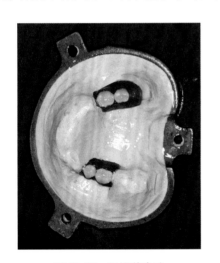

图 13-15　间接装盒法

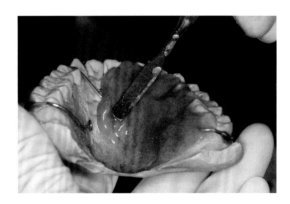

图 13-16　直接堆塑法

二、基托高分子材料的制作工艺

（一）压塑成型水浴热处理制作工艺

早期的塑料加工是在赛璐珞诞生之后出现，因其易燃，只能用模压法进行块状塑形。现代的模压成型工艺则是在闭合模腔内借助加热、加压而成型为制品的塑料（或橡胶）加工方法。在口腔修复工艺学中则演化为压塑成型水浴热处理制作工艺，由于这一技术操作简单、成本低廉，因此一直是可摘局部义齿最为常用的制作工艺。压塑成型水浴热处理制作工艺包含了塑形——开放式型盒填胶技术（图 13-17）和固化——水浴加热聚合技术两个环节。

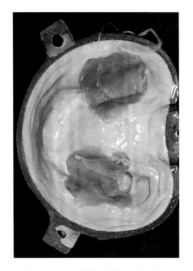

图 13-17 压塑成型工艺采用开放式型盒填胶技术

开放式型盒填胶技术是将制作好的基托蜡型(有时含有金属支架)用石膏包埋于两个半型盒中,待石膏固化后打开型盒,以热水去尽蜡型形成型腔,再将牙托水与牙托粉按比例混合至面团期充填入型腔,最后关闭型盒,上压榨器加压,去除多余树脂。装盒时应注意完善包埋固定金属部件,以免充胶时支架移位或变形;尽量暴露蜡型,以便去蜡完全、充胶到位;避免形成倒凹,以免无法开盒。该技术优点在于充胶操作时间充裕;缺点在于由于型盒关闭不紧,极易出现填充树脂过多,从而导致咬合抬高现象。

水浴加热聚合技术是将加压的型盒置于热水中,以一定的升温程序来控制甲基丙烯酸甲酯的聚合反应,实现树脂的充分聚合,完成最终的可摘局部义齿制作。不同的升温程序,可影响义齿基托材料的收缩变形程度和单体残留量。目前临床常用的升温程序有三种:

1. 阶梯升温法 将型盒置于 70~75℃ 的水浴中维持 90 分钟,然后升温至沸腾,维持 30~60 分钟。

2. 逐步升温法 将型盒置于 50~60℃ 的温水中,在 1.5~2 小时内缓慢匀速升温至沸腾,维持 30~60 分钟。

3. 长时间低温法 将型盒置于 70~75℃ 的水浴中维持 9 小时以上。

阶梯升温法的聚合物残余单体较少,但收缩较大;长时间低温法因聚合时间长,所以应力释放较好。

常规压塑成型水浴加热聚合工艺工序烦琐,聚合时间长,聚合过程不易控制,且在制作过程中常因操作和聚合方法不当而出现气泡、变形、残余单体含量过高、造成支架移位、咬合增高甚至变形等问题,降低了基托树脂的机械学性能,甚至导致可摘局部义齿的变形。

(二)注塑成型制作工艺

注塑是一种注射兼模塑的成型方法,又称为注射成型,始于 20 世纪 20 年代,用于加工醋酸纤维素和聚苯乙烯,是塑料成型加工最普遍也是最早的成型方法。与压塑法相比,其塑形方式有所不同,基本工艺程序与金属铸造类似,是将可塑态(流动态)的聚合物通过类似铸道的灌注道压入型盒的型腔,待排气孔聚合物溢出,即可封闭灌注道,进行热处理或待其冷却定型。

目前有两种注塑工艺在临床应用,其工艺有细微区别。

一种是常温注塑工艺(图 13-18),塑形采用自流式型盒填胶技术,无压注塑,热处理采用加压水浴加热。工艺流程是在常温下将牙托粉与牙托水按常规比例调和,至稀糊期,即可利用重力将流动态树脂灌注入封闭的型腔,待排气孔聚合物溢出,即可封闭灌注道,静置至黏丝期,在一定的压力下进行水浴热处理,直至聚合完成。该工艺在灌注时树脂为聚

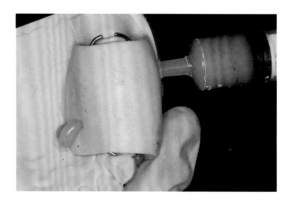

图 13-18 常温注塑工艺

合前期的稀糊态,流动性较佳,一般不加压力,对模具和设备的强度要求不高,制成品内应力较小。而聚合时始终保持恒定压力,使基托尺寸稳定性增加,质地致密,机械强度增大。由于包埋蜡型用材料为琼脂或硅橡胶,制成的基托表面光滑平整,细节逼真。该工艺多用于热凝甲基丙烯酸甲酯的注塑成型。

另一种是热压注塑工艺(图 13-19),塑形采用挤压式型盒填胶技术,加热后树脂黏稠度较高,故需加压注塑,固化仅需将熔融态的树脂冷却至玻璃态即可。其工艺流程是将聚合物颗粒材料放入注塑机械的料斗内,经过加热、压缩、混合和输送作用,使高分子物料均化和熔融,从而使树脂高温融化具有流动性,这一过程就是塑化,然后借助于螺杆向融化的聚合物熔体施加压力(注射压力一般不大于 17MPa),则高温熔体便通过料桶前面的喷嘴和型盒的浇注道射入预先闭合好的低温型盒模腔内,经过冷却定型即可开启型盒,取出所需义齿制品。甲基丙烯酸甲酯(methyl methacrylate,MMA)等树脂对成型设备要求不高,常见的柱塞式注塑机和螺杆式

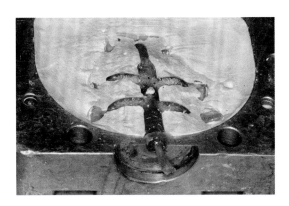

图 13-19　热压注塑工艺

注塑机只要基托材料用量不超过最大注塑量的 70%~80% 均可进行注塑加工。其原理是利用树脂的热可塑性。传统的义齿塑料基托制作是由甲基丙烯酸甲酯的聚合物 PMMA(polymethylmethyacrylate)和单体混合后加热聚合固化成型的;而 PMMA 是热塑性树脂,玻璃化温度为 105℃,熔融温度大于 160℃,分解温度在 270℃ 以上,可供成型的温度范围较宽且温度要求低,具有良好的热可塑性,同时加热熔融不影响 PMMA 树脂色泽的透明性和机械性能等固有特性,因此可以将 PMMA 加工呈小颗粒状,无需单体调拌,在加热至熔融态后挤压入型盒。目前,隐形义齿所用的弹性树脂——聚酰胺(polyamide)和聚酯(polyester)均具有良好的热塑性,也采用热压注塑工艺进行基托成形。

注塑成形工艺可适用于绝大多数的可摘局部义齿基托高分子材料。注塑成形工艺制成的义齿表面干净、边缘清晰;聚合收缩小,制作精度提高,咬合高度不增加;且无气泡产生,弯曲强度高于传统工艺制作的基托树脂。采用注塑法可以保留原始工作模型检查适合性和咬合关系。该方法不仅适用于可摘局部义齿和全口义齿,而且对于附着体义齿有着独特的优势,由于模型不需要在压榨器上加压,避免了附着体义齿固定部分烤瓷牙的隐裂或变形的发生。但该方法需配置专用设备,成本较传统热处理加工制作技术高。

(三) 微波固化制作工艺

微波固化(microwave polymerization)制作工艺的塑形环节也是传统的压塑工艺,仅在于固化环节采用了微波加热。

微波是一种波长小于 10cm 的电磁波,通过激活极性分子或极性基团使物体发热。其聚合原理是树脂单体包括极性基团和非极性基团,不带电的树脂一旦受到高频电场的作用,则成为极性材料,并产生随频率的旋转振动,使无数个甲基丙烯酸分子运动加剧,互相摩擦而产生大量热量,使体系中的引发剂断裂产生自由基,引发聚合反应发生,从而完成聚合反应。由于单体

分子运动加剧,有利于形成较高分子量的聚合物,因而可得到力学性能优良的义齿基托材料。

微波固化可大大缩短热处理固化时间,提高效率;微波能固化义齿基托材料工艺所需设备较为简单,只要一台功率为250W、频率为2 460kHz的家用微波炉和特制的加压硬质塑料型盒即可。先按常规方法装盒,但必须使用特制的加压硬质塑料型盒替代目前水浴法所用的金属型盒,然后将型盒放入微波炉的旋转平台上,对其上下两面各处理6分钟,取出后在室温下完全冷却4小时后即可开盒。有研究建议微波法的最佳条件为:将加压硬质塑料型盒放在500W的家用微波炉中处理3分钟即可。实验证明微波固化的义齿基托力学性能与传统热处理加工制作技术相比无显著性差异,但尺寸精确性、稳定性及适合性均优于传统热处理加工制作技术,且单体转化率更高,残余单体含量明显减少。

微波固化技术也存在一些有待解决的缺陷。热处理过程中由于加热快、温度高,固化收缩相对较大易产生内部气泡,因此需要专用的快速加热固化型树脂,且功率不可太大,升温不可太快,否则易产生低分子量的聚合物和气泡;此外,该工艺需要特制的硬质塑料型盒,且加压力量太大时型盒易破碎。由于金属对微波有屏蔽作用,微波热处理的义齿要求没有金属结构,故只能用于不含金属支架的可摘局部义齿和全口义齿。

(四) 电热聚合器固化制作工艺

电热聚合器固化(electrothermal polymerization)制作工艺的塑形工序与传统的压塑工艺一样,需要将面团期的甲基丙烯酸甲酯充填入型盒的型腔中,通过加压塑形,区别主要在于聚合物的热处理方式由水浴固化改为电热固化。优点是热处理过程不需人工管理自动完成,使用方便,耗电量小,属于节能工艺。

电热聚合器固化制作工艺系采用半导体热敏元件作为加热设备,通过电热传导使位于两个加热盘之间的型盒受热,并通过控温电路使树脂在合适的温度、时间范围内逐步固化,从而达到最佳的聚合效率。电热聚合器一般设有68℃和100℃两个温度挡,且具有符合树脂热聚合工艺要求的相应恒温时间。基托热处理时只需夹紧型盒,接通电源,旋转定时器,即可自动完成热处理,整个过程用时约130分钟。

该工艺不需用水,为干加热,多用导热性能良好的铜制型盒。电热聚合器固化的义齿基托塑料在硬度、弯曲强度、冲击强度等性能方面与通过常规水浴法者无明显差异。但是,实验研究发现,干热法依靠聚合物本身进行热传导,由于甲基丙烯酸甲酯的热传导性比较差,外层材料会阻碍热量传入材料内部,产生了热阻效应,使得材料受热不均匀,内层引发剂被激活的几率偏小,于是相对降低了单体分子聚合的速度,导致反应体系不能使材料均匀地完成聚合,单体残留率偏高,聚合物收缩和应力释放都较大。

(五) 光固化制作工艺

光固化(light polymerization)加工技术是采用特定频谱的光源照射含有光敏引发剂的树脂材料,来实现聚合物固化的技术。其加工工艺类似于自凝树脂,在石膏模型上对面团状光固化基托树脂,采用手工塑形来制作修复体,待定型后置于光固化器中光照固化(图13-20)。光照固化相对较为均匀,可获得理想的

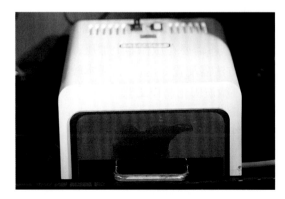

图13-20　光固化加工技术

材料强度。由于光照有深度限制,一般修复体厚度不应超过4mm。主要用于临床上个别托盘、种植导板以及即刻义齿的制作。

(六) 真空吸塑成型技术

真空吸塑成型技术(vacuum forming technique)(图13-21)是一种塑料热成型加工方法。利用热塑性塑料加热软化具有可塑性的特点,将塑料片材裁成一定尺寸加热软化,借助片材两面的气压差或机械压力,使其变形后覆贴在模型表面,经过冷却定型,取得与模型形状相仿、厚度均一的口腔治疗器具。使用的塑料主要有聚苯乙烯、聚氯乙烯、聚烯烃等。成型所用的塑料片厚度一般是1~2mm,根据需要,也可进行双层或多层吸塑成型。目前主要用于咬合板、保持器、运动护齿器、个别托盘、记录颌位关系用暂基托以及美白家庭治疗用托盘。该技术的优势在于工序简

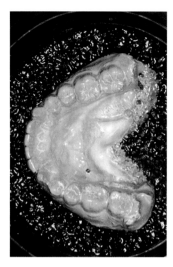

图13-21 真空吸塑成型技术

单,容易操作,制作快捷。但仅能用于精度要求不高、结构简单、厚度均一、短期使用的口腔治疗器具制作。

三、可摘局部义齿基托用高分子材料

可摘局部义齿组成中的基托主要为高分子材料,临床涉及聚甲基丙烯酸甲酯、聚酰胺、聚醚醚酮聚酯和硅橡胶(silicone rubber)。其中塑料和橡胶主要采用压塑成型工艺,聚酰胺和聚酯主要采用注塑成型工艺,聚醚醚酮主要采用 CAD/CAM 成型工艺。

(一) 甲基丙烯酸甲酯

甲基丙烯酸甲酯既可以制成为义齿的基托,也可以作为赝复体、咬合板、夹板甚至活动矫治器的主要成分。1930 年,美国 Rohm Hass 公司率先研制出甲基丙烯酸甲酯;1936 年,德国古莎公司采用悬浮聚合法制成热固型甲基丙烯酸甲酯义齿基托材料,替代了当时普遍使用的硫化硅橡胶,使义齿的质量得到了显著提高。我国于 20 世纪 40 年代后期开始广泛使用。长期以来,PMMA 义齿基托材料以其良好的理化、机械和生物性能及色泽好、易加工成形等诸多优点一直被临床广泛应用,目前临床上树脂基托材料多是以聚甲基丙烯酸甲酯类为主。

但是,PMMA 基托一直存在韧性不足、脆性偏大等缺点。目前有三种途径改善其机械学性能。

首先是 PMMA 成分的改性。由于 PMMA 活性单体发生自聚反应,受其自聚组分结构的局限性,其交联度低,主链难以形成网络结构,聚合形成的分子链呈线型,导致 PMMA 强度低,容易发生断裂。因此,除主链外,进一步改善聚合物的性能就要从改变 MMA 的侧链、一次交联、二次交联、多元共聚等方面进行改进,来提高义齿基托树脂的力学性能。目前常用的有丙烯酸甲酯与丙烯酸乙酯共聚粉共聚、橡胶接枝共聚或纳米填料共混等方法。其中的橡胶接枝共聚研究较热,它是利用橡胶接枝改性玻璃态的甲基丙烯酸共聚粉,形成橡胶与PMMA 的互穿聚合物网络(interpenetration polymer network,IPN),可限制 PMMA 裂纹在橡胶

树脂界面的扩展，而且橡胶改性的 PMMA 在折裂前可通过高应变率来吸收大量能量，从而阻止折裂的发生。目前最为常用的是丁苯橡胶接枝改性 PMMA。不过，冲击强度增加的同时，材料的弹性也在增加，在 6 个月后机械学性能会显著下降。

第二种途径就是向基托内添加加强物。常见的为添加金属丝、网、杆或板，可显著提高基托横向强度，但疲劳强度变化小，加强物不易正确就位，还可造成新的应力集中而使基托折断。更多研究采用添加不同纤维成分的方法来实现基托增韧，如碳素纤维、芳纶纤维、聚乙烯纤维和玻璃纤维等，通过合适比例的添加均可显著提高义齿基托的抗冲击强度。碳素纤维具有潜在的毒性、难以抛光以及影响美观的黑颜色，使得应用极少；芳纶纤维与 PMMA 的润湿性高于碳素纤维，但颜色偏黄、质地偏硬、难以抛光；聚乙烯纤维生物相容性较佳，能降低基托的吸水性，增强其尺寸稳定性，可提高抗冲击强度，但横向强度无改善，而且制作困难；玻璃纤维为无机非金属材料，生物相容性佳，在弹性限度内伸长量大且拉伸强度高，故吸收冲击能量大，质地透明，美观效果好，故目前研究较多。

有研究认为纤维应以织布的形式埋入 PMMA 中才能提高其冲击强度，纤维对 PMMA 的横断抗折强度的提高没有明显的效果。另外，改善各种纤维与 PMMA 的润湿性，可减少潜在微渗漏的发生，也可提高基托的抗折强度。目前不少研究集中于纤维的表面处理方法（玻璃纤维用喷砂、硅烷化、氧化；超高分子量聚乙烯纤维用电化学血浆蚀刻等）和降低树脂黏度（降低粉液比）等方面。纤维的添加虽然提高了基托的机械学强度，但单体的残留量也随之增加，这是亟待解决的问题。

第三条路径则是聚合方式的改进。在不同聚合方式下，能源的传递效率不同，导致聚合反应完全率不同，最终对于基托的机械学强度、树脂收缩率和单体残留率的影响是不同的。自凝固化方式是通过促进剂二甲基甲苯胺激发牙托粉中的引发剂产生自由基来引发聚合反应。自由基的分布受环境温度、粉液混合均匀度、几何尺寸、牙托水挥发等因素的影响，导致不同部位的聚合反应速率不一，整体的反应完全率较低，各项指标均远远差于其他聚合方式，因此临床仅用于暂时性修复体制作或义齿修理。研究表明，在水浴加热固化法、干热固化法、蒸汽固化法、微波固化法、可见光固化法等多种聚合方法的比较中，微波法的聚合反应最为完全，性能也最为优良。聚合产生所需能量直接作用于物体内部，不受加热腔或容器（如型盒本身）的热传导过程限制，所以反应体系受能均匀，引发剂产生的自由基在反应体系内部分布均匀，义齿基托材料能较快、较充分并均一地完成聚合。因此以微波聚合方式得到的义齿基托材料的残余单体含量少，机械强度高。

（二）聚酰胺和聚酯

对于 PMMA 基托脆性较大的另一解决思路是采用具有一定弹性、柔韧性和半透明性的高分子类材料，其色泽与牙龈接近，同时还解决了金属卡环的美观缺陷问题，成为可摘局部义齿美学修复的一个重要选择。这就是目前临床常用的隐形义齿（又称弹性义齿）所用的聚酰胺类和聚酯类高分子材料。国内常用的有美国 Valplast 公司生产的弹性树脂（聚酰胺类）、日本日进公司生产的安舒美弹性树脂（聚酯类）。

聚酰胺纤维俗称尼龙（nylon），属于热塑性树脂，在 280℃温度下开始融化成胶汁状，可以采用注射成型工艺。在临床上，也可以利用其热塑性原理，通过适当加热塑形来进行尼龙卡环的固位力调节。

在常温下聚酰胺具有良好的机械学性能，韧性好、抗冲击、耐磨，符合可摘局部义齿基托的性能要求。由于其为线性聚合物,具有良好的弹性,当拉伸至 3%~6% 时,弹性回复率可达 100%,能经受上万次折挠而不断裂,作为义齿卡环具有先天的优势。但聚酰胺的耐热性和耐光性较差,老化较快,在口内 2 年左右就会变色并失去弹性。由于聚酰胺与甲基丙烯酸甲酯无化学结合力,故制作时应在人工牙龈组织面制作 T 型孔道以获得机械固位力。聚酰胺的抛光性能较差,打磨抛光时易出现丝状毛边,应选用细颗粒磨头,慢速打磨。打磨时应顺同一方向,一定要注意注水冷却,间歇打磨,否则基托易发热变形。

由于聚酰胺的超弹性,可摘局部义齿在荷载时,其过薄部件,如支托和卡环会发生变形,而较厚部分,如基托区,咬合力不易传导分散,往往集中于荷载点。最终导致义齿下沉,引起咀嚼功能下降和鞍基区牙槽嵴过快吸收等后果,这些现象在后牙区尤为明显。因此有观点认为隐形义齿仅能作为过渡性修复体,若在选择种植义齿修复方案时,为防止牙槽嵴的吸收,应禁用隐形义齿。为解决义齿下沉问题,也有研究提出,隐形义齿结合金属支托制作是提高整体修复效果的理想方案。

聚酯纤维又称涤纶,主要是由聚对苯二甲酸乙二醇酯(PET)制成,属于热塑性树脂。其熔点为 255~260℃,也适用于热压注塑工艺。吸湿度较低,为 0.4%,仅为聚酰胺的 1/2~1/5。单体的残留及溶出物几乎为零,生物安全性好。有优良的挠曲强度、弹性和尺寸稳定性,与聚酰胺类似。其更为突出的优势是与自凝塑料有着优良的结合力,可以进行临床义齿基托的修理与衬垫。由于其略高于聚酰胺的弹性模量和硬度,可以表现出与传统基托树脂更为接近的抛光性能,也使得咀嚼力得以更好地分散。同时该材料耐日光,耐摩擦,能耐弱酸及弱碱,不易老化,可作为长期义齿基托材料使用。目前,已成为聚酰胺有力的替代产品。

（三）硅橡胶

硅橡胶属于高弹性聚合物,主要被用做可摘局部义齿或全口义齿的软衬材料,阻塞器进入创口边缘的密封部分,赝复体恢复软组织形貌部分。在基托组织面应用时,硅橡胶的高弹性可有效缓冲咬合压力,避免局部压痛。但是,由于与甲基丙烯酸甲酯无化学结合力,需要应用专用粘接剂确保与基托的牢固结合。硅橡胶在临床应用中由于表面无法抛光,极易导致菌斑聚集,常见白色念珠菌定殖,引起义齿性口炎。而硅橡胶的老化与失粘接也是导致其只能作为暂时性修复体的原因之一。

（四）聚醚醚酮

由于可摘局部义齿金属支架存在卡环影响美观,金属存在腐蚀乃至过敏等问题,越来越多的研究转向了高分子材料。其中,在骨科作为骨替代体的聚芳醚酮(polyetherketoneketone,PAEK)由于其优秀的机械性能和良好的生物相容性受到了口腔医学领域的重视。在口腔医学领域,聚芳醚酮家族中的聚醚醚酮(polyetheretherketone,PEEK)和聚醚酮酮(polyetherketoneketone,PEKK)研究较多,临床应用则以聚醚醚酮(PEEK)为主。

聚醚醚酮属于半结晶热塑性材料,具有良好的韧性和刚性,其拉伸强度(100MPa)、弯曲强度(170MPa)和断裂强度均与骨皮质较为接近;具有优异的耐蠕变性能,甚至在 40MPa 以下经过 1 000 小时的拉伸,材料蠕变也不明显,有和合金材料相媲美的优良耐疲劳性;可以耐受高温(分解温度 560℃)和腐蚀(只溶于浓硫酸);同时还有良好的加工性能,可以应用多种成型工艺,其中在口腔领域主要为注塑成型、数控铣削和 3D 打印三种成型方法。

目前,聚醚醚酮在口腔修复的应用范围较广,包含了固定修复、种植修复和活动修复。在可摘局部义齿修复领域,主要作为金属支架的替代物应用于临床,通常采用数控铣削方式进行加工,研究表明聚醚醚酮支架表现出良好的贴合性与稳定性。由于重量减轻了27.5%,患者舒适度有所改善;由于良好的弹性,可显著减轻游离端基牙所受的远中应力;由于可通过加入改色材料而改变颜色,可显著改善卡环的美观性;由于高度抛光的支架不易着色、变色,长期美观效果较好。但是,目前仍存在一些缺陷,导致其应用受限。首先是相较于金属卡环,其弹性模量偏低,导致固位力不足,有研究通过添加20%直径小于0.5μm的陶瓷颗粒来增加其硬度和弹性;其次,其表面呈惰性,不易与树脂基托、人工牙或其他成分相结合,有研究通过物理打磨和化学酸蚀来增强其粘接强度。尽管如此,其临床应用的长期效果仍有待观察。

第四节 附着体制作工艺

一、概 述

对于可摘局部义齿而言,附着体的出现极大地拓宽了修复范围,避免了金属卡环所致的美观不佳、自洁性差和异常侧向力等缺点,提高了活动义齿的固位与稳定,乃至咀嚼效能,成为临床上极受欢迎的修复方式。附着体主要依靠固定部分与活动部分的阴阳部件的精密嵌合来实现活动部分的固位、稳定,乃至部分支持作用。而精密嵌合的实现则有赖于精密的加工制作工艺。

附着体主要由阳性部件(male portion/patrix)(一般呈凸形结构)和阴性部件(female portion/matrix)(一般呈凹形结构)组成,有些还包括辅助部件,如舌侧支撑台(ledge rest)、研磨导平面(milled guiding plane)、舌侧固位臂和鸠尾、钉洞(pin/hole)、轴沟(groove)等固位型。根据加工精度,附着体又分为精密附着体(precision attachment)和半精密附着体(semi-precision attachment)。其中精密附着体呈刚性嵌合,其加工工艺多是通过精密的附着体制成品直接铸接、粘接或焊接到固定或活动支架上来实现,一般采用硬质合金机械加工而成,公差控制在0.01~0.04mm之内。而半精密附着体多采用树脂半预成品直接用蜡与支架连接,或者通过精密研磨工艺对支架蜡型进行个性化的精细修整,再整体铸造而成,阴阳部件之间存在一定动度。

目前临床所用附着体的种类较多,根据阴阳部件的结构形态分为栓体栓道式附着体、球窝式附着体、套筒冠、杆卡式附着体和磁性附着体等。其制作工艺既有共性,也有各自的特色。附着体义齿的加工制作流程与常规的可摘局部义齿基本相似,仅在于附着体的制作需要特殊的工艺流程——精密研磨工艺(precision milling)。

精密研磨工艺是附着体制作中关键而独特的一种技工制作工艺,其目的是实现可摘局部义齿固定与活动部分的精确吻合。主要用于制备附着体的阴阳部件和辅助部件的衔接面。研磨操作应在平行研磨仪(paralleling milling instrument)上进行(图13-22),以确保各部件的轴面与就位道平行,引导活动部分顺利就位。平行研磨仪本身可以通过更换平行杆上的器械实现不同目的的操作。安装分析杆则可作为模型观测仪使用,来确定就位道和倒凹;使用不同种类的刀具则可研磨蜡和树脂等熔模材料或金属修复体制成品(图13-23);利用转移杆则可转移工作模型以重现原有工作位置,或者将附着体制成品及树脂半预成品精确转移至支架蜡型上;安装麻纱等抛光器具则可对金属修复体制成品进行高度抛光。

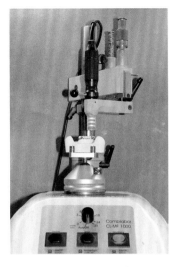

图13-22　平行研磨仪

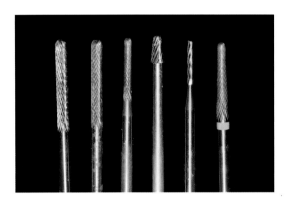

图13-23　平行研磨仪用各类研磨刃具

下面就临床上常见的几种附着体制作工艺进行分类介绍。

二、栓体栓道式附着体制作工艺

栓体栓道式附着体(pin-tube attachment)又称滑动附着体,是临床上最为常用,也是较早出现的附着体类型。其结构主要为阳性部件——栓体(结构呈长条形、圆柱体、圆锥体、长方体、鸠尾体等)和阴性部件——栓道(相应的凹面体)。若两者精密嵌合,除了就位道方向外无法移动,属于精密附着体,冠内附着体只有该类型。若栓体栓道之间存在间隙,以尼龙垫圈相连,允许一定动度,则属于半精密附着体,冠外附着体多用该类型。两者的基本结构虽然相似,但制作工艺稍有不同。

(一) 栓体栓道附着体(冠内型)制作工艺

冠内(intracoronal type)附着体的阴性部件位于基牙(或桥体)的解剖外形之内,阳性部件与活动部件相连。由于基牙解剖外形的限制,附着体的尺寸偏小,因此对于制作精度的要求极高,一般采用硬质合金制作的附着体制成品。该类附着体主要有 MeCollum 附着体、T-G123 附着体、stern Type7 附着体等。

由于冠内型的栓体栓道附着体对于制作精度要求极高,需要大量预备基牙组织,成品件的成本偏高,因此临床应用不多。即使应用也多应用在半固定桥的活动连接,放置于桥体部分,以避免对基牙的过多预备。一般根据基牙临床冠的具体高度和宽度,采用研磨工艺进行个性化制作。

1. 固定部分的制作　固定部分主要由烤瓷桥或联冠与附着体的阴性部件构成。附着体制作前,需在观测仪(surveyor)或平行研磨仪上对模型进行观测分析,确定就位道,评估附着体放置的空间是否足够,以选择合适的附着体的种类、型号、位置。

方案确定后,首先按常规制作烤瓷桥或联冠的金属基底支架部分的蜡型,在观测仪上确定就位道的方向。然后根据设计,在近缺隙的基牙基底冠(或桥体)蜡型上,用平行研磨仪研磨出栓道及辅助结构的形态,舌侧的研磨导平面的高度应大于 2.5mm,以保证足够的固位力(图 13-24)。

栓道部分的制作一般分为三种。一是整体浇铸法。用平行转移杆将阴性部件制成品垂直放置于基底冠栓道蜡型内,以蜡粘接。最后根据所选支架合金常规包埋、铸造,栓道与基底冠整体浇铸在一起。其中需要注意的是,阴性部件应位于基底冠的近缺隙侧,颊舌向的中 1/3 处,阴性部件外形不能超出冠的解剖外形,不可高于咬合面。二是焊接/粘接

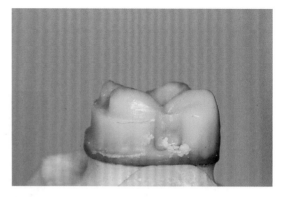

图 13-24　冠内型栓体栓道附着体的固定部分(全冠、栓道、舌侧研磨导平面)的蜡型

法。将阴性部件——栓道的替代体在基底冠蜡型就位,常规包埋铸造,而阴性部件的制成品采用焊接或粘接的方式与基底冠连接。三是个性化制作法。不用成品阴性部件,直接在基底冠蜡型上按照要求进行栓道的研磨切削成型,或者用栓体的陶瓷替代体就位于栓道蜡型处(图 13-25),再行铸造,待铸件表面清理后,在平行研磨仪上再行精细研磨与抛光(图 13-26)。但铸造件经过喷砂、电解、打磨、抛光后,精度会有所下降。若利用可调性栓体,则可以弥补固位不足的缺陷。这一工艺则属于自制附着体(custom-made attachment),最类似的就是 C. S. P 附着体(channel shoulder pin attachment)。

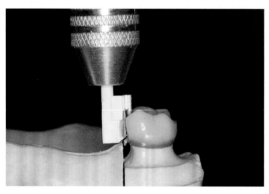

图 13-25　栓体陶瓷替代体运用平行转移就位于栓道蜡型内

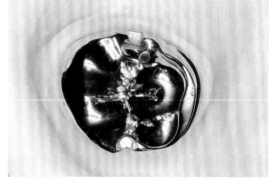

图 13-26　铸造完成并经研磨抛光的冠内附着体固定部分

在技师完成固定部分制作后,送至临床,由医师进行支架试戴,若基底冠不密合则按常规要求返工。试戴合适后,保持固定部分在位,制取口内的硅橡胶印模,将固定部分翻制入印模内,除了精确复制固定部分与余留牙及牙槽嵴的位置关系外,还需按照可摘局部义齿的印模制取要求,精确复制鞍基区黏膜的功能形态(如用微压印模等方法)。

2. 活动部分的制作　活动部分主要由可摘局部义齿支架和附着体的阳性部件构成。技师根据临床硅橡胶印模翻制活动部分制作的模型。固定部分的基牙阴模腔先以专用自凝树脂灌注,其中添加固位钉(增力桩),待自凝树脂固化后,再灌注余留部分的石膏模型,该措施主要是为了在后期制作中方便固定部分的取出与复位,以及防止研磨操作中过大外力导

致石膏的破坏。将固定部分复位于灌制好的石膏模型上,再上平行研磨仪,重新检查栓道与就位道是否一致,若有细微偏差可行研磨调整。

确认无误后,将附着体阳性部件——栓体的金属制成品或树脂替代体就位于固定部分的阴性部件——栓道中(图13-27),然后复制用于制作活动部分的工作模型。按照常规的可摘局部义齿金属支架制作程序,先上平行研磨仪根据事先确定的就位道观测倒凹区,以蜡填充倒凹、缓冲区和义齿鞍基部分的树脂充填区。在复制好的高温耐火代型(图13-28)上画出支架设计图,以蜡雕塑附着体的辅助部件和阳性部件以及支架的连接体、其他固位体和基托衬网部分(图13-29)。然后,常规包埋铸造。活动支架打磨抛光后,放置于含有固定部分的石膏模型上试合,确保精确就位(图13-30)。

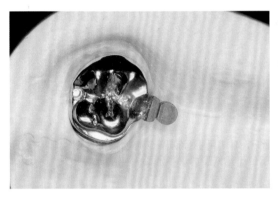

图13-27　栓体树脂替代体就位于冠内附着体的固定部分,以便复模

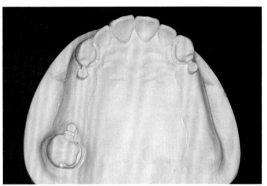

图13-28　栓体树脂替代体就位后复制的高温耐火代型

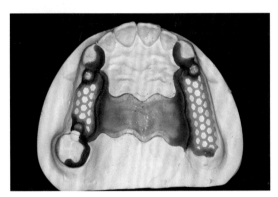

图13-29　耐火代型上制作的活动支架蜡型

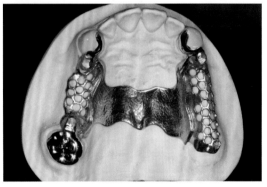

图13-30　铸造好的活动支架就位于模型

附着体阳性部件——栓体与义齿支架的连接有两种方式。一是粘接法,将预成的栓体就位于固定部分的栓道中,用蜡封闭阴阳部件——栓体栓道之间的缝隙,然后,调拌金属粘接剂,涂布于栓体与活动支架固定相连的阳性结构区以及活动支架的预留结合区,立即将支架就位于石膏模型,完成粘接。二是焊接法,利用激光焊接技术将两者牢固连接。最后,再遵循常规工艺流程制作义齿基托和人工牙部分。

(二)栓体栓道附着体(冠外型)制作工艺

冠外型(extracoronal type)栓体栓道附着体的位置及结构设计相对较为灵活自由,因此在临床更为常用。其与冠内型的区别在于，结构相对复杂的阴性部件——栓道位于活动部分，而体积相对较小的阳性部件——栓体则与固定部分融为一体，便于牙周维护和口腔清洁。阴阳部件之间存在一定间隙，多由尼龙垫圈相连，可以调节摩擦固位力的大小，缓冲两者之间的应力传导，弥补就位道的细微偏差，所以精度要求稍低。该类附着体主要有Stabilex附着体、Plastic Dalbo附着体、Dent Attach V附着体、Vario-Friktio BO附着体等。

其制作流程基本与冠内型相似。

1. 固定部分的制作 金属基底冠支架蜡型制作完成后，用平行研磨仪的转移杆将栓体的蜡型或树脂熔模就位于基底冠蜡型的近中或远中邻面（图13-31），位置应放置于近缺隙邻面的颊舌向中1/3处，应距龈缘1mm以上，根据牙槽嵴的形态，栓体的龈缘形态可以呈45°或90°。栓体长轴需与就位道平行，若有多个栓体，应确保之间的平行。根据需要在基底冠的舌侧面研磨制作舌侧支撑台、轴沟等辅助部件（图13-32）。以铸造方式完成固定部分支架的制作，栓体与

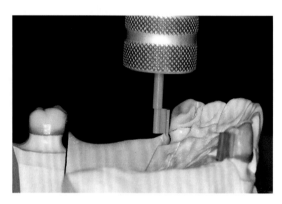

图13-31 用平行研磨仪将栓体的树脂熔模就位于冠蜡型的远中邻面

固定部分的基底冠整体浇铸在一起，在平行研磨仪上对附着体阳性部件及辅助部件进行精细研磨、抛光。基底冠的外表面可以采用烤瓷或烤塑加工工艺进行外观修饰（图13-33）。

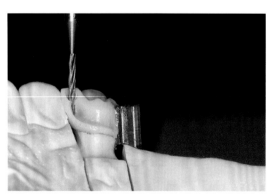

图13-32 用平行研磨仪研磨轴沟等辅助固位型

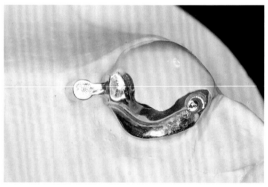

图13-33 整体铸造后上瓷，并行附着体部件的研磨、抛光

2. 活动部分的制作 与冠内型一样，需要将附着体的阴性部件——栓道的替代体或尼龙垫圈在固定部分的栓体上就位（图13-34），填蜡以封闭倒凹、覆盖义齿鞍基区，然后进行耐火代型翻制。在耐火代型上，常规制作活动部分的金属支架蜡型制作，按常规包埋铸造后，将支架在戴有固定部分的石膏模型上进行试合。栓道的尼龙垫圈就位于栓体，可以直接通过粘接剂粘固于活动支架整体浇铸的栓道内（图13-35）。也可以先将栓道的金属制成品或铸造件就位于尼龙垫圈上，再涂少量金属粘接剂于活动支架与栓道相接区，然后将活动支架精确就位于栓道外表面，最后去除过多的粘接剂，实现栓道与活动支架的精密粘接，当然也

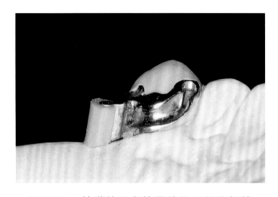

图13-34　栓道的尼龙垫圈就位于制作好的固定部分栓体上

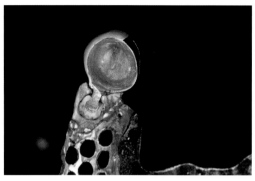

图13-35　尼龙垫圈以自凝树脂粘固于基托内

可采用焊接技术进行牢固粘接,但精度要求极高。

三、磁性附着体制作工艺

磁性附着体(magnetic attachment)的固位原理较为独特,依靠磁性吸引力实现义齿的固位,多用于根面附着体。在所有附着体中结构最为简单,它由位于牙体或种植体上的衔铁(armature)和位于活动义齿基托内的永磁体(permanent magnet)两部分组成(图13-36),两者呈平面接触,无需紧密嵌合。因此,阴阳部件对位精度要求相对较低,制作工艺也是相对较为简单。

1. 固定部分的制作　其固定部分由根管内的根桩(post)和根面的顶盖(cap)以及顶盖表面的衔铁组成。其制作与其他根面附着体一样。在天然牙根面,首先制作根管内的根桩和根面的顶

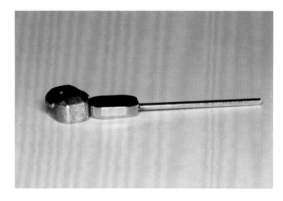

图13-36　磁性附着体的组成——衔铁(右)和永磁体(左)

盖(图13-37),再在平行研磨仪上用转移杆将衔铁就位于根面顶盖上,以蜡固定(图13-38)。衔铁的表面应尽量垂直于咬合力,高度应尽量接近龈缘,以减小侧向力。若有多个衔铁,高度应尽量在一个平面上(图13-39)。然后通过整体浇铸与根桩和顶盖连接在一起(图13-40)。固定部分试戴合适则可直接在临床粘固,然后常规制取印模。

2. 活动部分的制作　其制作流程与传统覆盖义齿基本一致。对于覆盖义齿而言,附着体处为应力集中区,单纯的树脂基托覆盖极易导致基托的折断,因此,此处应设计金属衬网覆盖,以传导分散咬合力。金属衬网制作时,应注意将永磁体就位于衔铁上再行耐火代型翻制,以确保殆方金属衬网的覆盖(图13-41)。

待义齿戴用2周后,由临床医师在口内将永磁体埋入基托,这一连接方式称为树脂粘接或嵌合。具体步骤如下:先将永磁体准确安放于衔铁表面,之间隔以0.1mm厚的玻璃纸,以

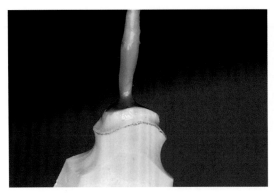

图 13-37 制作根桩和顶盖蜡型

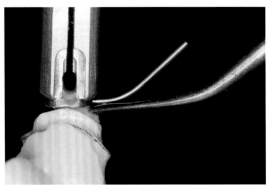

图 13-38 运用平行研磨仪的转移杆将衔铁就位于顶盖上

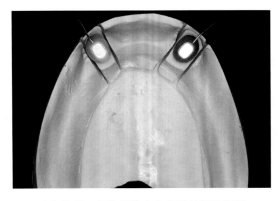

图 13-39 制作好的含有衔铁的顶盖蜡型

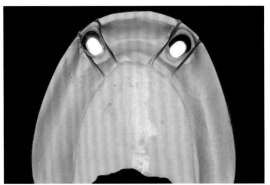

图 13-40 整体浇铸完成的含有衔铁的金属顶盖

防阴阳部件的粘固和义齿下沉所形成的支点(图 13-42)。连接时,需在树脂基托相应的凹槽内留出永磁体的空间,并在基托磨光面预留排溢孔(图 13-43),以自凝牙托水充分溶胀基托树脂。然后调拌适量自凝树脂,置于基托组织面安放永磁体的腔隙中,口内复位,嘱患者咬合于牙尖交错拾,多余自凝树脂将从基托磨光面的排溢孔溢出。至橡胶期,即可取出活动部分,去除多余树脂,常规打磨抛光(图 13-44)。

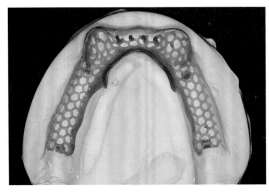

图 13-41 在翻制好的耐火代型上制作衬网蜡型,磁性附着体区已行覆盖

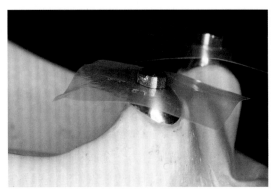

图 13-42 永磁铁固定前,在其与衔铁间放置0.1mm 厚的玻璃纸

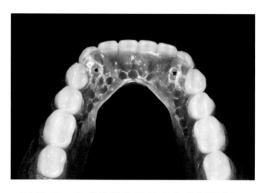

图 13-43　永磁体就位处的义齿基托预留一溢出孔

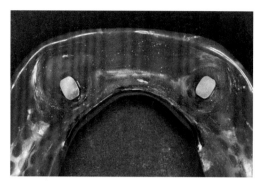

图 13-44　永磁体就位于基托组织面

四、球窝式附着体制作工艺

球窝式附着体(ball attachment)，又称按扣式附着体，它的阳性部件呈球形或圆环形，而阴性部件为窝状，之间存在微小间隙，可以允许阴阳部件实现多个方向的微动，以实现应力中断的作用。其应用范围较广，既可以用于冠外附着体(图 13-45)，也可以用于根面附着体，在种植覆盖义齿中应用较为普遍。常见的有太极扣(ERA)附着体、Ceka 附着体等。

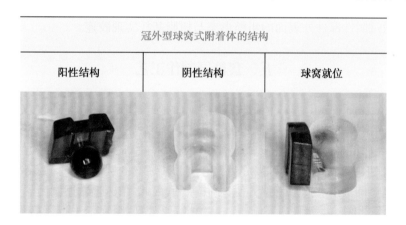

图 13-45　冠外型球窝式附着体的结构

（一）球窝式附着体（冠外型）制作工艺

其阳性部件位于基牙牙冠的远中或近中邻面，制作流程与冠外型栓体栓道式附着体相似(图 13-46)。其阴性部件(窝状结构)与活动支架之间的固定连接有两种方式。第一种方式与冠外型栓体栓道式附着体一样，采用金属粘接方式；第二种则是变异焊接方式，主要是针对阴性部件没有金属外套的情况，可以事先制作具有延伸支架的阴性部件金属外套，再将延伸支架与整个活动支架进行激光焊接(图 13-47)。

（二）球窝式附着体（根面型）制作工艺

其制作流程类似于磁性附着体。固定部分制作时，在天然牙，需要将附着体的阳性部件

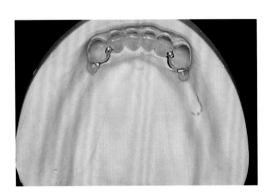

图 13-46 冠外型球窝式附着体义齿的固定部分
阴性部件(尼龙帽)就位于阳性部件(球上)

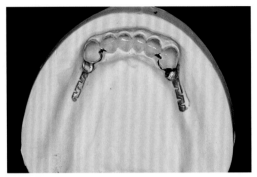

图 13-47 尼龙帽结构外的金属外套附带有
延伸支架,以便与活动支架紧密焊接固定

与根面的顶盖结构进行精确铸接;在种植体则可直接使用该品牌配套的附着体基台,采用螺丝固位。阳性部件就位于顶盖时,需确保固定蜡不得高于球形结构的底座平面。若有多个附着体,需要保证其长轴平行,底座平面应尽量在一个平面上。阳性部件铸造完成后,口内试戴密合,以粘接剂永久性粘接固定于根面。活动部分的制作时,先将球窝式附着体的阴性部件口内就位,再用硅橡胶制取精细印模,印模固化后,将附着体阳性结构的替代体就位于印模中的阴性结构上,常规灌注石膏模型。其余制作过程与磁性附着体一样,阴性部件与活动支架的固定连接方式也建议采用树脂粘接或嵌合的方式,由医师在患者口内完成。这一方式可确保阴阳部件的吻合精度,减少制作难度。该连接中,阴性部件与活动支架之间无刚性连接,主要通过阴性部件外表面的粗糙形态与树脂基托实现胶连。

五、套筒冠制作工艺

套筒冠(telescope crown)是一种结构相对简单的附着体形式,它是通过双层冠结构的相互嵌合来实现固位与支持作用。套筒冠的阴阳部件均为常见的冠结构,阳性部件——内冠如常规冠修复一样用粘接剂固定于基牙上,阴性部件——外冠则通过焊接方式牢固连接于活动支架上。根据套筒冠的锥度可以分为聚合度为4°~8°的圆锥形套筒冠和轴面平行的垂直型套筒冠,由于圆锥形套筒冠就位方便,制作便利,因此,临床上常用圆锥形套筒冠。

1. 固定部分制作 也就是内冠制作。首先将石膏模型固定于平行研磨仪上,确定就位道,制作内冠蜡型,用一定角度的磨蜡车针研磨蜡型,以实现每个内冠设计好的锥度,蜡型厚度应不低于0.5mm,龈面形态尽量修整成卵圆形(图13-48)。若每个基牙就位道不一致,可通过内冠蜡型制作调整至一致,但可导致较多金属内冠暴露,前牙区会严重影响美观。常规包埋铸造,不用打磨抛光,送至临床试合。若密合,则以硅橡胶制作内冠、余留牙列及牙槽嵴黏膜的精细印模,用自凝树脂加增力桩灌制内冠的代型,常规灌注余留组织结构的石膏模型。再次上平行研磨仪,用一定角度的研磨刃具对内冠再次研磨,厚度不低于0.3mm,表面高度抛光(图13-49)。

2. 活动部分制作 套筒冠的活动部分包括了阴性部件——外冠和活动支架。先行制作外冠,可以直接在内冠的外表面堆塑树脂熔模,采用脱模铸造。外冠可设计为烤瓷或烤塑饰面,为避免活动部分热处理制作时可能出现的崩瓷以及修理方便,临床多采用烤塑工艺,

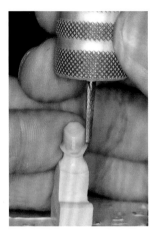

图 13-48 平行研磨仪将内冠蜡型研磨出 4°~8°的内聚角

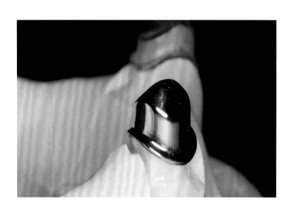

图 13-49 经过高度抛光的套筒冠内冠

烤塑则需在外冠熔模表面涂布固位珠。外冠的颈缘需预留 0.5~1mm 的金属颈环以免反复摘戴过程中颈部烤塑或烤瓷的崩落。在套筒冠外冠的近远中邻面与活动支架相接处还需设计小连接体(又称脚部),以便牢固连接外冠与活动支架,便于咬合力的传导(图 13-50)。后续的活动部分制作流程与冠外型球窝式附着体一样,将铸造完成的活动支架与外冠在模型上复位试合。确认就位密合后,可采用焊接手段或粘接方法将活动支架与外冠的脚部牢固连接(图 13-51)。然后,先对整体支架的外冠进行烤塑或烤瓷饰面处理,再用常规方法制作基托蜡型、排列人工牙,进行热处理。

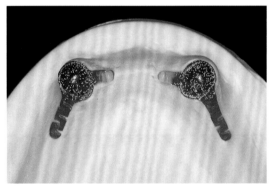

图 13-50 在套筒冠内冠外表面制作外冠的树脂熔模,表面的固位珠用于烤塑,近远中邻面的脚部用于与活动支架的连接

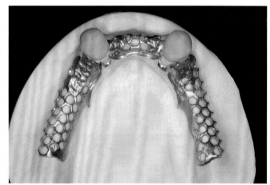

图 13-51 活动支架与套筒冠外冠焊接在一起

六、杆卡式附着体制作工艺

杆卡式附着体(bar-clip attachment)属于半精密附着体,主要由阳性部件——杆和阴性部件——卡组成,可以用于冠外附着体,但多用于根面附着体。杆一般以整体浇铸的方式连

接于基牙的牙冠邻面，或以螺丝固位的方式连接于种植体基台上，可将两个或多个基牙（或种植体）连为一个整体，形成"夹板效应"。卡则安装于基托的组织面，以树脂粘接嵌合于基托内。卡一般为具有一定弹性的金属或尼龙制品，通过弹性形变卡抱杆，以获得固位力。

1. 固定部分的制作　首先制作两侧基牙底层冠蜡型，或对种植义齿的基台进行修整。接着通过预排牙来确定杆的空间位置。龈龈向应尽量向龈方放置，但距牙槽嵴黏膜至少1mm，以确保牙周黏膜健康；颊舌向以不干扰排牙和舌体运动为限；近远中向应尽量与牙弓弧度近似，又必须保留必要的平直段，以便固位卡的卡抱；杆应尽量与龈平面平行，不可一侧高一侧低，以保证受力均衡。根据预排牙结果选择相应长度的半预成杆，定位于相应空间位置，两端以蜡与基牙底层冠（或种植体基台）连接（图 13-52）。在平行研磨仪上研磨杆的轴壁蜡型，以确保与就位道平行（或无倒凹存在），然后整体包埋铸造（图 13-53）。当然，也可采用成品金属杆与铸造好的基牙基底冠（或种植体基台）焊接在一起。常规进行基底冠的烤瓷或烤塑饰面和杆的研磨抛光，完成固定部分的制作。

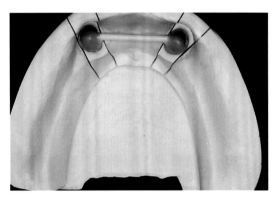

图 13-52　杆的成品树脂熔模用蜡粘固于基牙冠的邻面

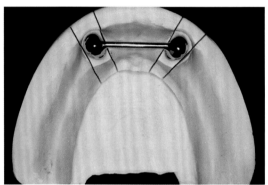

图 13-53　铸造完成的金属冠与杆

2. 活动部分的制作　与其他附着体活动部分制作一样，在临床试合无误后，制取固定部分及余留牙列、牙槽嵴黏膜的硅橡胶印模，常规灌注石膏模型（基牙烤瓷冠以自凝树脂加增力桩充填）。首先将卡的替代体就位于杆上，然后以蜡填充杆下方的倒凹区，按常规翻制耐火代型（图 13-54）。在耐火代型上制作活动部分的金属支架（图 13-55），按常规工艺流程

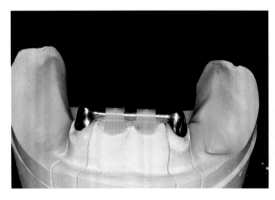

图 13-54　卡的替代体就位于杆上，并填充杆下方的倒凹，以便翻制耐火代型

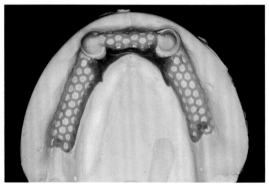

图 13-55　在耐火代型上制作活动支架

排人工牙,制作基托蜡型,树脂热处理。成品卡可以在临床进行口内试戴,以自凝树脂与基托连接;也可在技工室通过金属粘接剂与支架连接。在安装成品卡时,应注意卡的上部需埋入基托,而卡的侧面需要留有一定间隙,以便卡的弹性形变(图13-56)。

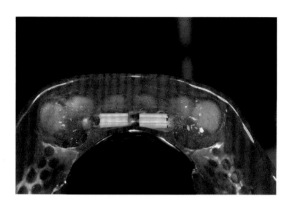

图13-56　卡就位于杆对应的基托组织面

第五节　计算机辅助设计与制作(CAD/CAM)工艺

一、概　述

可摘局部义齿金属支架的传统制作工艺——铸造技术虽然依旧占据着主流地位,但其根本性缺陷始终无法避免。多次反复的模具转换使得材料体积的微小变化最终积累成为放大的误差,而时间、材料与人工成本的高企也使得其不具备竞争性优势。因此,如何实现流程简化、成本可控和精度提升,CAD/CAM技术为牙科行业提供了方向。CAD/CAM技术的优势在于:首先,其省略了模型翻制、蜡型制作和包埋铸造流程,节约了时间与经济成本,并更为环保;其次,具有专家库的修复体设计软件系统实现了义齿设计的最优化,消除了临床医师和技师经验差别带来的质量缺陷;第三,计算机辅助制作通过数控切削或快速成形技术消灭了铸造工艺带来的各种缺陷,如铸造过程中热胀冷缩所产生的体积变化,并且实现了材料的致密化与均一化。

CAD/CAM技术早已在20世纪中叶就被应用于汽车制造工业。对于牙科领域而言,小尺寸、高精度的修复体制作要求(误差不得大于$100\mu m$)使得这项技术在20世纪70年代方被尝试于全瓷嵌体的制作。在近十年来,随着光学扫描技术、三维重建技术、修复体设计软件系统以及数控切削技术的发展与成熟,CAD/CAM制作工艺已被广泛应用于固定和种植修复领域。

在可摘局部义齿领域,CAD/CAM技术的研发也日益受到重视。其中,口腔数据采集系统较为成熟,其原理和方法与固定义齿基本相同,多用光学方法采集口腔组织信息。CAD系统的研发相对较为热门,有不少学者与厂家研发了专门的软件系统,可摘局部义齿CAM系统的研发则一直相对缓慢,运用固定义齿的CAM的数控铣磨工艺几乎无法加工结构复杂的金属支架,这也是其瓶颈所在。其面临的难点包括以下几个方面:一是可摘局部义齿各组成部分形态结构的复杂性,如固位体——卡环形态弯曲细长并逐渐收窄,支托为汤匙状,大小连接体为厚薄不一的杆状,基托呈扁平的板状,鞍基区则是网格状,对于刀具的路径设计会非常复杂,而且较多的倒凹或精细部位甚至刀具无法进入;二是支架面积较大,多为扁平、细长外形,采用数控铣磨工艺将会浪费大量材料,成本较高。

不过,快速成形技术的出现使得相关研发工作进入一个快速发展的阶段。1991 年,日本大阪大学齿学部的奥野善颜及前田信芳,将该技术引入可摘局部义齿的 CAM。1993 年,前田信芳等提出应用三维激光扫描仪获取一些形态复杂、面积较大的牙列缺损模型的三维数据以及应用光造型法制作外形复杂的可摘局部义齿支架的树脂熔模。在此基础上,2000 年 Maeda 等在计算机上重建了牙颌三维数字模型,设定可摘局部义齿支架的外形和厚度参数,提取支架数据输入快速成形系统,制作支架熔模,然后铸造完成金属支架。2005 年,北京大学口腔医学院原卫生部口腔医学计算机应用工程技术研究中心首次用自主研究开发的口腔修复体三维设计软件完成复杂局部可摘义齿的三维设计,并采用 SLS 方法制作出可摘局部义齿支架树脂铸型。2006 年,Williams 用基于点云及曲线曲面的混合建模技术,数字化计算观测线,初步建立了可摘局部义齿支架的三维计算机辅助设计方法,利用选择性激光烧结技术直接为患者完成了可摘局部义齿金属支架的制作 (图 13-57),实现了临床可接受的适合

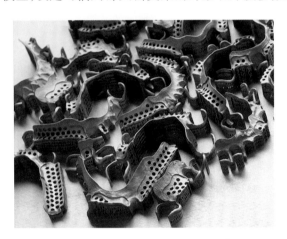

图 13-57　选择性激光烧结技术制作完成的纯钛可摘局部义齿支架

性。这为可摘局部义齿支架 CAD/CAM 技术的临床应用奠定了基础。

目前常规的可摘局部义齿 CAD/CAM 制作系统主要分以下几个环节:①口腔数据采集,通过光学扫描法重建三维数字化模型,包括口扫和仓扫;②计算机辅助设计,主要包括科学计算、图像系统和数据库系统三个方面;③计算机辅助制作,其包括运用数控切削技术或各种快速成形技术进行熔模或金属支架的制作。

二、口腔数据采集

可摘局部义齿的口腔数据包含了缺损牙列、牙槽嵴及颌骨黏膜等信息,由于数据的体量庞大,口内软组织极易变动,存在大量组织倒凹等因素,多采用口外间接法(仓扫)采集口腔组织信息。临床上根据设计常规进行牙体预备,制取印模,翻制石膏模型,然后进行数据采集,重建口腔组织的三维数字化模型。对于非游离端缺失或牙支持式可摘局部义齿,则可以采用口内直接法(口扫)采集信息。

目前可摘局部义齿修复所用的数据采集方法主要为非接触式的光学扫描法,均是运用光学反射原理并借助口腔视频相机得到牙表面三维信息,根据技术原理,主要分为三角测量技术和共焦成像技术。

(一)摩尔云纹测量法

该方法利用平行光照射于栅板,投射于被测物体表面,栅线由于被测物体表面高度不同

而产生畸变。从与入射光成一定角度方向去观察,可以看到由于被测物体表现的变形栅线与基准栅叠合而产生的云纹。由于变形栅线中含有被测物体表面的高度信息,因而云纹中也包含了被测物体表面的高度信息。分析云纹,即能获得被测物体表面的高度信息,推算出表面各点的三维坐标,重建物体表面的三维形态(图 13-58)。

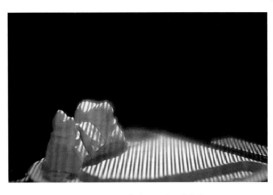

图 13-58　摩尔云纹测量法

(二) 数字散斑相关方法

数字散斑相关方法的测量原理与摩尔云纹法相似,不同的是利用随机分布的散斑场作为信息载体。当其成像在一个平板上得到一幅散斑图,以被测物体取代原来的平板(基准面),散斑颗粒就会因被测物体的表面高度变化而产生一定的形变,这种散斑颗粒的形变就记录了被测物体表面的高度信息,由此可推算出物体表面高度值,获得物体表面各点的三维坐标。

(三) 三维激光扫描法

三维激光扫描法是用激光光束投射到被测量物体表面,传感接收装置接收反射光,并输入计算机,根据不同部位、不同高度反射光光强的不同,计算出物体的三维形态。测量原理是三角形法,假定被测物体的轴线为 Z 轴,检测部位围绕被测物体作匀速螺旋运动。测出到物体表面的距离,根据检测部位的位置和距离计算出该点的三维坐标。因为检测部件是匀速螺旋运动,控制电路经连续采集,即可得到被测物体表面各点的三维坐标值。

(四) 平行共焦成像法

最早起源于显微镜成像领域,其方法是将平行激光束通过口内扫描仪扫描头发送并投射到被扫描物体上,以特定的焦距照射目标后激光束会反射并通过一个探测针孔并被激光探测器收集,非聚焦光线则被探测针孔光栏阻挡无法进入,然后将进入的反射光转换成数字图像。通过逐层扫描,获取不同深度的焦平面形貌数据,从而最终构建出口腔组织的三维形貌。改进型则加入了独特的光路震荡系统和"超快光学切片技术",即使不改变扫描头与牙齿的相对位置高度,焦平面位置也周期性地自动变换和聚焦成像,实现组织不同层面的动态连续扫描及三维成像,从而提高了扫描效率和速度,每秒可捕捉超过 3 000 幅二维图像,达到动态摄像的速度。

三、可摘局部义齿计算机辅助设计

一个完备的可摘局部义齿的 CAD 系统,由科学计算、图形系统和数据库三方面组成。科学计算主要是数据计算,包括:通用数据库、统计数据库以及常规设计计算,特别是优化设计、义齿排列的有限元分析、可靠性分析、动态分析等先进的设计和分析方法。图形系统包括几何构型(含体素构型和曲面造型),绘制义齿零件图,绘制各种函数曲线,绘制各种数据表格,在图形显示器上进行图形变换(如对理想构件进行平移、旋转、放缩、对称、删除、修改和消隐)以及分析和模拟。数据库则是一个通用的、综合性的以及减少数据重复存储的数据集合,它按信息的自然联系来构造数据,即把数据本身和义齿各个部件、原始模型、上下颌牙列等实体间的描述存入数据库,用各种方法来对数据进行各种组合,以满足各种使用,使设计所需的数据便于提取,新的数据易于补充。

其中的核心是数据库建设,特别是专家库系统的建设。首先需要根据相关的可摘局部义齿设计知识以及临床上高级修复专家的设计经验进行整理,并按照 Kennedy Ⅰ ~ Ⅳ 类牙列缺损分类,对每一类牙列缺损的修复设计方案进行总结,归纳出一系列适合计算机演绎推理的可摘局部义齿修复设计规则。再以产生式规则的表达方式将其编写为牙列缺损诊断与可摘局部义齿修复设计方案之间的映射对应关系,即牙列缺损情况与图形系统中义齿部件三维图形之间的调用组合关系。将这些关系编译为计算机语言,形成一个多层次的树形结构知识推理系统。再将图像系统中相关的义齿三维部件图形依据建成的推理系统进行组合试验,对推理规则进行调整和完善,创建专家库系统(图 13-59)。

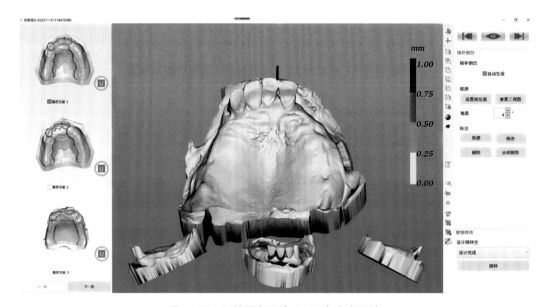

图 13-59　可摘局部义齿 CAD 专家库系统

目前已有较多学者开展了可摘局部义齿 CAD 系统的研究,如国内的吕培军、蔡玉惠等均从简单的标准模型可摘局部义齿 CAD 演示系统研究逐渐过渡到具有临床实用价值的可摘局部义齿 CAD 系统开发,美国 3SHAPE 公司则已向市场推出其商用可摘局部义齿 CAD 系统。目前的问题仍是如何进一步提高专家库系统的可靠性以及与相应的 CAM 系统进行有效衔接。

四、可摘局部义齿计算机辅助制造

辅助制造(CAM)是利用计算机进行修复体制作的管理与操作,导入 CAD 信息——修复体制作的工艺路线和工序内容,输出设备加工时的运动轨迹和数控程序。它由系统软件和加工设备构成,主要涉及二维绘图设计和三维几何造型设计。它是制造工程技术与计算机技术相互结合、相互渗透而发展起来的一项综合性技术。可摘局部义齿的计算机辅助制造可以应用的技术包括减材制造(3D 切削)——切削加工技术和增材制造(3D 打印)——快速成形技术(rapid prototyping,RP)。

减材制造也就是数控切削技术,通过车、铣、磨、削等方法将原始胚料切削成型的一种工艺,其优势在于可以加工的材料种类多样,加工精度高,成型物体质量稳定,但材料浪费较多,切削磨具损耗大,复杂构件难以处理,耗时长,不适合大批量快速生产。目前,可摘局部义齿的金属支架可以采用3D切削工艺制作,不过成本较大。

相较于减材制造,快速成形技术可以制作更为复杂的三维结构,能够节约70%的材料,更符合可摘局部义齿制作特点。快速成形技术是基于分层制造原理,迅速地制造出产品,与产品的几何复杂程度无关,因此,对于结构复杂的曲面形态产品制造更显优越性。其制作过程是将计算机辅助设计的三维模型构件分层切片出各层的二维轮廓图,再生成激光、精密伺服驱动等先进技术的轨迹及控制逻辑完成各个层的制造,依次叠加成形出复杂三维构件的过程(图13-60)。

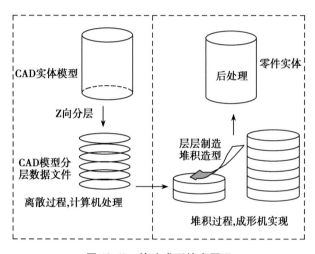

图13-60 快速成形技术原理

(一) 快速成形技术的特点

1. 高复杂性　由于采用离散堆积成形的原理,它将一个十分复杂的三维制造过程简化为二维过程的叠加,可实现对任意复杂形状零件的加工。特别适合于复杂型腔、复杂型面等传统方法难以制造甚至无法制造的产品。

2. 高度集成　快速成形技术是计算机技术、数控技术、激光技术与材料技术的综合集成。

3. 设计制造一体化　快速成形技术实现了机械工程学科多年来追求的两大先进目标,即材料的提取过程与制造过程一体化和设计与制造一体化。

4. 快速性　通过对一个CAD模型的修改或重组就可获得一个新零件的设计和加工信息。从几个小时到几十个小时就可制造出产品,具有快速制造的突出特点。

5. 高度柔性　无需任何专用夹具或工具即可完成复杂的制造过程。

6. 材料的广泛性　在RP领域中,由于各种RP工艺的成形方式不同,因而材料的使用也各不相同。

7. 经济性　与反求工程、CAD技术、网络技术、虚拟现实等相结合,成为产品快速开发的有力工具。可以加快产品的更新,降低了生产周期和成本,可以获得突出的经济效益。

(二) 快速成形技术的分类

快速成形技术根据成形方法可分为两类:一类是基于激光及其他光源的成形技术;另一类是基于喷射的成形技术。其中比较成熟的工艺包括以下几种:

1. 立体光刻(stereolithography apparatus,SLA)工艺 SLA 工艺也称光造型,于 1984 年获美国专利。1988 年,美国 3D System 公司推出商品化样机 SLA-Ⅰ,这是世界上第一台快速成形机。SLA 各型成形机占据着 RP 设备市场的较大份额。SLA 技术是基于液态光敏树脂的光聚合原理工作的。这种液态材料在一定波长和强度的紫外光照射下能迅速发生光聚合反应,分子量急剧增大,材料从液态转变成固态。SLA 的工作原理是:液槽中盛满液态光固化树脂,激光束在偏转镜作用下在液态表面上扫描,扫描的轨迹及光线的有无均由计算机控制,光点打到的地方,液体就固化。成形开始时,工作平台在液面下一个确定的深度,聚焦后的光斑在液面上按计算机的指令逐点扫描,即逐点固化。当一层扫描完成后,未被照射的地方仍是液态树脂。然后升降台带动平台下降一层高度,已成形的层面上又布满一层树脂,刮板将黏度较大的树脂液面刮平,然后再进行下一层的扫描,新固化的一层牢固地粘在前一层上,如此重复直到整个零件制造完毕,得到一个三维实体模型。SLA 方法是目前快速成形技术领域中研究最多的方法,也是技术上最为成熟的方法。由于光聚合反应是基于光的作用而不是基于热的作用,故在工作时只需功率较低的激光源。此外,因为没有热扩散,加上链式反应能够很好地控制,能保证聚合反应不发生在激光点之外,因而加工精度高,加工精度一般可达到 0.1mm,表面质量好,原材料的利用率接近 100%,但这种方法也有自身的局限性,比如需要支撑、树脂收缩导致精度下降等。

目前,立体光刻工艺主要用于研究模型和可摘局部义齿支架熔模的制作,可用于结果分析,也可用于常规包埋铸造,来制作金属支架。国内外多位学者利用此路径进行了可摘局部义齿支架树脂熔模的制作(常用材料为聚碳酸酯)(图 13-61,图 13-62)。

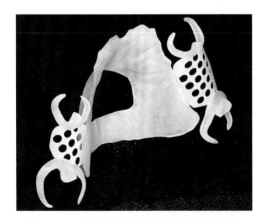

图 13-61 立体光刻技术制作的可摘局部义齿支架树脂熔模

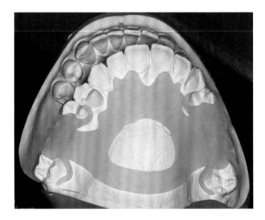

图 13-62 树脂熔模就位于石膏模型上

用这种快速成形机制作工件时,只需在原材料上切割工件截面的轮廓线就可成形工件的截面薄片,因此比较省时,较适合制作中大型厚实工件,可以用于快速制造研究诊断模型或铸造用熔模。该技术的特点是工作可靠,模型支撑性好,成本低,效率高。缺点是前、后处理费时费力,且不能制造中空结构件,因此应用逐渐减少。

2. 选择性激光熔化(selective laser melting,SLM)工艺　SLM 工艺由美国德克萨斯大学奥斯汀分校于 1989 年研发,是利用粉末状材料成形的。它由 CO_2 激光器、X-Y 扫描振镜、供粉活塞缸(两个)、成形活塞缸和铺粉辊等组成。采用的粉材可以是塑料粉、蜡粉、铸造用树脂砂、陶瓷或金属与粘接剂的混合粉、金属粉等,在牙科领域可用的粉材包括钴铬合金、纯钛、不锈钢和氧化锆等。将材料粉末铺洒在已成形零件的上表面,并刮平,用高强度的 CO_2 激光器按照截面轮廓信息,在刚铺的新层上扫描出零件截面,材料粉末在高强度的激光照射下被烧结在一起,得到零件的截面,并与下面已成形的部分连接。当一层截面烧结完后,铺上新的一层材料粉末,有选择地烧结下一层截面。

目前,常用的钴铬合金修复体的快速成形制作就是应用 SLM 工艺,每层铺粉厚度为 $20 \sim 30 \mu m$,粉末颗粒大小为 $4 \sim 15 \mu m$,相比传统失蜡铸造法,精密度可达 $\pm 20 \mu m$(传统铸造工艺约 $\pm 60 \mu m$);相比传统的镭射激光器,SLM 使用的激光器为光纤激光器,所形成的激光束直径更小。相较于传统铸造工艺存在的铸造气孔,SLM 合金的晶粒细小,均匀致密,熔覆后的材料致密度几乎达到 100%,在扫描电镜 10 000 倍下可以看到蜂窝状 $1 \mu m$ 大小的晶粒结构,形成非晶体结构。相较于铸造工艺,SLM 钴铬合金极难腐蚀,其口内的离子析出量极少,接近于贵金属,少于 $1 \mu g/cm^2$。SLM 工艺制作的钴铬合金相较于铸造工艺,其机械学强度也显著提高,在弹性模量相似的前提下(200GPa),SLM 钴铬合金的抗拉强度和屈服强度(1 300MPa 和 1 000MPa)均较铸造钴铬合金提高了 1 倍。

该工艺在可摘局部义齿方面业已开始初步应用与研发,难点除了 CAD 设计软件和制作成本问题外,主要是由于 SLM 技术属于热加工工艺,金属支架是薄壁件并且有很多异形结构(例如卡环形态弯曲细长并逐渐收窄),很容易因热应力发生变形,因此,可摘局部义齿长支架激光成形时支撑结构的设计是目前的关注点。目前,国内不少院校业已开展结合 SLM 技术的全数字化流程的可摘局部义齿设计与制作(图 13-63),其中北京大学和空军军医大学口腔医学院所研发的相关技术还取得了不少自主专利。

3. 熔融沉积制造(fused deposition modeling,FDM)工艺　FDM 工艺由美国学者 Scott Crump 于 1988 年研发,1992 年由美国 Stratasys 公司开发推出了第一台商业机型 3D-Model-

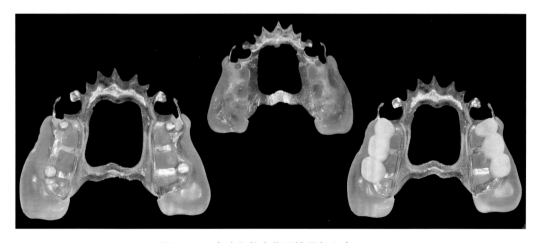

图 13-63　全流程数字化可摘局部义齿

er。FDM 的材料一般是热塑性材料,如蜡、ABS、尼龙等。以丝状供料。材料在喷头内采用电阻式加热器加热熔化,喷出的热熔性材料温度高于固化温度(通常控制在比凝固温度高1℃),而成型部分的温度稍低于固化温度。在计算机的控制下,根据工件的截面轮廓信息,喷头沿零件截面轮廓和填充轨迹运动,同时通过小喷嘴将熔化的材料挤出,并沉积在工作台上,快速冷却后形成截面轮廓薄片和支撑结构,并与周围的材料凝结。工件的一层截面薄片成形完成后,挤压头上升一个截面层的高度(一般为 0.1~0.2mm),再进行下一层截面薄片的沉积,如此循环,最终形成三维工件。整个系统构造原理和操作简单,不用激光器件,维护成本低,可以成型任意复杂程度的零件。但是成型件的表面有较明显的条纹,需后处理,不如 SLA 成型件好。在可摘局部义齿,可以制作个性化托盘,也可以运用于聚醚醚酮支架的打印制作。

(胡　建)

参 考 文 献

1. 张志升,刘伟才,苏剑生.激光焊接牙科钛材技术的研究现状.国际口腔医学杂志,2006,33(2):158-160

2. 赵堂民,施长溪.聚甲基丙烯酸甲酯义齿基托材料聚合成型工艺的研究进展.口腔材料器械杂志,2003,12(3):151-153

3. LISA A L,IBRAHIM T. A critically appraised topic review of computer-aided design/computer-aided machining of removable partial denture frameworks. Dent Clin N Am,2014,58:247-255

4. DAVID M,BOHNENKAMP. Removable partial dentures clinical concepts. Dent Clin N Am,2014,58(1):69-89

5. 韩科,彭东.口腔修复工艺学.北京:北京大学医学出版社,2013

6. 张富强.附着体义齿.上海:上海科技文献出版社,2005

7. 张富强.套筒冠义齿.北京:人民卫生出版社,2013

8. GARETH J,JOHN G. 精密附着体-通向成功的修复治疗.张玉梅,许智轩,译.北京:人民军医出版社,2010

9. BIDRA A S,TAYLOR T D,AGAR J R. Computer-aided technology for fabricating complete dentures:Systematic review of historical background,current status,and future perspectives. J Prosthet Dent,2013,109(6):361-366

10. WILLIAMS R J BIBB R,EGGBEER D,et al. Use of CAD/CAM technology to fabricate a removable partial denture framework. J Prosthet Dent,2006,96(2):96-99

11. 吴琳,吕培军,王勇,等.可摘局部义齿支架铸型的计算机辅助设计与制作.中华口腔医学杂志.2006,41(7):432-435

12. 卢军霞,郭天文,王宝成,等.激光焊、脉冲氩弧焊、电子束焊焊接钛材机械性能的比较.实用口腔医学杂志,1998,14(2):106-108

13. 张志升,刘伟才.激光焊接牙科钛材技术的研究现状.国外医学:口腔医学分册,2006,(33)2:158-160

14. 忻贤贞,魏斌.选择性激光熔化技术在口腔医学中的应用口腔材料器械杂志,2012,21(1):35-37

15. 赵堂民.聚甲基丙烯酸甲酯义齿基托材料聚合成型工艺的研究进展.口腔材料器械杂志,2003,12(3):151-153

16. 贾爽,王德芳,叶荣荣,等.钴铬合金、钛合金与高钴铬钼合金铸造卡环循环疲劳的研究.上海交通大学学报,2013,33(6):782-785

第十四章 附着体可摘局部义齿

第一节 概　　述

一、附着体的定义

在 Journal of Prosthetic Dentistry 出版的 *Glossary of Prosthodontic Terms* 中,附着体(attachment)的定义是为义齿提供固位和稳定的机械装置,作为义齿的固位体,它一般由紧密贴合的阴阳两部分组成,分别位于义齿支架内和基牙(种植体)上,通过两部分之间的力学作用,为义齿提供固位、稳定和支持。

附着体的使用已经有百余年的历史,早期的附着体采用金、铂、铜等合金材料,采用类似嵌体或套筒冠的样式,通过弯制、栓扎、焊接等方法将不同部件分别放置于口内的基牙上和义齿内,以达到增强固位的效果。随着精密铸造、高精度车床加工等工艺的发展,从 20 世纪 70、80 年代开始,相继涌现了一大批各式各样的附着体。特别是其中的精密附着体(precision attachment),更是不断推陈出新,具有代表性的如 Stern 系列、Dalbo 系列、Ceka 系列等等产品,在临床上得到了不同程度的应用。但是需要指出的是,由于刚性连接的精密附着体在使用中存在的一些问题以及成本上的考虑,近年来弹性连接的半精密附着体如不同样式的冠外弹性附着体(extracoronal resilient attachment,ERA)以及磁性附着体(magnetic attachment)等得到了更为广泛的使用。

二、附着体的分类

根据不同的划分标准,附着体可以进行如下分类:

(一) 根据附着体固位力来源方式

1. **摩擦式附着体(frictional attachment)**　摩擦式附着体的固位方式是依靠摩擦力,来自于两个或两个以上彼此接触的摩擦面的相对移动,例如 Latch 栓体栓道式附着体。

2. **机械锁结式附着体(mechanical attachment)**　机械锁结式附着体往往通过阴性部件和阳性部件结构上的锁结效应提供固位,如 Dalbo 球形铰链式附着体。

3. **磁性附着体(magnetic attachment)**　现代磁性附着体是利用磁引力而固位的一种附着体,由永磁体和衔铁两部分组成。一般将衔铁置于牙根根面或种植体基台顶端,而永磁体置于义齿支架基托的组织面,两者相互吸引的磁力形成较稳固的固位力。

（二）根据加工精度

1. 精密附着体（precision attachment）　精密附着体是采用特殊的合金在极高的公差之下通过机械加工而成，阴阳两部分均为金属成品件，所以耐磨性很强。同时，由于采用标准件尺寸，所以部件之间是通用的，损坏后维修较容易。

2. 半精密附着体（semi-precision attachment）　半精密附着体通常采用预成塑料、蜡型直接铸造，因此价格相对便宜、易于加工制作。

（三）根据部件间结合形式

1. 刚性附着体（rigid attachment）　刚性附着体阴阳部件呈刚性结合，除就位方向外，活动度极小，有较强的固位、稳定和支持作用，但也容易对基牙形成过大的扭力。

2. 弹性附着体（resilient attachment）　弹性附着体阴性部件往往由橡胶或者塑料制作，阴、阳结构之间有一定方向和一定量的可动度，从而可以减轻基牙承受的负荷，但增加了缺牙区基托下支持组织受力。

（四）根据安放部位

1. 冠内附着体（intracoronal attachment）　阴性部分安放在基牙且不突出于牙冠表面，阳性部分安放在义齿组织面（图 14-1）。冠内附着体可以使𬌗力沿着牙体长轴传导，但当基牙预备不足时常常使附着体突出于外形高点从而导致其下方的牙龈和黏膜炎症。因此，当基牙不足以制备冠内附着体洞形时则应采取冠外附着体固位的形式。

2. 冠外附着体（extracoronal attachment）　阳性部分安放在基牙，突出于牙冠表面，阴性部分安放在义齿组织面（图 14-2）。

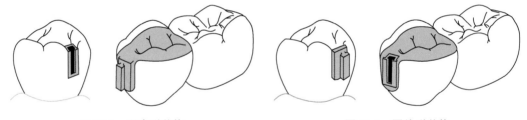

图 14-1　冠内附着体　　　　　图 14-2　冠外附着体

3. 根面附着体（root attachment）　用于覆盖义齿的附着体多属于此类，即附着体的一部分安放在基牙根面上或者种植体上，另一部分安装在义齿组织面。

三、临床常用的附着体

（一）扣卡式附着体

1. 球帽式与圈式附着体　绝大多数球帽式或圈式附着体是机械锁结式的冠外附着体。顾名思义，阳性部件为球形，阴性部件形成凹槽或为圈形，两者之间形成可靠的结合，因此是各类附着体中结构相对简单的一种，适用于多种牙列缺损的病例。代表产品为 Ceka 系列冠外精密附着体，以及阴性部件含有弹性沉淀材料的 Sterngold ERA 半精密弹性附着体。这类附着体体积较小，机构相对简单，可以将阴、阳性部件根据需要分别置于义齿基托内和基牙结构上，部分情况也可对调使用，使用非常灵活。

2. Locator 基台　Locator 是近年来发展起来的一种半精密附着体固位装置,阴性部件由弹性材料构成,作为基台的一部分连接在种植体上,阳性部件放置在义齿基托内,两者结合为义齿提供固位力和支持。其固位力的调节是通过阳性部件实现的,通常采用不同的颜色代表不同固位力的大小。Locator 的自主就位设计易于患者摘戴义齿,医师在操作的过程中也配有易于摘戴辅件的取芯工具;其配件的双重固位和高耐磨性使其具有良好的远期效果。Locator 因为具有可靠、操作简便和使用灵活的特点而广泛应用于临床,尤其是覆盖义齿方面。由于 Locator 基台可选择的高度比较多,最低的高度仅 1mm,对缺牙区的颌龈距离要求相对较低,甚至垂直距离小受到空间限制的病例也有可能修复。

3. 种植体球形基台　相当于天然牙根上附着体,固位部分如母子扣,由阳性和阴性两部分刚性结构组成,属于精密附着体,阳性部件一般为钛金属球,阴性部件一般为金基底,最底层是球形设计容纳阳极的金属球,上部则为独立的金属薄片,有一定的动度,因此可以提供固位。该类附着体主要利用球型基台与固位体帽加硅橡胶垫圈的套叠固位方式获得固位和稳定,固位力的保持要求种植体长轴之间尽量平行,否则容易造成附着体的快速磨损,固位力下降。

(二) 栓体栓道式附着体

栓体栓道式附着体是一种嵌锁型固位装置,其阳性结构与基牙上的烤瓷联冠连接成整体,阴性结构与义齿的支架连接,通过阴阳性结构的精密结合产生摩擦而获得固位力,如McCollum 附着体。但是,由于制作技术要求较高,成本昂贵,一旦刚性零件损坏很难修补;而且游离端使用增加了基牙侧向力,故临床上使用仍然很受限。后来的部分改进产品,如Biloc 栓道式附着体,其栓道内垫橡胶材料,两部分结构形成弹性连接,起固位、支持和稳定的作用,在行使咀嚼功能时产生缓冲,也可以在以后的使用中方便更换。研究表明,此类附着体修复后,咬合力通过栓道内的橡胶垫圈得到缓冲,减轻基牙的负荷,增加缺牙区牙槽嵴的负荷,有利于基牙健康和修复的远期效果。

(三) 铰链式附着体

铰链式附着体允许义齿支架围绕其进行铰链运动,其代表是 Dalbo 附着体(Dalbo attachment)。它由 L 型阳性结构和空心圆柱体状阴性结构组成,两者吻合处呈球状,可形成可靠的卡抱固位力。附着体的阴性结构处受力时形成铰链式运动,能起到缓冲作用。由于 Dalbo附着体位于义齿基托内,不显露金属,修复后美观;又可替代常规可摘义齿的卡环,固位作用好,因此体积小、患者异物感小,咀嚼功能大大增强。研究表明 Dalbo 式球帽附着体义齿固位良好,可有效减少可摘局部义齿的翘起、摆动、旋转和下沉,固位稳定性能良好。这类球帽式附着体固位力衰减速度较快,固位力稳定性相对较弱,但是其初始固位力较高。

(四) 磁性附着体

早在 20 世纪 50 年代 Freedman 就将铝镍钴(AlNiCo)永磁体埋入全口义齿磨牙区基托中,上下颌义齿中磁体同极相对,利用相同磁极间的斥力来增强义齿固位。这是磁体在义齿中应用的最早记录。20 世纪 60 年代,Behrman 将铂钴(PtCo)磁体种植于无牙颌患者的下颌骨中,同时在对应的义齿基托中埋入另一磁体,两个磁体异极相对,利用异磁极间的引力增加下颌全口义齿的固位。20 世纪 60 年代末,稀土类永磁材料钐钴(SmCo)合金出现,磁体磁能积得到了极大的提升;20 世纪 70 年代,钕铁硼(NFeB)磁性材料的出现,再次将磁体的性能推上一个高峰,并催生了现代磁性附着体的出现。

磁性附着体系统的结构也发生了巨大变化,经历了以下几个阶段:

1. 磁体-磁体开放磁路系统　早期义齿使用两枚磁体,以异极相对的形式分别置于基牙牙根或者种植体上(图 14-3A)以及义齿基托内,通过磁体间引力增加义齿吸附力或者固位力。由于早期磁性材料的缺陷,这类磁体产生的固位力较小,义齿取下后口内仍有磁体,存在开放磁场;而且磁体在唾液环境中容易产生腐蚀。

2. 磁体-衔铁开放磁路系统　将钯钴镍、磁性不锈钢等软磁合金材料制作成衔铁(keeper),代替永磁体置于基牙牙根或者种植体上,与义齿基托中的磁体相吸使义齿固位(图 14-3B)。这种设计虽然使义齿取下后,口内不存在磁体或者磁场,但是由于磁场开放,总体固位力仍不理想。

3. 磁体-衔铁闭合磁路系统　20 世纪 80 年代,Gillings 提出裂极式闭合磁路固位体,形成了现代磁性附着体的基本结构体系——闭合磁路系统(闭路磁体)。它是将磁体与以导磁材料制作的磁轭(yoke)以及衔铁等做成一个组合体,形成一个闭合磁路,可大大减小外磁场,固位力也显著增加(图 14-3C)。目前提供临床使用的磁性附着体,绝大部分都是由钕铁硼闭路磁体与软磁合金衔铁组成,固位力最大者可达 1 200g。

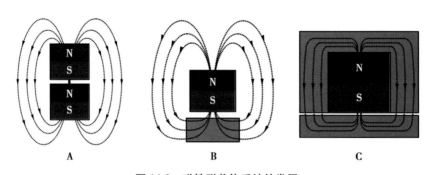

图 14-3　磁性附着体系统的发展
A.磁体-磁体开放磁路系统　B.磁体-衔铁开放磁路系统　C.磁体-衔铁闭合磁路系统

无论是与传统卡环,还是与摩擦式附着体和机械锁结式附着体相比,磁性附着体固位力来源并非机械作用,具有独特的力学特性。同时,由于其美观舒适、对就位道要求低、患者取戴方便等优点,被广泛用于可摘局部义齿、全口覆盖义齿、种植义齿、分段义齿、分部义齿、过渡义齿、颌面赝复体等各种口腔及颌面部修复体中,被认为是继简单附着体、精密附着体之后的第三代附着体系统。

(五) 杆卡式附着体

种植体义齿中采用的杆卡是用金属杆将多个种植基牙连接起来,义齿基托内的卡结构与杆之间产生固位,多用于全颌覆盖义齿,也可以应用到可摘局部义齿中,其特点是由多个种植体基牙通过杆稳定地连接在一起;可以分散义齿的脱位力,固位效果较好;具有一定的旋转度,可以起到应力中断的作用。不同的杆的横断面形态不一样,可分为圆杆、卵圆杆及U 形杆,决定了其不同的活动方式,常见的杆有卵圆形的 Dolder 杆、U 形的 Dolder 杆和圆形的 Hader 杆等类型。但是杆卡式附着体的制作成本相对较高,加工精度以及临床技术要求也较高,在一定程度上限制了其应用。有研究提示,种植体位置不佳时,杆卡式附着体有利于纠正角度偏差,但是其对咬合间隙的要求比非杆卡式的附着体要高。

第二节 附着体可摘局部义齿的特点和适应证

一、附着体可摘局部义齿的特点

附着体的使用范围非常广泛,从早期冠和冠桥修复、可摘局部义齿修复、全口覆盖义齿修复,到种植义齿修复、颌面赝复体修复等等。在可摘局部义齿中,附着体的使用具有如下优点:

(一) 固位方式灵活、稳定效果佳、咀嚼效能高

附着体的种类繁多,设计各异,为复杂的缺失牙修复提供了多种可以选择的固位和支持方式。相对于传统卡环类固位体,附着体固位力也明显提高。特别是利用种植体调整基牙数量和分布时,采用附着体辅助固位可以达到更好的稳定效果。冯海兰等对戴用附着体固位义齿1年以上患者进行咀嚼效率测定,平均达82%,明显高于戴用传统卡环类可摘局部义齿的患者。

(二) 保护口腔软硬组织

1. 保护余留牙 改善基牙受力,减小基牙损伤。以Sterngold球状铰链附着体为例,使用附着体修复游离端缺失的病例时,远中基牙所受扭力下降,应力分布更均匀,传力方向更加平行于基牙长轴。

2. 减少剩余牙槽嵴的吸收 普通可摘局部义齿,尤其是游离缺失的病例,通常设计为牙-黏膜混合支持式,由于义齿下沉、摆动等情况,引起剩余牙槽骨的吸收;而大量文献指出,如果远中游离端放置种植体和附着体,不仅改变远中游离缺失的状态,还为义齿提供额外固位和支持,可以明显降低剩余牙槽嵴的吸收。

3. 口腔黏膜 附着体与黏膜混合支持式的义齿,也可以明显减轻牙槽黏膜的负担。

(三) 美观与舒适度

多颗牙缺失,尤其是后牙游离缺失,传统卡环固位体通常会放置在美学区域,甚至直接暴露在前牙唇侧,影响患者美观。附着体固位的可摘局部义齿,减少了传统卡环的使用,其金属部件一般不会外露,提高了美观效果。另外,在前牙区唇侧骨量充足的情况下,放置唇侧基托会使患者软组织过于突出而影响美观;在前牙区使用附着体,由于固位力增加,唇侧基托面积可以大为缩小,并提高患者的舒适度,缩短患者适应新义齿的时间。

(四) 使用及维护

附着体的使用可以使患者尤其是老年患者,口内有限的自然牙甚至残冠、残根得到充分的利用,减少传统卡环类固位体对基牙的扭力,改善了进食状况,提高了生命质量。同时,近年来涌现的ERA附着体、磁性附着体等等,由于结构相对简单,更方便患者日常清洁;其相关部件也易于更换,延长了义齿使用的寿命。

但是,正如前文提到的,由于存在如下一些局限,也使附着体的使用和推广遇到了诸多困难:

1. 多数附着体特别是精密附着体,制作工艺往往涉及平行研磨、精密铸造、激光焊接等高端技术,工序较为复杂,对医师和技师提出了较高的要求。但需要说明的是,ERA类附着体、磁性附着体等由于结构相对简单,操作简便,大大克服了传统精密附着体这一缺陷。

2. 多数冠内附着体的基牙预备量,比传统活动义齿基牙多,增加了牙髓疾病发生风险。

3. 部分附着体结构较为复杂,特别是冠内附着体,由于口内部件往往为阴性结构,容易嵌塞食物,增加牙周疾病的风险。

4. 附着体义齿从初诊到最终完成,患者就诊次数较多,同时附着体相比传统卡环固位体,费用较高。

5. 部分附着体,如栓体栓道式附着体等,由于部件体积小,患者早期义齿戴用及清洁维护较为困难。

6. 部分附着体由于适应证,如垂直距离、基牙及其牙周条件等的要求,限制了其使用。

二、附着体局部义齿的适用范围

附着体可摘局部义齿具备了可摘局部义齿广泛的适应证,适合各种牙列缺损以及颌骨缺损,同时,临床实验数据还表明,在特定情况下,更有其独特的优势,主要表现为:

1. 对于 Kennedy Ⅰ、Ⅱ类缺失患者,尤其后牙缺失较多时,缺牙区近中基牙上放置卡环,固位作用较差,美学效果也不理想,使用附着体可以改善这两方面的效果。特别是采用铰链式附着体,还可以起到应力中断的效果。

2. 当较大游离缺牙区远中植入单个种植体,并进行可摘局部义齿修复时,种植体上采用附着体,可以有效增加固位,分散𬌗力,减少义齿旋转、下沉、摆动等现象。对于牙槽骨高度不足仅能使用单个短种植体的情况,固定修复容易产生冠根比倒置,采用附着体义齿修复,既增加了固位,又减少了种植体松动的机会。

3. 对于 Kennedy Ⅲ、Ⅳ类缺失患者,当缺牙区较大或伴有严重软组织缺损时,在缺牙区远中使用附着体的固位效果较卡环更理想,同时可以有效减少剩余牙槽嵴吸收,部分情况也可以去掉唇侧基托。

4. 当患者预留牙存在久治不愈的牙周病而又需要修复时,因附着体有良好的牙周夹板作用,可以有效减缓牙周病的进展,甚至促进愈合。

同时,附着体制作也需要考虑以下一些限制条件:

(1) 垂直距离不足:Zinner 等认为,使用精密附着体至少需要 5mm 的垂直距离,使用半精密附着体至少需要 4mm 的垂直距离;张新春等认为摁扣式附着体至少需要 6mm 的垂直距离。

(2) 牙槽骨骨量严重不足、骨密度不理想,缺牙区垂直距离较小无法满足种植体要求的患者。

(3) 全身系统性疾病如高血压、糖尿病、心脏病、血液病、肾病等导致全身状况不适宜进行种植手术者。

(4) 严重的牙周病、口腔黏膜组织疾病未得到控制,或者口内仍有未完善治疗的残根、残冠不能覆盖的患者。

(5) 缺乏维护口腔卫生能力、癫痫病、精神障碍患者。

第三节 附着体可摘局部义齿的生物力学

义齿修复的主要目的是恢复患者的生理功能、保护口腔内软硬组织的健康,而符合生物力学原则的设计是实现这一目的的重要前提。修复体的生物力学除了与患者缺牙类型相关,与其每个组成部分的设计也密不可分。附着体作为可摘局部义齿的主要固位结构,已有很多文献表明,其种类、位置等对义齿的生物力学特性有明显的影响。

一、附着体系统的生物力学

(一) 不同附着体的固位力分析

对于刚性附着体,研究者比较了杆卡与球帽附着体在垂直方向和后前位方向固位力的大小,同样使用同等型号的 2 颗种植体支持下颌无牙颌覆盖义齿、Dolder 杆、带短悬臂与 3个金属卡组合的固位力最佳;Rhein 塑料帽与球基台组合的后前向固位力最差;然而同样数量的塑料卡的固位力却显著低于金属卡。有研究表明,杆卡式附着体的固位力最佳,而磁性附着体的固位力最低;为期 5 年的随访观察也发现,磁性附着体的固位力下降最多,其次是球帽式附着体系统,固位力降低最少的是杆卡式附着体系统。

对于弹性附着体,其固位力可以通过替换橡胶、树脂或者尼龙内衬加以调节,往往产品会以不同颜色加以区分。

(二) 不同附着体的应力分析

球帽式附着体通过阴性结构与阳性结构的卡抱作用形成固位力,且两者间有一定活动度,可减小基牙受到的扭力,有利于保护基牙;而其球面接触的顶端之间存在一定的缓冲作用,可缓冲基牙承受的垂直向、水平向力,防止应力集中。

栓体栓道式附着体义齿在修复设计中应采用双基牙联冠的共同支持方式,减少基牙所受的扭力,使𬌗力尽可能沿牙长轴方向传递,防止义齿受力时基牙牙周组织的创伤。而黄海霞等人的实验发现基牙不同牙周状况下,栓道式附着体义齿与球帽附着体义齿相比,栓道式附着体舌侧对抗臂的设计可以抵消基牙水平向的部分应力使其受力更均匀,应力集中范围小,更有利于基牙健康。而改良杆卡式附着体义齿游离端加入了栓体栓道,具有应力中断作用,可以使基牙上的应力降低,义齿各点应力分布均匀。

磁性附着体对基牙牙槽骨的侧向应力又比改良杆卡式附着体小,垂直应力与改良杆卡义齿无明显差异,这是由于侧向力的磁性附着体可发生相对移位形成应力中断,相对于杆卡式附着体能够达到更好的应力分布,可以明显降低基牙周围骨组织的应力。

对于种植-附着体联合应用的义齿,Buttel 的实验发现,同样是球型基台与金基底组成的球帽式附着体系统,金基底的磨耗与 2 颗种植体在矢状面上角度的差异大小成正相关;球基台的磨耗与金基底在矢状面角度的分歧也成正相关。

(三) 不同附着体对余留组织的作用

磁性附着体可以将种植体所受侧向力降至最小,产生最小的弯曲力矩,使覆盖义齿有最大运动范围的同时对种植体起保护作用,更有利于种植体的长期稳定性。有研究者应用三维有限元法,对磁性附着体和杆式附着体周骨内应力进行比较,结果显示:在相同的垂直和水平载荷下,磁固位种植覆盖义齿的基牙牙周骨内应力较杆固位者明显降低,因而更有利于牙槽骨组织的健康。

对于铰链式附着体,如 Dalbo 附着体等,允许义齿基托,特别是游离端基托下沉时形成铰链运动,从而中断应力,一方面在附着体位置不形成支点,另一方面减少了对基牙的扭力和负载。但 Hindels 等人又提出应力中断虽然减轻了基牙的扭力,但同时失去了义齿的垂直支持使缺牙区承受了所有的垂直向压力;这些垂直向压力又集中在面积相对小的牙槽嵴上,从而可能会造成牙槽嵴黏膜的炎症和牙槽嵴的进一步吸收。所以临床使用该附着体时应尽量减轻义齿𬌗力,保护软组织的健康。

对于单个基牙的情况,有研究表明,采用刚性附着体缺牙区牙槽嵴顶部的应力较小,但基牙受力较大,且应力集中于根尖 1/3。且进一步的光弹分析表明,在颊舌向载荷下刚性附着体的基牙牙周组织应力明显大于近远中向载荷时应力,这是因为近远中向载荷时基牙牙冠产生较大的远中向位移,进而使义齿基托下沉,更多的𬌗力由缺牙区牙槽嵴承担。而采用弹性附着体,基牙受力则相对减小,附着体通过自身部件之间的下沉和转动发挥其弹性作用,减小基牙支持组织的受力。但在颊舌方向的较大载荷下,基牙支持组织的受力明显增大,义齿的动度达到最大,故在末端基牙牙周支持不佳的情况下,建议增设联冠或间接固位体,以减小基牙牙周组织的受力,并维持义齿在受力状态下的稳定。

二、附着体可摘局部义齿生物力学的影响

(一) 附着体种类对义齿生物力学的影响

球帽式附着体义齿球面接触的顶端之间存在一定的缓冲作用,可缓冲游离端基牙承受的垂直向、水平向力,防止应力集中,且将应力较多地分布在游离端牙槽骨上,使义齿受力更加均匀。

栓体栓道式附着体义齿在摘戴及使用过程中插锁式附着体两部分之间不存在摩擦作用,避免了附着体的磨耗,在摘带过程中对基牙不产生侧向力,减少了对基牙的损伤及游离端基牙牙槽骨吸收的速率。如果采用 Mini-SG 栓道式附着体,其部件之间的塑胶有弹性缓冲和摩擦固位的双重作用,还可减少咀嚼对基牙的撞击力,从而减少基牙扭力,维护基牙组织健康。

单基牙时,采用 Dalbo 冠外弹性附着体固位的可摘局部义齿导致大量的应力中断,基牙的应力值减小,而且不会引起基牙的远中扭转,缺牙区产生最大的应力;非缓冲式附着体(如冠内精密附着体、Thompson 插销式冠内半精密附着体)牙槽嵴顶部的应力较小,基牙受到的应力较大,产生最小的牙槽嵴位移。联合基牙时,Dalbo 冠外弹性附着体为固位体修复牙列末端游离缺损时,双基牙(尖牙和第一双尖牙作为共同基牙)的牙周应力比单基牙明显减小,应力分布更均匀,其传力方法更加平行于基牙长轴。第一前磨牙根尖区的应力减小,而尖牙区的应力增加。

改良杆卡式附着体义齿的应力分布分析表明,在缺牙区牙槽嵴及缺隙侧基牙远中颈部牙槽嵴产生的应力较大,并且应力最大峰值集中在基牙牙根上、颈缘及缺牙区的牙槽嵴处,因此在做此类义齿修复设计时,应注意牙槽嵴的骨质情况及牙槽嵴的高度,若基牙牙周情况较差时则不宜选用此类附着体义齿。

磁性附着体义齿部件之间呈平板样接触,接触面可有轻微的移位,这种非钢性的固位装置,受到过大侧向力时,可发生相对移位或自行调节脱位,这种应力中断相对于杆卡附着体能够达到更好的应力分布,可以明显降低基牙周围骨组织的应力,对于黏膜较厚或者牙槽嵴低平的游离端缺失病例是理想的选择。

(二) 基牙对附着体义齿生物力学影响

1. 基牙数目对附着体义齿生物力学影响　在附着体义齿修复游离端缺损时,增加基牙数目可使𬌗力分布较为均匀,减少牙槽嵴承受的压力,延缓牙槽骨的吸收。随着基牙数目的增加,一方面使义齿的支点前移,使远中基牙的轴向受力加大,远中基牙所受的扭力下降,应力分布更加均匀。有研究表明单侧基牙数由 1 个增加到 2 个时,垂直加载和斜向加载时远中基牙牙周的应力集中区的最大值随着基牙数目的增加而略有减小,当基牙数目从 2 个增加至 3 个时,在垂直和颊舌向加载时末端基牙牙周膜和牙槽骨的应力均有明显下降,3 个基牙时末端基牙的应力分布更均匀,故由多个基牙共同承担侧向力,能够更有效地保护基牙。但另一方面,增加基牙数目,扭转运动支点也发生前移,力臂加长,扭矩也加大,造成了相应的应力增大,故在游离端基牙舌颊向加载时各部位的应力没有明显的下降,部分颈部的应力反而有所增加。

种植支持式附着体义齿修复时,种植体的数目对应力分布也有影响。正中𬌗和侧方𬌗加载时,增加种植体数目可明显减少种植体嵴骨界面应力峰。

2. 基牙不同牙周情况与附着体义齿生物力学影响　研究表明,随着基牙牙周组织的吸收,基牙应力集中区逐渐扩大,以根尖区扩大较明显,而基牙颈部则出现高应力区;当基牙牙周组织吸收大于 1/3、小于 1/2 时,支持组织应力逐渐增加,若采用附着体义齿修复时应采取相应的措施减小𬌗力,当基牙牙周组织吸收大于 1/2 时采用球帽、栓体栓道、太极扣等冠外附着体义齿修复时基牙支持组织高应力区显著,易造成基牙的损伤,而相对如磁性附着体等冠内附着体修复的基牙牙周组织应力相对较小。

(三) 附着体义齿与卡环固位活动义齿的生物力学比较

陈启林等人研究表明磁性附着体义齿对基牙和缺牙区牙槽骨的应力稍大于 RPI 卡环义齿,但小于基牙能承受应力的 50%,且磁性附着体义齿无应力集中区;而磁性附着体有较强的吸附力,垂直、水平向不易脱位,故固位作用强于 RPI 卡环义齿。

(四) 非游离末端附着体义齿与固定桥义齿生物力学比较

非游离端义齿使用刚性附着体的应力分布与固定桥比较接近,基牙及牙根周围组织承载较大力并以压应力为主,最大应力位于义齿的附着体区域。垂直加载时,由于基牙牙周膜有缓冲作用,使传递的力至牙槽骨组织时应力有所减少,牙周支持组织中颈部与根尖区应力较集中;在侧向加载时牙周支持组织中颈部应力最大。且郑美华等人的研究表明,在第一磨牙缺失、第二磨牙近中倾斜时,采用栓体栓道附着体修复能够降低倾斜的下颌第二磨牙牙周组织应力。

(五) 种植联合附着体修复的生物力学分析

Mitrani 等做了回顾性研究,应用种植体联合天然牙共同支持的可摘局部义齿修复了 10 例患者。在临床设计上,所有后牙区的种植体仅起支持作用,而前牙区的种植体用于增加整个义齿的固位,并建议使用有弹性的附着体(上部结构)。使用 1 年后检查发现:仅用作支持的种植体周围骨吸收要少于用作固位的种植体,但两者都在 1mm 以内。Kuzmanovic 等在 1 例下颌双侧末端游离缺失的患者的两侧磨牙区均植入了 1 个种植体,并使用了球帽的上部结构,使得种植体既起到了支持作用又提供固位,取得了满意的修复效果,但还有待于长期的临床观察。

第四节　附着体可摘局部义齿的设计与临床操作

一、附着体可摘局部义齿的设计

由于附着体可摘局部义齿结构的特殊性,在修复设计中也有特殊要求,为达到最佳修复效果,应遵循以下四点设计原则:

(1) 分散合力,减轻基牙和支持组织负荷。

(2) 采用联合基牙,防止基牙牙周组织创伤。

(3) 若牙弓双侧放置附着体,附着体类型应相同。

(4) 合理控制义齿固位力,一般情况下附着体数目不宜超过 2 个;有时若固位力不够可适当增加固位体数目,以增加固位力。

(一) 基牙的选择

基牙牙冠的要求,应尽量选择高大、健康、形态较好的牙冠。若龋坏、牙折等牙齿,如能去尽龋坏或通过桩核加固修复,达到基牙形态的要求,仍可做基牙。牙髓活力正常的基牙最佳,死髓牙齿因脆性较大易引起基牙牙冠折断。覆盖基牙牙周组织无明显炎症,牙齿松动度小于 I°,牙槽骨吸收小于根长 1/3。牙齿磨损或折断在龈缘下 1mm 以内者,完善根管治疗或根尖周无明显炎症,可以作为覆盖基牙。覆盖基牙数目不限,单颌保留 2~4 个覆盖基牙最为理想。基牙位置最好位于尖牙或磨牙区,可承受较大殆力;宜分布于牙弓两侧,获得较好支持效果。

(二) 缺牙区的条件

缺牙区黏膜厚度应适中、致密、有一定韧性,以承受较大的殆力同时缓冲所承受的力。缺牙区牙槽嵴高度和厚度承受殆力能力增加,附着体义齿固位和稳定性较好。若牙槽嵴严重吸收呈低平而窄,系带附着距离牙槽嵴顶近,义齿设计时应尽量减小对缺牙区的殆力,或将殆力分散到健康基牙上。

(三) 附着体种类的选择

1. 根据义齿支持形式　若缺牙数少,缺牙区前后都有健康基牙,义齿可设计成牙支持式,附着体应选择刚性连接,使受到殆力通过附着体迅速传递至基牙。

若缺牙数目多,缺牙区一端无基牙,义齿应采用混合支持式,此时可选弹性连接的附着体,并根据义齿受力时基托下软组织被压缩的范围选择阴阳结构之间不同弹性大小的缓冲垫圈。

若利用残留的牙根和/或种植体同时选用附着体作为义齿的固位体时,义齿设计为黏膜支持式,上部附着体采用弹性附着体,并根据义齿受力时基托下软组织被压缩的范围选择阴阳结构之间不同弹性大小的装置。

2. 根据基牙牙冠形态与健康状况　若基牙大面积龋坏,经完善根充后可选择冠内附着体。若基牙牙体组织健康,为避免牙体预备伤及牙髓,一般选用冠外附着体。

3. 根据缺牙情况

（1）Kennedy Ⅰ和Ⅱ类缺失：游离缺失患者采用何种附着体有不同的认识。有观点认为应该使用弹性或者应力中断的附着体以保护基牙；也有学者认为当游离缺牙区软组织支持良好时，也可以使用刚性附着体。总体原则是尽量分散𬌗力在基牙和缺牙区牙槽嵴上。

（2）Kennedy Ⅲ类缺失：如采用牙支持式的义齿设计，建议使用刚性冠外附着体，减少对基牙的磨除，并提供良好的固位和稳定。

（3）Kennedy Ⅳ类缺失：当仅为前牙缺失时，建议尽量采用固定义齿或者种植义齿修复；如确需可摘局部义齿修复或者缺牙间隙涉及后牙，可以采用杆卡或者铰链式附着体，以减少义齿前部下沉对后方基牙的扭力。

4. 种植支持型义齿上部附着体选择　Locator 附着体是近年来新出现的弹性半精密种植覆盖义齿附着体，类似于天然牙覆盖义齿中的太极扣，由覆盖义齿基托内的高密度尼龙阳性部件和种植体上部阴性部件组成，体积小巧，易于更换；同时有自对准特性，可轻松实现义齿的定位，患者取戴方便；其可以利用不同的易替换尼龙帽来选择最佳固位强度，更换修理非常简便。弹性附着体的阴阳两部分之间为弹性接触，在咀嚼运动中允许固定部分与附着部分有一定的水平和垂直方向的运动，适用于种植体与黏膜共同支持和以黏膜支持为主的覆盖种植义齿。还可以提供多种穿龈高度的基台，为临床提供了更多的选择；其体积小可节省空间，同时也可以大大降低义齿的基托折断发生的可能性。

通过对磁性、杆式、帽式附着体进行对比研究，发现从固位、咀嚼、旋转、发音和修理几个方面综合评估，球帽附着体性能优于其他几项，球帽附着体对𬌗间距离要求低，结构简单、体积小、费用较少，容许义齿轻微的旋转，𬌗力对种植体的损害明显降低，不影响义齿强度，比较符合种植体和黏膜共同支持的设计要求。一般上下颌各 2 枚种植体即可满足义齿固位需要，但是从平衡角度考虑各 3~4 颗种植体效果更好。在合理设计，规范临床操作，种植支持全口附着体义齿对于牙槽嵴吸收严重无牙颌患者，采用球帽附着体固位种植覆盖义齿修复可获得较好效果，可明显提高义齿稳定和固位效果，改善咀嚼功能，是一种较好的修复手段。

Jennings 等指出，在可摘局部义齿中使用种植体上部结构用于固位的原则与全口义齿相似。前牙区的种植体主要用于固位，可考虑的上部结构为球帽状、杆卡、磁性附着体。有研究表明，球帽状附着体可减轻种植体周围骨上所承受的应力。杆卡附着体提供的固位力与稳定性相对最强，但是它需要更多的维护，出现问题的可能性也更大，同时需要植入至少 2 个种植体。球帽状附着体提供的固位力较好，同时维护上相对简便，只需植入 1 个种植体即可。使用磁性附着体也不会增加种植体周围骨所承受的应力，但其固位力的提供仅局限于垂直向。位于磨牙区的种植体一般建议仅起支持作用，而不要提供固位，否则有可能造成在义齿行使功能过程中，种植体受力过大。所以，一般上部结构仅为愈合基台或一些特殊研磨的圆顶状基台，以减轻在受力过程中（特别是侧向力）种植体负荷过大。

（四）修复体的设计

1. 附着体结构与金属支架连接设计　一般附着体的部分结构与邻近缺牙区基牙的近中或远中面结合，有些为金属成品件的连接（多为精密附着体），有些为半成品可铸造树脂件与金属成品件的连接（多为半精密附着体），而可摘部分修复体金属支架连接的附着体部件可通过物理固位方式或粘接方式与金属支架结合。

2. 人工牙设计

（1）按义齿支持形式选择：基牙支持式附着体义齿一般采用固定义齿桥体式设计，人工牙多采用金属烤瓷牙；混合支持式附着体义齿适用于临床缺牙数目较多，特别是牙列末端游离缺损的修复，一般采用成品树脂牙。

（2）按审美要求选择：前牙区附着体义齿以金属烤瓷牙为多，以达到人工牙的形态、色泽与邻牙协调，符合审美要求。后牙区义齿，若涉及第二前磨牙，应选择与基牙牙冠相同的金属烤瓷牙，而磨牙缺牙区可选择树脂牙。

3. 基牙牙冠设计　上颌金属基底的颊面用瓷层恢复，咬合面和舌侧外形用金属恢复，下颌多数可设计成金属烤瓷全冠，有时舌侧有辅助支撑臂时需形成与支撑臂相吻合的外形。

4. 连接体的设计

（1）大连接体：主要有腭板、腭杆、舌板、舌杆。应具有足够强度承受和分散𬌗力，边缘应圆钝光滑，磨光面高度抛光，组织面与黏膜均匀接触。

（2）小连接体：即义齿支架和附着体结构结合的部分，将附着体与支架牢固连接成整体。需具备足够的强度，并包裹、固定义齿支架上的附着体结构。小连接体与黏膜之间有2mm间隙，便于充填基托树脂。在制作小连接体时，必须严格按共同就位道方向进行，通过整体包埋铸造或者焊接将附着体结构与小连接体连接成整体。

5. 基托设计　混合支持式附着体义齿上颌后牙颊侧至缺牙区前庭沟，腭侧一般通过大连接体连接，基托面积较少。下颌与可摘局部义齿相似。黏膜支持式附着体义齿因是基托下支持组织承担𬌗力，附着体只起辅助固位作用，基托范围与全口义齿相同，面积尽可能扩大，以减轻基托下软组织的压力。附着体义齿基托的形态和制作与可摘局部义齿相似，基托边缘应圆钝，组织面与黏膜要密合，骨尖区与组织倒凹区需缓冲，树脂基托与支架连接线清晰。

二、附着体可摘局部义齿的临床操作

附着体可摘局部义齿的临床操作因附着体系统的不同略有差异，但关键步骤具有一定的共性。

（一）修复前检查与治疗计划的制订

修复前的检查是了解患者口内客观情况的第一步，通过与患者沟通可以了解到患者对修复体的主观期望，有无特殊要求等，医师结合主客观情况，争取制订一个既适合患者口内状况又能与患者达成共识的修复方案。

1. 常规检查

（1）牙列缺损的情况：包括缺牙的数目、位置、缺牙的原因。

（2）缺牙区的检查：拔牙窝是否完全愈合，缺牙区黏膜色、形、质有无异常，有无松软的牙槽嵴，缺牙区的骨量多少，𬌗间距离是否过低等。

（3）余留牙检查：包括牙体有无松动、倾斜、伸长、龋坏、牙体缺损，有无叩痛。如果有旧充填体，还要检查充填体是否密合，有无松动、微渗漏和继发龋。牙周探诊有无出血、有无牙周袋、牙结石的量以及位置等。

（4）咬合关系：上下牙列的咬合关系，是否为正常的覆𬌗覆盖，正中𬌗、侧方𬌗、前伸𬌗有无早接触以及殆干扰。

（5）全身状况：有无高血压、冠心病、糖尿病、肝肾疾病等系统疾病。

2. 辅助检查

（1）X线检查：判断龋坏的深度，根管治疗是否完善，根尖周有无炎症，基牙周围牙槽骨的吸收情况等。

（2）CBCT检查：拟行种植体植入手术时，需要进一步影像学检查。CBCT可以更加准确地反映缺牙区的骨质、骨量和重要解剖结构，如上颌窦、下颌神经管；还可以模拟种植体植入的长度、直径和方向。

（3）血常规、凝血常规、肝肾功能的检查以及传染性疾病的筛查。

通过以上全面的资料收集和充分的术前医患沟通，确定初步的治疗方案，确保患者了解整个治疗过程后，从心理、生理和经济方面都能接受此方案。

（二）基牙准备

1. 牙体预备的原则

（1）基牙能提供足够的修复空间。

（2）保护基牙牙体、牙髓和牙周组织，形成一定的抗力形和固位形，并且各基牙间具有共同就位道。

（3）预备后的基牙应符合机械力学原则，使殆力沿牙体长轴传导，维护基牙牙周组织健康并使附着体能承受较大的咬合力。

（4）基牙预备有利于附着体义齿的自洁和美观。

2. 牙体预备的方法　不同附着体类型和覆盖方式对基牙预备有不同的要求，以下列举常用的几种修复方法的基牙预备：

（1）冠外附着体：基牙预备与全冠相似，以金属烤瓷冠的磨除量为例，唇颊舌面各需1.2~1.5mm，若舌侧需增加固位舌臂，则要增加0.5mm的厚度。聚合度为殆方内聚2°~5°，切缘预备量一般在2mm以上，殆面预备量在1.5~2mm之间。颈缘肩台预备成直角或135°凹面。

（2）冠内附着体：冠内附着体基牙的轴面预备较为特殊，在基牙一侧预备箱状洞形以容纳附着体，轴壁预备应延伸到牙龈边缘，使人造冠完全覆盖暴露的根面，基牙轴面聚合度5°~6°，肩台内角圆钝，边缘应具有60°~80°的斜面。检查箱状洞形空间是否与所选择的附着体尺寸相匹配，安放附着体后是否凸出牙冠外形高点。

（3）根面附着体：根管预备能够为附着体提供足够的抗力形和固位形。扩大根管使其略呈锥形，根管直径不大于同一平面牙根直径的1/3。根管预备长度达总根长2/3，根尖预留4~5mm的根尖封闭，避免破坏根尖孔牙胶封闭。有多个根管时，各根管之间具有共同就位道。将根管治疗后的牙根截断至牙龈端，根管面要制备到牙龈下方并形成肩台，根管口做倒角处理。用根管预备针逐号扩大根管成椭圆形，使其成一定的锥度。注意在牙根截面应尽量抛光，以利于印模和粘接。

（三）印模制取与模型灌注

附着体可摘局部义齿的制作在不同阶段往往需要制取多个模型，主要包括研究模型制取；基牙或种植体相关模型制取；附着体口内部件戴入后义齿支架工作模型制取等。

1. 印模材料的选择及使用注意事项

（1）合成橡胶类印模材料：属于弹性不可逆印模材料，包括硅橡胶类和聚醚类等，该类印模材具有良好的弹性、韧性、强度的特点，以及良好的流动性、可塑性、体积收缩小的优点，取制的印模精确度高、化学稳定性好，与模型材料不发生反应，容易脱模，是附着体义齿首选的印模材。

使用时应注意印模材料凝固时间受催化剂的量、温度及湿度的影响，使用时可通过调节室温或催化剂的量来调节固化时间。缩合型硅橡胶印模材料由于副产物乙醇的挥发，固化后1小时内有一定的收缩，故取模后1小时内应立即灌注模型，或者采用二次印模法可以减少总收缩量；而加成型无副产物生成，其尺寸稳定性和精确度优于缩合型。乳胶手套中的硫可阻碍聚合反应，导致固化时间延长或不固化，因此，手撮合材料时禁用乳胶手套。硅橡胶为疏水性材料，取模前应排龈并保持牙面干燥。聚醚橡胶类印模材料具有亲水性和高精度的特点，印模制取后可保存数天基本无形变；但是，由于固化后的聚醚橡胶硬度较大，印模脱位较为困难，应注意患者口内是否存在较大倒凹或者松动牙。

（2）藻酸盐印模材料：藻酸盐印模材料是弹性不可逆水胶体印模材料，具有良好的亲水性，易于从口腔取出，制取的印模清晰、准确。但细节再现能力有限，一般不用于具有复杂结构的附着体工作印模。印模制取时应使用带孔托盘取模，托盘和口腔组织之间应至少有3mm厚的材料，以防印模撕裂。该类印模材料易失水或吸水发生变形，故应在取模后15分钟内立即灌注模型。在附着体可摘局部义齿操作中，藻酸盐印模材料一般建议用于研究模型和记存模型的制取。

2. 印模方法　附着体义齿的取模方法和普通的活动义齿类似，非游离缺失，只要能准确取得牙与黏膜的解剖位置关系即可，但对于游离端缺失，为提高义齿基托的稳定性，减少基牙上的负荷，均匀分散应力，应取牙槽嵴功能压力状态下的印模；磁性附着体的衔铁根帽试戴调整合适后，采用树脂粘接剂或水门汀粘固于根管内，再将磁体及缓冲垫片准确吸附于衔铁上，常规取模。但是种植体支持式局部义齿取模方法略有不同，需使用印模帽或者转移杆等，必须用专用合成橡胶印模材料（硅橡胶或聚醚橡胶）。

3. 模型灌注　对于不同印模材料，根据其亲水性的差异，进行印模处理。例如对疏水性硅橡胶印模材料，建议首先涂布印模表明活化剂，便于模型灌制。对于种植体支持式局部义齿制取的模型要放置替代体，开窗式取模需要将替代体与其一起的固位螺丝拧入印模，转移杆必须与替代体配套并紧密结合。要注意的是，拧入螺丝时要夹住替代体，不能让其旋转。附着体可摘局部义齿，建议使用第四类硬石膏灌注模型，待石膏凝固后检查及修整石膏模型。

（四）义齿制作与试戴

附着体义齿制作时，建议常规记录并转移患者的𬌗位关系，然后进行后续操作。

1. 基牙基底或冠桥制作　附着体口内部件连接的基牙基底或冠桥，需逐个制作以恢复基牙形态，并按固定义齿连接体要求连接成联冠形式。可采用反切法削去蜡型上瓷层所需厚度和区域蜡。若需增加辅助固位的栓体栓道和舌侧固位臂则应在舌侧和舌侧外展隙处增加适当的蜡型厚度。然后根据辅助固位栓道和固位臂的设计对基底冠蜡型进行研磨，形成一个"Ω"形，颊侧栓道臂不应超过近远中中线处。接着将 ERA 附着体阳性结构放于基牙基底冠近远中邻面中 1/3 处，并与牙槽嵴黏膜之间有 2mm 间隙。之后，使用平行转移杆夹持并转移附着体结构，使放置的附着体部件之间互相平行，符合义齿共同就位道。

基牙基底冠蜡型和附着体口内部件放置后在基牙基底冠处插铸道，然后包埋、铸造形成铸件。铸造好的带有附着体的基底冠按照固定义齿基底冠研磨方法进行研磨,喷砂;喷砂前需用塑料替代件保护冠外附着体阳性结构,防止喷砂对附着体精度造成破坏。

2. 附着体口内部件的就位与固定 检查带有附着体义齿口内部件的基牙基底或者冠桥,在口腔内的位置是否正确,其与黏膜是否保留足够间隙,附着体之间轴向是否满足就位道要求,调整咬合关系。义齿就位后临时粘固附着体金属冠,让患者试戴几天,基牙无异常、黏膜无压痛等不适,再行金属冠永久性粘固。粘固过程中应始终保持附着体各部件的密合。

义齿部分的制作与传统可摘义齿步骤基本相同,但也有些独特的地方。在翻制模型前,在基牙基底冠上的阳性或阴性部件需放置配套的塑料阳性或阴性替代件(比实际部件放大20%,以预留与支架结合处的间隙)。支架设计需要预留附着体义齿上部件的位置,并保证人工牙有足够的排列空间。同时还特别注意以下几个方面:

(1)义齿不能对基牙或种植体形成过大的扭力。

(2)确保义齿为平衡殆,并进行精细调殆,避免早接触与殆干扰带来的牙周创伤。

(3)附着体的阴阳两部分紧密贴合。

(4)需要粘接到基牙的附着体部分,应避免多余粘接剂流到附着体的阴阳两部分之间。

(5)如果试戴过程中就位困难,应查明原因,切不可轻易磨改附着体。教会患者取戴义齿,嘱患者3~6个月后复诊检查,切忌自行修改。

三、附着体义齿的临床操作过程

下面以天然牙支持为主、操作相对简单的磁性附着体为例,详细介绍附着体义齿的临床操作过程,其中加工工艺部分请参考第十二章。

(一)适应证的选择

1. 基牙或种植体的条件和位置 基牙的健康状况和留存时间将直接影响磁性附着体修复体的使用效果和寿命。通常会选择根长大于8mm,松动度小于Ⅰ度,牙槽骨吸收在根长1/3以内,经过完善根管治疗的残冠或残根作为基牙,常常选用牙列中留存时间最长、牙根直且粗大的尖牙为基牙,并最好使基牙分布于颌弓两侧。若口内只有一颗基牙也应予以保留,即使一个磁体固位系统也会明显改善义齿的固位。可摘局部义齿应根据其实际需要来选择基牙。若缺牙多,有较多可利用的余留牙根,可设计完全由磁性附着体固位的义齿,依靠基牙和黏膜组织支持。若缺牙区大,牙弓既有余留牙根,又有健康基牙,可采用卡环与附着体共同固位的形式。对于种植体支持的磁性附着体,主要考虑配套磁体系统对种植体直径的要求;同时,磁体-衔铁吸附面最好位于龈上,以保证义齿基托对磁体的包裹固位。

2. 磁性附着体的数量 有研究表明,对于全口覆盖义齿患者,放置2套400~600g力的磁性附着体即可获得足够固位力,同时患者取戴无需太大力量。对于可摘局部义齿,当磁性附着体与传统卡环类固位体联合使用时,需满足单颌固位体总数一般不超过4个,支点线两侧具有固位体的要求。特别对单侧游离缺失的病例,在游离缺牙区近中基牙位置放置磁性附着体,可有效减轻基牙所承受的扭力;对于双侧游离缺失的患者,单纯使用磁性附着体义齿,或者固定义齿联合磁性附着体可摘局部义齿修复,具有良好的临床效果。

3. 颌间距离 由于磁体、衔铁均有一定的厚度,磁性附着体义齿对于缺牙区的颌间距离有一定要求。一般单颌颌间距离,前牙区不得小于3.8mm,后牙区不得小于4.3mm。颌间距离过小,不仅会对人工牙排列造成困难,影响义齿的美观和功能,而且还使义齿在磁性附着体安置区域形成基托薄弱区,容易引起义齿的折裂而降低义齿的使用寿命。因此应对患者颌间距离大小引起足够的重视。

(二)临床处理步骤

1. **基牙的处理** 对于放置磁性附着体的基牙,在术前必须通过完善的评估,包括基牙位置、颌间距离、根管治疗情况、牙周健康条件等。基牙预备一般截冠至平齐龈缘,预备根管,深度>5mm,直径为根径1/3,根尖区至少留有3mm牙胶尖封闭区;同时在根管口可适当预备防旋转沟。根面颈缘预备成斜面,中央预备成凹面,以尽量增加垂直空间。建议初步完成预备后,排龈,并进行精修抛光,防止继发龋和印模拉伤(图14-4~图14-8)。

2. **印模和模型** 应采用双线排龈的方法,避免龈沟液渗出对印模精确性的影响。建议采用合成橡胶类印模材料,如硅橡胶或聚醚橡胶类印模材料制取基牙模型。采用根管输送针将印模材料导入根管内,注意避免根管内存有气泡(图14-9~图14-14);对预留牙情况较为复杂的情况,建议制作个别托盘,有利于评估附着体位置与邻牙的关系。常规灌制人造石模型(图14-15)。

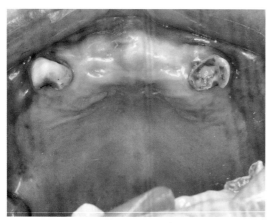

图14-4 基牙原始情况
13牙残根,已行完善根管治疗

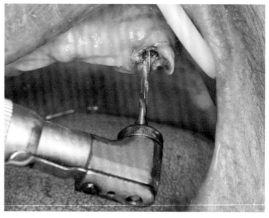

图14-5 使用专用桩针逐级进行桩道预备

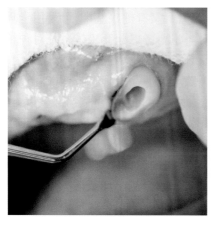

图14-6 基牙预备完成后双线排龈

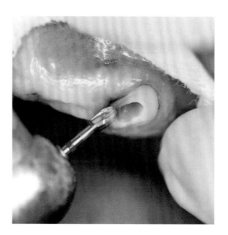

图14-7 修整、抛光根面

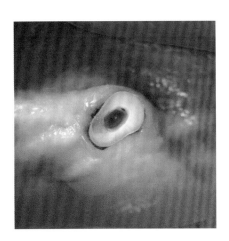

图 14-8　基牙预备完成

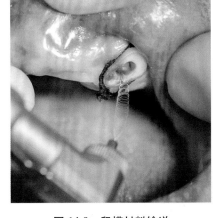

图 14-9　印模材料输送
印模制取双线排龈后,先往根管内注射少量聚醚橡胶材料

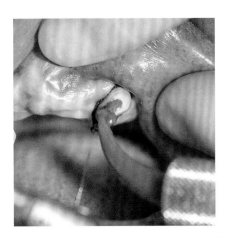

图 14-10　根管内输送材料后继续注射材料在根管口
印模制取利用螺旋输送器使根管内的印模材料充填致密,无气泡

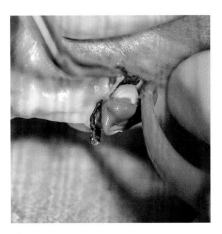

图 14-11　颈缘注射材料时边牵开排龈线边注射
印模制取边拉出第二根排龈线边往肩台周围注射印模材料

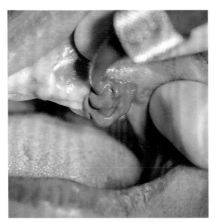

图 14-12 印模制取
基牙及周围组织均被印模材料覆盖

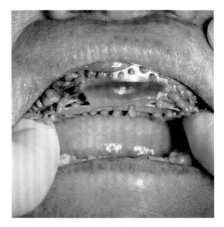

图 14-13 托盘口内就位
印模制取将盛满印模材料的托盘缓慢在患者口中就位,固定至材料硬固

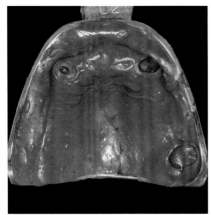

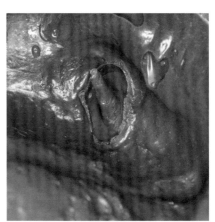

A   B

图 14-14 印模制取终印模细节图可见根管形态完整,肩台连续清晰
A.印模制取终印模   B.印模制取印模细节图

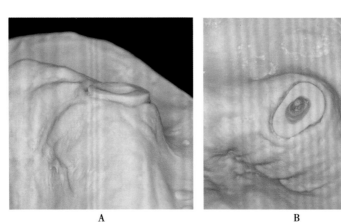

A   B

图 14-15 利用超硬石膏灌制的人造石模型
A.侧面观   B.𬌗面观

3. 衔铁根帽的制作 临床上多数情况衔铁放置于基牙上的金属根帽内,根帽的制作建议是在上𬌗架的模型上进行,有利于评估垂直距离并准确调整附着体位置。根据衔铁与根帽的连接关系,制作方法可以为铸接式、焊接式和粘接式,临床上使用较多的是铸接式。具体方法为:在模型上制取根管蜡型,将衔铁置于根管口上,其上表面应与𬌗平面平行,使蜡型覆盖整个预备体表面,在蜡型轴面面积最大处插铸道,包埋,铸造。需要注意的是,在包埋时,衔铁柄切勿折断,否则衔铁在加热失蜡后的铸腔内无法保持原位。铸造完成后的根帽表面常规打磨抛光,但其衔铁表面喷砂后勿打磨,以免破坏表面,建议采用不同粒度的砂纸顺序磨光后,采用抛光膏高度抛光(图 14-16~图 14-19)。完成后的根帽衔铁应采用无水酒精超声清洁。

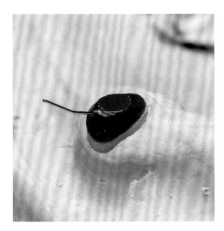

图 14-16 根管及衔铁帽蜡型制作
根管及衔铁帽蜡型制作衔铁置于根管口上,其上表面应与𬌗平面平行,使蜡型覆盖整个预备体表面,在蜡型轴面面积最大处插铸道

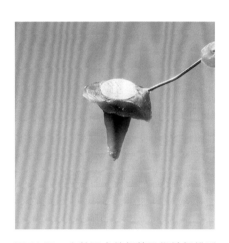

图 14-17 完整取出的根管及衔铁帽蜡型

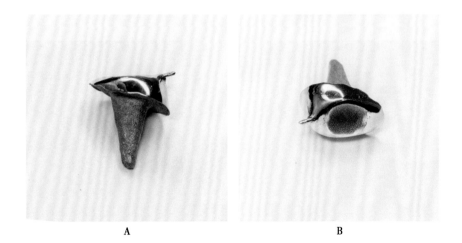

A　　　　　　　　　　　　B

图 14-18 铸造完成的衔铁根帽
铸造完成后的根帽表面常规打磨抛光,但其衔铁表面喷砂后勿打磨,以免破坏表面,建议采用不同粒度的砂纸顺序磨光后,然后采用抛光膏高度抛光。完成后的根帽衔铁应采用无水酒精超声清洁

A. 侧面观　B.𬌗面观

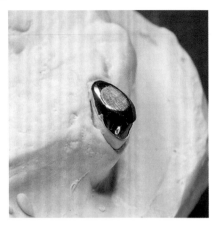

图 14-19　衔铁根帽在模型上就位

4. 根帽粘接和支架制作　在粘接前,根帽应就位于基牙根管内,将磁体对位吸附后再次评估附着体位置和颌间距离是否恰当。根帽粘接后,去除多余粘接剂,并用绒轮抛光根帽及衔铁表面;再次将磁体对位吸附,制取工作印模,翻制带有磁体形态的工作模型,制作支架和义齿(图 14-20~图 14-25)。

5. 磁体就位,义齿完成。一般患者戴用无磁体义齿数周后,再行磁体就位,一方面是检查义齿是否存在咬合问题、基托压痛点等并加以调改,另一方面是让患者适应新义齿,有利于磁体的准确就位。磁体就位时,首先在基托对应位置的舌侧做溢出孔,并在衔铁根帽及其周围涂布分离剂,再将磁体对位吸附,将自凝树脂小心涂布于磁体粘接面和基托磁体窝内,戴入义齿,嘱患者咬合,戴树脂固化后取出,去除多余部分,完成义齿(图 14-26~图 14-29)。

种植体支持的磁性附着体,其衔铁就位方式各品牌大同小异。义齿临床操作过程除了基牙处理等步骤外,与上述方法也基本相同。

(三) 常见问题处理及维护

1. 附着体可摘部分就位时偏紧或不容易取出　可能是由于阴阳部件间微量偏差所致,此时应适当调磨支架上的附着体结构;也可能是由于支架上其他部件与基牙接触过紧,或基托组织面颈缘进入倒凹区,做相应调磨即可。

2. 在行使咀嚼功能时义齿容易脱落　可能是由于附着体在包埋、铸造、研磨过程中精密度下降,造成固位力不足,此时应重新制作;调磨过程中阴阳结构磨除量较大,应重新制作义齿;若为可调节固位力的附着体,可通过橡胶垫圈置换(半精密附着体)或固位力调整螺纹(精密附着体)增加义齿的固位力。

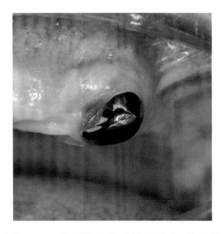

图 14-20　根帽就位于基牙根管内,见边缘密合,检查固位力

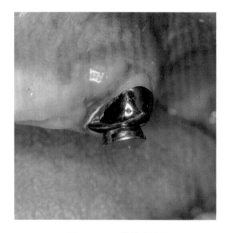

图 14-21　粘接根帽
根帽粘接后,去除多余粘接剂,并用绒轮抛光根帽及衔铁表面;再次将磁体对位吸附

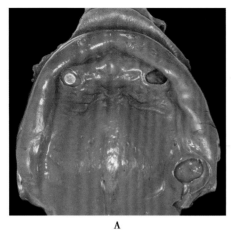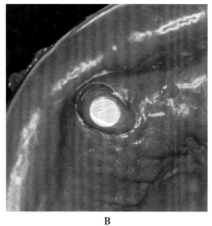

A　　　　　　　　　　　　B

图 14-22　印模制取磁铁被翻至阴膜内
A. 整体　B. 局部

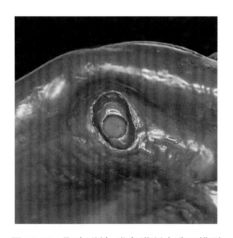

图 14-23　取出磁铁,准备灌制人造石模型

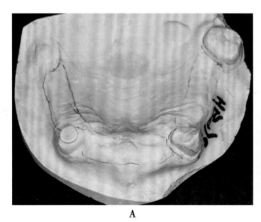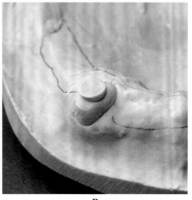

A　　　　　　　　　　　　B

图 14-24　灌制人造石模型
磁铁的空间同时被复制到模型上,便于支架制作
A. 整体　B. 局部

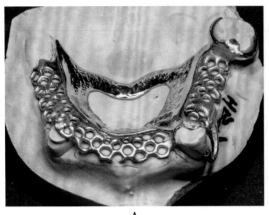

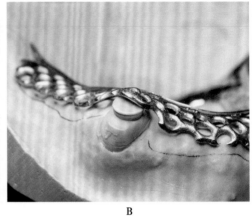

A   B

图 14-25　支架制作完成

可见支架组织面便有了磁铁至基托内的空间

A.整体　B.局部

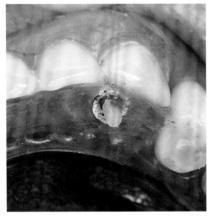

图 14-26　磁铁粘接

充胶完成的义齿在口内试戴完成后,将对应磁铁位置组织面打磨粗糙,并钻一小洞方便自凝塑料溢出

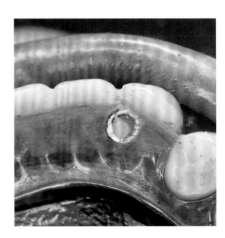

图 14-27　磁铁粘接后去除多余的自凝塑料

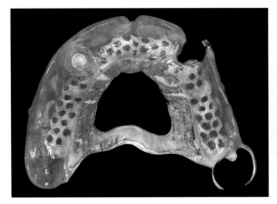

图 14-28　自凝塑料硬固后取下义齿,见磁铁粘接在组织面内

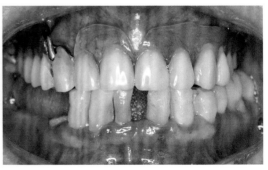

图 14-29　制作完成的义齿就位于患者口内

3. **基牙龋坏** 是一种修复后常见的问题,如果患者不注意口腔卫生或者覆盖前根面未经过特殊的处理,龋坏的几率更大,因此基牙的防龋需要医师和患者的共同努力。基牙在义齿操作之前进行完善的治疗,彻底去除腐坏牙体组织;条件允许时应定期涂氟或使用含氟漱口水防龋;口腔卫生宣教,提高患者口腔卫生意识。

4. **牙龈炎与种植体周围黏膜炎** 两者均是局限在软组织的炎症,主要表现为牙龈充血、水肿、探诊出血,菌斑堆积是始动因素。基牙充填体悬突、种植体上部结构形态不合适、表面不光滑、患者口腔卫生意识差等原因都可以造成菌斑堆积和牙石形成。

5. **牙周炎与种植体周围炎** 一般是由牙龈炎和种植体周围黏膜炎发展而来,炎症不再局限在软组织,而是引起骨吸收,甚至导致基牙或种植体的松动脱落。一旦覆盖基牙或者种植体发生牙周炎或者种植体周围炎,应及时进行刮治、翻瓣或引导性骨再生等牙周手术治疗。

6. **折断** 可能出现在天然基牙特别是死髓牙、种植体或者义齿支架,主要的原因一般是应力集中、过大的扭力、义齿存在支点等,应查明折断的原因并在下一步修复中改进。以磁性附着体为例,临床中发现磁性附着体义齿有出现义齿折裂的情况。分析其原因可能有以下几点:①由于磁性附着体有一定体积,势必造成义齿基托局部薄弱,抗折力下降;②磁体及衔铁可能形成支点,义齿不能均匀下沉,局部受力过大;③对颌余留牙形成异常的𬌗曲线,导致咬合不平衡;④颌间距离较小,对颌天然牙的𬌗力较大;⑤不按时复诊,牙槽骨吸收后未及时重衬义齿。故在磁性附着体义齿临床工作中应当注意选择颌间距离适合的病例,并在修复前尽可能地进行对颌天然牙列的改建,以形成良好的𬌗曲线。在义齿制作中应采用钴铬合金板或金属网,以增强义齿特别是磁体安置区域基托的强度,以免义齿折断。最后应医嘱患者及时复诊,对牙槽骨吸收快者要及时衬垫。

7. **重衬和附着体维护** 附着体可摘局部义齿建议每6个月进行一次复查,检查是否需要重衬,或者是否需要更换附着体部件。

8. **关于球基台附着体系统的磨耗与金属疲劳** 球帽附着体的基底被认为是薄弱部分,关于其高的临床维护一直是报告的热点,多是关于其磨损或折断而造成的固位力减少甚至丧失。为期5年的前瞻性研究显示77%的临床并发症和维修记录都涉及到提高固位力或更换阴性基底部分。另有研究中67%的附着体维护发生在临床使用后的第1年。O型橡胶附着体每隔1年或者2年需要更换已经被认可,但有金属基底的球型附着体多久更换一次仍有争议,虽然有研究认为其磨损比橡胶O型或者其他尼龙基底的附着体小,体外试验中扫描电镜可显示出明显的基底与球型阳极之间磨损的迹象。但也有实验将义齿进行5万次摘带以后显示钛金属的球型阳极部分没有明显可测量的直径变化,基底的磨耗也仅存在于薄金属片的位置。Oliver F和他的同事们收集了行使临床功能1年、3年的附着体部件,发现由于临床磨损阴性基底的直径明显变化,尤其负责固位的金属片更容易产生形变,最后他们得出的结论是:1年的临床使用产生的磨损对于附着体基底直径和形变影响较小,金基底明显的直径变化发生在行使功能的第1~3年之间。

9. **磁性附着体根帽与衔铁的腐蚀研究** 磁性附着体衔铁由于长期暴露于温暖潮湿的口腔,受到富含电解质的唾液、复杂的口腔微生物菌群以及进食咀嚼行为等等的影响,会出现失泽、锈斑、剥脱、裂隙等不同程度的腐蚀现象。不仅会导致磁性附着体固位力下降,缩短其使用寿命,游离的金属离子还可造成局部黏膜着色,黏膜纤维细胞增殖速度降低。有实验表明,在模拟口腔环境中,衔铁的腐蚀明显高于磁体,而且衔铁长期固定于口腔且不易更换,其耐腐蚀性的研究就更为重要。

临床上,衔铁根帽结合覆盖义齿是最常见的修复方式。国际上通常采用中熔贵金属作为根帽合金,而在我国受国情所限曾主要采用的是镍铬合金。但近年来受镍铬合金的致敏性及镍元素的细胞毒性的报道影响,镍铬合金在临床已逐步淘汰。现今,常见的根帽合金包括高熔的钴铬合金、中熔的钯银合金、金铂合金,主要是通过包埋铸接的方式与衔铁相结合。衔铁在铸造加工过程中受到铸造高温的影响会发生再结晶化,引起晶粒结构的改变,晶粒的大小和分布会影响其性能。已有不少学者尝试改变衔接方式来改变其铸造高温带来的影响,其中最重要是激光焊接技术的应用,其具有高能量、高精度、热处理时间短、热影响区小等优点,能有效避免铸造时的高温影响。有研究指出采用铸接加工方式时,铸接式金铂合金衔铁根帽的耐腐蚀性最优,铸接式钯银合金衔铁根帽次之,钴铬合金衔铁根帽最差。焊接时,钴铬合金组耐腐蚀性最差,金铂合金略优于钯银合金,但钴铬合金组能最大限度地保持衔铁表面的钝化膜。焊接式钴铬合金衔铁根帽保持了衔铁原本的金相结构,其耐腐蚀性明显优于铸接式钴铬合金衔铁根帽,更耐晶间腐蚀。焊接式钯银合金衔铁根帽比铸接式钯银合金衔铁根帽更耐晶间腐蚀。

另外,影响衔铁腐蚀的因素还有衔铁合金的化学组成。目前使用最多的是 Fe-19Cr-2Mo 不锈钢和 Fe-16Cr-2Mo 不锈钢。合金中 Fe 含量越高,耐腐蚀性越差,但其饱和磁通密度越高。Cr 含量增高,则可提高合金的耐腐蚀性,当 Cr 含量大于 16% 时很少腐蚀。国外也有人研究用 Fe-Pt 合金作为磁性附着体的衔铁材料,利用 Pt 的耐腐蚀性增加合金的耐腐蚀性能。

衔铁的表面光洁度对其耐腐蚀性也有重要的影响。高度抛光的金属表面可获得良好的生物相容性,降低金属元素的溶解,提高金属的耐腐蚀性能。Capopreso 等研究了牙体合金表面是否抛光在合金表面细菌的黏附中起的不同作用,结果表明,磨光后的合金能明显抑制细菌附着,从而减少金属的腐蚀。另外,防护涂层的应用能明显隔离唾液中细菌的黏附;氮化钛纳米膜较致密,且与基体的黏着力强,与人体有良好的生物相容性等优点,而成为当前研究最多、应用最广泛的一种耐磨耐腐蚀防护涂层。Hai 等比较了 SUS4471J、镀氮化钛膜 SUS447lJ 和纯钛等三种金属在酸性溶液中的铁离子释放量,认为镀氮化钛膜可提高 SUS4471J 合金的耐腐蚀性能,并且氮化钛膜最合适的厚度为 $2\mu m$。

有学者发现,在酸性介质中,磁性固位体衔铁的自腐蚀电流密度大于中性介质,认为 H^+ 使金属材质的氧化膜不易形成,钝化速度减慢,加速了磁性固位体材料的腐蚀。Wataha 等则认为,随溶液酸性的增强,非贵金属合金抗腐蚀性能下降,但高贵金属合金、中贵金属合金并没有影响。

10. 基牙牙周健康与口腔卫生指导　基牙牙周情况恶化是影响覆盖义齿远期修复效果的主要因素。磁性附着体覆盖全口义齿戴入后,义齿的基托与基牙之间唾液流速减慢,流量减少,缓冲能力下降,食物的自洁作用减弱,容易形成有利于微生物黏附的滞留区;同时,口腔局部环境的氧化还原电势值和供氧条件发生改变,形成龈沟内厌氧环境,从而有利于 G^- 厌氧杆菌的生长。衔铁的位置、边缘形态、表面光洁度都会影响菌斑的附着,引起优势菌群的改变。我们研究发现:患者基牙龈沟内 G^- 杆菌增多,其中不产黑色素 G^- 杆菌、放线菌等牙周炎相关细菌也有一定程度的增加,提示磁性附着体覆盖全口义齿患者的基牙患牙周病的风险增加。在给予患者必要的卫生指导后,患者基牙龈下菌斑总量有一定程度的下降。

说明虽然磁性附着体覆盖义齿戴入会引起菌斑的滞留,但辅以正确的卫生指导可以有效地控制细菌总量的增长,有效地维持基牙牙周的微生态平衡。采用磁性附着体覆盖全口义齿的患者多为高龄老年患者,口腔卫生意识及口腔维护措施较为薄弱。因此,如果医师能对患者进行耐心的口腔卫生宣教及指导,加强患者口腔卫生意识,指导患者进行口腔清洁措施,并定期进行洁治,可对菌斑的附着和繁殖起到良好的抑制作用。

其次,在义齿制作和修复过程中应注意以下问题,有利于促进患者基牙牙周健康:①在义齿的制作过程中,衔铁的边缘应位于基牙龈沟内 1mm 左右,边缘圆钝无悬突,表面高度抛光,可减少菌斑的沉积和附着。②应在磁性附着体基托相应部位作适当的缓冲处理,避免基牙周围牙龈受压过大而导致牙龈炎症。③定期复查,进行口腔卫生宣教及卫生保健,争取及早发现和解决义齿戴用过程中出现的问题,改善患者口腔卫生,促进基牙的健康。④定期使用氟化物和化学清洁剂、氟化物溶液或凝胶,以降低基牙龋病和牙周病的发生率。

（沈颉飞）

参 考 文 献

1. IGARASHI Y,GOTO T. Ten-year follow-up study of conical crown-retained dentures. Int J Prosthodont,1997,10:149-155

2. KIDO H,MORIKAWA M,TAKEYA K,et al. Experimental study on retention of the conic telescope crown part I. Effect of the inner crown form. J Jpn Prosthodont Soc,1993,137:256-260

3. STUMPEL L J,SIPS R W. Use of a multifunctional precision attachment in a fixed partial denture with limited periodontal support. A clinical report. J prosthet Dent,1991,65(3):335

4. SAITO M,MIURA Y,NOTANI K,et al. Stress distribution of abutments and base displacement with precision attachment and telescopic crown-retained removable partial dentures. J Oral Rehabil,2003,30(5):482

5. WEAVER J. Telescopic copings in restorative dentistry. J Prosthet,1989,61(5):429-433

6. HOU G L,TSAI C C,WEISGOLD A S. Treatment of molar furcation involvement using root separation and a crown and sleeve-coping telescopic denture. A longitudinal study. J Periodontol,1999,70:1098

7. KALSSON G,TEIWIK A,LUNDSTROM A,et al. Costs of periodontal and prosthodontic treatment and evaluation of oral health in patients after treatment of advanced periodontal disease. Community Dent Oral,1995,23(3):159-164

8. SZENTPÉTERY V,LAUTENSCHLAGER C,SETZ JM. Longevity of frictional telescopic crowns in the severely reduced dentition:3-year results of a longitudinal prospective clinical study. Quintessence Int,2010,41(9):749-758

9. BEHR M,HOFMANN E,ROSENTRITT M,et al. Technical failure rates of double crown-retained removable partial dentures. J Clin Oral Investig,2000,4(2):87-90

10. WAGNER B,KERN M. Clinical evaluation of removable partial dentures 10 years after insertion:success rates,hygienic problems,and technical failures. Clin Oral Investig,2000,4(2):74-80

11. MOLIN M,BERGMAN B,ER1ESON A. A clinical evaluation of crown retained dentures. J Prosthet Dent,1993,70:251

第十五章　套筒冠可摘局部义齿

第一节　概　　述

套筒冠义齿(telescope denture)是指以套筒冠为固位体的可摘义齿。套筒冠固位体是由内冠和外冠构成的双重冠,内冠需粘固剂固定于基牙上,外冠固定在义齿的相应部位,依靠内外冠嵌合作用产生固位,有时内外冠之间还需增加辅助固位装置。内外冠之间的嵌合所产生的摩擦力和吸附力,是套筒冠义齿的固位机制,义齿的支持作用是由基牙或基牙和基托下组织共同承担。

20世纪20年代就出现了套筒冠的研究与应用,以后不断有改良。根据患者的取戴方式可分为患者自行摘戴式和术者摘戴式以及固定式三种;根据内外冠形态不同,临床上常见有根据套筒冠外形分为圆柱型套筒冠、圆锥型套筒冠等;根据内外冠的覆盖方式分为全覆盖式和部分覆盖式两种等多种套筒冠。本章主要介绍套筒冠义齿的组成、适应证、生理基础、设计原则等。

一、套筒冠义齿的特点

套筒冠式可摘局部义齿具有可自行摘戴、清洁方便以及异物感小、功能恢复良好等优点,选择良好的适应证应用于临床,可以充分发挥该修复方法在口腔修复治疗中的作用。套筒冠可摘局部义齿的特点如下:

1. 固位力的可控制性　套筒冠的固位力大小与内冠轴壁锥度密切相关。内冠锥度越大,固位力越小;内冠锥度越小,固位力则越大,因此可以通过内冠的轴壁角度的调整,调节其临床固位效果(图15-1)。当义齿存在多个套筒冠基牙时,可以根据义齿所需固位力适当调整各基牙内冠的锥度,增加或减小部分基牙的内冠锥度,以使义齿达到合理的固位力,避免使修复体摘戴困难。这与普通可摘局部义齿的固位力是通过卡环固位臂进入

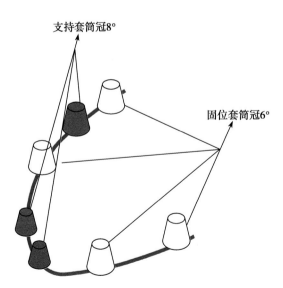

图15-1　套筒冠固位力的调整

基牙倒凹区的量来调整控制固位力是不同的。

2. 固位力的稳定性　套筒冠的固位力是由内、外冠之间的紧密嵌合而相互摩擦形成的,由于内冠与外冠之间紧密嵌合,两者间的摩擦力基本不会因反复摘戴而有所下降,因此能保持固位体的固位力。而可摘局部义齿卡环固位体随义齿摘戴次数增加,固位力也会减弱。

3. 对基牙的保护　基牙经过完善的充填治疗或根管治疗后,由内冠或桩核覆盖包裹,可以有效地防止继发龋和牙折,更好地保护基牙。基牙负荷多为轴向或趋于轴向,而且义齿取出的瞬间,固位力迅速丧失,不利的侧向力产生较少,可以分散𬌗力,有利于保护基牙。

4. 利于支持组织的健康　圆锥型套筒冠义齿承受的𬌗力一方面通过固位体传递至基牙及牙槽骨,另一方面通过基托传递至黏膜及牙槽骨,由此将𬌗力分散,不会使软硬组织受力过大。同时,一定的生理性刺激,不仅有利于牙槽嵴高度的保存,也有利于防止黏膜的萎缩或增生。而基牙有高度抛光的金属内冠覆盖,表面易清洁,不利于菌斑附着和产生龋坏,可防止龈缘炎的发生。

5. 可调整咬合关系　部分天然牙的长期缺失,可导致缺牙区邻牙的倾斜,对𬌗牙伸长,有时会形成咀嚼运动障碍。套筒冠可摘局部义齿修复时可调整倾斜、伸长牙,改变冠轴方向,重建或恢复合理的咬合关系,恢复正中𬌗位及垂直距离,解除颞下颌关节病出现的临床症状(图 15-2)。

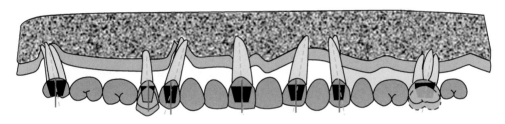

图 15-2　套筒冠内冠改变倾斜、伸长牙

6. 具有牙周夹板的作用　套筒冠义齿就位后,把多个基牙连接在一起,将各自运动的基牙转变为整体运动的一体形式,分散作用于义齿上的外力,起到保护基牙牙周组织健康的效果。因此,套筒冠义齿具有牙周夹板的作用(图 15-3)。

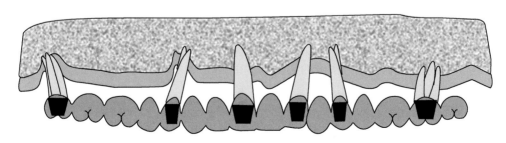

图 15-3　套筒冠的牙周夹板作用

7. 美观　与卡环固位的可摘局部义齿相比,套筒冠义齿就位后没有金属卡环的暴露,金属色暴露较少,因而较美观(图 15-4)。

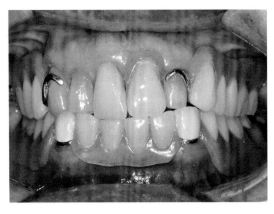

图15-4　套筒冠义齿金属暴露少（上颌卡环义齿，下颌套筒冠义齿）

8. 异物感、味觉、发音影响小　圆锥型套筒冠义齿的基托设计与固定义齿相似，异物感小，对味觉以及发音的影响程度也小，患者感觉较舒适。

但套筒冠义齿为了保证外冠人工牙的厚度，在其基牙预备时牙体组织磨除比传统的全冠要多，尤其当基牙是活髓牙时，极易伤及牙髓，或者较容易引起牙本质过敏或牙髓炎症；有时会暴露牙颈部的颈缘金属线（图15-5），且当义齿从口腔内取下后，金属内冠会暴露于口腔内，影响美观（图15-6），美观上略显不足；其制作过程也较一般义齿复杂，费用较高，对口腔卫生维护要求较高等不足，临床上应选择好适应证。

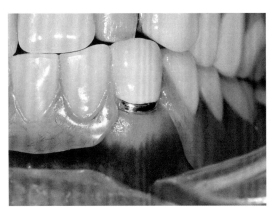

图15-5　套筒冠义齿颈缘金属线暴露

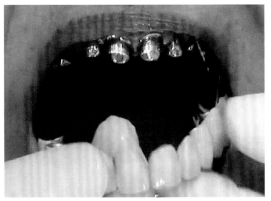

图15-6　套筒冠内冠暴露于口腔内

二、套筒冠的适应证

套筒冠义齿的修复治疗适应范围较广，多数适合于固定义齿和可摘局部义齿修复治疗的病例都适合套筒冠可摘局部义齿。但由于对患者基牙、牙周组织状况以及患者的诉求等分析不足，导致临床上修复治疗失败的病例也不在少数，加之套筒冠可摘局部义齿的制作复杂、费用较高，故而应慎重选择其适应证，其适应证如下：

1. 少数牙齿残存的复杂牙列缺损　当牙列中余留牙较少且散在分布时，为避免基牙负荷过大以及基托下支持组织的过度吸收和萎缩，可采用套筒冠可摘局部义齿修复治疗。套筒冠义齿的特殊结构能减小残存牙所承受咬合力的同时，还能对牙周组织产生生理性刺激；也可以纠正因余留牙倾斜、伸长等引起的咬合关系不协调，而且较美观，义齿稳定性好，有利于牙列缺损的远期修复效果。

2. 咬合重建　因长期牙列缺损等所导致的水平颌位或垂直颌位的异常需要咬合重建

修复治疗的病例,可以通过套筒冠义齿在过渡性的治疗期间,对咬合关系不断地调整,使颞下颌关节、咬合、咀嚼肌之间达到协调,充分恢复咀嚼效能。最终通过基牙内冠的调整以及外冠的形态恢复,开辟修复治疗空间,重新建立良好的咬合关系。

3. 颌骨及牙列缺损　多数此类患者的余留牙位置异常,选作基牙时固位效果不佳,且固位体容易形成支点,影响余留牙的健康和修复后的咀嚼效能。当设计成套筒冠后,其固位体选择灵活,外形美观,义齿的稳定性也有很大程度上的改善。

4. 伴牙列缺损的牙周病修复治疗　套筒冠的金属内冠呈锥型,表面高度抛光,且基牙与邻牙之间有较大的间隙,容易清洁,可减少菌斑的形成。同时通过夹板的固定作用,使𬌗力传导和分散更加有利,便于基牙的保护。

在以下情况时,设计套筒冠可摘局部义齿应谨慎:①牙周疾病未控制者:牙周支持组织的慢性、进行性的破坏,会造成套筒冠义齿基牙的松动甚至脱落,轻者也会造成牙龈退缩、牙根暴露。因此,在进行套筒冠义齿修复前,必须控制好牙周病。②必须去除牙髓活力者:修复的类型有多种,应尽量考虑保存牙髓活力的修复形式。如对伸长、倾斜的活髓牙,年轻恒牙等,应事先考虑其他修复方法,如种植义齿等。如必须采用该修复方法,应行根管治疗后,方能作为基牙。

三、套筒冠的理论基础

任何一种义齿都是依靠牙体组织、牙周组织、口腔黏膜、牙槽骨等口腔组织的支持来行使功能的,而在义齿行使功能时,如何保护这些组织也是保证修复体能长期行使功能的基础。套筒冠义齿可以通过选择不同的类型、调整基牙的数量和角度、增加或减小基托的面积等方法来达到上述目的,以达到最佳的修复治疗效果,保护口腔软硬组织。

(一) 生理学基础

套筒冠义齿的修复符合牙与牙槽骨、牙周本体感受器与覆盖组织之间的正常关系,保证了口颌系统的协调、完整与功能性。

1. 套筒冠可保存口腔组织的生理性刺激　天然牙通过牙周支持组织悬吊于牙槽窝内,传递咀嚼负荷,对牙周膜产生机械性的生理刺激,产生张力或压力来改建牙槽骨;牙周组织的本体感受器在正常的生理状态下,如果咀嚼压力超过牙周膜的耐受力,它的反射作用会使咀嚼肌的张力降低,能减轻牙周组织的压力,避免组织损害;牙齿之间的紧密接触可以传递𬌗力,分散𬌗力,防止个别牙受力过大。同时,还可避免食物嵌塞,保护邻间隙的龈乳头免受损害。因此,保证牙周组织的结构和代谢健康,才能保证口颌系统的稳定与协调。如果牙列缺损过大,牙周组织的潜在储备力不能补偿缺失牙的咀嚼功能,会造成牙周纤维的破坏、牙槽骨吸收而引起牙齿松动;如果牙齿没有对应的咬合关系,会使该牙丧失正常的生理性刺激,引起牙周膜变薄,牙周纤维的数量及密度减少、排列方向紊乱,牙槽骨骨质吸收、高度降低,骨小梁的数目和大小相应减少,导致失用性萎缩。

根据余留牙和牙槽骨的状况合理设计的套筒冠义齿,能调整传递到基牙和基托下组织上的𬌗力。若为少数牙残存的牙列缺损,可增加基托面积,使基托下组织承担𬌗力增加而减少基牙的负荷,从而使基牙受力不超过所能承受的范围。牙周病患者,特别是牙周组织面积减少较多的患牙,可选用缓冲型套筒冠固位体,使基牙承受的𬌗力减低到最小程度。总之,通过对套筒冠义齿的支持组织所承受船力进行合理的调节,使基牙,特别是少数余留牙、牙周病患牙和基托下的组织都能受到生理性刺激。

2. 套筒冠可恢复牙列的完整性和改善牙列的运动方式 完整牙列的牙齿一方面通过牙周组织将船力传递到牙槽骨,同时也将部分船力通过接触点传递给邻牙,使船力分散。牙与牙之间这样的相互依靠和支持保证了牙列的完整性,可以抵抗牙齿承受不利的侧向力的破坏而造成牙周组织的损伤。如果牙列有部分缺损,牙列不完整性,邻牙易移位而使接触点丧失,这时,牙与牙之间会失去对船力的传递和分散。在受大的侧向力时,牙齿易沿旋转中心移动,造成该牙牙周组织的创伤。如果是牙周病患牙,由于牙周组织不断破坏吸收,牙的冠根比例发生变化,临床牙冠增长,牙的旋转中心逐渐向根尖方向移动,在受力时,尤其是受侧向力时,因力臂加长,对牙周组织创伤加剧,导致牙齿松动度增加,加速了牙周组织的破坏与吸收(图 15-7)。

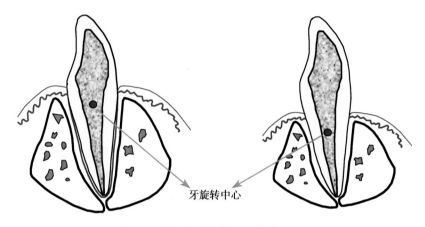

牙旋转中心

图 15-7 冠根比例与牙旋转中心

套筒冠义齿是将所有基牙连接成一个整体,形成一个新的"多根巨牙"。在咀嚼时,每个牙不成为单独的受力单位,通过多根牙的牙周膜纤维共同抵御外力;同时修复后牙列完整,受力时为整体运动,使船力传递接近牙体长轴,可降低牙的松动度,也有利于基牙之间的相互制约,更符合牙周支持组织的生理特性。另外,可以通过制备固位体的内冠来改善基牙的冠根比例(图 15-8),降低临床牙冠的长度,减小杠杆的作用力,减轻基牙的负荷,避免牙周组织继续损害。

3. 套筒冠有利于改善口颌系统 咬合、颞下颌关节、咀嚼肌是口颌系统的主要组成部分,三者之间通过上位中枢神经的调控达到协调。正常或异常的咀嚼都会造成牙齿切缘或船面的生理性磨耗或过度磨损。当牙齿形态改变时,会引起船曲线的变化,容易造成牙周组织的创伤和牙体组织的折裂;同时过度磨损也会使颌间垂直距离降低,髁突后移,相关咀嚼肌失去正常张力,下颌位置发生改变,导致颞下颌关节疾病。对于牙列缺损的患者,如果不及时修复,随着缺失时间推延,对颌牙伸长、邻牙向缺牙区倾斜,易使髁突向前或前后移位,严重者会导致关节内部正常结构破坏,造成颞下颌关节紊乱综合征。

对过度磨损的病例,需进行咬合重建治疗。套筒冠义齿通过基牙的预备和修复体制作,可建立正确的正中颌位关系,恢复正常的咬合,解除因牙伸长、倾斜、错船等原因引起的前伸、侧向运动障碍,恢复因船面磨损等原因造成的垂直距离过低,使髁突在关节凹的位置恢

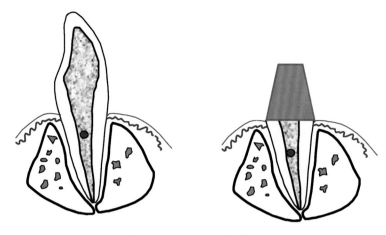

图 15-8 内冠改善冠根比例

复到正常位置,从而使殆、关节、咀嚼肌达到新的协调。

(二)套筒冠义齿修复的生物力学原理

1. 缓冲型与非缓冲型套筒冠义齿的生物力学的区别 套筒冠的缓冲型和非缓冲型对义齿的支持组织所产生的应力是不同的,选择适合的套筒冠类型更有利于保护其支持组织。

(1)缓冲型和非缓冲型套筒冠义齿的固位受力方式不同,两者所产生的生物力学也不尽相同。非缓冲型套筒冠义齿在承受殆力时,其殆力没有经过缓冲直接传导到基牙、牙周组织及基托下支持组织;而缓冲型套筒冠义齿在承受殆力时,由于内外冠间的缓冲作用,使殆力首先传导至基托下支持组织,而后再由基牙和基托下支持组织共同承担。这就使缓冲型套筒冠义齿的基托下组织位移值大于非缓冲型,基牙牙周组织位移值则小于非缓冲型。

(2)缓冲型和非缓冲型套筒冠固位体的牙根旋转中心位置不同。由于在承受殆力时缓冲型固位体使基牙所产生的杠杆作用减小,降低了牙周组织的创伤,同时也使修复体的其他支持组织得到了保护。通常非缓冲型固位体基牙的旋转中心位于根中 1/3 与根下 1/3 处,而缓冲型则位于根中 1/3 与根上 1/3 处(图 15-9)。非缓冲型的牙根旋转中心位置低于缓冲

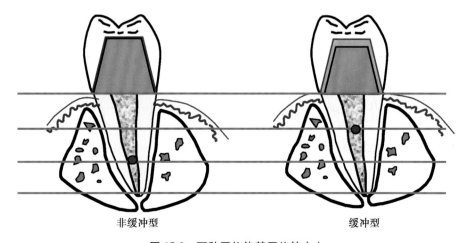

非缓冲型　　　　　　　　缓冲型

图 15-9 两种固位体基牙旋转中心

型,缓冲型的基牙牙周组织位移小于非缓冲型。

（3）缓冲型对少数牙残存的牙列缺损修复,减轻了基牙牙周支持组织的应力,避免基牙承受过大的𬌗力,但会增加义齿基托下组织的负荷,这可通过扩大义齿基托面积将𬌗力分散。

（4）缓冲型固位体的内外冠之间的间隙、基牙数、基托下软组织的致密度等因素均影响基牙牙周组织和基托下支持组织所受𬌗力以及组织受力后移位的大小。一般基托下软组织被压缩范围在0.3mm左右,一旦固位体的内外冠𬌗面之间0.3mm间隙消失时,基牙就开始承受𬌗力了。

2. 套筒冠义齿对牙周病修复治疗的生物力学分析结果　套筒冠义齿可以起到牙周夹板的作用,同时也可以使𬌗力重新分配,起到保护牙周病基牙的作用。

（1）套筒冠义齿的基托下组织位移比基牙牙周组织位移明显;伴随牙槽骨不同程度吸收时,加载后基牙牙周组织位移均比完整牙列时下降。

（2）套筒冠义齿对牙周病进行修复治疗,各基牙牙周支持组织与基托下支持组织的应力分布,随着牙槽骨逐渐吸收,各基牙牙周组织的应力也逐渐下降,相反基托下支持组织应力逐步增加。这与采用该修复方法治疗牙周病伴牙列缺损后,支持组织的应力分布重新分配有关。因此,套筒冠义齿既起到牙周夹板作用,又有在咀嚼时重新分配支持组织承受𬌗力的功能。

3. 套筒冠义齿修复牙列游离端缺损　牙列游离端缺损的可摘局部义齿通常采用近中𬌗支托来缓冲因义齿翘动给基牙带来的不利应力,而套筒冠义齿修复游离端缺损对义齿支持组织则更有利(图15-10)。

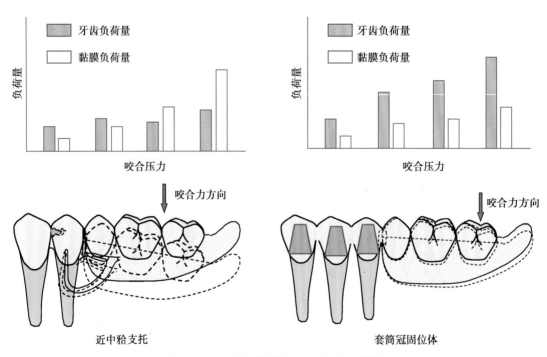

图15-10　牙齿与黏膜的咬合压力负荷比例

（1）采用远中骀支托时基牙垂直向位移比采用近中骀支托大,而采用套筒冠固位体,受力时基牙的垂直位移比采用近中骀支托的可摘局部义齿小,而且因套筒冠固位体采用联合多基牙,各基牙间的位移值小而相互接近。但采用近中或远中骀支托,基牙的垂直向位移与邻近牙有较大差异。

（2）采用远中骀支托时基牙向缺牙区倾斜移动;采用近中骀支托则基牙的运动方向与远中骀支托相反,朝缺牙区相反方向运动;而采用套筒冠固位体,各基牙均向缺牙区倾斜运动,基牙的运动度比采用远中或近中骀支托明显减小。

（3）采用近中骀支托基牙牙周支持组织应力值比采用远中骀支托降低,基托下支持组织应力值也小于采用远中骀支托,而采用套筒冠义齿的基牙牙周组织与基托下组织应力分布均匀,应力值均小于前两种设计。

因此,对牙列末端游离缺损修复的设计,采用套筒冠义齿修复的方法,可减小义齿因游离端软组织弹性而引起的义齿翘动以及基牙因义齿翘动而造成的牙周组织损伤。

第二节　套筒冠可摘局部义齿的分类和组成

一、套筒冠可摘局部义齿的分类

（一）根据患者的取戴方式分类

1. 患者自行摘戴式　此种类型是最多用的一种,常用于口内少数余留牙作基牙义齿时。需要注意的问题有就位道、颌间距离和内冠的设计。内冠设计决定义齿的就位道,也决定所能提供的支持、固位和稳定力。

2. 术者摘戴式　用螺钉辅助固位,必要时术者可以将义齿取下,也可定期清洗,但制作复杂。

3. 固定式　可用此形式将牙固定成一组。将内冠相连,外冠作成单个的,或内冠是单个的,而外冠连为一组。能减轻部分牙的松动度。

（二）根据内冠外形分类

根据套筒冠内冠的外形可以将套筒冠分为以下几种类型:

1. 圆柱形套筒冠　内冠的轴壁相互平行,即内聚角为 0°。由于内冠侧壁完全平行,其精密度要求也较高,我国使用的较少。

2. 圆锥形套筒冠　内冠外形为圆锥形,轴壁向骀方聚拢,根据其轴壁的内聚角度不同,固位力也不同,通常可以通过调整轴壁的内聚角度来调整义齿的固位力,一般轴壁内聚角为 6°时就可以获得良好的固位力。

3. 圆柱圆锥形套筒冠　固位体内冠颈缘至中 1/2 处,内冠的轴壁相互平行,内冠中 1/2 至骀面的轴壁向骀方有内聚度。

4. 卵圆形套筒冠　固位体的内冠颈缘至骀面处,轴壁向骀方内聚呈卵圆形。

5. 不规则形套筒冠　内冠外形不规则。

（三）根据内冠与外冠的接触方式分类（图 15-11）

1. 缓冲型套筒冠　固位体的内冠轴壁向骀方有内聚角,内冠与外冠之间存在一定的间

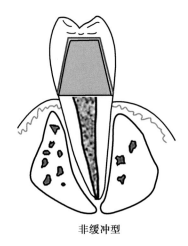
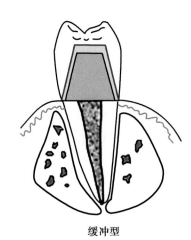

非缓冲型　　　　　　　　　　　　　　缓冲型

图 15-11　套筒冠义齿按接触方式分类

隙,适用于患有牙周疾病的牙周支持组织条件不良的基牙。内外冠间的间隙在承受𬌗力时可以减轻基牙所承受的𬌗力,因此也适用于基牙数目较少的病例。

2. 非缓冲型套筒冠　固位体的内冠轴壁向𬌗方有内聚角,内冠与外冠之间紧密嵌合,适用于牙周组织条件较好的基牙。与缓冲型套筒冠固位体相比,其基牙承受的𬌗力较大。

（四）根据有无辅助固位方式分类

分为单纯摩擦固位型和增加辅助固位型两类。较多见的是用弹簧附着体增加套筒冠的固位。

二、套筒冠可摘局部义齿的组成

套筒冠义齿由四个部分组成:固位体、人工牙或桥体、基托、连接体

（一）固位体

套筒冠的固位体由内冠和外冠组成。内冠通常为经研磨的铸造金属全冠或桩核,粘固于基牙上;外冠则与内冠高度密合,依靠嵌合作用为义齿提供固位力。同时,固位体还通过基牙传递𬌗力,为义齿提供良好的支持作用。

由图 15-11 可以看出,套筒冠固位体可按内、外冠之间接触形式分为两类:

1. 非缓冲型套筒冠固位体　此类固位体的内、外冠之间为紧密嵌合。一般用于牙周支持组织条件好的牙,能对义齿起到良好的支持与固位作用。

2. 缓冲型套筒冠固位体　固位体的内、外冠之间存在一定间隙,适用于基牙、牙周支持组织条件略差的病例,或为减轻基牙负荷,保护基牙时采用。

（二）人工牙或桥体

套筒冠义齿的人工牙相当于可摘局部义齿中位于缺隙上的塑料牙;套筒冠义齿的桥体相当于固定义齿修复中的固定桥。人工牙或桥体主要用来修复缺失的天然牙,恢复其正常的解剖形态、咀嚼、发音及美观等功能。根据使用的材料和制作工艺的不同,可分为三个种类(图 15-12):

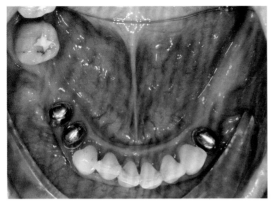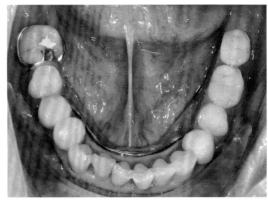

图 15-12　套筒冠义齿人工牙

1. 塑料牙（或树脂成品牙）　复层色塑料牙形态逼真，色泽美观。随着硬质塑料的开发和应用，其硬度和耐磨性有了很大的提高。有时也需根据实际情况，自行雕刻塑料牙。塑料牙一般用于缺失牙较多的缺牙间隙。

2. 金属树脂牙（烤塑牙）　在缺隙的金属支架或金属桥体基底上，用固化树脂雕塑人工牙，置于固化炉中固化而成。可用于缺牙较多的间隙或类似固定桥结构的修复。此类人工牙的色泽较好，与金属支架或金属基底的结合较牢固，不易折断。

3. 烤瓷熔附金属牙（简称烤瓷牙）　瓷粉在烤瓷炉中烧结熔附于圆锥形套筒冠义齿金属支架的桥体基底上而成。不论是颜色、光泽度还是硬度，均优于塑料牙。烤瓷牙一般适用于缺失牙较少的牙列缺损修复，其制作与固定义齿桥体的制作方法相同。

（三）基托

1. 基托的种类　套筒冠义齿基托与可摘局部义齿基托一样，分为三类：金属基托、塑料基托、金属-塑料基托（图 15-13）。

2. 基托的作用　基托可用来附着人工牙、传递并分散𬌗力以减轻基牙的负荷、恢复缺损牙槽嵴的外形和美观。

（四）连接体

连接体的作用是将义齿的各个部分连接成为一个整体，增强义齿的抗折强度、分散𬌗力。根据其所处部位和所起作用的不同，分为两类：大连接体和小连接体。

1. 大连接体　也叫连接杆，有腭板、腭杆、舌板、舌杆等形式（图 15-14）。

2. 小连接体　又称脚部，用于连接固位体与大连接体及其他组成部分。该部件处于义齿的应力集中处，因而要求具有较高的强度，以防止义齿的折断。

套筒冠义齿因牙列缺损的部位或设计不同，其结构形式可以不同，因此，上述各部件并不一定同时都存在。

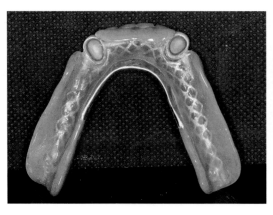

图 15-13 套筒冠义齿基托

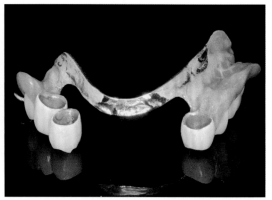

图 15-14 套筒冠义齿大连接体

第三节　套筒冠可摘局部义齿的临床应用

一、基牙的选择

只要不属于拔牙适应证或有严重牙槽骨吸收及重度牙周病的牙齿均可考虑作为基牙。

（一）基牙的条件

1. 经牙周病综合治疗后能保留的患牙,其松动度尽量小于Ⅱ°,个别牙牙周组织破坏吸收不超过根长 3/5。对牙槽骨吸收较多的活髓牙,为防止牙髓的逆行性感染,可将牙髓去除。

2. 牙髓去除的牙齿必须经过完善的根管治疗。残根可用桩成冠核,残冠在去尽龋坏组织后洞型充填,以满足牙冠制备成冠核基牙的要求。

3. 活髓牙在考虑留出内外冠间隙的同时,不应伤及牙髓。老年患者牙髓髓室较小,有活力的牙也可作为基牙。而年轻患者髓室较大,髓角较高,在作固位体内冠牙体制备时,容易损伤或刺激牙髓组织,引起牙髓炎,不宜选作基牙。

（二）基牙的类型

根据牙列缺损类型、基牙的条件和义齿设计的要求,可将套筒冠义齿的基牙分为两类（图 15-15）:①固位支持型基牙:此类基牙的牙周组织较健康,牙周膜面积较大,主要为义齿提供固位与支持作用;一般可根据基牙的条件与位置,可设计选择 3~4 个固位支持型的基牙,将义齿的固位力控制在 1.5~2kg 范围内以保证义齿既能达到良好固位,又能摘戴自如。②支持型基牙:主要作用是为义齿提供支持。一般多基牙的套筒冠义齿除固位支持型基牙外,其余均属于支持型基牙。

选择套筒冠基牙时,应根据临床上的详细记录判断:

1. 牙冠的状态　具有内冠牙体预备的牙体组织空间,且在咬合力作用下不易折断。

2. 牙髓的状态　最好是活髓牙,其牙体组织坚固不易折断。必须使用牙髓失活基牙时,需要形成具有适当机械强度和抗力形态的桩核。

3. 牙周组织的状态　在套筒冠制作开始后,基牙的炎症必须完全治愈,即便有牙周袋残留也应控制在患者可以自行清洁的 3~4mm 以内。

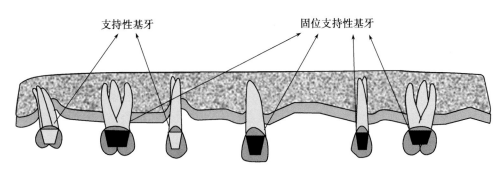

图 15-15　套筒冠固位体基牙的选择

4. 牙齿的动度　套筒冠基牙的动度在 0 度~Ⅰ度时,可以单独选择为基牙,动度为Ⅱ度时不能单独作为基牙。

5. X 线所见　牙槽骨包埋冠根长度的 2/3 以上最佳,1/2 尚可。

6. 研究模型的使用。

7. 口内照片　基牙的选择方法各种各样,但最基本的应首选紧邻缺损部位牙齿。既在中间缺损时至少选择缺损两端的 2 个基牙,游离端缺损时选择 1~2 个邻近缺损部位的牙齿,此外为求义齿的稳定,在其他部位设置 1~2 个间接固位体。如有必要,可根据基牙的负担能力增加基牙的数目。

根据以上 1~5 点的检查资料,判定预定选择的基牙是否合理,一般来说套筒冠的基牙与临床上小型固定桥基牙的选择类似。

二、固位体设计

套筒冠固位体分为内冠和外冠,内冠粘固在基牙上,外冠随内冠的内聚方向就位,与内冠紧密嵌合产生固位力。

(一) 固位体的要求

1. 内冠的要求　内冠轴面与𬌗面应该光滑平整,一般固位支持型固位体轴面向𬌗面有 2°~6° 的内聚锥度,而支持型固位体的内冠内聚合度大于 8°。轴面不能出现凹陷或凸度而影响内外冠之间的紧密嵌合。多个固位体时各内冠之间应有共同就位道,以保证义齿顺利就位。轴面和𬌗面交角应呈小圆弧角而不应形成直角或锐角。内冠冠壁厚度一般约在 0.3mm,当外冠采用金属烤瓷或金属树脂牙时,其唇、颊面应预留 1.5mm 的空间,共瓷或树脂恢复牙齿外形,以保证外冠的形态。

2. 外冠要求　外冠应恢复基牙的解剖形态和咬合功能,与邻牙接触点关系正常,唇(颊)、舌面应有正确突度,外冠的𬌗、龈外展隙正常,以保证良好的食物溢出和自洁作用。

3. 内外冠接触要求　非缓冲型套筒冠固位体的内外冠之间应密合,保证固位体的固位力。缓冲型套筒冠固位体的内外冠应保持一定的间隙,按患者牙槽嵴顶黏膜弹性而定,一般间隙为 0.3mm,以保证固位体有缓冲作用,减小基牙的负荷。

4. 内外冠颈缘要求　套筒冠固位体的内外冠边缘应光滑,边缘位置正确,不宜过长而压迫龈组织,也不宜过短使颈部牙体组织暴露,影响自洁作用。内冠的基牙肩台宽度一般为0.3mm。外冠颈缘除金属固位体外,金属烤瓷外冠和金属树脂外冠唇颊侧都应有金属颈缘保护线,使瓷层或树脂层不因义齿摘戴而引起折裂。金属保护线宽度一般在0.2~0.4mm。

5. 材料性能要求 固位体内外冠应选用生物相容性好的相同材料。金合金材料制作的套筒冠的固位力及持久性均优于非贵金属材料。其中,内冠用金合金、外冠用金沉积技术制作的套筒冠还具有薄、牙体预备量较少的优点。内冠使用全瓷材料,外冠使用金沉积材料近年也常使用,因为不戴义齿时,内冠暴露是全瓷材料,颜色美观。固位体通常使用中熔合金材料多见,因其收缩小,便于切削,硬度适中不易造成边缘龟裂。

套筒冠义齿主要是由金属部分作为主体的,由于使用金属种类不同,其预后会受到很大程度的影响,因此在选择使用金属上要慎之又慎。制作内外冠所用金属需具备牙冠修复体和固位装置两者所需的所有性质,也就是在能耐受咬合力之外,还需具备能发挥内外冠固位力的弹性。一般所用金属须具备:①良好的强度:为了防止折裂应尽可能选择强度大的金属;②良好的硬度:为与其他牙齿的咬合相协调应选择适当硬度的金属;③耐磨耗性:防止内外冠因反复摩擦而磨损产生的磨耗性固位力减小;④无热变形:防止与连接体焊接时外冠的变形;⑤耐腐蚀性:保持内外冠表面的特性,维持固位力等。

(二) 套筒冠固位体的选择

1. 金属套筒冠固位体 该固位体内外冠均采用同类型金属材料制作。因为影响美观,一般适用于后牙区。

2. 金属烤瓷套筒冠固位体 该固位体内冠用金属制作,外冠为金属烤瓷全冠,解决了部分美观问题,多用于前牙与前磨牙区。

3. 金属树脂套筒冠固位体 该固位体内冠为金属,外冠为金属基底饰以固化树脂完成。其韧性及美观性良好,适用于前牙区和前磨牙区。

三、人工牙设计

套筒冠义齿的设计多为两种形式:基牙支持式的套筒冠义齿和基牙与黏膜混合支持式套筒冠义齿。缺牙区人工牙的设计选择应视基牙情况、缺牙的部位、数目和患者的要求而定。基牙支持式的套筒冠义齿,适合于基牙情况好、缺牙数目少的患者,人工牙设计一般选用桥体形式,桥体人工牙多采用烤瓷或烤塑来完成,要求与固定义齿的桥体相近。由于此类人工牙不使用基托,其舒适感好,易于清洁,多适用于前牙区。对于基牙情况差、缺牙数目多、伴有牙槽骨吸收的患者,常采用基牙与黏膜混合支持式套筒冠义齿,其人工牙设计一般选用成品树脂牙,下方与树脂基托相连,人工牙的排牙及要求同可摘局部义齿。对前牙和后牙均有部分缺失的患者,若前牙缺牙数目少,可采用桥体形式修复缺失牙,而后牙可选用成品树脂牙;若前牙缺失数多,如前牙全部缺失,义齿所承受𬌗力主要靠基托下组织承担,前牙区和后牙区的缺失牙一般均选用成品树脂牙修复。

四、连接体设计

因义齿设计的支持形式不同,套筒冠义齿的连接体设计有所区别。混合支持式套筒冠义齿的连接体同可摘局部义齿,可分为大连接体和小连接体;基牙支持式套筒冠义齿的连接体同固定义齿,桥体与固位体之间形成固定连接体。

套筒冠义齿中的大连接体,主要有腭杆、腭板、舌杆和舌板。其作用和要求同可摘局部义齿相似。

套筒冠义齿中特别要注意小连接体的设计。小连接体的作用是把套筒冠的固位体与义齿的其他部件牢固地连接为整体,是应力最集中的区域。因此,小连接体必须有足够的强度,防止受力后连接部折断,其连接区域,一般在外冠近中或远中轴面的中1/3处。小连接体的形态有多种,如工字形、柱形、三角形等;厚度一般在 1.5mm,宽度在 2mm 以上;小连体的底部与黏膜之间,应有 1.5mm 的间隙,以便于基托树脂充填。

五、基 托 设 计

混合支持式套筒冠义齿的基托有两种:塑料基托和金属基托,与可摘局部义齿基托的伸展范围、厚度、与黏膜的关系、磨光面的外形的设计基本相同。对于牙周病伴牙列缺损病例,缺失牙多,牙周组织破坏吸收较多,采用缓冲型套筒冠义齿设计时,必须考虑扩大基托面积、减少患牙承受的𬌗力。若义齿的基牙数多,牙周组织状况较好,基托的面积可小于可摘局部义齿。

六、初戴和戴入后出现的问题及其处理

(一)戴入后基牙出现的问题及处理

套筒冠可摘局部义齿戴入后常发生:①桩核脱落;②基牙折裂等。究其原因,除了与一般义齿一样的龋病、牙周病、外伤等原因造成基牙损伤之外,套筒冠义齿基牙损伤的原因还有以下几点:

(1)内冠与桩核的适合性不良。

(2)基牙牙体预备时倾斜角度过大,使内冠的固位力减退。

(3)套筒冠的内外冠间的固位力大于粘接剂的粘接力。

(4)口腔内的内、外冠的密合状态与模型上有所差异。

因以上原因导致基牙上的内冠脱落,甚至内冠和桩核同时脱落,或者致使基牙折裂等病例在临床上不在少数(图15-16)。有时患者没有注意到义齿的内冠已经脱落,而脱落的内冠嵌于外冠之内,长期使用这样的义齿,会导致基牙的龋病、周围牙龈的损伤等,所以要嘱患者每次摘戴义齿时注意检查义齿的内冠是否存在。

内冠与基牙脱离或丢失后,一般需要重新制作义齿,但也可以只制作与外

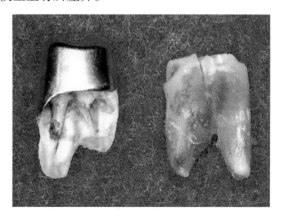

图 15-16　套筒冠固位体基牙折裂

冠相吻合的内冠来修理义齿。但此时制作的内冠很难发挥良好的固位力,只能起到支持、稳定以及保护基牙及其周围牙周组织的作用。

套筒冠义齿戴用后短期内发生的内冠脱离或基牙折裂,多是由于外冠和内冠之间存在微小的误差所致。此时如将内冠粘固于基牙上,基牙和内冠之间的黏结剂在外冠扭力的作用下发生断裂,致使内冠和基牙脱离,甚至折裂。因此保证内外冠的严密吻合对套筒冠可摘局部义齿来说至关重要。而长时间戴用后发生的内冠脱离或折裂,可能是因为牙槽骨的吸收致使基牙负担过大而至,因此套筒冠可摘局部义齿需定时复诊,检查基牙及基托的状况,并及时处置。

(二) 戴入后义齿出现的问题及其处理

套筒冠可摘局部义齿是一种各部分强固连接的修复体,因此义齿的折断、折裂等问题时有发生。如:①基托的折断;②套筒冠外冠与基托链接部的折裂;③人工牙的磨耗;④人工牙脱落等。

套筒冠可摘局部义齿的咬合力是通过数个套筒冠基牙直接传递到义齿的基托上的,几乎没有缓冲,因此应力易集中在义齿结构较弱的部位,导致折裂。这一点与普通可摘局部义齿不同,卡环式可摘局部义齿的基牙与卡环之间并非坚固连接,允许有一定程度的动度。而套筒冠可摘局部义齿的内冠是被外冠紧密包裹而坚固连接的,不允许有丝毫的动度。其咬合力通过牙体长轴直接传导至牙槽骨。在游离端缺损的套筒冠可摘局部义齿,由于黏膜的下沉量和基牙牙周膜的可下沉量之间的差异,使义齿在承受咬合力时受到不均衡的应力作用而发生折裂,通常其折裂线与义齿的旋转轴相一致(图 15-17)。

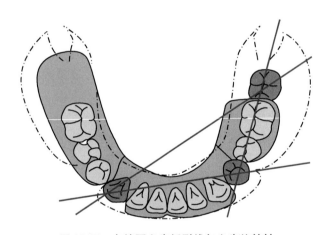

图 15-17　套筒冠义齿折裂线与义齿旋转轴

为了防止这种应力作用下的基托折裂,套筒冠可摘局部义齿的基托最好选用金属基托,且在假想破折线处增加基托强度。另外,在外冠与基托链接部的延长支架上也应该增加特殊固位装置,以保证外冠和基托的稳固连接,避免折裂。

人工牙的不均衡磨耗在套筒冠可摘局部义齿使用一段时间后常有发生,其实因为套筒冠可摘局部义齿的外冠通常使用金属或含瓷树脂,而其他缺损部位人工牙多为普通树脂,这样会在固位基牙与缺损部位形成两种不同材质的人工牙,在咬合力作用下不同材质的人工牙磨耗亦不相同,这就会在两者之间产生段差。为了防止这种现象的发生,套筒冠的外冠和缺损部位的人工牙最好选择材质相近的材料，以防止因磨耗而产生的段差。

（林雪峰）

参 考 文 献

1. HECKMANN S M,HECKMANN J G,LINKE J J,et al. Implant therapy following liver transplantation:Clinical and microbiological results after 10 years. J Periodontol,2004,75:909-913

2. HECKMANN S M,SCHROTT A,GRAEF F,et al. Mandibular two-implant telescopic overdentures 10-year clinical and radiographical results. Clin Oral Implants Res,2004,15:560-569

3. HOFFMANN O,BEAUMONT C,TATAKIS D N,et al. Telescopic crowns as attachments for implant supported restorations a case series. J Oral Implantol,2006,32:291-299

4. GREVEN B,LUEPKE M,VON DORSCHE S H. Telescoping implant prostheses with intraoral luted galvano mesostructures to improve passive fit. J Prosthet Dent,2007,98:239-2445

5. HECKMANN S M,WINTER W,MEYER M,et al. Overdenture attachment selection and the loading of implant and denture-bearing area. Part 1:In vivo verification of stereolithographic model. Clin Oral Implants Res,2008, 12:612-623

6. HECKMANN S M,WINTER W,MEYER M,et al. Overdenture attachment selection and the loading of implant and denture-bearing area. Part 2:A methodical study using five types of attachment. Clin Oral Implants Res, 2008,12:640-647

7. EITNER S,SCHLEGEL A,EMEKA N,et al. Comparing bar and double-crown attachments in implant-retained prosthetic reconstruction:a follow-up investigation. Clin Oral Implants Res,2008,19:530-537

8. IGARASHI Y,GOTO T. Ten-year follow-up study of conical crown-retained dentures. Int J Prosthodont,1997, 10:149-155

9. IGARASHI Y,OGATA A,KUROIWA A,et al. Stress distribution and abutment tooth mobility of distal-extension removable partial dentures with different retainers:an in vivo study. J Oral Rehabil 1999,26:111-116

10. LANGER Y,LANGER A. Tooth-supported telescopic prostheses in compromised dentitions:A clinical report. J Prosthet Dent,2000,84:129-132

第十六章 颌面(颌骨)缺损的可摘局部义齿修复

颌面缺损修复(maxillofacial prosthetics)是口腔修复学的一个重要的组成部分。它是运用一般口腔修复的原理和方法,结合颌面缺损的特点,用人工材料修复颌面部软硬组织的缺损和畸形,以恢复患者的面部外形及其他重要的生理功能。颌面缺损不但给病人的面部外观造成了严重的影响,而且对于正常的咀嚼、语言等生理功能的影响也相当大。所以,如何对这类颌面缺损的病人进行治疗,使病人从生理和心理两方面得到较好的恢复,是摆在口腔修复科医师面前的一个重要的课题,也是值得我们进行研究的一个重要的领域。

口腔颌面修复学是在第二次世界大战后发展起来的,至今已有六十多年的历史。当时,随着此类病人的增加、人类寿命的延长以及病人对自身生活质量要求的提高,口腔颌面修复学应运而生,并在半个多世纪里得到了不断发展。虽然有些颌面部缺损畸形可以用口腔颌面外科或整形外科的手术方法进行修复,例如植骨、植皮、皮管转移、钛板、钛网、种植体等,但在某些情况下,还是以口腔修复方法为宜,如缺损范围较大且复杂,外科手术方法难以修复;患者因体弱不能忍受多次手术;已采用过手术修复治疗而失败者;或患者对手术有恐惧者。同时我们应清楚地认识到,作为口腔修复学的一个分支,口腔颌面修复学非常有必要将牙科与外科学相联系。应重视外科技术的发展,随着外科学的进步,传统的口腔颌面修复方法也应相应的变化发展。

颌面缺损包括面部缺损与颌骨缺损两类,本章主要讲述颌骨缺损修复的可摘局部义齿的设计与制作。

第一节 颌骨缺损的病因及影响

一、病 因

颌骨缺损的病因可以分为先天性与后天性两类。先天性的原因主要包括先天性的唇腭裂、齿槽裂以及先天性的牙胚发育不全造成牙槽骨有部分或完全的缺损,口鼻腔相通,同时伴有牙列缺损等现象。有些患者同时合并外胚叶发育不全、锁骨颅骨发育不全综合征等,在牙列缺损的同时,伴有颜面畸形、面中1/3的凹陷、面下1/3的短小等。后天性病因是颌骨缺损的重要病因,包括由于良恶性的颌骨肿瘤切除术后造成上下颌骨的缺损、颌骨或全身性疾病(如白血病)放疗化疗后造成颌骨骨髓炎进而造成颌骨缺损、外伤等。近年来,使用双磷酸盐药物治疗骨质疏松、乳腺癌等全身性疾病后拔牙造成的颌骨骨髓炎进而造成的颌骨缺损有较多的报道。

二、影　响

颌骨缺损对患者的生活质量造成严重的影响。对上颌缺损来说,由于口鼻腔相通,破坏了口腔、鼻腔相对独立的封闭环境,改变了气流的运动方向和模式,改变了发音共鸣腔的形态,影响发音过程舌在口腔内的定位,造成吞咽过程中食物从鼻腔中溢出、容易进入气道产生呛咳;患者发音不清,尤其是有较重的鼻音或鼻音不足等,吮吸时不能产生足够的负压,从而使患者的发音、咀嚼、吞咽、吮吸等口腔功能受到影响。下颌骨缺损后,由于瘢痕、下颌骨偏斜等原因,影响舌的运动,妨碍了食团在口内的运动从而影响咀嚼功能;同时下颌骨的缺损,造成下唇支撑的丧失,使患者容易出现流涎、口角炎等症状。

颌骨缺损如果不能得到有效而及时的治疗,患者容易产生心理上的障碍,减少社会交流,甚至精神抑郁、轻生等。

第二节　颌骨缺损修复设计原则与特点

上颌骨手术切除直接对患者造成了口鼻相同的上颌骨缺损,而在下颌骨喙突、髁突的切除、下颌升支的切除都会造成下颌骨向缺损侧的偏斜,因此在手术前就参与到修复计划,预先制作上颌护板和下颌斜导,对尽早恢复患者的生活质量,减少咬合偏移都有重要意义。目前,对颌骨肿瘤患者的多学科联合治疗原则也是国际通用的原则。

颌骨修复的原则

1. 术前修复准备　在手术前根据手术方案,按模型设计预制修复体。如腭护板、斜面导板、预成牙列。

2. 术后修复时间的确定　颌骨缺损使口腔生理功能受到严重的障碍,会产生不同程度的畸形,给患者带来莫大的心理痛苦,临时修复越早越好。早期修复可以减少瘢痕挛缩,减轻面部畸形,及早恢复生理功能、发音功能和部分畸形,对患者起到一个安慰作用。一般在手术后 7~10 天拆线时就应该进行临时阻塞器的修复。手术后或放疗化疗结束 3~4 个月后,可考虑过渡性阻塞器的修复,待手术 1~2 年后肿瘤进展稳定,无复发转移等情况时,就可以考虑最终的阻塞器修复体的完成。

3. 修复体坚固轻巧　为了获得较好的固位和支持,修复体重量一般 20g 左右,基托要薄,采用中空的形式,要求光洁,取戴方便。

4. 尽可能恢复功能　充分利用余留组织,使赝复体尽可能达到良好的固位与稳定效果,提高咀嚼效能。

第三节　常见颌骨缺损的修复方法

一、上颌骨缺损的修复

上颌骨缺损修复一般可以分为 3 期,即手术后即刻阻塞器(immediate obturator)、3 个月后的临时阻塞器(interim obturator)以及 1~2 年后的永久阻塞器(definite obturator)。

（一）手术后即刻阻塞器的制作

手术后即刻护板可以帮助固定缺损腔内的碘仿纱布,从而间接固定贴在缺损腔表面的皮片。等7~10天拆除纱布后,缺损腔内缺损形态可以在护板形态上通过产热小的自凝塑料进行修整,形成与缺损腔形态一致的即刻阻塞器,患者在伤口愈合的3~4个月过程中,以及此期间进行放、化疗过程中,始终可以佩戴该阻塞器,完成较为正常的发音与吞咽功能。在即刻阻塞器佩戴的3~6个月甚至更长的期间内,患者需反复在修复医师处进行缺损腔形态的修改,以适合不断改建的缺损腔软组织的变化。颌面修复医师应不断地鼓励患者坚持佩戴修复体,从而获得更快的康复。非常重要的是,必须告知患者:这个阻塞器必须24小时不间断地佩戴,除了每天4~6次取下清洁伤口或进食后口腔清洁的阶段。因为在手术结束后的最初3个月以及放化疗过程中,软组织不断会出现瘢痕收缩,缺损腔的形态时时变化,如果不能坚持佩戴,有些患者甚至在间隔几个小时后就会出现摘戴困难,导致修复体需重新制作。但在这个阶段,由于伤口未愈,不断变化、口鼻相同、张口受限等各种原因,重新取模制作存在一定的风险和难度。另外,在患者放疗的过程中,由于黏膜会出现一系列的放疗后反应,有些患者会出现较明显的疼痛,医师应尽力安排及时修改,并在放疗结束后再次加衬修改。一般即刻阻塞器不排牙或仅排前牙。具体的方法为:

1. 术前进行上下颌牙列的取模,上颌取模时应在肿瘤侧的软腭后缘增大取模面积,以保证手术后的护板后缘能盖住缺损(图16-1)。

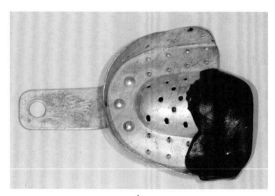

A

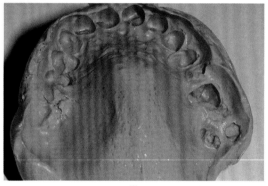

B

C

图 16-1　术前取模

A.托盘后缘加长超过软腭　B.藻酸盐印模取模,可见左侧肿瘤在口内的突起　C.石膏模型(注意保留软腭后缘)

2. 根据手术计划磨去切除侧的牙齿与相应的牙槽骨,注意相应牙槽骨的高度和宽度应有所下降,以适合手术切除后瘢痕收缩。必要时与手术医师沟通,将健侧的残根、残冠一起拔除(图16-2)。

3. 设计合适的卡环位置,画出修复体基托的边缘位置,在模型上填倒凹后制作护板(图16-3)。

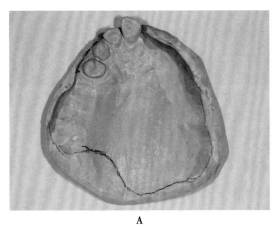
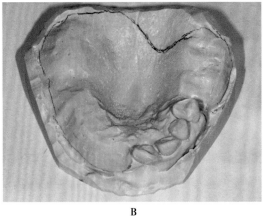

A B

图16-2　模型修整
A.按手术要求磨去牙齿、降低牙槽骨高度与宽度,设计基托后缘位置形态　B.注意左侧牙槽嵴高度和宽度的下降

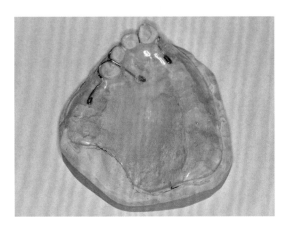

图16-3　制作护板
一般在缺牙区两侧设计冷弯卡环,尖牙是重要的卡环位置

4. 护板手术中在口内戴入。

5. 待7~10天后,拆线,在护板的缺损腔位置逐渐加上牙科自凝塑料修整形成即刻阻塞器的形态(图16-3)。所有阻塞器修整形态的原则在于近中线处的缺损腔壁要直向上,没有倒凹,高度在5~10mm,而向颊侧可以尽量伸展盖过瘢痕线向上至少5~10mm,前方与后侧的倒凹适当伸展。

(二)临时阻塞器的制作

当患者恶性肿瘤手术后满3个月,放化疗结束3个月后,术区及缺损腔的黏膜变化趋于稳定,此时可以考虑制作临时修复体。临时修复体可以完成颌骨与牙列缺损的共同修复,其制作过程与末端游离缺损的临时义齿修复过程相似,包括取印模、𬌗位关系确定、试牙、初戴、修改等过程。具体方法如下:

1. 取印模(图16-4)　根据末端游离可摘局部义齿的修复取模,将印模胶泡软放在托盘缺损区位置,堆积到一定的厚度,在口内的缺损腔内进行试合,进行相应部位的肌功能修整,初步进行解剖式印模,获得相应那个形态后使印模胶变硬。去除影响就位的倒凹,表面缓冲

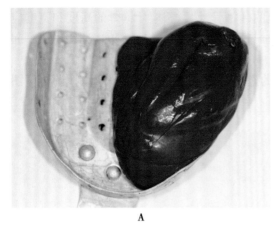
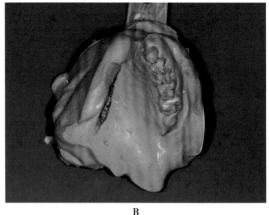

A **B**

图 16-4 取印模

A.印模膏在缺损腔内初印模 B.藻酸盐印模剩余牙列与缺损腔

一层后,藻酸盐印模材料放置在托盘上,获取剩余牙列与缺损腔的形态。当缺损腔较大较深或患者张口受限时,可以考虑缺损腔的个别托盘分段取模,然后进行围模灌模。

2. 确定殆位关系 义齿通常在选择近缺损腔基牙、尖牙及第三个位置选择至少 3 个固位体,弯制冷弯卡环。模型的缺损腔及牙体黏膜适当填倒凹缓冲后制作暂基托,制作蜡堤。蜡堤要形成一定的高度,尽量与原有牙弓弧度一致,与暂基托牢固结合(图 16-5)。

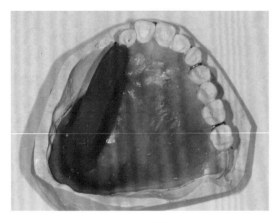

图 16-5 蜡堤

测殆蜡堤,牙列上需有卡环

当缺损腔较大时,可采用对模型翻制后,先用热凝基托先制作包含缺损腔、卡环与腭侧基托的中空式最终基托形态,并在缺损区的颌位高度上充填一部分的热凝塑料,这样制作可以减轻中空式阻塞器的重量,减少蜡堤从暂基托上分离脱落造成的测殆困难,增加患者测殆时的舒适度等优点。

殆位记录的方法与末端游离的可摘局部义齿一致。

3. 试牙(图 16-6) 将排好的人工牙殆托带入患者的口腔,检查垂直距离、水平关系、丰满度等常规试牙步骤。在这个阶段要考虑丰满度的问题,因为患者的面形常由于手术而塌陷。但丰满度不宜过度,造成上下唇不能关闭。

4. 初戴 初戴过程与末端游离可摘局部义齿的初戴过程一致。对于缺损腔内的压痛,可以采用黏膜指示剂涂布在基托的组织面后,判断压迫点,进行调改(图 16-7)。

(三) 最终阻塞器的制作

良性肿瘤或无需放化疗的患者手术后 3 个月可以进行最终阻塞器的修复。最终阻塞器的制作通常考虑可摘局部义齿的支架设计,以获得良好的固位支持与稳定。在颌骨缺损修复的支架设计中,要考虑以下几个因素:

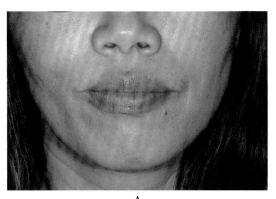
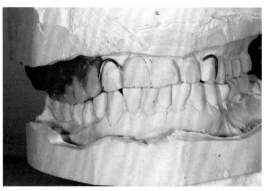

图 16-6　试牙

A.试牙时面部外形　B.试牙时,可以通过颊侧蜡形的增减控制面部的丰满度

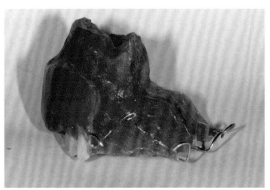
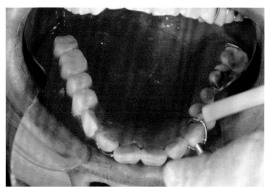

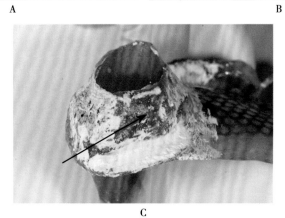

图 16-7　初戴

A.临时阻塞器　B.阻塞器就位　C.箭头所指位置即压痛位置,需缓冲

1. 支持 即𬌗支托的位置。在颌骨缺损时,义齿在行使功能时会产生多个支点线。

因此,合理地设计𬌗支托所在的位置非常重要。𬌗支托尽量成为3点或平面,尽量不要成为直线型。RPI卡环经常用于末端游离的位置,尖牙上的舌支托是重要的支持点,后方磨牙上的间隙卡环也能获得良好的支持和稳定。必要时可将中切牙与侧切牙连冠修复,设计舌隆突支托,增加基牙的支持力。

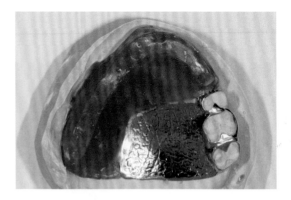

图16-8 线型基牙,需较多的𬌗支托与环抱型卡环

当只有线型基牙存在时,需采用较多的𬌗支托与环抱型卡环(图16-8)。

2. 稳定 缺损腔的大小、缺损腔有无皮片覆盖、余留牙的位置都对支架的稳定起到重要的影响,从而影响大连接体的设计。当缺损腔范围大于中线时,或者是剩余的腭侧骨和黏膜较小时,大连接体都应该设计腭板以增加𬌗力向整个牙槽嵴的分布。缺损腔有无皮片覆盖对稳定具有重要意义。当缺损腔表面的黏膜被皮片覆盖时,角化的上皮可以承担足够的支持和摩擦,使义齿的基托在缺损腔内可以完全靠在角化的皮片上,承担𬌗力。而如果没有皮片的修复,非角化的呼吸道黏膜无法承担𬌗力,基托如果压迫在呼吸道黏膜上,容易产生压痛,必须进行一定的缓冲,这样义齿的稳定受到影响,所以大连接体的范围必须扩大到腭板。同样,当基牙的位置成为线型时(如余留牙为3—7,4—7,3—3,5—7,6、7,7等),由于不能形成三角形或平面的稳定结构,大连接体的范围必须扩大到腭板。

3. 固位 由于缺损腔的存在,颌骨缺损修复的支架需要较大的环抱力,因此前牙前磨牙上的RPI卡环,尖牙和磨牙上会以环抱型卡环为主要卡环。卡环的分布应尽量分散,一般为3~4个固位体。

4. 试支架 与可摘局部义齿的试支架过程一致。

5. 缺损腔二次取模 在最终阻塞器中,最关键的步骤和难点就是缺损腔取模,支架试戴后,在缺损区制作个别托盘与支架的网状结构相连,然后用印模材料对缺损腔内进行印模,最终用硅橡胶材料精细印模,在这个过程中,应注意颊侧尽量伸展,前方和后面的倒凹适当伸展,中线处的高度约5~10mm向上,不可过高。获得的印模进行常规的围模灌模(图16-9)。作者为了简化口腔修复医师对缺损腔二次印模的简化掌握,在2012年提出最终阻塞器计算机辅助设计和制作的方法(CAD/CAM),申请获得国家发明专利,即用螺旋CT三维重建缺损腔形态,通过计算机辅助设计阻塞器形态,运用快速成型技术(rapid prototyping)制作缺损腔内的阻塞器,使其在口内就位,然后用藻酸盐印模制作支架,并最终完成阻塞器的制作。

6. 𬌗位关系的确定、试牙、初戴的过程与临时阻塞器一致。

7. 修改 义齿初戴时患者可能出现压痛、不适等情况。由于缺损腔深度,患者不能明确指出,有些患者有放化疗史,原则上不能让患者出现过于严重的溃疡而容易感染诱发骨髓炎,因此,初戴时应使用压力指示剂调整压痛点,具体方法见前述。

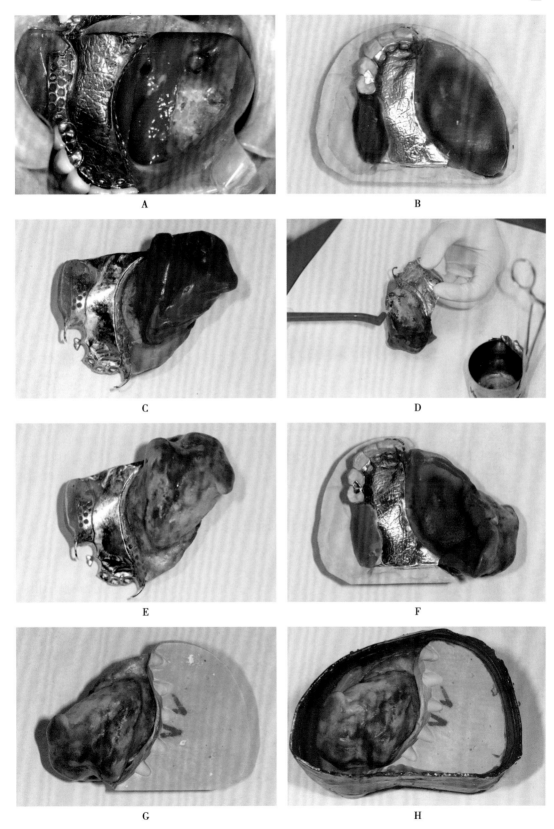

A

B

C

D

E

F

G

H

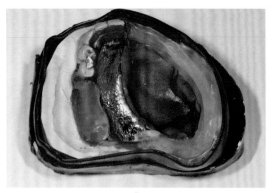
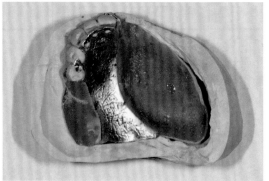

I   J

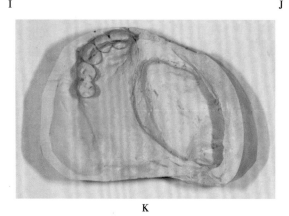

K

图 16-9　传统工艺制作的最终阻塞器
A.试支架　B.支架就位后缺损腔制作个别托盘　C.缺损腔红胶印模　D.缺损腔表面用印模蜡
涂布　E.缺损腔终印模　F.支架在原模型上重新就位　G.支架在原模型上重新就位(组织面)
H.围模　I.围模(正面)　J.脱模后　K.工作模型

二、下颌骨缺损的修复

（一）手术前修复

下颌骨部分或全切除时,当累及髁突时,由于颞下颌关节受到破坏或损伤,缺损区相应
肌群的收缩与瘢痕,会使下颌骨向缺损
区偏斜,造成咬合异常。如果在手术前
没有得到充分处理和估计,这种偏斜部
分将不可逆。因此,手术前应在健侧制
作斜面导板,迫使患者的咬合固定在正
常位置。一般塑料基托从健侧上颌的颊
侧通过间隙卡环与健侧下颌的舌侧基托
连接(图 16-10)。

（二）下颌缺损修复

下颌缺损修复首先要判断舌的运
动有无受到损伤,舌运动度的自如度

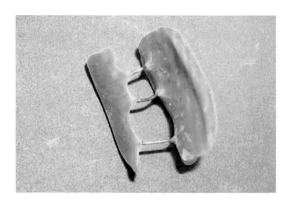

图 16-10　右侧下颌斜面导板

直接影响修复效果,因为舌的功能在口腔功能中占据重要作用,推动食物的运动,使牙齿可以咬到食团进行咀嚼。如果因为口底癌或舌癌造成舌功能运动障碍,那即使下颌骨是完整的、牙列是完整的,患者仍无法进行正常的咀嚼和吞咽、发音。因此,修复医师要告知外科医师,尽量恢复舌的运动,减少将舌体直接与牙槽嵴或颊黏膜、口底黏膜的直接缝合。

下颌骨缺损修复同样需考虑支持、固位与稳定。

1. 支持与固位　充分利用剩余基牙是获得支持的关键,利用 RPI 卡环组、间隙支托卡环组等获得,并尽量使𬌗支托增加,卡环分散。

2. 稳定　由于缺损区下方的骨缺损或为皮瓣、骨瓣重建,整个下颌骨较小,同时有运动,因此基牙区的大连接体总是为舌板的设计,而缺损区总是以网状结构相连。

3. 关键技术　由于下颌缺损区通常口底较浅,瘢痕明显,下颌骨形态不规则,容易产生压痛,放化疗后的下颌骨由于血供较差,如果出现损伤破溃,易诱发颌骨骨髓炎,因此下颌缺损区必须进行个别托盘的印模,需要时可进行功能性印模,然后进行围模灌模。注意下唇外观的支持。

双侧下颌骨缺损,末端有基牙,利用基牙作为固位体,缺损区黏膜适当伸展。病例1(图16-11)。

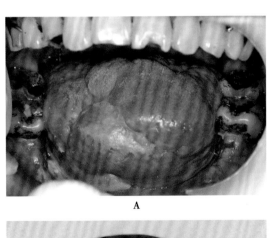

A

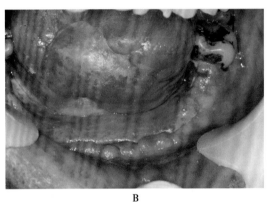

B

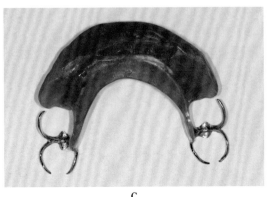

C

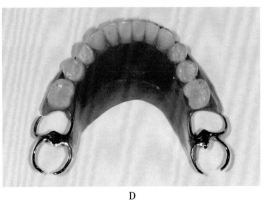

D

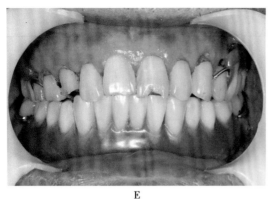 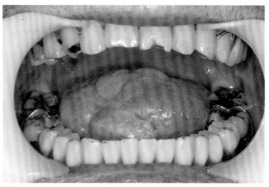

E　　　　　　　　　　　　　　F

图 16-11　双侧下颌骨缺失病例 1

A. 舌缺损,带血管皮瓣修复,下颌部分切除　B. 注意下颌骨上有时可见白色或红色异常结构,谨防为放射性骨坏死的骨壁　C. 间隙卡环设计固位支持　D. 修复体正面　E. 修复体在口内　F. 张口时修复体不松动脱位,不影响舌功能

病例 2(图 16-12)。

一侧下颌骨牙槽缺损,另一侧有基牙,此修复较容易,增加卡环数,减轻𬌗力,常规修复,效果尚可。但这种患者要注意不能出现严重的溃疡,定期复诊非常关键(图 16-13)。

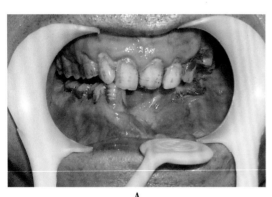 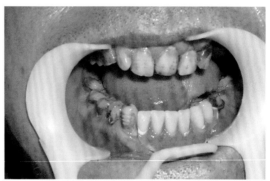

A　　　　　　　　　　　　　　B

图 16-12　双侧下颌骨缺失病例 2

A. 下颌骨缺损　B. 基托恢复面部的丰满度

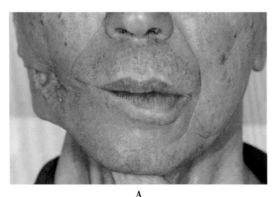 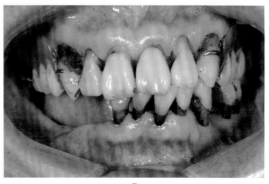

A　　　　　　　　　　　　　　B

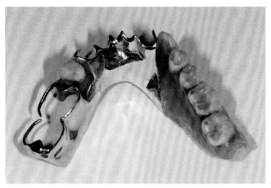

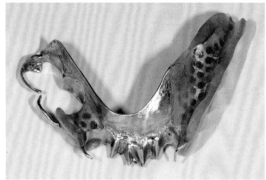

C　　　　　　　　　　　　　　　　　D

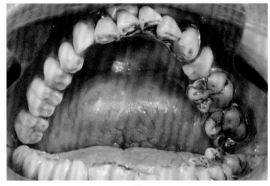

E

图 16-13　单侧下颌骨缺失

A.下颌手术后外貌　B.下颌手术后口内牙列与咬合,注意患者由于放疗造成牙颈部易龋　C.可摘局部义齿赝复　D.可摘局部义齿赝复(组织面),注意大连接体为舌板,缺损区网状结构,颊舌侧尤其舌侧的不规则形态　E.修复体在口内

（焦　婷）

参 考 文 献

1. BEUMER J Ⅲ,THOMAS A C,MARK T M. Maxillofacial rehabilitation:Prosthodontic & Surgical Considerations//Thomas A Curtis and John Beumer Ⅲ(ed). Restoration of Acquired Hard Palate Defects. St. Louis. Tokyo:Ishiyaku EuroAmerica,Inc,1996

2. 赵铱民.颌面赝复学(上卷).西安:世界图书出版西安公司,2004

3. 赵铱民.口腔修复学.7版.北京:人民卫生出版社,2012

4. JIAO TING,ZHU CHENYUAN,DONG XIAN,et al. Rehabilitation of Maxillectomy Defect with Obturator Prostheses Fabricated Using Computer-Aided Design and Rapid Prototyping:A Pilot Study. The International Journal of Prosthodontics,2014,27(5):480-486

5. ZARB G A,HOBKIRK J A,ECKERT S E,et al. Prosthodontic treatment for edentulous patients:Complete dentures and implant-supported prostheses. 13th edition. St. Louis:Mosby Inc,an affiliate of Elsevier Inc

6. 焦婷,阮雅烨,朱陈元.一种基于数字化设计和数控加工制作的赝复体制作方法:CN109124830 B. 2021-02-05

7. 焦婷,阮雅烨,顾晓宇,等.一种基于多源数据数字化设计和制作阻塞器模型的方法:CN108460827A. 2022-05-10